Digitales Empowerment im Gesundheitswesen

Hanna Schwendemann · Stephanie Rupp · Michael Thiede · Cordula Kreuzenbeck (Hrsg.)

Digitales Empowerment im Gesundheitswesen

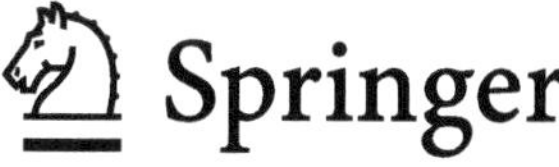 Springer

Hrsg.
Hanna Schwendemann
IU Internationale Hochschule
Frankfurt am Main, Deutschland

Michael Thiede
IU Inernationale Hochschule
Berlin, Deutschland

Stephanie Rupp
IU Internationale Hochschule
Stuttgart, Deutschland

Cordula Kreuzenbeck
IU Internationale Hochschule
Erfurt, Deutschland

ISBN 978-3-662-72468-2   ISBN 978-3-662-72469-9   (eBook)
https://doi.org/10.1007/978-3-662-72469-9

Die Deutsche Nationalbibliothek verzeichnet diese Publikation in der Deutschen Nationalbibliografie; detaillierte bibliografische Daten sind im Internet über https://portal.dnb.de abrufbar.

Inhaltsverzeichnis

Digitales Empowerment durch Lehre und Fortbildung

Über die Herausgeber

Prof. Dr. Hanna Schwendemann ist seit 2021 Professorin und Studiengangsleitung für Gesundheits- und Pflegepädagogik an der IU Internationalen Hochschule im Fernstudium. Sie ist seit 2008 Ergotherapeutin (WFOT) in Praxis und Lehre und promovierte 2018 zum Thema evidenzbasierte Prävention. Thematisch beschäftigt sie sich u. a. mit Gesundheitskompetenz im Kontext von Bildungs- und Versorgungsforschung.

Prof. Dr. Stephanie Rupp studierte nach ihrer Ausbildung zur Logopädin Lehr- und Forschungslogopädie an der RWTH Aachen. Währen des Studiums war sie als klinische Sprachtherapeutin tätig und arbeitete nach abgeschlossenem Studium als Diplom-Lehrlogopädin an der SRH Karlsruhe und als freie Dozentin. Sie promovierte an der Universität Mannheim und der PH Heidelberg im Fach Sprache und Kommunikation. Seit 2020 ist sie Studiengangleiterin für den Studiengang und Professorin für Logopädie an der IU Internationale Hochschule. Ihre Forschungsschwerpunkte sind die kindliche Sprachentwicklung und Modelle und Theorien in der Anwendung. Außerdem befasst sie sich mit Professionalisierungsprozessen, Gesundheitskompetenz und innovativen sowie interdisziplinären Lehrformaten.

Prof. Dr. Cordula Kreuzenbeck leitet als Professorin den Fernstudiengang Gesundheitsökonomie an der IU Internationale Hochschule und forscht schwerpunktmäßig zu quantitativen Methoden sowie im Bereich Digitalisierung in der Versorgung. In ihrer Promotion untersuchte sie die Kosten-Effektivitäts-Analyse eines leitliniengerechten Hepatitis B und C Screenings im Check Up 35 der gesetzlichen Krankenkassen. Bevor sie in die Wissenschaft wechselte, sammelte sie über zehn Jahre Erfahrung im Prozess-, Qualitäts- und Risikomanagement von Krankenhäusern und war u. a. als wissenschaftliche Mitarbeiterin an der Universität Duisburg Essen sowie als Dozentin an der Hamburger Fern Hochschule tätig.

Michael Thiede ist Gesundheitsökonom und hat über sechs Jahre als Professor für Betriebswirtschaftslehre und Gesundheitsmanagement an der IU Internationalen Hochschule gearbeitet. Er leitet derzeit den Forschungsbereich Arzneimittel an einem wissenschaftlichen Institut der gesetzlichen Krankenversicherung. Seine Arbeitsschwerpunkte liegen in der Gesundheitsökonomie, Gesundheitssystemforschung sowie in der Analyse und Gestaltung von Versorgungsstrukturen. Ein besonderer Fokus seiner Forschung gilt der Ökonomie des Gemeinwohls, dem gerechten Zugang zu Gesundheitsleistungen und der effizienten Nutzung begrenzter Ressourcen im Gesundheitswesen. Seine Studien und Veröffentlichungen verbinden wissenschaftliche Evidenz mit praktischen Anforderungen an eine zukunftsorientierte und solidarisch organisierte Gesundheitsversorgung.

Autorenverzeichnis

Jan Appel IU Internationale Hochschule, Münster, Deutschland

Ulrich Arnold gkv informatik, Wuppertal, Deutschland

Theresa Becker Fachbereich Erziehungswissenschaften, Institut für Erziehungswissenschaft, Philipps-Universität Marburg, Hessen, Deutschland

Thomas Bolz Medien, Marketing, HR und Tourismus, IU International University of Applied Sciences, Regensburg, Deutschland

Sophie Brenner IU Internationale Hochschule GmbH, Erfurt, Deutschland

Stephan de la Rosa Social sciences, IU International University of Applied Sciences, Tübingen, Deutschland

Milena Drehlich Campus Braunschweig/Institut für Soziologie, IU Internationale Hochschule/TU Braunschweig, Braunschweig, Niedersachen, Deutschland

Thomas Druyen opta data Zukunfts-Stiftung, Essen, Deutschland

Josephine Marie Faasen Universität Duisburg-Essen, Kognitionswissenschaft, Moers, Deutschland

Sonja Funcke IU Internationale Hochschule, Gesundheitsmanagement, Dortmund, Deutschland

Christel Gade IU Internationale Hochschule, Frankfurt, Deutschland

Richard C. Geibel E-Commerce Institut und IU – International University, Cologne, DeutschlandE-Commerce Institut und IU Internationale Hochschule, Köln, Deutschland

Armin Grasnick IT & Engineering, IU International University of Applied Sciences, Moos, Deutschland

Ralph Grobecker My7steps GmbH, Wiesbaden, Deutschland

Caroline Heil IU – Internationale Hochschule, Düsseldorf, Deutschland

Melissa Henne IU Internationale Hochschule, Bielefeld, Deutschland

Vanessa Hering gkv informativ, Wuppertal, Deutschland

Alina Holle gkv informativ, Wuppertal, Deutschland

Marion Kalteis IU Internationale Hochschule, Erfurt, Deutschland

Ali Khan IT & Engineering, IU International University of Applied Sciences, Berlin, Deutschland

Meggi Khan-Zvornicanin Berlin, Deutschland

Solveig Klotz Garmisch-Partenkirchen, Bayern, Deutschland

Anja Kreutz Meerbusch, Deutschland

Cordula Kreuzenbeck Gesundheit, IU Internationale Hochschule, Mannheim, Baden-Württemberg, Deutschland

Luisa Perdomo Lopez Stabsstelle Chancengleichheit/Familienbüro, Technische Universität Braunschweig, Braunschweig, Niedersachsen, Deutschland

Claudia Miersch IU Internationale Hochschule GmbH, Erfurt, Deutschland

Susanna Minder Duales Studium - BWL, IU Internationale Hochschule, München, Bayern, Deutschland

Sandra Mirbek Duale Hochschule Baden-Württemberg (DHBW), Villingen-Schwenningen, Deutschland

Ulrike Morgenstern Pädagogik im Gesundheitswesen, Akkon- Hochschule, Potsdam, Deutschland

Peter Müller Vorstand, Medizin-Management-Verband e.V., Hamburg, Deutschland

Konrad Obermann Center for Preventive Medicine and Digital Health CPD, Universität Heidelberg, Mannheim, Baden-Württemberg, Deutschland

Sandra Pahr-Hosbach IU Internationale Hochschule GmbH, Erfurt, Deutschland

Elena A. Phillips IU International University of Applied Sciences – Campus Hamburg, Hamburg, Deutschland

Samantha Pickl IU Internationale Hochschule, München, Bayern, Deutschland

Daniel Preuß opta data Zukunfts-Stiftung, Essen, Deutschland

Nicole Ramacher-Faasen IU Internationale Hochschule, Kindheitspädagogik, Moers, Deutschland

Katharina Rädel-Ablass IU Internationale Hochschule GmbH, Erfurt, Deutschland

Marion Roddewig IU Internationale Hochschule GmbH, Erfurt, Deutschland

Stephanie Rupp Gesundheit, IU Internationale Hochschule, Stuttgart, Baden-Württemberg, Deutschland

Markus vom Scheidt gkv informativ, Wuppertal, Deutschland

Cornelia Schlick IU Internationale Hochschule GmbH, Erfurt, Deutschland

Klaus Schliz IU Internationale Hochschule GmbH, Erfurt, Deutschland

Daniel Schmid IU Internationale Hochschule, Frankfurt, Deutschland

Brit Schneider IU Internationale Hochschule GmbH, Erfurt, Deutschland

Nico Schurig Zentrale Notaufnahme, Sankt-Elisabeth-Hospital Gütersloh, Gütersloh, Deutschland

Hanna Schwendemann Gesundheit, IU Internationale Hochschule, Frankfurt, Deutschland

Anne Schwerk IT & Engineering, IU International University of Applied Sciences, Berlin, Deutschland

Bernd Stolte Fachbereich Pflegefamilien, St. Elisabeth-Verein e. V. Marburg, Hessen, Deutschland

Michael Thiede Gesundheit, IU Internationale Hochschule, Berlin, Deutschland

Andrea Warnke Duales Studium Soziale Arbeit, IU – Int. Hochschule Campus Bremen, Bremen, Deutschland

Stefan Wißmach IU Internationale Hochschule, DS SOZ, Hessen, Deutschland

Okka Zimmermann Institut für Soziologie/Campus Braunschweig, TU Braunschweig/IU Internationale Hochschule, Braunschweig, Niedersachsen, Deutschland

Einführung – digitales Empowerment im Gesundheitswesen

Hanna Schwendemann, Cordula Kreuzenbeck, Stephanie Rupp und Michael Thiede

Zusammenfassung

Die fortschreitende Digitalisierung verändert das Gesundheitswesen grundlegend. Digitale Technologien wie elektronische Patientenakten, Gesundheits-Apps, Telemedizin und künstliche Intelligenz eröffnen neue Möglichkeiten der Versorgung, Prävention und Partizipation. In diesem Kontext gewinnt das Konzept des **digitalen Empowerments** (engl. Selbstbefähigung/Selbstkompetenz) zunehmend an Bedeutung.

Die fortschreitende Digitalisierung verändert das Gesundheitswesen grundlegend. Digitale Technologien wie elektronische Patientenakten (ePA), Gesundheits-Apps, Telemedizin und künstliche Intelligenz (KI) eröffnen neue Möglichkeiten der Versorgung, Prävention und Partizipation. In diesem Kontext gewinnt das Konzept des **digitalen Empowerments** (engl. Selbstbefähigung/Selbstkompetenz) zunehmend an Bedeutung.

H. Schwendemann (✉)
Gesundheit, IU Internationale Hochschule, Frankfurt, Hessen, Deutschland
E-Mail: hanna.schwendemann@iu.org

C. Kreuzenbeck
Gesundheit, IU Internationale Hochschule, Mannheim, Baden-Württemberg, Deutschland
E-Mail: cordula@kreuzenbeck.com

S. Rupp
Gesundheit, IU Internationale Hochschule, Stuttgart, Baden-Württemberg, Deutschland
E-Mail: stephanie.rupp@iu.org

M. Thiede
Gesundheit, IU Internationale Hochschule, Berlin, Deutschland
E-Mail: mail@michael-thiede.de

H. Schwendemann et al. (Hrsg.), *Digitales Empowerment im Gesundheitswesen*,
https://doi.org/10.1007/978-3-662-72469-9_1

Digitales Empowerment stellt einen zusammengesetzten Begriff dar. Empowerment beschreibt die Befähigung von Menschen dazu, ihr Leben und ihre soziale Umwelt mithilfe ihrer persönlichen und sozialen Ressourcen eigenverantwortlich zu gestalten. Dabei werden traditionelle hierarchische oder paternalistische Strukturen bewusst verlassen, um stattdessen die individuellen Stärken und Potenziale der Beteiligten in den Mittelpunkt zu stellen. Gelungene Empowermentprozesse zeigen sich unter anderem in einem gestärkten Selbstbewusstsein und dem Abbau von Gefühlen der Ohnmacht (Brandes & Stark, 2021).

Das **digitale Gesundheitswesen** wird mit Stichworten wie Telemedizin, elektronische Patientenakte, Big Data und Vernetzung von Akteuren verbunden. Der technologische Fortschritt erlaubt neue Versorgungsformen und verbesserte Kommunikationswege. Unter dem Begriff Digital Health werden sämtliche Anwendungen und Maßnahmen zusammengefasst, die die Möglichkeiten moderner Informations- und Kommunikationstechnologien (IKT) nutzen. Diese unterstützen beispielsweise die Behandlung und Betreuung von Patientinnen und Patienten oder die Prävention von Krankheiten. Digital Health rückt Patientinnen und Patienten weiter in den Mittelpunkt. Dabei gilt es, Über-, Unter- und Fehlversorgung zu vermeiden, Kosteneffizienz zu erreichen und Transparenz zu schaffen (Bayrisches Forschungsinstitut für Digitale Transformation, 2022).

Im Kontext der Rehabilitation beispielsweise bedeutet digitales Empowerment, Patientinnen und Patienten sowie Fachpersonal durch digitale Technologien dazu zu befähigen, den Rehabilitationsprozess aktiv, selbstbestimmt und wirksam mitzugestalten. Es umfasst sowohl den Zugang zu digitalen Anwendungen – wie etwa Apps, Teletherapie, Onlinetrainings oder digitalen Nachsorgeprogrammen – als auch die Förderung der Kompetenzen, diese Technologien sinnvoll zu nutzen (Scharf et al., 2023; Schwendemann, 2023). Im digitalen Gesundheitsmanagement wird unter anderem sowohl auf Konsumentenebene als auch aus betrieblicher Sicht die Frage beantwortet, wie gesundheitsbewusstes Verhalten weiter gefördert und somit verkürzte Behandlungszeiten erreicht werden können. Für Arbeitgebende gilt es, das Arbeitsschutzgesetz anzuwenden und darüber hinaus Lösungen zur z. B. beruflichen Wiedereingliederung für die Arbeitnehmenden einzuführen. Eine Datenanalyse fungiert hierbei als methodischer Baukasten, der es ermöglicht, aus der breiten Masse vorhandener Daten konkrete und handlungsorientierte Empfehlungen abzuleiten. Letztlich ermöglicht die Vernetzung von Akteuren durch digitale Prozesse und Systeme die Minimierung von Koordinierungs-, Integrations- und Vernetzungsproblemen und trägt zur Steigerung von Qualität und Effizienz bei (Bayrisches Forschungsinstitut für Digitale Transformation, 2022).

Führt man nun beide Begriffsbereiche, d. h. digitales Empowerment und Digital Health, zusammen, so ergibt sich für das Herausgeberwerk die folgende Definition von digitalem Empowerment im Gesundheitswesen: Digitales Empowerment im Gesundheitswesen bezeichnet einen zielgerichteten Prozess, der sowohl Gesundheitsfachkräfte als auch Patientinnen und Patienten dazu befähigen möchte, mithilfe ihrer persönlichen, sozialen und digitalen Ressourcen alle relevanten Anwendungen und Maßnahmen der modernen Informations- und Kommunikationstechnologien im Gesundheitskontext kompetent zu nutzen, kritisch zu reflektieren und aktiv mitzugestalten.

Angesichts des demografischen Wandels, des zunehmenden Fachkräftemangels und wachsender gesundheitlicher Ungleichheiten eröffnet digitales Empowerment die Chance, bestehende Versorgungslücken zu schließen und die Gesundheitsversorgung stärker an den Bedürfnissen der Patientinnen und Patienten auszurichten. Digitales Empowerment geht über die bloße Bereitstellung einer technischen Infrastruktur hinaus – es handelt sich um einen umfassenden sozialen und pädagogischen Prozess gegenüber Patienten und Patientinnen. Dieser fördert nicht nur die Gesundheitskompetenz und digitale Teilhabe, sondern schließt auch die ethische Auseinandersetzung mit ein.

Trotz der vielfältigen Potenziale, die mit dem digitalen Empowerment im Gesundheitswesen verknüpft sind, stehen damit verbundene zentrale Herausforderungen im Raum. Offene Fragen betreffen insbesondere den Schutz sensibler Gesundheitsdaten, die Überwindung digitaler Ungleichheiten, die mangelnde Interoperabilität technischer Systeme sowie die Akzeptanz und Qualifizierung der Nutzenden. Diese Spannungsfelder verdeutlichen, dass die digitale Transformation des Gesundheitswesens nicht allein eine technische, sondern vor allem eine gesellschaftliche, ethische und bildungspolitische Aufgabe ist.

Das vorliegende Sammelwerk widmet sich diesen komplexen Fragestellungen aus interdisziplinärer Perspektive. Es zeigt auf, wie digitales Empowerment gestaltet, gefördert und kritisch reflektiert werden kann – mit dem übergeordneten Ziel, eine zukunftsfähige, gerechte und partizipative Gesundheitsversorgung zu ermöglichen – und fokussiert drei Perspektiven: Im ersten Kapitel wird auf die Gesundheitsverwaltung eingegangen, im zweiten Kapitel auf die Patientenversorgung und im dritten Kapitel wird die Lehre und Fortbildung thematisiert.

Im Kontext des Empowerments der Gesundheitsverwaltung sind sechs Kapitel verortet und die Autorinnen und Autoren beschäftigen sich mit den Fragen der digitalen Zukunft des Gesundheitswesens sowie Cloud- und Technologieservices als Enabler der Digitalisierung im Gesundheitswesen. Die Beiträge befassen sich mit der digitalen Transformation im Gesundheitswesen und deren Auswirkungen auf Ressourcen und Verhalten von Mitarbeitenden, und beleuchten Chancen und Risiken von Cloudservices und KI sowie die Möglichkeiten und Voraussetzungen einer erfolgreichen Integration dieser Technologien ins Gesundheitswesen. Darüber hinaus wird die Rolle von KI in der Patientenkommunikation thematisiert und dabei werden Datenbanken, neue Versorgungsformen und Aspekte der Qualität diskutiert. Des Weiteren wird das Thema der Plattformökonomie im Gesundheitswesen erörtert und am Beispiel der digitalen Terminvereinbarung als Empowerment von Leistungserbringern und Patienten und Patientinnen aufgezeigt. Marketingaspekte durch innovatives Employer Branding werden beleuchtet, ebenso wird der Einsatz sozialer Medien wie TikTok beschrieben; beispielsweise wird erläutert, wie TikTok als Medium zur Mitarbeitergewinnung verwendet werden kann. Darüber hinaus werden Spannungsfelder und Potenziale bei der Implementierung von agilen Managementprinzipien aufgegriffen. Möglichkeiten, digitale Transformation zu begleiten und über agile Führung im Gesundheitswesen umzusetzen, werden diskutiert.

Das digitale Empowerment in der Patientenversorgung wird in elf Beiträgen aufgenommen, die sich mit unterschiedlichen Perspektiven und Problemstellungen beschäftigen. Es werden Einflussfaktoren für eine digitale Therapieadhärenz aufgezeigt und dabei anschaulich an Fallbeispielen dargestellt, wie digitales Empowerment bei Patientinnen und Patienten zu einer erhöhten Therapietreue gegenüber gemeinsamen Therapiezielen führen kann. Eine App zur Eigenübung in der physiotherapeutischen orthopädischen Rehabilitation wird pilotiert und analysiert sowie die medizinische Versorgung schwangerer Geflüchteter diskutiert. Anhand von Onlinemarketingstrategien werden das digitale Empowerment von Patientinnen und Patienten und die psychische Gesundheit und Beratung thematisiert. Dabei wird eindrucksvoll aufgezeigt, wie digitale Interventionen in der psychischen Gesundheitsversorgung nur dann auf breite Akzeptanz stoßen, wenn sie mit einem persönlichen therapeutischen Kontakt kombiniert werden. Darüber hinaus wird eine ethische Diskussion darüber eröffnet, wie digitale Unterstützungsmöglichkeiten beim Selbstmanagement eingesetzt werden können und welche Erfolgsfaktoren und Zukunftsfähigkeit im Kontext der Patientenversorgung durch digitales Empowerment entstehen können. Zudem wird der digitale Wandel im Gesundheitsmarkt diskutiert.

Im dritten Kapitel werden Möglichkeiten des digitalen Empowerments durch Lehre und Fortbildung aufgezeigt und in sieben Beiträgen thematisiert. Die Bedeutung evidenzbasierter Gesundheitsinformationen im digitalen Raum sowie die Steuerung von digitalen Lehr- und Lernprozessen werden diskutiert. Die Rolle der Lehrkräfte im Gesundheitssektor als Mitgestalter von digitaler Transformation wird aufgezeigt. Es wird elaboriert, wie anhand von hybriden Lehrformaten Lernende auf ihre zukünftigen Tätigkeiten vorbereitet werden können. In qualitativen Ergebnissen werden Bedürfnisse von Lernenden beleuchtet und Optimierungsbedarfe erörtert. Ein Beitrag beleuchtet die vielfältigen Anwendungsmöglichkeiten von Virtual Reality (VR) im Gesundheits- und Bildungswesen. Die Bedeutung einer Integration von KI-basierten Patientenmodellen für interprofessionelles und digitales Lernen sowie E-Learning im Kontext der Unterstützung von Pflegefamilien wird anschaulich beschrieben. Es werden theoretisch fundierte Konzepte mit der praktischen Qualifizierung von beispielsweise Pflegeeltern verknüpft und damit neue Perspektiven auf die Schnittstelle von Kinder- und Jugendhilfe, Gesundheitsförderung und Digitalisierung eröffnet. Abschließend wird dargestellt, wie KI im Kontext menschlicher Affekte und Emotionen durch Computer erkennbar wird. Damit wird ein tiefer Einblick in den Einfluss von Emotionen in Bezug auf die Digitalisierung ermöglicht und der Effekt, den die Affektion auf den Umgang mit digitalen Medien hat, beschrieben.

Das vorliegende Sammelwerk verdeutlicht in seiner thematischen Breite und Tiefe, wie facettenreich digitales Empowerment im Gesundheitswesen gedacht und gestaltet werden kann. Die Beiträge aus den drei Kapiteln – zur digitalen Transformation im Gesundheitswesen, zur patientenzentrierten Versorgung sowie zur Lehre und Fortbildung – zeigen aus unterschiedlichen Blickwinkeln sowohl praxisorientiert als auch wissenschaftlich, dass digitales Empowerment nicht nur technologische Innovationen voraussetzt, sondern auch strukturelle, ethische und bildungsbezogene Veränderungen erfordert.

Die hier gesammelten interdisziplinären Perspektiven und Beispiele machen deutlich, dass digitale Technologien dann ihr volles Potenzial entfalten können, wenn sie partizipativ entwickelt, evidenzbasiert eingesetzt und kritisch reflektiert werden. Damit leistet das Sammelwerk einen wichtigen Beitrag zur aktuellen Debatte um eine zukunftsfähige, gerechte und menschenzentrierte Gesundheitsversorgung im digitalen Zeitalter.

Literatur

Bayerisches Forschungsinstitut für Digitale Transformation (2022) Digital Health. https://www.bidt.digital/glossar/digital-health/. Zugegriffen: 14. Febr. 2025.

Brandes, S. & Stark, W. (2021). Empowerment/Befähigung. In: Bundeszentrale für gesundheitliche Aufklärung (BZgA) (Hrsg.). *Leitbegriffe der Gesundheitsförderung und Prävention. Glossar zu Konzepten, Strategien und Methoden.* https://doi.org/10.17623/BZGA:Q4-i010-2.0

Scharf, A., Haug, S., Ritthaler, M., & Raptis, G. (2023). Chancen und Herausforderungen der Digitalisierung bei der Rehabilitation – Ergebnisse einer Befragung von Rehabilitationseinrichtungen. *Rehabilitation, 62,* 299–307. https://doi.org/10.1055/a-2123-1566

Schwendemann, H. (2023). Möglichkeiten von technischen Kompetenzen und digitaler Gesundheitskompetenz, um dem Personalmangel zu begegnen. In C. Kreuzenbeck, H. Schwendemann, & M. Thiede (Hrsg.), Die Herausforderungen der Generation Babyboomer für das Gesundheitswesen. Springer.

Prof. Dr. Hanna Schwendemann ist seit 2021 Professorin und Studiengangsleitung für Gesundheits- und Pflegepädagogik an der IU Internationalen Hochschule im Fernstudium. Sie ist seit 2008 Ergotherapeutin (WFOT) in Praxis und Lehre und promovierte 2018 zum Thema evidenzbasierte Prävention. Thematisch beschäftigt sie sich u. a. mit der Gesundheitskompetenz im Kontext von Bildungs- und Versorgungsforschung.

Prof. Dr. Cordula Kreuzenbeck leitet als Professorin den Fernstudiengang Gesundheitsökonomie an der IU Internationale Hochschule und forscht schwerpunktmäßig zu quantitativen Methoden sowie im Bereich Digitalisierung in der Versorgung. In ihrer Promotion untersuchte sie die Kosten-Effektivitäts-Analyse eines leitliniengerechten Hepatitis-B- und -C-Screenings im Check-up 35 der gesetzlichen Krankenkassen. Bevor sie in die Wissenschaft wechselte, sammelte sie über zehn Jahre Erfahrung im Prozess-, Qualitäts- und Risikomanagement von Krankenhäusern und war u. a. als wissenschaftliche Mitarbeiterin an der Universität Duisburg Essen sowie als Dozentin an der Hamburger Fern-Hochschul tätig.

Prof. Dr. Stephanie Rupp studierte nach ihrer Ausbildung zur Logopädin Lehr- und Forschungslogopädie an der RWTH Aachen. Während des Studiums war sie als klinische Sprachtherapeutin tätig und arbeitete nach dem abgeschlossenen Studium als Diplom-Lehrlogopädin an der SRH Karlsruhe und als freie Dozentin. Sie promovierte an der Universität Mannheim und der PH Heidelberg im Fach Sprache und Kommunikation. Seit 2020 ist sie Studiengangleiterin für den Studiengang und Professorin für Logopädie an der IU Internationale Hochschule. Ihre

Forschungsschwerpunkte sind die kindliche Sprachentwicklung und Modelle und Theorien in der Anwendung. Außerdem befasst sie sich mit Professionalisierungsprozessen, Gesundheitskompetenz und innovativen sowie interdisziplinären Lehrformaten.

Michael Thiede ist Gesundheitsökonom und hat über sechs Jahre als Professor für Betriebswirtschaftslehre und Gesundheitsmanagement an der IU Internationalen Hochschule gearbeitet. Er leitet derzeit den Forschungsbereich Arzneimittel an einem wissenschaftlichen Institut der gesetzlichen Krankenversicherung. Seine Arbeitsschwerpunkte liegen in der Gesundheitsökonomie, Gesundheitssystemforschung sowie in der Analyse und Gestaltung von Versorgungsstrukturen. Ein besonderer Fokus seiner Forschung gilt der Ökonomie des Gemeinwohls, dem gerechten Zugang zu Gesundheitsleistungen und der effizienten Nutzung begrenzter Ressourcen im Gesundheitswesen. Seine Studien und Veröffentlichungen verbinden wissenschaftliche Evidenz mit praktischen Anforderungen an eine zukunftsorientierte und solidarisch organisierte Gesundheitsversorgung.

Digitales Empowerment der Gesundheitsverwaltung

Die digitale Zukunft im Gesundheitswesen

Ulrich Arnold und Richard C. Geibel

Zusammenfassung

Die nationalen **Gesundheitssysteme** stehen vor großen Herausforderungen und leiden unter einer erheblichen Kostenexplosion, die in Verbindung mit einem signifikanten Anstieg der Nachfrage – insbesondere aufgrund des demografischen Wandels sowie der Auswirkungen von COVID-19 – zu einer extremen Belastung des Gesundheitswesens geführt hat. Ein vielversprechender Ansatz zur Verbesserung dieser problematischen Situation basiert auf der Prämisse, die ambulante Behandlung gegenüber der stationären Behandlung im Krankenhaus deutlich zu fördern. Auf diese Weise kann die Effizienz des Systems gesteigert und die Ressourcenbelastung des Gesundheitssystems reduziert werden. Viele positive Ergebnisse stützen diese Sichtweise und bestätigen die Prämisse, doch reicht dieser Ansatz allein nicht aus, um die herausfordernde Situation im Gesundheitswesen deutlich und langfristig zu entschärfen. Die logische Fortsetzung dieser anerkannten Strategie ist die Ausweitung des Ansatzes durch eine konsequente und nachhaltige Digitalisierung auf allen Ebenen. Dabei hat die **Digitalisierung** bei der Behandlung von Patienten noch Vorrang vor der ambulanten Versorgung, da auf diese Weise eine Vielzahl von Vorteilen erzielt werden kann. Als Fazit daraus ergibt sich die Reihenfolge: „Digital priorisiert vor ambulant priorisiert vor stationär". Die Digitalisierung stellt somit einen nach-

U. Arnold
gkv informatik, Wuppertal, Deutschland
E-Mail: ulrich.arnold@gkvi.de

R. C. Geibel (✉)
E-Commerce Institut und IU – International University, Cologne, Deutschland
E-Mail: geibel@ecommerceinstitut.de

9

H. Schwendemann et al. (Hrsg.), *Digitales Empowerment im Gesundheitswesen*,
https://doi.org/10.1007/978-3-662-72469-9_2

haltigen Ansatz zur Entlastung des Gesundheitswesens dar. Moderne Informations- und Kommunikationstechnologien können sowohl in die medizinische Versorgung als auch in die Verwaltung von **Gesundheitsdaten** leistungssteigernd integriert werden. Dadurch ergeben sich neue, umfassendere Möglichkeiten, **Gesundheitsdienstleistungen** zu erbringen. Eine verbesserte **Patientenversorgung**, gesteigerte Effizienz und höhere Genauigkeit sorgen für eine grundlegende Entlastung des Gesundheitssystems. Das Fortschreiten der Digitalisierung im Gesundheitswesen kann nicht nur dazu beitragen, das Gesundheitssystem zu entlasten, sondern auch die Leistungsfähigkeit des Gesundheitssystems weiter voranzutreiben. Allerdings stehen der unmittelbaren Umsetzung der Digitalisierung einige nicht unerhebliche Herausforderungen und Hürden im Weg. In diesem Beitrag werden die sich ergebenden Vorteile anhand von vier Dimensionen strukturiert und aus der Perspektive eines großen IT-Dienstleistungsunternehmens, das fünf Krankenkassen mit 17 Mio. Krankenversicherten mit IT-Leistungen versorgt, näher betrachtet und analysiert. Der Fokus liegt dabei sowohl auf der materiellen, der finanziellen und der personellen Dimension als auch auf der motivationalen Dimension, um die daraus resultierenden Nutzenpotenziale detailliert beschreiben und genau untersuchen zu können.

Schlüsselwörter

Digitalisierung · E-Health · Gesundheitswesen · IT-Dienstleistung · Krankenkassen

1   Einleitung

Das deutsche Gesundheitssystem hat einen hohen Standard und ermöglicht vielen Menschen eine qualitativ hochwertige medizinische Versorgung. Zugleich zeigen sich wesentliche Probleme und Herausforderungen in der deutschen Gesundheitsversorgung. Der demografische Wandel und die damit einhergehende, älter werdende Bevölkerung sorgen für einen erhöhten Bedarf an medizinischer Versorgung. Dadurch entsteht ein enormer Druck auf die knappen Ressourcen, insbesondere auf die Finanzen im Gesundheitssystem. Personen im höheren Alter und mit chronischen Krankheiten machen 80 % der Gesundheitsausgaben in Deutschland aus (German Trade & Invest, 2022). In der deutschen Bevölkerung ergibt sich laut dem Statistischen Bundesamt ein Anstieg der über 67-Jährigen von bis zu 42 % (Bundesärztekammer, 2021). Dies spiegelt sich in den steigenden Gesundheitsausgaben wider. Bereits im Jahr 2021 sind die Ausgaben im deutschen Gesundheitssystem um 7,5 % auf über 474 Mrd. EUR gestiegen. Die Prognose für das Jahr 2023 zeigt ähnliche Tendenzen. Schätzungsweise liegen die Gesundheitsausgaben in Deutschland für das Jahr 2022 bei etwa 500 Mrd. EUR (Statistisches Bundesamt, 2023c).

Zu den steigenden Gesundheitskosten und dem erhöhten Versorgungsbedarf kommt der Trend der zunehmenden Urbanisierung hinzu. Immer mehr Menschen zieht es in die Städte. Auch bei der jüngeren Generation von Ärzt*innen und Medizinabsolvent*innen ist dies in wachsendem Maß der Fall. Der Ärztemangel in Deutschland spiegelt sich insbesondere in ländlichen Gebieten und in einzelnen Fachgebieten wider. Dies schränkt die Zugänglichkeit zur Gesundheitsversorgung erheblich ein und führt zu immer längeren Wartezeiten für Facharzttermine. Der hinzukommende Mangel an qualifiziertem Pflegepersonal und die oftmals schwierigen Arbeitsbedingungen stellen eine zusätzliche Belastung für das Gesundheitswesen dar.

Die Digitalisierung stellt einen nachhaltigen Ansatz zur Entlastung des Gesundheitswesens dar. Moderne Informations- und Kommunikationstechnologien können sowohl in die medizinische Versorgung als auch in die Verwaltung von Gesundheitsdaten leistungssteigernd integriert werden. Dadurch ergeben sich neue, umfassendere Möglichkeiten, Gesundheitsdienstleistungen zu erbringen. Eine verbesserte Patientenversorgung, gesteigerte Effizienz und höhere Genauigkeit sorgen für eine grundlegende Entlastung des Gesundheitssystems. Das Fortschreiten der Digitalisierung im Gesundheitswesen kann nicht nur dazu beitragen, das Gesundheitssystem zu entlasten, sondern auch die Leistungsfähigkeit des Gesundheitssystems weiter voranzutreiben (German Science And Humanities Council, 2023). Allerdings stehen der unmittelbaren Umsetzung der Digitalisierung einige nicht unerhebliche Herausforderungen und Hürden im Weg.

2 Problemstellung

Neben den vielfältigen Vorteilen, welche die Digitalisierung im Gesundheitswesen mit sich bringt, zieht diese auch eine Reihe von Problemstellungen mit sich. Eine besondere Herausforderung für die Digitalisierung im Gesundheitswesen stellen angemessene Datenschutz- und Datensicherheitsmaßnahmen dar, um den Schutz und die Vertraulichkeit von Patientendaten gewährleisten zu können. Die Integrität der Patientendaten ist von ausdrücklicher Wichtigkeit und stellt ein grundlegendes Prinzip für eine qualitativ hochwertige und sichere Gesundheitsversorgung dar. Dazu gehören verschiedene Aspekte wie das Vertrauensverhältnis zwischen Patient*innen und Ärzt*innen. Die Patient*innen müssen davon ausgehen können, dass ihre persönlichen medizinischen Daten vertraulich behandelt werden und ausschließlich berechtigte Personen darauf zugreifen können. Das beschriebene Vertrauensverhältnis ist sowohl für die erfolgreiche Behandlung als auch für die intensive Betreuung von enormer Bedeutung. Grundlegend ist der Schutz von Patientendaten nicht nur eine ethische, sondern auch eine gesetzliche Verpflichtung (Schirmer, 2022). Datenschutzgesetze regeln auf nationaler Ebene den Schutz der Privatsphäre sowie die Vertraulichkeit der Gesundheitsdaten (EU-DSGVO, 2023). Für die Etablierung der Digitalisierung entsteht dadurch eine komplexe

Anforderung. Durch mangelnde Datensicherheit und Datenschutz ist das Risiko erhöht, dass personalisierte Daten an unbefugte Dritte gelangen können. Diese Daten können für kriminelle Zwecke missbraucht werden, wodurch ernste Folgen für betreffende Personen entstehen können. Ziel ist es somit, vor Identitätsdiebstahl und Betrug präventiv ausreichend zu schützen. Auch die Sicherung valider und vollständiger Patientendaten muss grundlegend geschützt sein, da medizinische Entscheidungen oftmals auf den verfügbaren Daten basieren. Fehlerhafte Daten können zu Fehldiagnosen, unpassenden Behandlungsmethoden oder generell gefährdenden Situationen für die Patient*innen führen. Gleichzeitig müssen sich auch die medizinischen Fachkräfte auf fehlerfreie Daten verlassen können, um fundierte Entscheidungen treffen zu können. Die Herausforderung besteht weiterhin darin, die Patientendaten immer aktuell und fehlerfrei zu halten, um eine permanente Behandlungskette gewährleisten zu können. Eine kontinuierliche Versorgung ist beispielsweise vor allem dann wichtig, wenn es zu einem Austausch verschiedener Gesundheitseinrichtungen kommt. Ferner kann es in der Forschung zu falschen oder verzerrten Forschungsergebnissen kommen, wodurch die Validität von Studien nicht mehr gewährleistet ist und die medizinische Weiterentwicklung negativ beeinflusst wird (Schirmer, 2022).

3 Dimensionen der Digitalisierung

Die Digitalisierung des Gesundheitssystems schreitet rasant weiter voran. Es zeigt sich eine Vielzahl an Vorteilen für die Entwicklung im Gesundheitswesen, wenn gleichzeitig die damit einhergehenden Herausforderungen erfolgreich bewältigt werden können. Diese Vorteile lassen sich in ressourcenorientierte und verhaltensorientierte Vorteile untergliedern. Auf der ressourcenorientierten Ebene finden sich materielle, finanzielle und personelle Vorteile, wohingegen sich auf der verhaltensorientierten Ebene alle motivationalen Aspekte wiederfinden (s. Abb. 1).

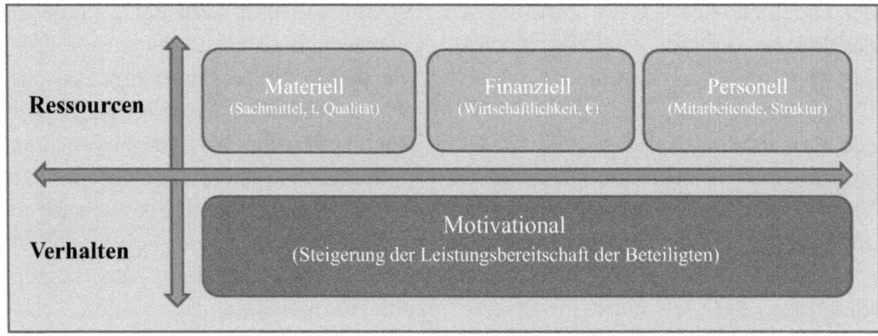

Abb. 1 Darstellung der Vorteile der Digitalisierung in zwei Dimensionen. (Quelle: Eigene Darstellung)

3.1 Materielle Dimension

Im Hinblick auf die materielle Dimension stehen die räumliche und die zeitliche Perspektive im Vordergrund, um die Möglichkeiten und Chancen der Digitalisierung zu beleuchten und genauer zu untersuchen. Die Matrix in Abb. 2 strukturiert anhand von vier Feldern die möglichen Unterstützungsformen der Digitalisierung in der medizinischen Versorgung.

3.1.1 Synchrone und zentrale Kommunikation

Auf dem synchronen und zentralen Kommunikationsweg begegnen sich Ärzt*in und Patient*in zur gleichen Zeit am gleichen Ort. Das Szenario entspricht dem klassischen Ansatz in der Gesundheitsversorgung, sobald ein Patient*in bei einem

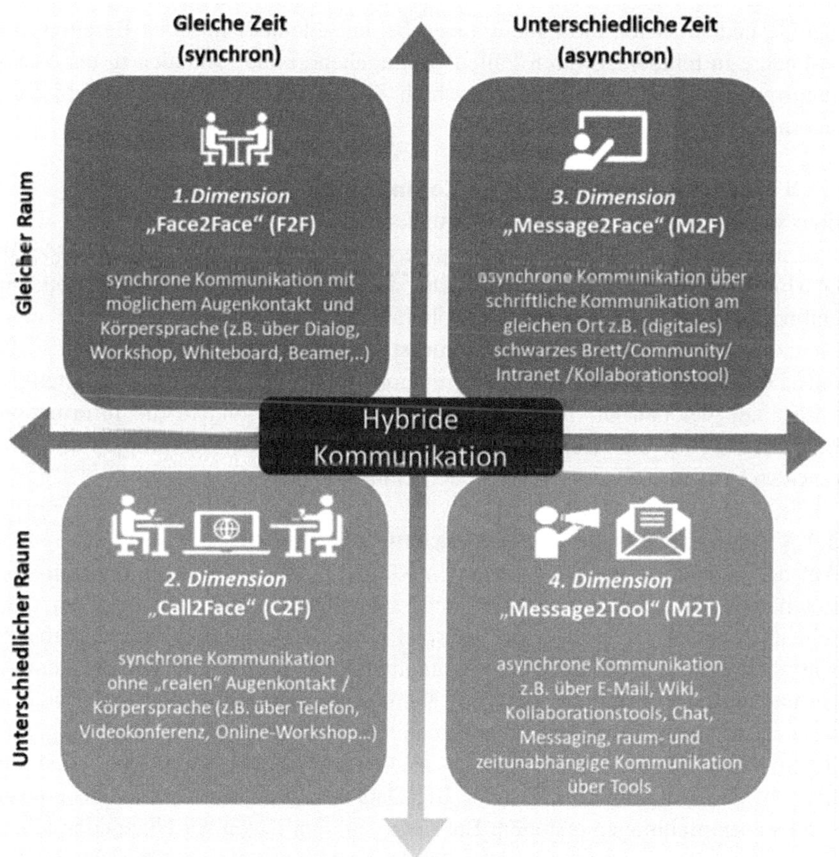

Abb. 2 Darstellung der vier Felder möglicher räumlicher und zeitlicher Art der Kommunikation und Behandlung. (Eigene Darstellung)

Besuch im Krankenhaus oder in der Arztpraxis einen Arzt persönlich konsultiert. Die Beteiligten begegnen sich **„Face2Face"**. Das besondere Merkmal der Kommunikationsform ist der persönliche Kontakt, bei dem sich die Beteiligten in einem Raum aufhalten, Augenkontakt haben und gleichzeitig auch über die Körpersprache kommunizieren können.

3.1.2 Synchrone und dezentrale Kommunikation

Bei der synchronen und dezentralen Kommunikationsform begegnen sich die Beteiligten zur gleichen Zeit an unterschiedlichen Orten. Dies geschieht beispielsweise mittels Kamera durch den Einsatz digitaler Medien wie Computer, Tablets oder Smartphones. Die Telemedizin ist im Bereich der digitalen Gesundheitsanwendungen ein wachsender Bereich, der es Patient*innen ermöglicht, online mit Ärzt*innen zu kommunizieren, medizinische Beratung einzuholen, bis hin zum Erhalt medizinischer Ferndiagnosen. Durch die zusätzliche Anwendung von Fernüberwachungstools können die medizinischen Fachkräfte durch die Übermittlung von Gesundheitsdaten die Patient*innen bei der telemedizinischen Beratung, insbesondere in minderschweren Fällen – weitgehend ohne Einbußen in der Versorgungsqualität –, betreuen. Häufig geschieht dies durch den Einsatz von Tabletcomputern,

3.1.3 Asynchrone und zentrale Kommunikation

Eine weitere Möglichkeit der Kommunikation kann asynchron und zentral vonstattengehen. Typische Beispiele für eine Kommunikation der Beteiligten zu unterschiedlichen Zeiten am gleichen Ort sind ein digitales schwarzes Brett, eine Onlinecommunity oder andere Kollaborationstools. Die Behandlung in einem Medizinzentrum ohne Arzt oder Ärztin ist – bis zu einem gewissen Grad – etwa mit „Dr. Google" möglich. Der Informationszugang ist dabei für alle Beteiligten immer am gleichen Ort möglich und verbessert insbesondere die Informationsbeschaffung (wie die Recherche nach neuesten Forschungsergebnissen und -fortschritten bzw. dem passenden Arzt oder Krankenhaus).

3.1.4 Asynchrone und dezentrale Kommunikation

Auf dem asynchronen und dezentralen Kommunikationsweg kommunizieren die Beteiligten miteinander sowohl zu unterschiedlichen Zeiten als auch an unterschiedlichen Orten. Ein typisches Beispiel ist der Zugriff auf Wissensdatenbanken wie z. B. ChatGPT oder digitale Gesundheitsanwendungen, auf denen fundiertes Gesundheitswissen abrufbar ist. Die Kommunikationsweise „Message2Tool" erfolgt im Rahmen des Selbstmanagements der Patient*innen, die unabhängig von ihrem Aufenthaltsort und der Uhrzeit auf Gesundheitsdaten zugreifen wollen und können. Die Nutzung von KI oder Big-Data-Analysen kann personalisierte Gesundheitsempfehlungen erstellen. Basierend auf den Daten der Nutzenden können die digitalen Anwendungen individuelle Empfehlungen für die Therapie der Patient*innen geben. Die Förderung von digitalen Gesundheitsanwendungen zur Prävention und Selbstverwaltung kann dazu beitragen, den Bedarf an medizinischen Leistungen und Materialien für Behandlungen zu reduzieren.

Insgesamt ergeben die neuen Möglichkeiten der Kommunikationswege durch die Digitalisierung im Gesundheitswesen eine Reihe von Vorteilen auf materieller Ebene, welche sich auf den Einsatz physischer Ressourcen in Form von Sachmitteln oder zeitlichen Aufwänden beziehen. Digitale Lösungen sorgen damit für ein optimiertes Ressourcenmanagement, da es zum einen durch hybride Kommunikation zu einer deutlichen Zeitersparnis im Hinblick auf den personellen Aufwand kommt, zum anderen eine detailliertere und effizientere Planung sowie Nutzung an medizinischem Equipment gewährleistet werden kann. Raumbelegungen, medizinische Beratungen, die Durchführung bildgebender Verfahren oder andere Ressourcen können effektiver eingesetzt werden. Gleichzeitig reduzieren die neuen Dimensionen der Kommunikation auch den Transportaufwand der Patient*innen. Vor allem in ländlichen Gebieten kann der Weg zum nächsten Facharzt sehr weit sein und durch den Einsatz der Digitalisierung erheblich verringert oder sogar komplett vermieden werden.

Neben den hybriden Kommunikationsmöglichkeiten sorgen weitere digitale Lösungen wie die elektronische Patientenakte (ePA) dafür, dass Daten digital gespeichert werden können. Auf dem digitalen Speicherplatz kann unabhängig von Ort und Zeit zugegriffen werden. Es ergibt sich ein geringerer Bedarf an physischem Lagerplatz, da Akten, Formulare oder Dokumente eingespart werden können, was den Papierverbrauch erheblich senkt und ökologisch sowie ökonomisch Ressourcen schont. Ferner sorgt die ePA dafür, dass mehr medizinische Daten zur Verfügung stehen, wodurch unter anderem Diagnosen erleichtert und Doppeluntersuchungen vermieden werden (Gerlach et al., 2021).

Die Digitalisierung kann somit erheblich dazu beitragen, den materiellen Ressourcenverbrauch im Gesundheitswesen zu optimieren, was nicht nur Kosten einspart (Aspekt der Effizienzsteigerung), sondern insbesondere auch zu einer qualitativ verbesserten und nachhaltigeren Gesundheitsversorgung beiträgt (Aspekt der Effektivitätsverbesserung).

3.2 Finanzielle Dimension

Die jährlichen Ausgaben im Gesundheitswesen belaufen sich auf viele 100 Mrd. EUR und wachsen weiter an. Zuletzt betrugen die Gesundheitsausgaben im Jahr 2021 474 Mrd. EUR. Schätzungsweise sind diese im darauffolgenden Jahr 2022 auf nahezu 500 Mrd. EUR angestiegen – Tendenz weiter steigend (Statistisches Bundesamt, 2023a). Bei einer genaueren Untersuchung der Gesundheitsausgaben, zeigt sich, dass mit weitem Abstand die stationäre Behandlung im Gesundheitssystem am teuersten ist. Nachweislich können ambulante Behandlungen preisgünstiger als stationäre Behandlungen durchgeführt werden (Dorner, 2018). Geht man noch einen Schritt weiter, dann ergibt sich die Chance, durch digitale Tools bei Remotebehandlungen weitere Kosten einzusparen. Diese sind zwar nicht in jedem Fall anwendbar, allerdings existieren immer mehr digitale Anwendungen, welche es ermöglichen, Kosten einzusparen, ohne dabei die Qualität der Behandlung reduzieren zu müssen. Hinzu kommen neben der digitalen Unterstützung bei der Behandlung der Patient*innen im Gesundheitswesen auch alle begleitenden organisatorischen und verwaltungstechnischen, digitalisierten Maßnahmen, die zu berücksichtigen und für einen Großteil der indirekten Kosten verantwortlich sind (Statistisches Bundesamt, 2023b).

Auf finanzieller Ebene kann somit bei den Vorteilen der Digitalisierung einerseits zwischen der Perspektive der Gesundheitseinrichtungen und andererseits der Perspektive der Patient*innen differenziert werden. Für beide Perspektiven ergeben sich auf finanzieller Ebene Vorteile.

Gesundheitseinrichtungen erzielen durch die Digitalisierung eine Effizienzsteigerung, indem operative Kosten vermindert werden. Beispielsweise sorgen automatisierte administrative Prozesse, Einsparungen von Papierkosten und die Minimierung manueller Fehler für effizienteres Arbeiten. Ebenso können Verwaltungskosten reduziert werden, indem auf materielle Güter wie Papierakten zunehmend verzichtet wird. Die ePA und andere digitale Datenbanken schaffen hier Abhilfe. Aus organisatorischer Sicht können Ressourcen durch digitale Technologien besser geplant und wirtschaftlicher eingesetzt werden. Medizinisches Equipment, Krankenbetten oder auch die Personalplanung können durch die Digitalisierung optimal ausgelastet werden. Ebenso reduziert die zunehmende Nutzung telemedizinischer Konsultationen stationäre Aufenthalte, wodurch auch hier zunehmend Kosten für die Pflege eingespart werden können (Bundesministerium für Gesundheit, 2023).

Auch für Patient*innen selbst bietet die Digitalisierung im Gesundheitswesen finanzielle Vorteile. Die präventive Nutzung von digitalen Gesundheitsanwendungen oder Gesundheits-Apps zur Früherkennung von Krankheiten kann die eigene Gesundheitskompetenz verbessern und beugt so langfristigen Gesundheitsproblemen vor. Die damit einhergehenden Kosten können eingespart werden. Auch ein verbessertes Medikamentenmanagement durch entsprechende Gesundheits-Apps hilft dabei, Therapiepläne einzuhalten und überflüssigen Behandlungen oder Krankenhausaufenthalten entgegenzuwirken. Auch durch telemedizinische Konsultationen (siehe Abschn. 3.1.2) können aus Patientensicht Reisekosten eingespart werden, wenn es hierbei beispielsweise um Vor- und Nachbesprechungen geht, bei denen es keiner persönlichen Präsenz bedarf, oder um Anliegen, die per Ferndiagnose abgestimmt werden können. Insgesamt sinken nicht nur die Kosten aufseiten der Gesundheitseinrichtungen, sondern gleichzeitig auch die Selbstbeteiligung der Patient*innen.

Zusammenfassend kann die Digitalisierung im Gesundheitswesen dafür sorgen, dass sowohl für die Gesundheitseinrichtungen als auch für die Patient*innen Kosten gesenkt, Ressourcen effizienter genutzt und damit langfristig erhebliche finanzielle Vorteile gehoben werden können.

3.3 Personelle Dimension

Die zunehmende Digitalisierung ermöglicht eine auch attraktivere Gestaltung der Berufe im Gesundheitswesen, indem sie dafür sorgt, dass sich die Beteiligten weniger auf die Administrationsprozesse, sondern mehr auf die eigentlichen inhaltlichen Aufgaben fokussieren können. Auf diese Weise können die Arbeitsbedingungen für die Fachkräfte nachhaltig verbessert werden.

Administrative Prozesse wie Terminplanung, Patientenverwaltung oder Abrechnungen werden durch digitale Technologien automatisiert, wodurch sich für das medizinische Personal mehr Zeit für andere Aufgabenbereiche ergibt. Der Fokus kann besser auf klinische Tätigkeiten und die Patientenversorgung gelegt werden. Gleichzeitig sorgen digitale Plattformen für einen erleichterten Informationsfluss und eine nahtlose Kommunikation zwischen den unterschiedlichen Beschäftigten wie Ärzt*innen, Krankenpfleger*innen und Therapeut*innen. Der Informationsaustausch in Echtzeit sorgt für eine effektivere Patientenversorgung und folglich für eine bessere Zusammenarbeit. Zusätzlich können erhobene Daten durch neue Anwendungen wie die ePA präziser dokumentiert werden. Das medizinische Fachpersonal kann leichter auf wesentliche Daten zugreifen und medizinische Entscheidungen können auf der Grundlage ausführlicherer Informationen getroffen werden, da bei den medizinischen Untersuchungen selbst nur eine begrenzte zeitliche Kapazität gegeben ist. Die ePA speichert vollständige Informationen aus früheren Untersuchungen. Auch die Kommunikation zu den Patient*innen kann effektiver gestaltet werden. Digitale Lösungen können Termin- oder Rezepterinnerungen verschicken wie auch allgemeine Gesundheitsinformationen. Durch die Telemedizin und die Möglichkeit der Fernüberwachung können Patient*innen telemedizinische Konsultationen wahrnehmen und ihre eigenen Gesundheitsdaten dokumentieren. Besonders bei chronischen Krankheiten oder Beschwerden benötigen Patient*innen eine intensivere medizinische Beratung und Betreuung, die in herkömmlicher Form durch das medizinische Fachpersonal zeitlich oft nicht gewährleistet werden kann (Bundesministerium für Gesundheit, 2023). Die Digitalisierung sorgt im Allgemeinen für schnellere Abwicklungsprozesse, sei es bei der Datenübertragung oder beim Zugriff auf Informationen.

Perspektivisch ergeben sich noch mehr Möglichkeiten: Zukünftig kann die Nutzung von KI und Big Data dafür genutzt werden, um auf Grundlage der individuellen Gesundheitsdaten, personalisierte Behandlungspläne zu erstellen. Auch hier wird der Arbeitsaufwand für medizinische Fachkräfte erheblich erleichtert und zusätzlich die Versorgungsqualität für die Patient*innen verbessert.

Zusammenfassend sorgt die Digitalisierung im Gesundheitswesen für effizientere, präzisere und patientenorientiertere Arbeitsabläufe, wodurch auf personeller Ebene das medizinische Fachpersonal eine produktivere Ausrichtung auf die klinischen Tätigkeiten inklusive der Betreuung der Patient*innen legen kann.

3.4 Motivationale Dimension

Der Einsatz von modernen Technologien und Gesundheitslösungen in der Medizin bietet Betroffenen und ihren Angehörigen die Möglichkeit, stetige Informationen durch Rückmeldungen über den Behandlungsverlauf zu bekommen, was eine zusätzliche Motivation liefert (Bundesministerium für Bildung und Forschung,

BMBF, 2021). Aus verhaltenswissenschaftlicher Sicht wird die Bereitschaft zur Problembehandlung deutlich gestärkt. Die Digitalisierung ermöglicht ein erhöhtes Selbstmanagement für Patient*innen. Zukünftige präzise und auf die Personen zugeschnittene Daten ermöglichen personalisierte Empfehlungen. Diese können, basierend auf digital erhobenen Daten, valide abgeleitet werden. Durch die personalisierten Empfehlungen erlangen die Patient*innen eine erhöhte Gesundheitskompetenz. Sie erlangen Wissen, wie sie besser mit ihrer Gesundheit umgehen und diese bewusst positiv durch präventive Maßnahmen beeinflussen können (Bundesministerium für Gesundheit, 2017). Eine erhöhte Gesundheitskompetenz wirkt sich somit positiv auf das Selbstmanagement der Patient*innen aus. Dadurch können bestehende Gesundheitsprobleme ohne die Inanspruchnahme einer ambulanten oder stationären Behandlung eigenständig minimiert und damit das Risiko für zukünftige Beschwerden gesenkt werden. Der Ansatz „Digital vor ambulant vor stationär" lässt so den Schluss zu, dass die digitale Versorgung zukünftig eine wichtige Erweiterung – und in vielen Fällen auch eine Alternative – in der Versorgung des Gesundheitssystems darstellt (Dorner, 2018).

Diverse digitale Gesundheitsanwendungen gehen hierbei als positives Beispiel voran. Diese werden auch als Gesundheits-Apps oder medizinische Apps bezeichnet und stellen Softwareanwendungen dar, welche auf mobilen Geräten (Smartphones, Tablets oder Wearables) abgespielt werden können. Hauptfokus liegt auf dem Zugriff auf gesicherte Gesundheitsinformationen, medizinische Dienstleistungen und der Möglichkeit zur Selbstverwaltung der Gesundheit. Manche Gesundheits-Apps erfassen und dokumentieren Gesundheitsdaten der Patient*innen wie Herzfrequenz, Blutdruck, Blutzucker, Schlafmuster oder andere Daten. Gesammelte Daten helfen, die Entwicklung und mögliche Veränderungen festzustellen, und unterstützen somit medizinische Fachkräfte bei der Diagnose und Behandlung der Patient*innen. Eine Vielzahl von Krankenkassen fördert bereits unterschiedlichste digitale Gesundheitsanwendungen für ihre Versicherten. Seit Oktober 2020 kann E-Health auf Rezept verordnet werden. Die digitalen Gesundheitsanwendungs-Apps (DiGA) entsprechen vorgeschriebenen Qualitäts- und Sicherheitskriterien und variieren je nach Gesundheitszustand und Beschwerde. Einige Beispiele für DiGA sind Apps zur Unterstützung der Behandlung von Menschen mit Diabetes, Übergewicht oder psychischen Krankheiten. Eine Reihe von vielen weiteren Apps kann bei anderen Krankheiten verordnet werden. Der Arzt oder die Ärztin diagnostiziert wie gehabt die betreffende Person und anschließend kann die DiGA unterstützend für die Behandlung eingesetzt werden. Somit können sich die Patient*innen eigenständig mehr Wissen aneignen und auf ihren Krankheitsverlauf einen größeren Einfluss nehmen. Auch präventiv unterstützen Fitness-, Aktivitäts-, Entspannungs- oder Ernährungs-Apps, aktiver zu sein und die physische und/oder psychische Gesundheit zu verbessern. Schrittzähler, Kalorienverbrauch oder personalisierte Trainings-/Ernährungspläne stehen den Benutzenden zur Verfügung (Bundesministerium für Gesundheit, 2023).

Digitale Gesundheitslösungen schaffen für die Patient*innen neue Möglichkeiten zur Selbstverwaltung in der Prävention und Behandlung. Die Patient*innen werden aktiv in ihre Gesundheitsversorgung eingebunden, wodurch die Patientenbeteiligung gefördert wird. Ebenso können medizinische Fortschritte und Erfolge transparenter dokumentiert werden, wodurch die Eigenverantwortung der Patient*innen zusätzlich angesprochen wird. Das oftmals integrierte, sofortige Feedback beim Erreichen von Gesundheitszielen oder beim Einhalten von Therapieplänen wirkt sich zusätzlich positiv auf die Motivation der Patient*innen aus, ebenso wie die Personalisierung von Empfehlungen und Lösungen, die dazu beiträgt, dass sich die Nutzenden besser abgeholt, verstanden und unterstützt fühlen. Auch die Möglichkeit des Austausches, die diese Anwendungen in Foren oder Chats bieten, fördert die Verbindung mit Gleichgesinnten, das Gefühl von Unterstützung und den Umgang mit dem eigenen Krankheitsbild. Zusätzliche Elemente von Gamification sorgen übergreifend dafür, dass die Nutzenden mehr Freude im Umgang mit ihrer Gesundheit erleben. Herausforderungen, Wettbewerbe oder Belohnungen wirken sich positiv auf die Motivation der Nutzenden aus.

Diese erweiterten Möglichkeiten können das Interesse, die Motivation und das Engagement der Beteiligten steigern, sich aktiv um die eigene Gesundheit zu kümmern. Insgesamt kann die Digitalisierung auf motivationaler Ebene dazu beitragen, die Gesundheitskompetenz zu verbessern, die Eigenverantwortung zu stärken und die Motivation zu erhöhen.

4 Diskussion

Auch wenn die Vorteile der Digitalisierung deutlich und von enormem Gewicht sind, steht der ganzheitlichen Umsetzung immer noch eine Reihe von Herausforderungen gegenüber. Viele digitale Tools und Anwendungen wurden bereits etabliert, sind aber noch immer nicht gänzlich im alltäglichen Leben angekommen. So ist die ePA zwar einsatzfähig, einer Umfrage zufolge nutzen allerdings bisher lediglich 6 % der befragten Ärzt*innen diese Anwendung (Statista, 2022). Auch aufseiten der Patient*innen ist es wichtig, Initiative zu zeigen, um den Fortschritt der Digitalisierung im Gesundheitssystem nicht auszubremsen. Das Bundesministerium für Gesundheit hat mit dem Aufsetzen der Digitalisierungsstrategie das Opt-out-Prinzip für die ePA auf den Weg gebracht, bei dem alle Personen eine ePA erhalten, sofern sie dem nicht explizit widersprechen (Bundesministerium für Gesundheit, 2023). Weitere Lösungsvorhaben und Gesetzesentwürfe auf nationaler Ebene sind nötig, um auch die Umsetzung weiterer digitaler Innovationen zu erleichtern. Das schließt die Minimierung der Hindernisse der Datenschutz- und Sicherheitshürden mit ein. Einer Umfrage zufolge wünschen sich 72 % der Befragten insgesamt mehr Tempo im Prozess der Digitalisierung im Gesundheitswesen (Wintergerst, 2023).

IT-Dienstleister können schließlich dafür sorgen, dass digitale Ideen und Projekte verwirklicht werden. Neben bekannten Einführungen wie der **ePA, DiGA** oder auch dem eRezept ist es wichtig, den Weg der Digitalisierung weiter voranzutreiben und die schwerwiegenden Herausforderungen zu überwinden. Der digitale Wandel ist ein stetig voranschreitender Prozess. Mit der Etablierung erster digitaler Lösungen müssen perspektivisch weitere Anwendungsbereiche geschaffen werden. In der komplexen IT-Landschaft müssen die Anwendungen den nationalen Anforderungen entsprechen und gleichzeitig für die Endverbrauchenden greifbar gemacht werden. Um die Vorteile der Digitalisierung gänzlich ausnutzen zu können, ist es notwendig, dass alle beteiligten Akteure intensiv zusammenarbeiten.

5 Zusammenfassung und Ausblick

Die Digitalisierung im Gesundheitswesen ist nicht mehr wegzudenken und unumkehrbar. Die Vielzahl an neuen Möglichkeiten und Vorteilen liegt klar auf der Hand und überwiegt sehr deutlich. Einige digitale Anwendungen sind bereits im Gesundheitswesen etabliert, viele stehen in den Startlöchern und viele weitere sind in Planung. Es besteht weiterer Handlungsbedarf auf mehreren Ebenen – sowohl auf nationaler Ebene und aufseiten des Gesundheitswesens als auch aufseiten der Patient*innen. Die Digitalisierung hat gerade erst begonnen und muss weiter gefördert und ausgebaut werden. Daher liegt es vor allem an relevanten Stakeholdern wie IT-Serviceprovidern, die Digitalisierung weiter voranzutreiben. Als Dienstleister für die Akteure im Gesundheitswesen bilden sie eine Schlüsselrolle für neue Anwendungen, um digitale Innovationen zu ermöglichen, zu entwickeln und zu verwirklichen. Mit ihrem umfassenden digitalen IT-Know-how und ihrer jahrelangen Kenntnis bei der erfolgreichen Umsetzung von digital unterstützten Prozessen, kommt ihnen eine Schlüsselrolle bei der digitalen Transformation im Gesundheitswesen zu. Denn oberstes Ziel sollte es weiterhin sein, auf allen Ebenen eine qualitativ bessere und effizientere Gesundheitsversorgung zu erschaffen.

Literatur

Bundesärztekammer. (2021). Ergebnisse der Ärztestatistik zum 31.12.2021. https://www.bundes-aerztekammer.de/baek/ueber-uns/aerztestatistik/aerztestatistik-2021.
Bundesministerium für Bildung und Forschung (BMBF) (Hrsg.). (2021). *Innovationen in der Medizintechnik. Erfolgreiche Projekte kleiner und mittlerer Unternehmen.*
Bundesministerium für Gesundheit. (2017). Allianz für Gesundheitskompetenz. https://www.bundesgesundheitsministerium.de/fileadmin/Dateien/3_Downloads/E/Erklaerungen/Allianz_fuer_Gesundheitskompetenz_Abschlusserklaerung.pdf.
Bundesministerium für Gesundheit. (2023). GEMEINSAM DIGITAL: Digitalisierungsstrategie für das Gesundheitswesen und die Pflege (S. 44) [Abschlussbericht]. Bundesministerium für Gesundheit. https://www.bundesgesundheitsministerium.de/service/publikationen/details/digitalisierungsstrategie-fuer-das-gesundheitswesen-und-die-pflege.html.
Dorner, C. (2018). „Digital vor Ambulant vor Stationär": Wie die Digitalisierung unser Gesundheitssystem verändern wird. *kma – Klinik Management aktuell, 23*(05), 22–23. https://doi.org/10.1055/s-0036-1595194
EU-DSGVO. (2023). Datenschutz-Grundverordnung (DSGVO). https://dsgvo-gesetz.de/.
Gerlach, F. M., Greiner, W., Jochimsen, B., Von Kalle, C., Meyer, G., Schreyögg, J., & Thürmann, P. A. (2021). Gutachten 2021 Digitalisierung für Gesundheit – Ziele und Rahmenbedingungen eines dynamisch lernenden Gesundheitssystems. https://www.svr-gesundheit.de/fileadmin/Gutachten/Gutachten_2021/SVR_Gutachten_2021.pdf.

German Science And Humanities Council. (2023). *Perspektiven für die Weiterentwicklung der Gesundheitsfachberufe | Wissenschaftliche Potenziale für die Gesundheitsversorgung erkennen und nutzen* [Application/pdf]. S. 159. https://doi.org/10.57674/6EXF-AM35.

German Trade and Invest. (2022). HealthCare Market. https://www.gtai.de/en/invest/industries/healthcare/healthcare-market-65626.

Schirmer, H. (2022). Chancen und Grenzen der Digitalisierung im Gesundheitswesen zur nachhaltigen Förderung der Bevölkerungsgesundheit in Deutschland: Digitalisierung im Gesundheitswesen führt zu umfassenden Veränderungen und neuen Innovationen in der Gesundheitsversorgung der Bevölkerung. In T. Kümpel, K. Schlenkrich, & T. Heupel (Hrsg.), *Controlling & Innovation 2022* (S. 281–334). Springer Fachmedien Wiesbaden. https://doi.org/10.1007/978-3-658-36484-7_12

Statista. (2022). Nutzung und Verbreitung der elektronischen Patientenakte bei Ärzt:Innen 2022. Statista Research Department. https://de.statista.com/statistik/daten/studie/1352923/umfrage/nutzung-und-verbreitung-der-elektronischen-patientenakte-bei-aerztinnen/.

Statistisches Bundesamt. (2023a). Gesundheitsausgaben in Deutschland. https://www.destatis.de/DE/Themen/Gesellschaft-Umwelt/Gesundheit/Gesundheitsausgaben/_inhalt.html.

Statistisches Bundesamt. (2023b). Gesundheitsausgaben nach Leistungsarten (Gesundheitsausgaben). DESTATIS. https://www.destatis.de/DE/Themen/Gesellschaft-Umwelt/Gesundheit/Gesundheitsausgaben/Tabellen/leistungsarten.html.

Statistisches Bundesamt. (2023c, August 17). Gesundheitsausgaben im Jahr 2021 auf über 474 Milliarden Euro gestiegen. Statistisches Bundesamt. https://www.destatis.de/DE/Presse/Pressemitteilungen/2023/04/PD23_136_236.html.

Wintergerst (2023). Digital Health. Bitkom Research. Berlin, 21. September 2023, https://www.bitkom.org/sites/main/files/2023-09/Bitkom-Praesentation-Digital-Health-2023.pdf.

Dr. Ulrich Arnold ist CEO der gkv informatik, Senior IT-Executive sowie Brückenbauer und Innovator zwischen Business und Informationstechnologie.

Prof. Dr. Richard C. Geibel hat eine Professur für Betriebswirtschaftslehre an der IU International University inne und leitet das „E-Commerce Institut Köln".

Cloud- und Technologieservices als Enabler der Digitalisierung im Gesundheitswesen

Ulrich Arnold, Markus vom Scheidt, Vanessa Hering, Alina Holle und Richard C. Geibel

Zusammenfassung

Das deutsche Gesundheitswesen steht vor einer Vielzahl von Herausforderungen, welche die Bereitstellung einer qualitativ hochwertigen Gesundheitsversorgung beeinträchtigen. Der demografische Wandel in Deutschland führt zu einer wachsenden Prävalenz altersbedingter Krankheiten und erhöht die Nachfrage nach medizinischer Versorgung. Aufgrund des überproportionalen Kostenanstiegs erhöht sich der finanzielle Druck auf das Gesundheitssystem. Durch die Zunahme chronischer Krankheiten, den Mangel an medizinischem Fachpersonal und die steigenden Gesundheitskosten entsteht ein begrenzter Zugang zur Gesundheitsversorgung und eine insgesamt erhöhte Belastung des **Gesundheitssystems**. Zusätzlich hat die COVID-19-Pandemie die Gesundheitssysteme weltweit auf die Probe gestellt. In den kommenden Jahren ist mit weiteren Anstiegen der Ausgaben zu rechnen, um eine angemessene Gesundheitsversorgung der Bevölkerung sicherstellen zu können. Der digitale Wandel

U. Arnold · M. v. Scheidt · V. Hering · A. Holle
gkv informativ, Wuppertal, Deutschland
E-Mail: ulrich.arnold@gkvi.de

M. v. Scheidt
E-Mail: markus.vomscheidt@gkvi.de

V. Hering
E-Mail: vanessa.hering@gkvi.de

A. Holle
E-Mail: alina.holle@gkvi.de

R. C. Geibel (✉)
E-Commerce Institut und IU Internationale Hochschule, Köln, Deutschland
E-Mail: geibel@ecommerceinstitut.de

H. Schwendemann et al. (Hrsg.), *Digitales Empowerment im Gesundheitswesen*,
https://doi.org/10.1007/978-3-662-72469-9_3

bietet Möglichkeiten, das Gesundheitswesen zu entlasten und die Qualität der Versorgung weiter zu verbessern. Technologische Innovationen spielen eine zentrale Rolle bei der Bewältigung dieser Herausforderungen. Digitale Gesundheitsdienste wie die elektronische Patientenakte (ePA), das eRezept und die **Telemedizin** sind bereits etabliert und tragen dazu bei, das Gesundheitssystem effizienter zu gestalten. Im folgenden Artikel werden die Chancen und Risiken von **Cloudservices** und künstlicher Intelligenz (KI) im Gesundheitswesen aus der Sicht eines IT-Dienstleisters näher betrachtet.

Schlüsselwörter

Digitalisierung · Dienstleistungsunternehmen · Cloudservices · Künstliche Intelligenz (KI) · Krankenversicherung

1   Einleitung

Der fortschreitende demografische Wandel in Deutschland in Form der alternden Bevölkerung führt zu der zunehmenden Prävalenz altersbedingter Krankheiten. Diese gehen mit einer intensiveren Nutzung und einer steigenden Nachfrage an das Gesundheitssystem einher. Gleichzeitig steht Deutschland vor einem Mangel an qualifizierten medizinischen Fachkräften. Der steigende Bedarf an einer hochwertigen medizinischen Versorgung in der Bevölkerung kann immer weniger bewältigt werden. Es entstehen immer längere Wartezeiten, eine zunehmende Belastung der verbleibenden Gesundheitsdienstleister und Einbußen in der Qualität der Patienten:innenversorgung. Die finanziellen und logistischen Herausforderungen für das Gesundheitssystem werden immer größer (German Science And Humanities Council, 2023; Statistisches Bundesamt, 2023). Im Jahr 2021 betrugen die Gesundheitsausgaben in Deutschland insgesamt etwa 474,1 Mrd. EUR, wie aus den Daten des Statistischen Bundesamtes hervorgeht. Diese Zahlen zeigen hinsichtlich der letzten Jahre einen anhaltenden Anstieg an Gesundheitsausgaben in Deutschland. Analog dazu nimmt der Anteil der Gesundheitsausgaben am Bruttoinlandsprodukt (BIP) in den letzten Jahren kontinuierlich zu (Statista, 2023). Durch den digitalen Wandel ergeben sich neue Perspektiven, um das Gesundheitssystem in Deutschland zu entlasten. Die Möglichkeiten beziehen sich auf die Verwaltung von Gesundheitseinrichtungen, auf die Gesundheitsversorgung selbst und die medizinische Forschung. Die Innovation neuer Technologien und Informationssysteme kann in sämtliche Aspekte der medizinischen Versorgung integriert werden. Anwendungen wie die elektronische Patientenakte (ePA), das eRezept oder die Telemedizin sind bereits in der Versorgung des Gesundheitswesens etabliert. Für die fortschreitende Entwicklung im Gesundheitswesen agieren vor allem Cloudservices und die zunehmende Anwendung von künstlicher Intelligenz (KI) als treibende Kraft. Das nahtlose Ineinandergreifen von Technologie und Informationen eröffnet die Möglichkeit, den Druck auf das Gesundheitssystem zu lindern. Gleichzeitig entsteht das Potenzial, die Qualität der Gesundheitsversorgung und administrativer Prozesse zu verbessern, den Zugang zu medizinischen Informationen zu erleichtern und die Zusammenarbeit zwischen medizinischen Fachleuten zu fördern. Effizienz, Qualität und Reichweite im Gesundheitswesen können durch die Nutzung von Cloudservices und die Anwendung von KI enorm vorangetrieben werden (German Science And Humanities Council, 2023; Lohmann, 2021; Schirmer, 2022).

Die Einführung digitaler Gesundheitsdienste und die Schaffung einheitlicher elektronischer Anwendungen stellen wichtige Chancen für das deutsche Gesundheitswesen dar. Für die Implementierung und Sicherheit digitaler Gesundheitsdaten ergeben sich jedoch komplexe Herausforderungen (Bundesministerium für Gesundheit, 2023; EU-DSGVO, 2023; Statista Research Department, 2022a).

2　Problemstellung

Während Cloudservices und die Anwendung von KI zweifellos vielversprechend für die Digitalisierung des Gesundheitswesens sind, sind sie auch mit einer Reihe von Herausforderungen verbunden, insbesondere angesichts der sensiblen Natur der in der Branche verarbeiteten Daten und der strengen regulatorischen Anforderungen (Jäschke, 2018).

Gesundheitsdaten gehören zu den sensibelsten Informationen, die existieren. Elektronische Patientenakten, medizinische Bilder und Labordaten enthalten persönliche Informationen, die vor einem unbefugten Zugriff geschützt werden müssen. Datenschutzverletzungen können schwerwiegende Folgen für die Privatsphäre und das Vertrauen der Patienten haben. Die Speicherung solcher sensibler Daten in der Cloud oder die Analyse personalisierter Patientendaten durch die Anwendung der KI wirft berechtigte Bedenken hinsichtlich der Datensicherheit auf. IT-Dienstleister müssen strenge Sicherheitsmaßnahmen implementieren, darunter die Verschlüsselung von Daten in Ruhe und in Bewegung, Zugriffskontrollen und kontinuierliche Überwachung, um die Vertraulichkeit und Integrität der Daten zu gewährleisten (Jäschke, 2023). Die Gesundheitsbranche unterliegt einer Vielzahl von regulatorischen Anforderungen, wie beispielsweise dem Health Insurance Portability and Accountability Act (HIPAA) in den USA oder der Datenschutz-Grundverordnung (DSGVO) in der EU. Diese Vorschriften legen fest, wie medizinische Daten gesammelt, verarbeitet, gespeichert und weitergegeben werden dürfen (EU-DSGVO, 2023; Feld, 2005). Beim Einsatz von Cloudservices müssen die Gesundheitseinrichtungen sicherstellen, dass die Cloudanbieter die erforderlichen Compliancestandards erfüllen. Dies umfasst Aspekte wie Datenspeicherung in bestimmten Regionen, Transparenz in Bezug auf Datenverarbeitung und -übertragung sowie die Möglichkeit zur Datenlöschung gemäß den Vorschriften (EU-DSGVO, 2023). Der Einsatz von KI im Gesundheitswesen erfordert ebenfalls eine sorgfältige Planung, Überwachung und Regulierung, um die Vorteile der Technologie zu nutzen und gleichzeitig die Sicherheit, Ethik und den Datenschutz zu gewährleisten (Pechmann et al., 2022). Darüber hinaus ist es von enormer

Bedeutung, das Vertrauen von Patient:innen und medizinischem Fachpersonal in Bezug auf die Implementierung neuer digitaler Innovationen zu gewinnen, um die Adhärenz der tatsächlichen Umsetzung sicherzustellen.

Die Bewältigung dieser Herausforderungen erfordert eine enge Zusammenarbeit zwischen IT-Dienstleistern, Gesundheitseinrichtungen und Regulierungsbehörden, um sicherzustellen, dass die Vorteile der Cloudnutzung im Gesundheitswesen nicht auf Kosten der Sicherheit und Compliance gehen.

3 Cloudservices und KI

3.1 Cloudservices

Cloudservices spielen eine wesentliche Rolle bei der Digitalisierung im Gesundheitswesen. Sie ermöglichen den weiteren Fortschritt und tragen erheblich zur Etablierung neuer Technologien bei. So schaffen Cloudservices die Grundlage für die Anwendung von KI. Digitale Innovationen basieren auf Cloudtechnologien, welche den Digitalisierungsbedarf überhaupt ermöglichen (AOK Rheinland/Hamburg, 2023).

3.1.1 Arten von Cloudservices

Cloudservices, auch als Cloudcomputing bekannt, sind eine entscheidende technologische Entwicklung, die die Art und Weise verändert hat, wie Unternehmen und Organisationen ihre IT-Infrastruktur verwalten und Ressourcen nutzen. Im Gesundheitswesen haben Cloudservices eine besondere Bedeutung erlangt, da sie eine Reihe von Vorteilen bieten, die zur Digitalisierung der Branche beitragen (Lohmann, 2021).

Cloudservices sind eine Sammlung von Ressourcen, die über das Internet bereitgestellt werden, darunter Rechenleistung, Speicher, Datenbanken, Netzwerke und Software. Diese Ressourcen können nach Bedarf skaliert werden, ohne dass eine physische Infrastruktur vor Ort vorhanden sein muss. Es gibt verschiedene Arten von Cloudservices: **Infrastructure as a Service** (IaaS), **Platform as a Service** (PaaS), **Software as a Service** (SaaS). Bei IaaS werden grundlegende IT-Infrastrukturkomponenten wie virtuelle Maschinen, Speicher und Netzwerke über das Internet bereitgestellt. Dies ermöglicht es Unternehmen, ihre vorhandene Infrastruktur auszulagern und nach Bedarf Ressourcen hinzuzufügen oder zu entfernen. PaaS hingegen bietet eine Plattform, auf der Entwickler Anwendungen erstellen, testen und bereitstellen können, ohne sich um die zugrunde liegende Infrastruktur kümmern zu müssen. Dies beschleunigt die Entwicklung und ermöglicht es, sich auf die Anwendungslogik zu konzentrieren. Bei SaaS erhalten Nutzer Zugriff auf Anwendungen über das Internet, ohne diese auf ihren eigenen Geräten installieren zu müssen. Dies ermöglicht eine einfache Skalierung und Wartung der Anwendungen durch den Anbieter (Corsten, 2022).

3.1.2 Vorteile von Cloudservices im Gesundheitswesen

Der Einsatz von Cloudservices im Gesundheitswesen bringt eine Vielzahl von Vorteilen mit sich, die zur Modernisierung und Effizienzsteigerung der Branche beiträgt. Diese Vorteile erstrecken sich über verschiedene Bereiche und tragen zur Förderung einer patientenzentrierten Versorgung sowie zur Unterstützung von medizinischem Fachpersonal bei.

Im Vergleich zu herkömmlichen lokalen Infrastrukturen ist eine der herausragenden Eigenschaften von Cloudservices ihre Skalierbarkeit. Im Gesundheitswesen, das durch saisonale Schwankungen und unvorhersehbare Belastungen gekennzeichnet sein kann, ermöglicht die Cloudnutzung eine schnelle Anpassung der Ressourcen. Bei einem plötzlichen Anstieg der Nachfrage, wie beispielsweise während einer Grippewelle, können Gesundheitseinrichtungen problemlos zusätzliche Serverkapazitäten oder Speicherplatz hinzufügen, um den gestiegenen Bedarf zu decken. Der Ressourcenbedarf kann durch Cloudservices flexibel angepasst werden. Traditionell erfordern der Aufbau und der Betrieb einer eigenen IT-Infrastruktur erhebliche Kapitalinvestitionen. Cloudservices bieten ein Pay-as-you-go-Modell, bei dem Nutzer nur für die tatsächlich genutzten Ressourcen bezahlen. Dies reduziert die Notwendigkeit für teure Vorabinvestitionen und ermöglicht es Gesundheitseinrichtungen, ihre IT-Ausgaben besser zu planen und zu kontrollieren. Die Cloud ermöglicht einen nahtlosen Datenaustausch und eine verbesserte Zusammenarbeit zwischen verschiedenen medizinischen Fachkräften und Einrichtungen. Gemeinsame Daten und Anwendungen sind jederzeit zugänglich. ePAs können sicher in der Cloud gespeichert und von autorisierten Personen in Echtzeit abgerufen werden. Dies fördert eine kontinuierliche und koordinierte Versorgung, unabhängig von Standorten und Fachrichtungen (Bork & Weitz, 2019). Die Einrichtung einer IT-Infrastruktur in der Cloud ist im Vergleich zu herkömmlichen Methoden wesentlich schneller. Neue Ressourcen und medizinische Innovationen können in kürzester Zeit bereitgestellt werden. Entwickler von medizinischen Anwendungen können auf eine Vielzahl von Tools und Ressourcen zugreifen, um neue Lösungen zu erstellen und zu testen. Dies beschleunigt den Innovationsprozess und ermöglicht es Gesundheitseinrichtungen, von neuen Technologien schneller zu profitieren (Lohmann, 2021).

Insgesamt bilden Cloudservices eine solide Grundlage für die digitale Transformation im Gesundheitswesen. Sie bieten die notwendige Flexibilität, um auf die sich ständig ändernden Anforderungen der Branche einzugehen, und erleichtern die Einführung innovativer Technologien und Lösungen.

3.2   Künstliche Intelligenz (KI)

KI ist ein Bereich der Informatik, der sich mit der Entwicklung von Computersystemen und -programmen befasst, die in der Lage sind, Aufgaben auszuführen, die normalerweise eine menschliche Intelligenz erfordern. Diese Aufgaben können

Problemlösung, Lernen, Entscheidungsfindung, Spracherkennung, Bildverarbeitung und vieles mehr umfassen. KI-Systeme verwenden Algorithmen und Modelle, um Daten zu analysieren und Muster oder Zusammenhänge zu erkennen (Bundesministerium für Bildung und Forschung et al., 2020).

3.2.1 Arten von KI

Die Anwendung von KI lässt sich in unterschiedliche Kategorien aufteilen. Von einer schwachen KI (Narrow AI) wird gesprochen, wenn die KI sich auf eine spezifische Aufgabe oder einen begrenzten Aufgabenbereich beschränkt. Typische Beispiele dafür sind virtuelle Assistenten wie Siri und Alexa, Chatbots oder Algorithmen zur Bilderkennung. Im Gegensatz zur schwachen KI bezieht sich die „starke KI" (general AI) auf Systeme, die in der Lage sind, eine Vielzahl von Aufgaben auszuführen und menschliche Intelligenz in einem breiten Spektrum von Aktivitäten zu simulieren. Dieses Konzept der KI ist hypothetisch. Derzeit gibt es keine existierenden Systeme, die das Konzept in voller Ausprägung verkörpern. Eine weitere Art der KI ist das „maschinelle Lernen" (Machine Learning), bei dem Algorithmen so entwickelt werden, dass sie aus Daten lernen und Vorhersagen oder Entscheidungen treffen können. Hierbei handelt es sich um eine Teildisziplin der KI. Dazu gehören Verfahren wie neuronale Netzwerke, Entscheidungsbäume und Support-Vektor-Maschinen. Eine spezielle Form des maschinellen Lernens sind „tiefe Lernmodelle" (Deep Learning), welche auf tiefen neuronalen Netzwerken basieren, die komplexe Aufgaben wie Spracherkennung und Bildverarbeitung bewältigen (Harwardt & Köhler, 2023).

3.2.2 Vorteile von KI im Gesundheitswesen

Die Anwendung von KI kann sowohl in den administrativen Bereich als auch in den Bereich der Gesundheitsversorgung als Unterstützung von Ärzt:innen und Kliniken bei der Diagnostik und Heilbehandlung integriert werden. In beiden Bereichen kann die Anwendung von KI dazu beitragen, die Genauigkeit, Effizienz und Zugänglichkeit der Gesundheitsversorgung zu verbessern.

Auf administrativer Ebene kann die Anwendung von KI Geschäftsprozesse optimieren. Sprach- und Texterkennungssysteme können das Erstellen und Bearbeiten von Dokumenten erleichtern. Zur selben Zeit können Fehler durch die Erkennung von Falscheingaben bei der Datenerfassung minimiert werden. Auch das Einbetten automatisierter Gesprächsverläufe durch Chatbots oder virtuelle Assistenten unterstützt das Personal im Gesundheitswesen. Dadurch wird der Arbeitsaufwand reduziert und den Mitarbeitenden stehen mehr zeitliche Ressourcen zur Verfügung, wodurch sie ihr Zeitmanagement optimieren und den Fokus auf andere Aufgabenbereiche legen können. Außerdem kann KI bei der Überwachung der Einhaltung gesetzlicher Vorschriften und Datenschutzbestimmungen unterstützen, um Verstöße rechtzeitig zu erkennen und zu verhindern. Im Bereich der Versorgungsforschung und Qualitätssicherung können die Analyse von Behandlungspfaden zur Verbesserung der Behandlungsqualität und die Steigerung der Effizienz und Wirtschaftlichkeit bestimmter Behandlungsmethoden gefördert werden (Statista Research Department, 2022b). Auf versorgungstechnischer Ebene kann KI als Unterstützung für medizinische Fachkräfte dienen und auch auf dieser Ebene Betriebsabläufe optimieren. Mithilfe der Analyse komplexer medizinischer Daten kann die Anwendung von KI-Systemen die Diagnostik von Krankheiten erleichtern, indem sie bei der Auslesung bildgebender Verfahren, wie Röntgenaufnahmen oder MRT-Scans, helfen und Anomalien erkennen. Ebenso besteht die Möglichkeit, dass KI-Modelle zukünftig durch die Analyse großer Mengen an Patientendaten Risikofaktoren und Trends identifizieren können und so die frühzeitige Erkennung von Krankheiten gewährleisten. Viele Krankheiten können bei einer Früherkennung deutlich besser behandelt werden, wodurch sich die Prognose und Behandlungsqualität verbessern und der Aufwand an Ressourcen für die Versorgung vermindert. In Bezug auf die Therapie von Patient:innen kann KI Medikamentenwechselwirkungen erkennen und dadurch Behandlungsfehler minimieren. Außerdem können KI-Systeme die Anpassung von Behandlungsplänen an individuelle Patientenprofile unterstützen, wodurch sich die Erfolgsaussichten von Therapien verbessern können. Mittlerweile werden auch die ersten robotergestützten KI-Anwendungen genutzt, um komplexe chirurgische Eingriffe zu unterstützen und die Präzision und Genauigkeit zu steigern (Bundesministerium für Bildung und Forschung et al., 2020; Kalis et al., 2018).

Insgesamt kann die Etablierung von KI im Bereich des Gesundheitswesens durch Analysen, automatisierte Prozesse und andere Anwendungen die Effizienz in der Gesundheitsversorgung steigern sowie finanzielle, zeitliche und personelle Ressourcen deutlich verringern (siehe Abb. 1).

10 relevante KI-Anwendungen, die die Gesundheitsversorgung verändern werden

Konkrete Anwendung	Geschätzter jährlicher Wert im Jahr 2026	Wichtigste Faktoren für die erfolgreiche Einführung und Umsetzung der neuen Gesundheitsanwendung
Robotergestützte Chirurgie	40 mio. $	Technologische Fortschritte bei robotergestützten Lösungen für die Chirurgie
Virtuelle Pflegeassistenton	20 mio. $	Wachsende Nachfrage und zu wenige qualifizierte Arbeitskräfte
Opti. Verwaltungsprozesse	18 mio. $	Einfachere Integration in leistungsfähigere Infrastruktur
Betrugsvermeidung	17 mio. $	Verbesserung der Fehlererkennung und der Vermeidung von Betrug
Reduzierte Dosierungsfehler	16 mio. $	Häufigkeit von medizinischen Fehlern, die zu spürbaren Strafen führen
Vernetzte Endgeräte	14 mio. $	Zunehmende Verbreitung von modernen vernetzten Maschinen
Teilnahme an klinischen Studien	13 mio. $	Verfall von Patenten; Fülle an Daten; ergebnisorientierter Ansatz
Vorläufige Diagnosen	5 mio. $	Wachsende Interoperabilität und neuartige Datenarchitektur für höhere Genauigkeit
Automatisierte Bild-Diagnose	3 mio. $	Zunehmende Speicher-Kapazitäten und größeres Vertrauen in KI-Systeme
Cyber-Sicherheit	2 mio. $	Zunahme der Versuche und steigender Druck sensible Daten zu schützen

Abb. 1 Dominante KI-Anwendungen. (Quelle: Eigene Darstellung in Anlehnung an Kalis et al., 2018)

4   Case Studies

Der Einsatz von Cloudservices im Gesundheitswesen ist erst der Anfang einer breiteren digitalen Transformation, die die Art und Weise, wie medizinische Dienste erbracht werden, grundlegend verändern wird. Der Zukunftsausblick für cloudbasierte Lösungen im Gesundheitswesen und die darauf aufbauende Anwendung von KI sind vielversprechend und bergen noch viele ungenutzte Potenziale. Bei der Nutzung dieser Dienste ist es jedoch entscheidend, Datenschutz und Sicherheit in den Vordergrund zu stellen, um die Vertraulichkeit sensibler Gesundheitsdaten zu gewährleisten. Die Sicherheit von Gesundheitsdaten hat oberste Priorität, insbesondere wenn es um die Nutzung von Cloudservices im Gesundheitswesen geht. Angesichts der Sensibilität der Informationen ist es entscheidend, strenge Datenschutz- und Sicherheitsmaßnahmen zu implementieren, um die Vertraulichkeit, Integrität und Verfügbarkeit der Daten zu gewährleisten.

IT-Dienstleister tragen wesentlich dazu bei, den Fortschritt der Digitalisierung im Gesundheitswesen durch Cloudservices und KI zu unterstützen. Ihre Expertise ist entscheidend, um sicherzustellen, dass die Implementierung und Nutzung dieser Technologien den höchsten Standards in Bezug auf Sicherheit, Effizienz und Patientenversorgung entsprechen. Durch ihr Fachwissen können IT-Dienstleister geeignete Cloudinfrastrukturen möglich machen und bereitstellen. Mit der Spezialisierung auf die Implementierung und Verwaltung von Cloudplattformen ermöglichen sie die sichere Speicherung und den sicheren Zugriff auf die sensiblen Gesundheitsdaten. Dies umfasst die Auswahl und Abwägung geeigneter Cloudanbieter und -lösungen. Zu den grundlegenden Maßnahmen zum Schutz von Gesundheitsdaten gehört unter anderem die Verschlüsselung der Daten. Sie sollten sowohl während der Übertragung als auch in Ruhe verschlüsselt werden, um sicherzustellen, dass der Zugriff nur von autorisierten Personen erfolgt. Moderne Cloudanbieter bieten Verschlüsselungsdienste, die den höchsten Sicherheitsstandards entsprechen. Die Implementierung von mehrstufigen Authentifizierungsmethoden und rollenbasierten Zugriffskontrollen könnte zudem einen kontrollierten Datenzugriff sicherstellen.

Ähnlich wie bei Cloudservices können IT-Dienstleister auch maßgeschneiderte KI-Anwendungen und Algorithmen entwickeln, die speziell auf die Bedürfnisse und Anforderungen des Gesundheitswesens zugeschnitten sind. Je nach den Akteuren im Gesundheitswesen gilt es, die entsprechenden Rahmenbedingungen zu beachten. Dies kann am Beispiel der Krankenversicherungsdatenanalyse die Optimierung von Geschäftsprozessen und die Unterstützung in der Gesundheitsversorgung sowie vieles mehr umfassen. Wenn bereits bestehende KI-Systeme in bestehende IT-Infrastrukturen im Gesundheitswesen integriert werden sollen, ist eine ausgeprägte Fachkompetenz erforderlich. IT-Dienstleister können dabei helfen, die nahtlose Integration sicherzustellen. Weiterhin können die Sicherheit und die Datenschutzanforderungen von IT-Dienstleistern sichergestellt werden. Sie können Sicherheitsmaßnahmen, Zugriffskontrollen und Verschlüsselung implementieren, um zum einen die Compliance und gesetzlichen Bestimmungen einzuhalten und zum anderen die Integrität der Gesundheitsdaten und das Vertrauen von Patient:innen und Versicherten zu schützen. Ein technischer Support bietet Unterstützung für auftretende Probleme von etablierten technischen Innovationen. Dadurch, dass die Systeme bekannt sind, kann schnell reagiert werden, wenn technische oder Anwendungsprobleme auftreten. Langfristig können IT-Dienstleister schließlich, nach der erfolgreichen Implementierung, die Leistung von den etablierten cloudbasierten Systemen und KI-Anwendungen überwachen und nach Bedarf Anpassungen vornehmen, um sicherzustellen, dass sie effizient und kosteneffektiv arbeiten. Im Hinblick auf die strategische Planung können Entscheidungshilfen geboten werden, um Möglichkeiten und Schwierigkeiten aufzudecken, die für zukünftige Projekte relevant sind.

Insgesamt ist die Einhaltung von regulatorischen Anforderungen, wie DSGVO oder SGB, unerlässlich. Es ist wichtig, sicherzustellen, dass der gewählte Anbieter die erforderlichen Zertifizierungen und Compliancemaßnahmen bereitstellt. Die Sicherheit von Gesundheitsdaten in der Cloud oder in der Nutzung von KI erfordert eine sorgfältige Planung, Implementierung und Überwachung von Sicherheitsmaßnahmen.

5 Diskussion

Cloudtechnologien werden sich weiterentwickeln und an die spezifischen Anforderungen des Gesundheitswesens angepasst. Dies kann die Einführung von fortschrittlichen Sicherheitsmechanismen, besseren Integrationsmöglichkeiten und verbesserten Analysewerkzeugen einschließen. Die wachsende Leistungsfähigkeit der Cloud wird dazu beitragen, komplexere medizinische Anwendungen und Dienste zu ermöglichen. Zudem werden Cloudservices die Einführung von telemedizinischen Diensten und dezentralisierten Gesundheitsanwendungen weiter fördern. Patienten können eine medizinische Beratung über Videokonferenzen erhalten, Diagnosen können über Fernzugriff gestellt werden und medizinische Geräte können Daten direkt in die Cloud übertragen. Dies ermöglicht eine bequemere und leicht zugängliche Gesundheitsversorgung. Die Kombination von Cloudservices mit KI und maschinellem Lernen eröffnet aufregende Möglichkeiten für das Gesundheitswesen. KI-Algorithmen können große Mengen von Gesundheitsdaten analysieren, um Muster zu identifizieren und präzise Diagnosen zu stellen. Cloudplattformen bieten die Rechenleistung, um diese anspruchsvollen Berechnungen durchzuführen und KI-Modelle zu trainieren. Demgegenüber stehen der Schutz und die Sicherung sensibler Gesundheitsdaten. Der Einsatz von Clouddiensten kann Sicherheitsrisiken mit sich bringen, insbesondere, wenn Anbieter nicht ausreichend auf Datenschutz und -sicherheit achten. Weiterhin besteht die Sorge, dass Patientendaten von Dritten missbraucht werden könnten. In diesem Zusammenhang ist es von Bedeutung, die Patient:innenperspektive zu berücksichtigen. Gleichwohl die technischen Aspekte hinsichtlich Datenschutz und -sicherheit erfüllt sind, ist es entscheidend, dass Patient:innen als Endanwendende dasselbe

Vertrauen und dieselbe Akzeptanz in Bezug auf neue digitale Anwendungen aufweisen. In einer Untersuchung zur Nutzerakzeptanz der ePA von Fischer (2019) wurde festgestellt, dass eine Mehrheit der Teilnehmenden nicht ausreichend über die ePA informiert sei. Nicht überraschend bewerteten 61 % der Befragten in einer weiteren Studie die Wahrscheinlichkeit, dass Ärzt:innen eine ausreichende Aufklärung gewährleisten könnten, als gering (Baxmann et al., 2018). Diese Studienergebnisse unterstreichen die Bedeutung und Notwendigkeit eines hohen Informationsstandes im Hinblick auf die Etablierung neuer digitaler Anwendungen. In einer Verbraucherumfrage wurde unzureichendes Wissen über digitale Innovationen als Hauptgrund für die Nichtnutzung genannt (an der Heiden et al., 2021). Daher ist es wesentlich, die Patient:innensicht aktiv in den Entwicklungsprozess von Softwarelösungen einzubeziehen, um das Vertrauen der Patient:innen in digitale Innovationen zu steigern. Hinreichendes Vertrauen trägt entscheidend zur Steigerung der Akzeptanz bei (Scheibner et al., 2021). Schlussfolgernd ist es von Bedeutung, nicht ausschließlich den Fokus auf die Compliance neuer Anwendungen zu legen, sondern gleichzeitig eine userzentrierte Entwicklung zu berücksichtigen, bei der die Bedürfnisse und Wünsche von Patient:innen ausreichend beachtet werden. Die Herausforderung in der Umsetzung besteht darin, die Vorteile des digitalen Wandels zu nutzen, ohne die Privatsphäre und Sicherheit der Patientendaten zu gefährden, und parallel dazu die Nutzung für Patient:innen attraktiv zu gestalten.

In diesem Zusammenhang können IT-Dienstleister als treibende Kraft der Digitalisierung im Gesundheitswesen agieren. Sie unterstützen Gesundheitseinrichtungen bei der Einführung und Integration von Softwarelösungen und stellen sicher, dass diese Systeme reibungslos funktionieren. Gleichzeitig entwickeln sie maßgeschneiderte Softwarelösungen, die speziell auf die Bedürfnisse des Gesundheitswesens zugeschnitten sind und den spezifischen Anforderungen der Akteure im Gesundheitswesen entsprechen. Angesichts der Sensibilität von Gesundheitsdaten sind die Sicherheit und der Datenschutz von höchster Bedeutung. IT-Dienstleister helfen bei der Implementierung von Sicherheitsmaßnahmen, der Verschlüsselung und dem Schutz vor unbefugtem Zugriff. In Bezug auf Cloudservices bieten IT-Dienstleister spezifischere Cloudinfrastrukturen, um die Speicherung und den Zugriff auf Gesundheitsdaten zu ermöglichen, ohne dass die Gesundheitseinrichtungen ihre eigenen Infrastrukturen betreiben müssen. In diesem Kontext sind besonders die Integration und Interoperabilität verschiedener Systeme und Anwendungen bedeutsam, um Standards zum Datenaustausch zu implementieren und sicherzustellen, dass verschiedene Systeme miteinander interagieren können. Nach der erfolgreichen Implementierung stellt der laufende technische Support sicher, dass IT-Systeme in Gesundheitseinrichtungen weiterhin störungsfrei funktionieren können.

Die Rolle von IT-Dienstleistern ist entscheidend, um die Digitalisierung im Gesundheitswesen erfolgreich umzusetzen. Sie tragen wesentlich dazu bei, die Effizienz, Qualität und Sicherheit der Patientenversorgung zu verbessern, und ermöglichen es Gesundheitseinrichtungen, sich auf ihre Kernkompetenzen zu konzentrieren.

6 Zusammenfassung und Ausblick

Die Nutzung von Cloudservices und KI im Gesundheitswesen hat das Potenzial, die Branche erheblich zu transformieren und die Qualität der medizinischen Versorgung zu verbessern. Durch die Flexibilität, Skalierbarkeit und Effizienzsteigerung, die Cloudservices bieten, können Gesundheitseinrichtungen die Herausforderungen der digitalen Transformation erfolgreich bewältigen. Insbesondere Cloudservices agieren als Enabler der Digitalisierung im Gesundheitswesen und bieten die Grundlage für die zunehmende Anwendung von KI und weiterer innovativer Technologien. Trotz der vielfältigen positiven Auswirkungen ist es oberste Priorität, den Datenschutz, die Sicherheit und regulatorische Compliance sorgfältig zu berücksichtigen, um das Vertrauen von Patient:innen zu wahren und die Integrität der Gesundheitsdaten zu schützen. IT-Dienstleister können maßgeblich zu einer erfolgreichen Implementierung beitragen, indem sie erheblich daran mitwirken, die Digitalisierung im Gesundheitswesen voranzutreiben, die Patientenversorgung zu verbessern, die Effizienz zu steigern und den reibungslosen Informationsaustausch zwischen den Akteuren im Gesundheitswesen sicherzustellen.

Mit der Weiterentwicklung der Cloudtechnologien und der Integration von KI wird das Potenzial der Digitalisierung im Gesundheitswesen noch weiter steigen. Der Einsatz von Cloudservices und KI im Gesundheitswesen ist erst der Anfang einer breiteren digitalen Transformation, die die Art und Weise, wie medizinische Dienste erbracht werden, grundlegend verändern wird. Der Zukunftsausblick für cloudbasierte Lösungen im Gesundheitswesen ist vielversprechend und birgt noch viele ungenutzte Potenziale, besonders, wenn dadurch die zunehmende Anwendung von KI und weiteren innovativen Technologien ermöglicht wird.

Literatur

an der Heiden, I., Bernhard, J., & Otten, M. (2021). *Wissenschaftliche Evaluation des Produktivbetriebs der Anwendungen der Telematikinfrastruktur – Studienbericht.* IGES Institut.

AOK Rheinland/Hamburg. (2023). *Elephants Club Conference zur Digitalisierung des Gesundheitswesens tagte im Bildungszentrum der AOK Rheinland/Hamburg* (AOKs und ihr Verband). https://www.aok.de/pp/rh/pm/elephants-club/

Baxmann, K., Jerke, K., & Eicke, P. (2018). Die digitale Patientenakte: Akzeptanz oder Ablehnung? In K. Butzer-Strothmann, A. Bork, & N. Forgó (Hrsg.), *Digitalisierung im Gesundheitswesen* (Bd. 7, S. 37–62). Cuvillier.

Bork, U., & Weitz, J. (2019). Cloud Computing im Gesundheitswesen: Mehr Chancen als Risiken. *Deutsches Ärzteblatt, Jg. 116*(Heft 14). https://www.aerzteblatt.de/archiv/206602/Cloud-Computing-im-Gesundheitswesen-Mehr-Chancen-als-Risiken.

Bundesministerium für Bildung und Forschung, Bundesministerium für Gesundheit, & Bundesministerium für Wirtschaft und Energie (Hrsg.). (2020). Daten helfen heilen – Innovationsinitiative „Daten für Gesundheit": Roadmap für eine bessere Patientenversorgung durch Gesundheitsforschung und Digitalisierung. https://www.gesundheitsforschung-bmbf.de/files/Roadmap_Innovationsinitiative_Daten_fuer_Gesundheit_barrierefrei.pdf.

Bundesministerium für Gesundheit. (2023). GEMEINSAM DIGITAL: Digitalisierungsstrategie für das Gesundheitswesen und die Pflege (S. 44) [Abschlussbericht]. Bundesministerium für Gesundheit. https://www.bundesgesundheitsministerium.de/service/publikationen/details/digitalisierungsstrategie-fuer-das-gesundheitswesen-und-die-pflege.html.

Corsten, H. (2022). Cloud Services. In S. Roth & H. Corsten (Hrsg.), *Handbuch Digitalisierung*. Vahlen.

EU-DSGVO. (2023). Datenschutz-Grundverordnung (DSGVO). https://dsgvo-gesetz.de/.

Feld, A. D. (2005). The health insurance portability and accountability act (HIPAA): Its broad effect on practice. *The American Journal of Gastroenterology, 100*(7), 1440–1443. https://doi.org/10.1111/j.1572-0241.2005.50621.x

Fischer, P. (2019). *Digital Health Untersuchung zur Akzeptanz der elektronischen Gesundheits-datenspeicherung in Form der elektronischen Patientenakte (ePA) in Deutschland* (Bd. 17). MA Akademie.

German Science And Humanities Council. (2023). *Perspektiven für die Weiterentwicklung der Gesundheitsfachberufe | Wissenschaftliche Potenziale für die Gesundheitsversorgung erkennen und nutzen* [Application/pdf]. S. 159. https://doi.org/10.57674/6EXF-AM35.

Harwardt, M., & Köhler, M. (2023). Künstliche Intelligenz. In M. Harwardt & M. Köhler, *Künstliche Intelligenz entlang der Customer Journey* (S. 21–29). Springer Fachmedien Wiesbaden. https://doi.org/10.1007/978-3-658-39109-6_3.

Jäschke, T. (2018). *Datenschutz und Informationssicherheit im Gesundheitswesen: Grundlagen, Konzepte, Umsetzung*. Medizinisch Wissenschaftliche Verlagsgesellschaft.

Jäschke, T. (2023). *Datenschutz, Informations- und Cybersicherheit im Gesundheitswesen: Grundlagen – Konzepte – Umsetzung* (3. Aufl.). MWV MEDIZINISCH WISSENSCH.

Kalis, B., Collier, M., & Fu, R. (2018). 10 Promising AI Applications in Health Care. *Harvard Business Review*. https://hbr.org/2018/05/10-promising-ai-applications-in-health-care.

Lohmann, U. (2021). Cloud Computing in der Digitalisierung. In U. Lohmann, *Architekturen der Verwaltungsdigitalisierung* (S. 189–214). Springer Fachmedien Wiesbaden. https://doi.org/10.1007/978-3-658-34522-8_9.

Pechmann, L., Mildner, M., Suthau, T., & Leucker, M. (2022). Regulatorische Anforderungen an Lösungen der künstlichen Intelligenz im Gesundheitswesen. In M. A. Pfannstiel (Hrsg.), *Künstliche Intelligenz im Gesundheitswesen* (S. 175–198). Springer Fachmedien Wiesbaden. https://doi.org/10.1007/978-3-658-33597-7_8.

Scheibner, J., Sleigh, J., Ienca, M., & Vayena, E. (2021). Benefits, challenges, and contributors to success for national eHealth systems implementation: A scoping review. *Journal of the American Medical Informatics Association, 28*(9), 2039–2049. https://doi.org/10.1093/jamia/ocab096

Schirmer, H. (2022). Chancen und Grenzen der Digitalisierung im Gesundheitswesen zur nachhaltigen Förderung der Bevölkerungsgesundheit in Deutschland: Digitalisierung im Gesundheitswesen führt zu umfassenden Veränderungen und neuen Innovationen in der Gesundheitsversorgung der Bevölkerung. In T. Kümpel, K. Schlenkrich, & T. Heupel (Hrsg.), *Controlling & Innovation 2022* (S. 281–334). Springer Fachmedien Wiesbaden. https://doi.org/10.1007/978-3-658-36484-7_12.

Statista. (2023). Jährliche Gesundheitsausgaben in Deutschland in den Jahren von 1992 bis 2021. https://de.statista.com/statistik/daten/studie/5463/umfrage/gesundheitssystem-in-deutschland-ausgaben-seit-1992/.

Statista Research Department. (2022a). Hindernisse für die Digitalisierung im deutschen Gesundheitswesen 2022. Statista Research Department. https://de.statista.com/statistik/daten/studie/1352847/umfrage/hindernissen-fuer-die-digitalisierung-im-deutschen-gesundheitswesen/.

Statista Research Department. (2022b). *Umfrage zu KI-Anwendungsbereichen im Gesundheitswesen weltweit im Jahr 2020.* https://de.statista.com/statistik/daten/studie/1248402/umfrage/ki-anwendungsbereiche-im-gesundheitswesen/#:~:text=In%20einer%20weltweit%20durchgef%C3%BChrten%20Umfrage,Anwendungsbereich%20f%C3%BCr%20KI%20im%20Gesundheitswesen.

Statistisches Bundesamt. (2023). Gesundheitsausgaben in Deutschland. https://www.destatis.de/DE/Themen/Gesellschaft-Umwelt/Gesundheit/Gesundheitsausgaben/_inhalt.html.

Dr. Ulrich Arnold ist CEO der gkv informatik, Senior IT-Executive sowie Brückenbauer und Innovator zwischen Business und Informationstechnologie.

Prof. Dr. Richard C. Geibel hat eine Professur für Betriebswirtschaftslehre an der IU International University inne und leitet das „E-Commerce Institut Köln".

Von der Datenbank zum Dialog mit den Patienten: KI in der Patientenkommunikation – Technik – Qualität – Empowerment

Peter Müller und Konrad Obermann

Zusammenfassung

Die Technik der künstlichen Intelligenz (KI) beginnt, auch die Patientenkommunikation tiefgreifend zu verändern. Dabei steht ein Paradigmenwechsel bevor: Mussten bislang Menschen beim Informationserwerb sich der Funktionalität der Medien unterwerfen – also Fließtexte lesen, mittels Inhaltsverzeichnissen navigieren, in strukturierten Datenbanken ähnlich zu Inhaltsverzeichnissen mittels Keywords Selects klicken –, adaptiert sich nun die Technik an den dialogischen Austausch. Technisch und didaktisch entstehen damit neue Anforderungen und Möglichkeiten: Neben der digitalen Anamnese werden fachliche Beratungen mittels KI möglich, die dann möglicherweise in Teilen Fachpersonal substituieren. Damit wächst ein Potenzial, bevorstehende Versorgungslücken schließen zu helfen. Assoziatives Formulieren ist ein Wesensmerkmal aktueller generativer KI. Für die medizinische Kommunikation ist dies allerdings ungeeignet; die neuen Maschinen müssen vielmehr zwingend mit evidenzbasiertem bzw. facharztlich kuratiertem „contained content", also definierten Inhalten, trainiert werden. Dies ist ein grundlegend neues Handwerk, das künftig

P. Müller (✉)
Vorstand, Medizin-Management-Verband e.V., Hamburg, Deutschland
E-Mail: mueller@mm-verband.de

K. Obermann
Center for Preventive Medicine and Digital Health CPD, Universität Heidelberg,
Mannheim, Baden-Württemberg, Deutschland
E-Mail: konrad.obermann@medma.uni-heidelberg.de

H. Schwendemann et al. (Hrsg.), *Digitales Empowerment im Gesundheitswesen*,
https://doi.org/10.1007/978-3-662-72469-9_4

"""

zu beherrschen sein wird. Die Autoren stellen diesen neuen Ansatz und ausgewählte Systeme vor.

Schlüsselwörter

Kommunikation · Technik · Qualität · Künstliche Intelligenz (KI)

1   Hintergrund

Vielschichtige Barrieren können am Zugang zu Versorgungsleistungen hindern.

1.1   Zum Konzept des Zugangs zu medizinischen Leistungen

In der öffentlichen Wahrnehmung wurde bislang der Zugang zu Leistungen in der Regel als ausreichend und in der Tat als sehr gut angesehen. Dies ändert sich gerade: Trotz des klar definierten Sicherstellungsauftrags der kassenärztlichen Vereinigungen (d. h. Verantwortung dafür, dass rund um die Uhr ambulante Versorgung wohnortnah gesichert ist) ist schon heute für einige Regionen oder Teile der Bevölkerung die medizinische Versorgung nicht hinreichend oder nur mit erheblichen Wartezeiten verfügbar. Betrachtet man dies zudem unter den Gesichtspunkten des barrierefreien Zugangs, z. B. für gehbehinderte, blinde oder psychisch vulnerable Menschen, so verstärkten sich die Zugangsbarrieren (Obermann & Müller, 2013). Die Bundesregierung hat einen nationalen Aktionsplan zur Umsetzung der UN-Behindertenrichtlinie entwickelt, um den sogenannten AAAQ (Availability-Accessibility-Acceptability-Quality)-Kriterien gerecht werden zu können (ICESCR, 2000).

Availability/Verfügbarkeit: Funktionierende Einrichtungen, Waren und Dienstleistungen des öffentlichen Gesundheitswesens und der Gesundheitsfürsorge sowie Programme müssen in ausreichender Menge verfügbar sein.

Accessibility/Zugänglichkeit: Gesundheitseinrichtungen, -güter und -dienste müssen im Zuständigkeitsbereich der Versorgungseinheit für jeden ohne Diskriminierung zugänglich sein. Die Zugänglichkeit hat mehrere Dimensionen, vor allem: Nichtdiskriminierung und gleicher Zugang, physische Zugänglichkeit, wirtschaftliche Zugänglichkeit (Erschwinglichkeit).

Acceptability/Annehmbarkeit: Alle Gesundheitseinrichtungen, Waren und Dienstleistungen müssen Grundlagen der medizinischen Ethik respektieren und kulturell angemessen sein.

Quality/Qualität: Gesundheitseinrichtungen, -güter und -dienstleistungen müssen nicht nur kulturell akzeptabel sein, sondern auch wissenschaftlich und medizinisch angemessen und von guter Qualität.

Diese vier international anerkannten Kriterien können als Richtlinie dienen, um neue Formen der Versorgung zu entwickeln und zu erproben.

1.2 Entwicklungen in der ambulanten Versorgung

Trotz der höchsten Ausgaben (in % des BSP) in der EU für Gesundheit[1] liegt das Land hinsichtlich der Lebenserwartung auf dem letzten Platz in Westeuropa[2]. Im Gegensatz zu den offiziellen Verlautbarungen der korporatistischen Strukturen ist der Zugang zu Leistungen schwierig: Einen Termin beim Facharzt zu bekommen dauert Wochen, wenn nicht gar Monate. In der aktuellen Studie des Commonwealth Fund (Blumenthal et al., 2024) wird deutlich, wie stark Deutschland bereits abgefallen ist.

Es steht eine weitere drastische Reduzierung ambulanter ärztlicher Versorgung bevor. Die aktuelle Ärztedichte in Deutschland liegt bei 4,5 Ärzten pro 1000 Einwohner. Dies entspricht etwa einem Arzt für 197 Einwohner und liegt deutlich über dem europäischen Durchschnitt. Aber: Etwa 31 % der Ärztinnen und Ärzte in der Human- und Zahnmedizin sind 55 Jahre und älter (Destatis, 2024). Zudem sind mehr als 20 % aller Mediziner bereits über 60 Jahre alt (Freitag, 2024). Also wird rund die Hälfte der heute praktizierenden Ärzte in den kommenden 5 Jahren das Ruhestandsalter erreichen – und das Gros davon wird aus der Versorgung ausscheiden.

Exakte Zahlen sind nicht darüber zu ermitteln, wie viele Ärzte aktuell das Studium abschließen und in der Versorgung arbeiten; planerisch könnte aber zugrunde gelegt werden, dass die Zahl der in der ärztlichen Versorgung tätigen Personen stabil bleibt. Demgegenüber muss einkalkuliert werden, dass viele in dieser neuen Generation von Medizinern nicht mehr in eigener Praxis tätig sein werden/wollen, sondern ein Angestelltenverhältnis vorziehen und dies in wesentlichen Teilen in Teilzeit: Die Teilzeitquote bei Ärzten ist in den letzten Jahren deutlich gestiegen. Aktuell arbeiten 14 % der männlichen und 42 % der weiblichen Ärzte in Teilzeit (AOK, 2023).

Überschlägig ist zu postulieren, dass also im Laufe der kommenden ca. 5 Jahre die Hälfte der ärztlich in der Versorgung Tätigen, heute mehrheitlich in Vollzeit und mehr als 40 Stunden pro Woche tätig, ersetzt wird durch die Generation von Ärztinnen und Ärzten, die in der Gesamtheit rund 30 bis 40 % weniger Workload leistet. Hierbei ist zu betonen, dass eine solche Reduktion nicht als „gut" oder „schlecht" einzustufen ist, sondern als eine freie Entscheidung von vielen jungen Menschen, im Leben andere Prioritäten zu setzen als noch in der Generation zuvor.

Die wirtschaftliche Dimension dieser Entwicklung: Für die ambulante ärztliche Versorgung im sogenannten ersten Gesundheitsmarkt, also den von der Gesamtheit der gesetzlichen Krankenversicherungen (GKV) finanzierten Leistungen, wurden im Jahr 2024 47,1 Mrd. EUR aufgewendet (VDEK, 2025). 30 % davon (der oben überschlägig kalkulierten Reduktion des ärztlichen Workload) entsprechen etwa 14 Mrd. EUR pro Jahr. In diesem Volumen ist Geld für die Versorgung

---

[1] https://ourworldindata.org/grapher/public-health-expenditure-share-gdp

[2] https://ec.europa.eu/eurostat/web/products-eurostat-news/w/ddn-20240503-2

vorhanden, und ärztliche Versorgung wird auch in mindestens dieser Dimension weiterhin nachgefragt, aber nicht im herkömmlichen System erbracht werden können. Ein Instrument, diese Versorgungslücke zu füllen, können intelligente digitale Angebote sein.

2 Digitalisierung und E-Health in der Medizin

Die Transition der Zugangsmöglichkeiten zu Informationen ist rasant. Nicht alles aber ist relevant.

2.1 Die Start-up-Begeisterung

Digitale Anwendungen in der Medizin strömen in das Gesundheitswesen. Technikaffinität paart sich mit Begeisterung und Engagement der Jugend und dem Wunsch, die oft schon im Studium wahrgenommenen Defizite der Versorgung zu überwinden. Allerdings herrscht in der Regel Naivität vor; eine profunde Unkenntnis der korporatistischen Strukturen und Entscheidungsprozesse im Gesundheitswesen und viele exzellente Ideen dringen nicht durch.

Mit den sogenannten digitalen Gesundheitsanwendungen (DiGA) wird in Deutschland als erstem Land der Welt vom System der gesetzlichen Krankenversicherung eine innovative Versorgungsform finanziert (für Details siehe 4.3.2). Dies ist ein wichtiger erster Schritt. Deutschland braucht jedoch mehr und anwendbarere Digitalisierung, um einer Scherenbewegung zu entkommen. Diese wird mehr von vor allem demografisch bedingten versorgungsbedürftigen Menschen und nicht genug ärztlicher Arbeitskapazität, die für die ambulante Versorgung zur Verfügung steht, gebildet. Ideen und kluge Konzepte gibt es zuhauf; digitale Konzepte entstehen mittlerweile täglich. Was jedoch wirklich medizinisch wirksam ist, von Patienten gewünscht wird und auch im Alltag überzeugt, ist oft (noch) nicht klar.

Zudem befinden sich die meisten aktuellen digitalen Entwicklungen auf der Ebene einzelner Erkrankungen und berücksichtigen nicht die Problematik des (fehlenden) Interface „Arzt“. Ärztinnen und Ärzte müssen weiterhin untersuchen, diagnostizieren und verschreiben sowie regelmäßig dokumentieren und revidieren.

2.2 Systemkompatibilität und Umsetzung

Ein Paradigmenwechsel tut Not: Das System der medizinischen Versorgung kann nicht nur auf neue Ideen warten; es muss diese anregen und ein förderliches Umfeld schaffen, um neue Versorgungsformen niedrigschwelliger einsetzen und testen zu können. Zudem wird es unumgänglich sein, bestehende organisationale Strukturen zu durchbrechen und mehr Flexibilität zu ermöglichen. Häufig geäußerte Reaktionen wie „schwierig“, „Ist das denn auch 100 % sicher?“, „Warten wir erst einmal ab.", „Ich habe da Bedenken." … sind nicht nur Ausdruck berechtigter Einwände, sondern ebenso Unbehagen vor dem Neuen und auch konkrete Verteidigung von Interessen und Macht (insbesondere durch Steuerung der Geldströme). Es müssen „Pull"-Faktoren (d. h. Anreize aus der Versorgung) zu den „Push"-Faktoren (d. h. Angebote von Start-ups) hinzukommen.

Gewiss: Der Gesundheitsmarkt ist kein „normaler" Markt, viele Institutionen und Einrichtungen sind zum Schutz vor unlauteren Geschäftsgebaren und Scharlatanen entstanden. Die Zeiten ändern sich aber: Das „primum nil nocere", der Schutz der Patienten, bleibt nach wie vor wichtig, aber es kann und muss mehr Eigeninitiative und mehr Freiheit gewagt werden; aktuell können sich nur Menschen mit Geld (und Beziehungen) aus den systemischen Schwächen des Systems befreien: Privatversicherte, Selbstzahler oder jene, die eine Versorgung im Ausland in Anspruch nehmen.

Was fehlt, ist ein Terrain, in dem ausprobiert und getestet wird und in dem von Patienten und Ärzten entschieden werden kann. Bislang unterliegt vieles dem Korsett der GKV-Finanzierung. Durch den Innovationsfonds der GKV und betreut vom Gemeinsamen Bundesausschuss ist erfreulicherweise Bewegung hineingekommen, aber auch hier beherrschen Institutionen (Universitäten, Versicherungen, Ärztekammern, KVen) weitgehend die Entscheidungen.

2.3 Jenseits des Marktes

Da ein „echter Markt" im Sinne eines freien Angebots und einer freien Nachfrage mit privaten Ausgaben nicht leistbar und vermutlich auch von der Bevölkerung nicht gewünscht ist, bleiben im Prinzip drei Möglichkeiten:

1. Regionale Versorgungsstrukturen, die die Freiheit/Flexibilität haben, Dinge zu testen (Ärztenetze, Verbünde, …). Dies ist eine bislang nur wenig erprobte Innovationsform. Im Gegensatz zum Diktum der „Einheitlichkeit der Lebensverhältnisse" wird eben nicht die einheitliche Versorgung angestrebt, sondern eine Versorgung, die den lokalen Interessen und Bedürfnissen entspricht. Um sich das bildlich vorzustellen: Ein Hausarzt in Neukölln hat andere Patienten, andere Herausforderungen, andere Formen der Ansprache, als eine Hausärztin im Schwarzwald.
2. Eine Form von „money follows the patient", wobei eben nicht direkt vom Patienten bezahlt wird und dies nicht über die traditionellen Versorgungsformen geht (also nicht als Verschreibung o. Ä.), z. B. in Form von Gutscheinen. Diese Form der Verknüpfung von Angebot und Nachfrage wird häufiger im entwicklungspolitischen Kontext angewendet, z. B. bei der Einführung von speziellen Gesundheitsangeboten für bestimmte Bevölkerungsgruppen. Schwangere Frauen können so beispielsweise einen Gutschein erhalten, um Vorsorgeuntersuchungen zu erhalten. Die Anbieter werden sich um eine qualitativ hochwertige Versorgung bemühen, denn nur, wenn die Patientinnen mit den Gutscheinen zu ihnen kommen, erhalten die Anbieter Geld.

3. Digitale Versorgung: direkte Ansprache der Patienten durch den Anbieter und kostenfreie Nutzung (oder nur geringe Kosten) in Verbindung mit Datenerhebung zur Wirksamkeit. Diese Form des „Digital Empowerment" ist letztlich analog zu sozialen Medien. Traditionelle Filter/Kuratoren/Entscheider in Zeitung, Funk und Fernsehen werden übergangen und Menschen suchen sich direkte Verbindungen mit der Nachrichtenquelle oder anderen Menschen, die Informationen und Meinungen weitergeben. Die aktuelle Diskussion um „Kontrolle", „Faktenprüfen" und „Meldestellen gegen Hass und Hetze" sind in diesem Zusammenhang **auch** Versuche, die bisherige Steuerung von Inhalten zu behalten bzw. wiederzugewinnen. Ähnlich werden die Vorbehalte gegen diese Form des Marktes sein. Ärztliche und institutionelle Kontrolle werden nicht einfach so aufgegeben werden.

Berichte über Unwirksamkeit, schädliche Nebenwirkungen und Ausnutzung von Patienten bei alternativen Versorgungsformen sind häufig sicherlich berechtigt und auch durchaus sinnvoll, dienen aber **auch** dazu, die Definitions- und Steuerungsmacht der Ärzteschaft und korporatistischer Entitäten zu erhalten. Die Herausforderung liegt in der Balance zwischen Innovation und Schutz der Anwender.

3 Implementierte KI in der ambulanten Versorgung

Langjährige Erfahrungswerte aus der jüngsten Vergangenheit können helfen, Pattern für künftige Operationalisierungen zu destillieren.

3.1 Radiologie

Es ist schon nicht mehr die Frage, ob die KI in der Medizin und in der konkreten Versorgung angekommen ist. Paradebeispiel ist der Einsatz in der radiologischen Diagnostik. Es bestand eine anfängliche Skepsis. Radiologen standen der KI zunächst kritisch gegenüber, vor allem aufgrund mangelnder Transparenz der Algorithmen, begrenzter realer Tests und Bedenken hinsichtlich des Verlusts professioneller Autonomie (https://www.euronews.com/health/2024/05/15/will-ai-replace-radiologists-or-make-them-more-efficient).

Relativ schnell kam aber der Wandel. Mit zunehmender Erfahrung und wissenschaftlichen Beweisen wurde klar, dass KI monotone Aufgaben übernehmen kann, wodurch Radiologen sich auf komplexere Fälle konzentrieren können. Diese Erkenntnis hat die Akzeptanz deutlich erhöht (Eltawil et al., 2023).

Der Mehrwert der KI in der Radiologie ist die verbesserte diagnostische Genauigkeit. KI erkennt subtile Muster in medizinischen Bildern, die Menschen möglicherweise übersehen, und reduziert so diagnostische Fehler. Damit geht eine Effizienzsteigerung einher, indem eine automatisierte Bildanalyse Arbeitsabläufe beschleunigt und schnellere Diagnosen, auch in Notfällen, ermöglicht (Reiser &

Attenberger, 2024). Und in der nahen Zukunft ist viel mehr zu erwarten: Diskussionen um das Zusammenwirken von OP-Robotern mit KI-basierter Echtzeitbefundung und Entscheidungsvorschlägen bis zur immensen Beschleunigung der pharmakologischen Forschung und Entwicklung (Klemenz et al., 2024).

Mögen Patienten von diesen Entwicklungen zweifellos heute und noch mehr in der Zukunft betroffen sein oder gar profitieren, so ist mit diesen Entwicklungen noch kein direktes Patient Empowerment verknüpft.

3.2　Digitale Gesundheitsanwendungen (DiGA)

In die Patientenkommunikation haben in der jüngsten Zeit als vollständig neue Komponenten die digitalen Gesundheitsanwendungen (DiGA) Einzug gehalten. DiGA sind gekennzeichnet durch deren Verfügbarkeit für Patienten und Versicherte, ein komplexes Zulassungsverfahren durch staatliche Institutionen (BfArM) und die Erstattungsfähigkeit durch die gesetzlichen Krankenversicherungen (GKV).

Exkurs DiGA

Versicherte haben neben dem Anspruch auf Leistungen wie Hilfsmittel seit Dezember 2019 auch einen Leistungsanspruch auf Versorgung mit DiGA (§§ 33a, 139e SGB V), eingeführt mit dem digitalen Versorgungsgesetz (DVG). DiGA müssen als Medizinprodukte gemäß EU-Medizinprodukteverordnung (MDR) klassifiziert sein. Sie dürfen den Risikoklassen I, IIa oder IIb angehören und benötigen eine CE-Kennzeichnung (Schmitt, 2023). Die Hauptfunktion der DiGA muss wesentlich auf digitalen Technologien beruhen, wie Apps oder webbasierte Anwendungen (https://www. kvberlin.de/fuer-praxen/alles-fuer-den-praxisalltag/digitalisierung-und-it/ diga-faq-definition-voraussetzungen). DiGA müssen die Erkennung, Überwachung, Behandlung oder Linderung von Krankheiten oder die Kompensierung von Verletzungen oder Behinderungen unterstützen (https://www. kvberlin.de/fuer-praxen/alles-fuer-den-praxisalltag/digitalisierung-und-it/ diga-faq-definition-voraussetzungen). Der Nachweis von Sicherheit, Funktionstauglichkeit und Qualität muss erbracht werden. Ein Informationssicherheitsmanagementsystem (ISMS) gemäß ISO 27001 ist erforderlich (BfArM, 2025; BMG, 2025). Strenge Anforderungen an Datenschutz und -sicherheit müssen erfüllt werden. Der Nachweis eines positiven Effekts für die Versorgung der Patientinnen und Patienten durch wissenschaftliche Studien ist zwingend. Eine vorläufige Aufnahme in das DiGA-Verzeichnis ist möglich, wenn der Nachweis innerhalb von 12 bis maximal 24 Monaten erbracht wird (Freie Hansestadt Bremen, 2025).

Praxisbeispiel DiGA mit KI: Snorefree
Der Einsatz von KI in DiGA ist nicht zwingend, wohl aber steigt die Anzahl der
DiGA, die KI nutzen. Als ein Exempel für eine DiGA, in deren Entwicklung die
Potenziale von KI einfließen, mag hier die DiGA „Snorefree" dienen. Der Herstel-
ler beschreibt die App-basierte Anwendung als **wissenschaftlich fundierte The-
rapie gegen Schnarchen und Schlafapnoe**, die auf einem **logopädischen Trai-
ning** basiert. Snorefree ist ein **adaptives App-Training zur Stärkung der oralen
Muskulatur.**

Kernelement ist die **neue Innovation eines KI-basierten Sleeptrackers**. Dieses Medizinprodukt der MDR-Klasse 1 zielt darauf ab, die Personalisierung des
Therapiealgorithmus und die Therapieergebnisse zu verbessern. Die Entwicklung
beinhaltet das **Training der KI mit klinischen Schlafaufzeichnungen der verschiedenen Schnarchtypen**. Diese Daten sollen der KI ermöglichen, spezifische
Muster und Ursachen des Schnarchens zu erkennen und die Therapie entsprechend
anzupassen.

Eine Pilotstudie wurde 2024 erfolgreich absolviert: Der Pittsburgh Sleep-Qua-
lity-Index bewertet die Schlafqualität. Die Verbesserungen zwischen Kontroll-
gruppen und den Interventionsgruppen waren statistisch signifikant (snorefree.at).
Es wird erwartet, dass der Sleeptracker die Retentionsrate der Nutzer erhöht. Der
KI-basierte Sleeptracker ist als Medizinprodukt der MDR-Klasse 1 eingestuft.

Diese DiGA erfordert Empowerment: Der Begriff „Training" in der Funktions-
beschreibung stellt klar, dass Patienten selbst aktiv werden müssen, und nicht nur
„Patient" im Sinne des Wortursprungs sein können. Patienten müssen für sich selbst
die Entscheidung treffen, zu handeln: nicht einmalig, sondern über einen relevanten
Zeitraum. Die erforderlichen Handlungen zur Linderung werden Patientinnen und
Patienten durch dieses neue, smartphonebasierte, KI-gestützte Werkzeug ermöglicht .

Praxisbeispiel KinderCare
Ein Drittel der Familien in Deutschland hat keinen Kinderarzt in der Nähe. Der
Zugang zur pädiatrischen Versorgung stellt die Eltern oft vor große Herausforderungen. Da es kaum Ärzte vor Ort gibt, sind manche Familien gezwungen, über
100 km zu fahren, um einen Kinderarzt für ihr Kind zu finden. Diese langen Fahr-
ten, verbunden mit anstrengenden Wartezeiten, sind besonders belastend, wenn es
dem Kind nicht gut geht. Viele Eltern beschreiben, dass sie sich hilflos und frust-
riert fühlen, da selbst die medizinische Grundversorgung unerreichbar bleibt.

Als unmittelbare Folge bringen Eltern ihre Kinder in die Notaufnahme, insbesondere außerhalb der Sprechzeiten ihres Kinderarztes. In 7 von 8 Fällen erweist
sich der Besuch jedoch als unnötig und das Kind wird nach Hause geschickt, ohne
dass es stationär behandelt werden muss. Dieses Problem erreicht seinen Höhe-
punkt an den Wochenenden, wenn fast 89 % der Fälle ambulant behandelt werden.
Es wird kein effizienter Triagemechanismus verwendet.

Die KinderCare-Lösung soll die Arbeitsabläufe von Kinderärzten optimieren
und gleichzeitig persönliche Besuche in der Praxis reduzieren und dadurch Stress
und Risiken für die Eltern mindern, indem der Zugang zur Versorgung verbessert
und die Patienten durch Echtzeitberatung unterstützt werden. Angesichts der Tat-

sache, dass eine beträchtliche Anzahl von Kinderärzten kurz vor der Pensionierung steht und es nicht genügend neue Ärzte gibt, adressiert KinderCare den dringenden Bedarf an größerer Effizienz in der pädiatrischen Gesundheitsversorgung.

Die App zielt darauf ab, die pädiatrische Versorgung durch die Integration von Telemedizin mit KI-gesteuerter Unterstützung zu revolutionieren. Es entsteht ein KI-Buddy für Fragen zur Mutter- und Kinderbetreuung, präventiven Betreuung und Beratung, telemedizinischen Diensten, Integration mit Apotheken und Versicherungen, Kalendermanagement, Labordiagnostik und vielem mehr.

4 Disruption vs. Evolution

Wirkt die Anwendung von KI immer disruptiv? Es bestehen durchaus evolutionäre bzw. katalytische Handlungsstränge.

4.1 Das Telmed-Projekt

Schon ab dem Jahr 1999 wurde in der Schweiz schrittweise Telmed eingeführt: Versicherte erhalten deutliche Verbilligungen ihrer Krankenversicherungsbeiträge, wenn sie sich verpflichten, vor jedem Arztbesuch (außer in Notfällen) das medizinische Callcenter der Firma Medgate telefonisch, via App oder Video zu konsultieren. Dort wird durch medizinisches Fachpersonal mithilfe sogenannter Expertensysteme triagiert. Das technische System ist also datenbankbasiert, indem das Expertensystem das Fachpersonal im Gespräch mit den Versicherten mittels Frage-Antwort-Kadenzen führt und zu einer Entscheidung leitet, ob ein konventioneller Arzttermin schnell, mittelfristig oder gar nicht erforderlich ist.

Im Rahmen dieser Erstberatung werden 50 % der Fälle rein telemedizinisch abgeschlossen (Selbstbehandlung, e-Rezept) und 25 % werden an Notfallstationen, der Rest an Haus- bzw. Fachärzte verwiesen (Medgate Corporate Communications, 2022; Aargauer Zeitung, 2024). Die gesetzliche Verankerung des Telmed-Modells als prämienreduzierendes Versicherungsmodell wurde 2024/2025 im Rahmen der Schweizer Gesundheitsreform beschlossen (Sustainable Switzerland, 2024; Hafner, 2024).

4.2 Praxisbeispiel Doc Überall

Datenbankbasierte Patienteninformationssysteme sind nach wie vor der traditionelle Standard. Besteht Telmed noch aus der Kombination von Datenbank und Dialog mit dem Fachpersonal, so stellt z. B. die Arzt-Auskunft (www.arzt-auskunft. de) seit 1997 bis heute auf identischer technischer Basis ein Informationssystem für Patienten dar, das ohne vermittelnden Dialog mit Fachpersonal für Laien, Versicherte, User, Patienten zur Verfügung steht. Die User müssen allerdings selbst die Fertigkeiten mitbringen, anhand von eigenen Entscheidungen aus technischen

Auswahllisten (Selectboxen) dem System die Bedarfe und Problemstellungen mitzuteilen. Das System gibt dann Ergebnisse in Form von Adresslisten aus; eine Feedbackschleife zum Verifizieren, ob Maschine und Mensch einander verstanden haben, gibt es strukturell nicht.

Diesen Schritt vollzieht die Anwendung Doc Überall: Es ist ein Projekt, das sich der **umfassenden medizinischen Versorgung von Reisenden** widmet und dabei **Telemedizin** in den Mittelpunkt stellt. Die Lösung von Doc Überall ist eine **App,** die **alle relevanten Informationen und Services vor, während und nach der Reise sowie für Notfälle bündelt.** Dies beinhaltet eine **umfassende Enzyklopädie der Reisemedizin** mit 60.000 Wörtern in 3300 Abschnitten, die nach Reisephase, Reiseart, Destination und Bedarf filterbar ist. Nutzer können **Reiseapotheken passend zum Reiseziel bestellen** und bei Bedarf **schnelle Fragen per E-Mail oder Messenger an einen Arzt richten.** Zudem bietet die App eine **Livevideosprechstunde mit Ärzten** und ein **weltweites Verzeichnis von Ärzten und Kliniken.** Alle relevanten Informationen sind auch **offline ohne Internetverbindung verfügbar.**

In der **digitalen Frühzeit** basierte Doc Überall auf einer **Enzyklopädie in einer strukturierten Datenbank** mit 60.000 Wörtern in 3300 Abschnitten, die durch eine **strukturierte Suche mit Keywordfiltern** zugänglich war. Diese Phase wird mit **Speichersystemen** und **Academic Storage** verglichen, bei denen das Wissen linear organisiert war. Am „Point of Pain" erfolgte der Rückgriff auf das **Arztgespräch.**

Mit dem **Paradigmenwechsel hin zur KI** wird die Maschine nun in **menschlichen Kommunikationsmustern interagieren.** Nutzer können **Fragen in natürlicher Sprache stellen.** Dieser Übergang birgt jedoch die fundamentale Herausforderung, dass das **System ausschließlich auf fachlich kuratierten und gepflegten Inhalten** basiert und seine **Grenzen erkennt, anstatt zu fantasieren.** Doc Überall nutzt entsprechend nur Contained Content, die **fachärztlich kuratierte Enzyklopädie** und **Leitlinien der Fachgesellschaften.**

5   Technische Aspekte

Ohne die Analyse der operativen, technischen Basis kann keine belastbare Planung für künftige Strategien Bestand haben.

5.1   Grundlegende Elemente

Die **KI als Intelligenzengine** nutzt die **Vektorisierung der fachlich kuratierten Informationen** und eine auf **KI-Informations-Retrieval optimierte Datenbank.** Ein **LLM-basierter Chatbot** (LLM = Large Language Model) versteht die Sprache und verwendet **ausschließlich Informationen aus der Datenbank** für seine

Antworten. Die Herausforderungen in dieser Phase umfassen die **Optimierung der Vektorisierung,** die **Limitierungen des Chatbots bei fehlenden Informationen** und das **umfangreiche Training des Chatbots durch Fachkräfte.**

Naturgemäß ist auch hier ethisch und rechtlich die Frage der **Fehlertoleranz von KI-basierten Systemen** zu betrachten. Ähnlich wie in anderen sicherheitsrelevanten Bereichen (Medizin, Straßenverkehr) wird es auch in der KI **keine Fehlerfreiheit geben.** Daher sind **Qualitätssicherung und die Health Literacy der Nutzer** entscheidend.

Health Literacy, von fundamentaler Relevanz für jegliches Empowerment, ist ein weites Feld. Wie weit lässt sich Kommunikation schadlos simplifizieren? Wie kann an diverse Zielgruppen adaptiert werden, die sprachlich, soziokulturell, in formaler Bildung, religiös und weltanschaulich sehr große Heterogenität aufweisen? Hier ist klar zu konstatieren, dass deutlich mehr und gezieltere Forschung notwendig ist, um in diesem Sinne – auch mit KI – mehr Empowerment für Patientinnen und Patienten zu entwickeln.

5.2   Technische Architektur

Der High-Level-Prozess sieht vor, dass der Nutzer eine Anfrage an den Chatbot stellt, welche an ein Retrievermodul übergeben wird. Dieses Modul interpretiert die Anfrage und gleicht sie mit einer kuratierten Datenbank ab. Passende Datenbankeinträge werden zusammen mit der ursprünglichen Anfrage als „Systemanfrage" an den Chatbot zurückgegeben und mit weiteren Informationen wie vergangenen Interaktionen und Standorten angereichert. Der Chatbot generiert daraufhin die Antwort unter Berücksichtigung sowohl allgemeinen Wissens als auch der kuratierten Informationen.

Hierbei gibt es die folgenden vier Schlüsselkomponenten:

(i)   Retrievermodul: Dessen Aufgabe ist das Auffinden passender Informationen aus einer Sammlung kuratierter Daten zu einer Nutzeranfrage. Es erhält einen Text zur Abfrage und liefert die Texte mit der höchsten Übereinstimmung aus der Datenbank zurück.

(ii) Datenbank: Diese dient der Verwaltung und Speicherung der kuratierten Informationen inklusive Metadaten (z. B. Flags, Fachrichtung, Quelle) und Embeddingvektoren.

(iii) Matchingalgorithmus/Embeddingalgorithmus/LLM: Ein LLM wird zur Berechnung von Vektoren (Embeddings) beim Befüllen der Datenbank und zur Umwandlung von Nutzeranfragen in Vektoren verwendet, um Abgleiche zu ermöglichen. Die Vektoren können durch Nachprozessierung optimiert werden.

(iv) Chatbot: Seine Aufgabe ist die Ausformulierung der Interaktion mit dem Nutzer. Er erhält zwei Arten von Input: die Useranfrage und die Systemanfrage, und generiert Antworten in Textform.

5.3 Die Ethik des Löschens, Ethics by Design: Abwägung zwischen Datenschutz und Fortschritt

Auch im Bereich Medizin und Patientenkommunikation bestehen aktuell noch die Hemmnisse (wie in wohl allen Bereichen) solcher struktureller Innovationen: Über Jahrhunderte etabliert und gewachsen ist das System, das den weiteren Bogen von patientenseitig dem ärztlichen Fachpersonal zugemessenen Kompetenzen bis zum ausdifferenzierten Haftungsrecht umspannt. Für die KI gibt es dies noch nicht, jedoch befindet sich insbesondere der Bereich des Datenschutzes in schneller Entwicklung (Kiener, 2023).

In der sich ständig verändernden Landschaft des Datenschutzes muss die KI die Datennutzung mit den Rechten der Privatsphäre in Einklang bringen. Maschinelles Lernen spielt eine wichtige Rolle bei der Wahrung des Datenschutzes. Es dient als Mechanismus zur Wahrung der Rechte des Einzelnen auf Löschung seiner Daten. Wahrscheinlich am wichtigsten ist, dass es Vertrauen und Transparenz fördert und die positive Wahrnehmung des Unternehmens in der Öffentlichkeit stärkt (Stavesand, 2025).

Neben der Notwendigkeit, Datenschutz zu gewährleisten, wächst auch das Bewusstsein für die Bedeutung von Fairness in KI-Systemen. Die Gewährleistung von Fairness ist ein komplexes Unterfangen, da es notwendig ist, verzerrte Datenpunkte zu identifizieren und zu entfernen, ohne die Gesamtleistung des KI-Systems zu beeinträchtigen.

Das Konzept des maschinellen Entlernens gewinnt im Kontext des Datenschutzes und der Einhaltung von Vorschriften an Bedeutung, insbesondere angesichts der Umsetzung strenger Datenschutzgesetze wie der allgemeinen Datenschutzverordnung (GDPR) in Europa und des California Consumer Privacy Act (CCPA) in den Vereinigten Staaten. Diese Vorschriften geben Einzelpersonen das Recht, die Löschung oder Korrektur ihrer personenbezogenen Daten zu verlangen, einschließlich der Daten, die in maschinellen Lernmodellen verwendet werden.

Transparenz ist ein weiterer wichtiger Aspekt, der bei der Einhaltung von Vorschriften zu berücksichtigen ist. Unternehmen müssen transparent darlegen, wie sie Daten verwalten und verarbeiten, einschließlich ihrer Vorgehensweise bei der Bearbeitung von Anträgen auf Datenlöschung (Moses et al., 2025).

Um aber aus der elfenbeinturmbasierten Beschreibung der Welt hinauszutreten, zumal in diesem hochkomplexen Sujet von KI und Verantwortung, schlägt der Ethiker Maximilian Kiener ein praktisches Rezept vor. In eine Metapher gewandt, empfiehlt er, die Ethiker sollten sich nicht darauf beschränken, gleichsam wie Gastrokritiker über das fertige Menü zu mäkeln, sondern sich gleich in die Küche zu den Köchen begeben, um bei „Ethics by Design" mitzuwirken (Kiener, 2025)

6 Zusammenfassung

Lange Zeit war der Zugang zu Gesundheitsleistungen in Deutschland nur am Rande ein Thema in der Gesundheitspolitik. Ausreichender Zugang in hoher Qualität wurde durch die Kombination aus weitestgehender Versicherungspflicht, der

Krankenhausplanung auf Landesebene und dem Sicherstellungsauftrag der kassenärztlichen Vereinigungen für jeden Bürger hinreichend ermöglicht. Die Herausforderungen der demografischen Entwicklung, der sich ändernden Prioritäten der jungen Ärztegeneration und auch das Eigeninteresse der korporatistischen Institutionen im Gesundheitssystem bringen das bislang gut funktionierende System an die Grenze seiner Belastbarkeit.

Ein wichtiger Aspekt ist die ambulante Versorgung in Zeiten eines zunehmenden Ärztemangels. Die Weiterentwicklung von KI hin zu einer dialogorientierten Kommunikation mit dem Nutzer bietet prinzipiell gute Möglichkeiten, hier eine wesentliche Lücke schließen zu können. Es werden Beispiele gezeigt, wesentliche technische Aspekte erläutert und über ethische Aspekte reflektiert, insbesondere den Datenschutz und die Inklusion von diversen Bevölkerungsgruppen.

Literatur

Aargauer Zeitung. (2024). Medgate: Um Ärzte zu entlasten – Aargauer Pilotprojekt im Notfalldienst erfolgreich gestartet. https://www.aargauerzeitung.ch/aargau/kanton-aargau/medgate-um-aerzte-zu-entlasten-aargauer-pilotprojekt-im-notfalldienst-erfolgreich-gestartet-ld.2567268.

AOK-Bundesverband. (2023, 5. Oktober). Ärzte in Teilzeit. G+G Daten und Analysen. https://www.aok.de/pp/gg/daten-und-analysen/aerzte-in-teilzeit/.

Blumenthal, D., Gumas, E. D., Shah, A., Gunja, M. Z., & Williams II, R. D. (2024, September). Mirror, Mirror 2024: A portrait of the failing U.S. health system – Comparing performance in 10 nations. The Commonwealth Fund. https://www.commonwealthfund.org/publications/fund-reports/2024/sep/mirror-mirror-2024.

Bundesinstitut für Arzneimittel und Medizinprodukte (BfArM). (2025). Wissenswertes zu digitalen Gesundheitsanwendungen (DiGA). https://www.bfarm.de/DE/Medizinprodukte/Aufgaben/DiGA-und-DiPA/DiGA/Wissenswertes/_node.html.

Bundesministerium für Gesundheit (BMG). (2025, 12. März). Digitale Gesundheitsanwendungen (DiGA). https://www.bundesgesundheitsministerium.de/themen/krankenversicherung/online-ratgeber-krankenversicherung/arznei heil-und-hilfsmittel/digitale-gesundheitsanwendungen.html.

Statistisches Bundesamt (Destatis) (2024). *Knapp ein Drittel der Ärztinnen und Ärzte ist 55 Jahre und älter.* https://www.destatis.de/DE/Presse/Pressemitteilungen/2024/05/PD24_N022_12_21.html.

Eltawil, F. A., Atalla, M., Boulos, E., Amirabadi, A., & Tyrrell, P. N. (2023). Analyzing barriers and enablers for the acceptance of artificial intelligence innovations into radiology practice: A scoping review. *Insights into Imaging, 14(1)*, 104.

Freitag, B. (2024). *Nachwuchs gefragt: Knapp die Hälfte der Ärztinnen und Ärzte 50+.* https://aerztestellen.aerzteblatt.de/de/redaktion/nachwuchs-gefragt-knapp-die-haelfte-der-aerztinnen-und-aerzte-50.

Freie Hansestadt Bremen. (2025). Aufnahme einer digitalen Gesundheitsanwendung (DiGA) in das DiGA-Verzeichnis beantragen. https://www.service.bremen.de/dienstleistungen/aufnahme-einer-digitalen-gesundheitsanwendung-diga-in-das-diga-verzeichnis-beantragen-195663.

Hafner, Y. (2024, 21. November). Frust bei Telmed-Kunden: Tagelang warten auf Telefon-Arzttermin bei Medgate. SRF Kassensturz Espresso. https://www.srf.ch/sendungen/kassensturz-espresso/espresso/frust-bei-telmed-kunden-tagelang-warten-auf-telefon-arzttermin-bei-medgate.

UN Committee on Economic, Social and Cultural Rights (ICESCR) (2000). General Comment No. 14. https://digitallibrary.un.org/record/425041?v=pdf.

Kiener, M. (2023). *The Routledge Handbook of Philosophy of Responsibility*. Routledge.

Kiener, M. (2025) AI and Responsibility: No Gap, but Abundance. 2024. *J Appl Philosophy, 42*(1): 357–374. https://doi.org/10.1111/japp.12765.

Klemenz, A. C., Manzke, M., & Meinel, F. G. (2024). Künstliche Intelligenz in der kardiovaskulären Radiologie. *Radiologie, 64*, 766–772. https://doi.org/10.1007/s00117-024-01335-8

Medgate Corporate Communications. (2022). Entlastung der Notfallstationen dank Telemedizin – Medgate weitet den 24/7-Ärzte-Notfalldienst aus. https://www.medgate.ch/.

Moses, S., Obermann, K., Gautam, K., Upadhyay, G., & Datla, J. (2025). Leveraging Machine Unlearning for Better Medical Care and Data Protection in Healthcare. In: Kumar P et al. (Hrsg.) *Exploration of Transformative Technologies in Healthcare 6.0.* IGI Global.

Obermann, K. & Müller, P. (2013) Zur Messung des Zugangs zu Gesundheitsleistungen: Konzepte und Operationalisierung am Beispiel der ambulanten Versorgung. In: Behrens-Potratz A, Lüke KH, Ahlers F, Matthes R (eds): *Demographischer Wandel. Vielfältige Herausforderungen für Unternehmen und Gesellschaft*; S. 155–170. Cuvillier 2013.

Reiser, M., & Attenberger, U. (2024). Künstliche Intelligenz in der Radiologie. *Radiologie, 64*, 749–751. https://doi.org/10.1007/s00117-024-01362-5

Stavesand, M. (2025). Ethik-Professor über KI: Warum wir als Gesellschaft Technologien besser verstehen sollten. https://portal.hoou.de/blog/ethik-professor-ueber-ki-warum-wir-als-gesellschaft-technologien-besser-verstehen-sollten/.

Schmitt, C. (2023, 24. April). In 7 Schritten ins DiGA-Verzeichnis. Johner Institut. https://www.johner-institut.de/blog/gesundheitswesen/in-7-schritten-ins-diga-verzeichnis/.

Sustainable Switzerland. (2024). Abstimmung: Antrieb der Gesundheitsreform. https://sustainableswitzerland.ch/artikel/abstimmung-antrieb-der-gesundheitsreform-id.2642.

Verband der Ersatzkassen e. V. (vdek). (2025, 1. Juli). Daten zum Gesundheitswesen: Ausgaben. https://www.vdek.com/presse/daten/d_versorgung_leistungsausgaben.html.

Dr. phil. Peter Müller hat an der Uni Hamburg in der Politikwissenschaft bei Prof. Dr. Winfried Steffani zur Korruptionsforschung promoviert. Am US-amerikanischen Touro-College lehrte er Management von Non-Government- und Non-Profit-Organisationen (touroberlin.de). Weitere Lehraufträge erhielt er am CIEE Global Institute (ciee.org). Bis 2021 war Müller Vorstandsvorsitzender der Stiftung Gesundheit, die für Forschungsvorhaben bzw. als Content Provider die Strukturdatenbank der ärztlichen Versorgung in Deutschland für Forschungseinrichtungen, öffentlich-rechtliche und privatrechtliche Institutionen bereitstellt. Als Vorstand des Medizin-Management-Verbands berät und betreut Peter Müller eine Reihe von Start-ups aus dem In- und Ausland, insbesondere auch beim Zugang zum Gesundheitsmarkt in Deutschland (de.wikipedia.org/wiki/Peter_Müller_) (Journalist).

Prof. Dr. med, Dr. rer. pol. Konrad Obermann ist Arzt und Wirtschaftswissenschaftler mit mehr als 30 Jahren Erfahrung in Klinik, Forschung, strategischer Planung und Beratung. Professor Obermann arbeitete als Berater bei der Boston Consulting Group, war Leiter der Abteilung Gesundheitsökonomie am IGES Institut in Berlin und arbeitete für die GIZ auf den Philippinen. Seit 2008 ist Konrad Obermann Senior Lecturer am Mannheim Center for Preventive Medicine and Digital Health (CPD) der Universität Heidelberg. Außerdem ist er Gastwissenschaftler am Pakistan Institute of Development Economics (PIDE) in Islamabad und Overseas Member der Royal Society of Medicine in London. Zu seinen jüngsten Veröffentlichungen zählen „Das deutsche Gesundheitssystem" (3. A., medhochzwei Verlag, Heidelberg) und „Medical Economics" (Columbia University Press, New York).

Plattformökonomie im Gesundheitswesen – wie digitale Terminvereinbarung das Empowerment von Leistungserbringern und Patienten beeinflusst

Cordula Kreuzenbeck

Zusammenfassung

Die zunehmende Digitalisierung hat im Gesundheitswesen das Marktgeschehen grundlegend verändert: Onlineterminvereinbarungsplattformen wie Doctolib, Jameda oder Dr. Flex nehmen eine zentrale Rolle ein. Dieses Kapitel untersucht, wie die Plattformökonomie den Zugang zu Arztterminen steuert und welche Konsequenzen dies für Leistungserbringer und Patienten hat. Zielsetzung des Kapitels ist es, die Auswirkungen auf Patientenmix, Wartezeiten und Marktdynamik empirisch zu erfassen und Handlungsempfehlungen abzuleiten. Die Analyse basiert auf einer Kombination aus Literaturrecherche, Marktübersicht ausgewählter Onlineterminbuchungsanbieter und einer eigenen Querschnittsstudie: In sechs Städten wurden jeweils 13 Fachabteilungen (insgesamt 156 Datenpunkte) auf Jameda und Doctolib hinsichtlich ihrer Marktdurchdringung und Wartezeiten für privat und gesetzlich Versicherte untersucht. Ergänzend flossen Erkenntnisse aus Feldexperimenten zur diskriminierenden Terminvergabe und Modellvorstellungen zur Nutzenoptimierung von Arztpraxen und MVZ ein. Der Marktüberblick zeigt, dass Doctolib mit 410.000 europaweit angebundenen Arztpraxen der dominierende Anbieter ist, während Jameda mit 15.000 in Deutschland vorn liegt. In der Querschnittstudie ergab sich eine längere Wartezeit von 18,5 bis 23 Tagen für gesetzlich Versicherte im Vergleich zu Privatpatienten – ein Hinweis auf eine gezielte Patientenselektion. Feldexperimente bestätigen, dass neben der systemisch bedingten ungleichen Vergütung

C. Kreuzenbeck (✉)
Gesundheit, IU Internationale Hochschule, Mannheim, Baden-Württemberg, Deutschland
E-Mail: cordula@kreuzenbeck.com

© Der/die Autor(en), exklusiv lizenziert an Springer-Verlag GmbH, DE, ein Teil von Springer Nature 2026
H. Schwendemann et al. (Hrsg.), *Digitales Empowerment im Gesundheitswesen*,
https://doi.org/10.1007/978-3-662-72469-9_5

die Plattformkosten und das datengestützte Marketing zu einer stärkeren Bevorzugung Privatversicherter führen. Ferner etablieren sich ausgeprägte Lock-In- und Draw-In-Effekte: Praxen werden in Abhängigkeiten gedrängt, und sich nicht anschließende Praxen verlieren an Sichtbarkeit und Wettbewerbsfähigkeit. Sowohl Ärzte als auch Patienten benötigen digitales Empowerment: Praxen sollten alternative Buchungssysteme prüfen, klare Qualitäts- und Datenschutzkriterien definieren und ihre Terminpolitik transparent kommunizieren. Patienten sind aufgerufen, die Plattformnutzung kritisch zu hinterfragen und Informationsangebote zu vergleichen. Regulierende Stellen sollten Rahmenbedingungen schaffen, um diskriminierende Anreize zu minimieren und eine ausgewogene Versorgungssteuerung sicherzustellen.

Schlüsselwörter

Digitale Terminvergabe · Ökonomie · Leistungserbringende

1   Einleitung

Die Digitalisierung hat weltweit zu einer Steigerung von sogenannten Plattformen geführt, die erkennbar nahezu monopolistische Ausmaße annehmen und zu den profitabelsten Unternehmen der Welt gehören (Haselhoff & Harwardt, 2022; Mezzadra & Neilson, 2024).

Im Gesundheitswesen hält die sogenannte **Plattformökonomie** insbesondere durch die Onlineterminvereinbarungsanbieter Einzug. In diesem Kapitel wird erläutert, wie sich die Plattformökonomie darstellt und welche Effekte diese insbesondere in dem Feld der Onlineterminvereinbarung beim Arzt/ bei der Ärztin (im Folgenden genderneutral „Arzt" genannt, ebenso wie "Patient") entfaltet. Hierfür hat die Autorin eine umfangreiche Studienreihe durchgeführt und die Effekte hier teilweise zusammengetragen.

Diese Darstellung kann Ärzte und Patienten dazu befähigen, eine gezielte und bewusste Entscheidung in Bezug auf die Nutzung solcher Plattformen zu treffen.

1.1   Plattformökonomie

Die Plattformökonomie hat die Form, wie Leistungen bei unternehmensübergreifenden und an Kunden gerichteten Angeboten gefunden und nachgefragt werden, grundlegend verändert. Dabei sind Plattformen grundsätzlich eine sinnvolle Weiterentwicklung des klassischen Zwischenhändlers. Sie bieten einen Mehrwert dadurch, dass sich in der globalisierten und vernetzten Welt zum Beispiel Käufer und Verkäufer begegnen können, die einander sonst nur mit erheblichem, teilweise unmöglichem Zeitaufwand gefunden hätten.

Als Beispiel: Ein besonders cleverer Geschäftsmann hat schon seit Jahrzehnten gute Beziehungen nach China, kennt die produzierenden Unternehmen und agiert als Zwischenhändler durch Import und Verkauf der Waren in Deutschland. Hierbei ist zwar eine hohe Marge möglich, gleichzeitig brauchte dieser Geschäftsmann in der Vergangenheit viel Zeit und Geld, um regelmäßig nach China zu fliegen, die Beziehungen zu festigen, sich über neue Produkte zu informieren, den Import und den Verkauf zu organisieren. Durch die Plattformökonomie kann heute jeder Verbraucher in Deutschland über die Plattform AliExpress die Waren direkt bei den chinesischen Herstellern bestellen.

Von der Idee her ist dies für den Verbraucher eigentlich eine positive Entwicklung, denn dadurch könnten die Waren günstiger werden, weil sie den Aufwand des Zwischenhändlers nicht bezahlen müssen. Gleichzeitig fehlen hierdurch aber wichtige Aufgaben, die der Zwischenhändler als Notwendigkeit für den Kunden übernommen hat. Als Beispiele wären hier die Qualitätsprüfung oder die Überprüfung der Sicherheit und die Erfüllung gesetzlicher Anforderungen zu nennen.

Die Plattform generiert keine eigene Wertschöpfung in Form dieses Wissensgewinns wie der Zwischenhändler vorher. Sie stellt lediglich die Verbindung zwischen Wirtschaftsakteuren zur Verfügung. Dafür bezahlen in der Regel die Unternehmen mit Anteilen, die sie vom Umsatz an die Plattform abgeben müssen, und die Verbraucher mit Daten, die die Plattformen wiederum nutzen, um den Unternehmen kostenpflichtig zusätzlich gezielte Werbemöglichkeiten zur Verfügung zu stellen (Herda et al., 2018).

Plattformen bauen zudem Eintrittsbarrieren gegenüber (auch besseren oder günstigeren) Konkurrenten auf, indem diese massive Marketinganstrengungen mit entsprechend finanziellen Mitteln aufwenden müssten, um eine adäquate Anzahl von Nutzern auf ihren Service aufmerksam zu machen. Gleichzeitig ist die Datenbasis der Nutzer ein wichtiges Steuerungskriterium, auf das die neu eintretenden Firmen nicht zugreifen können (Giovannetti & Siciliani, 2023).

Damit wird für die Unternehmen das Marketing gezielter, aber das Anbieten von Produkten insgesamt teurer.

1.2   Nutzenoptimierung

Zum Verständnis dafür, wie die einzelnen Akteure ihre Entscheidungen treffen, muss die Nutzenfunktion der Ärzte und medizinischen Versorgungszentren (MVZ) untersucht werden (Oberschachtsiek & Pape, 2015). Hierbei wird die Logik von Prof. Jürgen Wasem aus einem Vortrag 2018 übernommen (Wasem, 2018), die eine Weiterentwicklung von international diskutierten Modellen, wie das von Rizzo und Zeckhauser, darstellt (Rizzo & Zeckhauser, 2003).

In dieser Darstellung von Wasem wird das Problem der **Nutzenoptimierung** vom Arzt als eine Funktion aus Einkommen, aufgewendeter Arbeitszeit und Qualität ermittelt, wobei Qualität näherungsweise den Faktor des Patientenwohls abbildet.

So hat der freiberufliche Arzt ein Interesse daran, sein Einkommen zu maximieren und seine Arbeitszeit nach persönlichen Präferenzen einzusetzen. Gleichzeitig hat der Arzt ein Interesse am Patientennutzen und würde annahmegemäß aus ethischen Gründen keine Maßnahmen durchführen, die ihm zwar finanziell nützen, dem Patienten aber schaden würden.

Die Möglichkeiten, dies gezielt durch Onlineterminvereinbarungen zu erreichen, sind die Steuerung des Patientenmixes hin zu einem höheren Anteil von Privatpatienten oder die gezielte Einwerbung von Patienten, bei denen Leistungen erbracht werden können, die ein attraktives Verhältnis zwischen Zeiteinsatz und Vergütung darstellen. Beide Ansätze lassen sich in der Praxis beobachten.

Zu diskutieren ist, inwiefern ein, insbesondere investorengeführtes, MVZ die Dimension der Qualität im Sinne des Patientenwohls im Verhältnis zum Einkommen und zur (vergütenden) Arbeitszeit wertet. Zudem ist eine ökonomische Auseinandersetzung mit dem Leistungsspektrum in diesem Kontext wahrscheinlicher als bei dem freiberuflichen Arzt, da hierfür gezielte Strukturen (z. B. Controlling) aufgebaut werden können. Die Möglichkeiten, die für eine Leistungssteuerung entstehen, werden im Folgenden diskutiert.

2 Marktübersicht

In Tab. 1 findet sich ein Marktüberblick zu aktuellen Onlineterminbuchungsanbietern und deren Konditionen. Hierbei wurden nur die eigenständigen Anbieter dargestellt, die diese Funktion nicht als Teil ihres Praxisverwaltungssystems anbieten, sodass z. B. Anbieter wie tomedo nicht aufgelistet sind.

Es zeigt sich, dass Doctolib den größten Marktanteil hat; das deckt sich auch mit einer noch unveröffentlichten Untersuchung der Autorin. Bei dieser Querschnittstudie zeigte eine stichprobenhafte Untersuchung von Jameda und Doctolib im Vergleich von sechs Städten und jeweils 13 Fachabteilungen (156 Datenpunkte), dass die Marktdurchdringung von Jameda nur ein Zehntel derer von Doctolib beträgt, gemessen an den kostenpflichtigen Zugängen der Ärzte. Zudem ergaben sich in dieser Voruntersuchung erste Hinweise darauf, dass die Wahrnehmung der Patienten in Bezug auf die Verfügbarkeit von Terminen zwischen den Versicherungsarten deutlich variieren könnte. So zeigte sich bei dem Vergleich des jeweils ersten buchbaren Termins sowohl bei Doctolib als auch bei Jameda ein Unterschied zwischen privat und gesetzlich Versicherten von 18,5 zu 23 Tagen zugunsten der Privatversicherten.

Zur Steuerung hinsichtlich des Versichertenstatus:

Es zeigt sich damit in dieser Vorstudie, dass beide Plattformen zumindest teilweise genutzt werden, um Privatpatienten einen zeitnahen Termin anzubieten; diese lagen zu 90 % im Zeitraum der nächsten drei Tage, wobei die Termine der gesetzlich versicherten Patienten um die in Tab. 2 dargestellte Differenz später lagen. Die Sortierung bedingt, dass Ärzte mit früheren Terminen im Angebot stets weiter oben angezeigt werden.

Zur Leistungssteuerung:

Tab. 1 Übersicht über spezifische Plattformen im Gesundheitswesen

Anbieter	Preis pro Monat	Homepage-einbindung	Größe in Ärzten/Kunden (eigene Angabe)	Quelle
Doctolib	139 € pro Gesundheitsfachkraft	Nein	410.000 in Europa	Doctolib, 2025
321 Med	139 € pro Behandler mit Mengenrabatt bei mehr Behandlern	Ja	3500	321 Med, 2025
Jameda	99 € pro Gesundheitsfachkraft	Nur Verlinkung	15.000	Jameda, 2025
Dr. Flex	99 €	Ja	10.500	Dr. Flex, 2025
Doctena	52 € (inkl. Buchungsregeln)	Ja	10.000	Doctena, 2025
Samedi	59 € pro Arzt	Ja	6.000–10.000 inkl. Kliniken	Samedi, 2025
TerMed	54,90 €	Ja	8000	TerMed, 2025
116.117	Kostenlos	Nein	64.895	Kassenärztliche Bundesvereinigung, 2025)

Tab. 2 Gegenüberstellung Jameda/Doctolib

Variable	Jameda	Doctolib
Ergebnisse: Praxen für gesetzliche Patienten (ohne Selbstzahler)	9587	10.476
Ergebnisse: Praxen für Privatpatienten	14.529	23.202
Davon buchbar für gesetzlich versicherte Patienten (ohne Selbstzahler)	209	2607
Davon buchbar für Privatpatienten	438	3755
Durchschnittliche Differenz der Wartezeiten zwischen gesetzlichen und privaten Patienten beim frühesten buchbaren Termin (in Tagen)	23,00	18,47

Bei der Erhebung zeigte sich zudem, dass gesetzlich Versicherte auch eher einen Termin bekommen konnten, allerdings nur für spezielle Terminarten. So wurden bei Kardiologen zum Beispiel nur Herzschrittmacherkontrollen oder bei Urologen nur onkologische Sprechstunden oder ein Spermiogramm angeboten. Letzteres stellt z. B. eine Selbstzahlerleistung dar, die nur bei langfristig unerfülltem Kinderwunsch zur Kassenleistung wird. Das Phänomen des Angebots von Selbstzahlerleistungen findet sich bei der hier durchgeführten Suche als GKV-Patient bei neun Facharzt-/Standortkombinationen als Zufallsfund bei der Suche nach dem ersten verfügbaren Termin.

3 Effekte der Nutzung von Onlineterminvereinbarungen

Die hier beschriebenen Effekte der digitalen Form der Terminvereinbarung bringen einige unerwünschte Effekte mit sich, die sich bei einer vermehrten Nutzung der Plattformen in Zukunft verstärken könnten.

3.1 Diskriminierung der Patienten

Es ist bereits in mehreren Studien nachgewiesen worden, dass sich in der Terminvergabe zwischen den Versicherungsarten Unterschiede zeigen (Breitenbach & Heinrich, 2023; Werbeck et al., 2020; Roll et al., 2012). Hierbei handelte es sich um Feldexperimente, in denen Arztpraxen angerufen wurden. Die Nutzung von Plattformen zur Onlineterminvereinbarung sowie die damit einhergehenden Kosten veranlassen die Ärzte, sich noch einmal bewusst mit der Terminpolitik auseinanderzusetzen. Sieht man diese Plattformen als Marketingtool, dann werden sie gezielt genutzt, um attraktive Patientengruppen anzuziehen. Das führt, wie auch schon in Vorstudien der Autorin zu sehen, zu einer, zumindest auf der Plattform, stärkeren Diskriminierung von gesetzlich Versicherten. Waren es bei den telefonischen Anfragen 15 Tage (Breitenbach & Heinrich, 2023), 13 Tage (Werbeck et al., 2020) bzw. sieben Tage (Roll et al., 2012) Unterschied, ergaben sich auf den Onlineplattformen deutlich längere Differenzen zugunsten der Privatpatienten.

3.2 Veränderung der Auffindbarkeit im Markt

Um zu verstehen, wie die Dynamik zwischen den Arztpraxen, den MVZ und der Plattform wirkt, muss zunächst die Veränderung in der Auffindbarkeit der Ärzte dargestellt werden. Diese Darstellung findet sich in Abb. 1. Hier wird aufgezeigt, dass die Evolution von einer telefonischen Einzelabfrage für einen Termin beim Arzt durch die Plattform zu einer multiplen Terminübersicht für die Patienten führt. In der Beziehung zwischen Arzt und den Plattformen (hier der Suchmaschine und dann der Terminvereinbarungsplattform) zeigen sich allerdings Unterschiede. Wo bei der ursprünglichen Kontaktaufnahme eine simple Auffindbarkeit genügt, wird zunehmend (auch schon bei analogen Anbietern wie den Gelben Seiten) ein Marketingbudget notwendig, um für die attraktiven Plätze mit anderen Ärzten konkurrieren zu können. Hierbei nutzen die Plattformen die Daten und Informationen der Nutzer, um wiederum den Ärzten ein gezieltes Zielgruppenmarketing anzubieten. Durch die sog. Many-Many-Beziehung ist zudem der Marktüberblick in einer Region größer und damit steigt auch die Konkurrenzbeziehung zwischen den Ärzten und damit die Notwendigkeit, überhaupt Zielgruppenmarketing zu betreiben.

Die veränderte digitale Marktstruktur sorgt einerseits für einen Lock-In-Effekt und anderseits für einen „Draw-In"-Effekt für die Ärzte, die im Folgenden beschrieben werden.

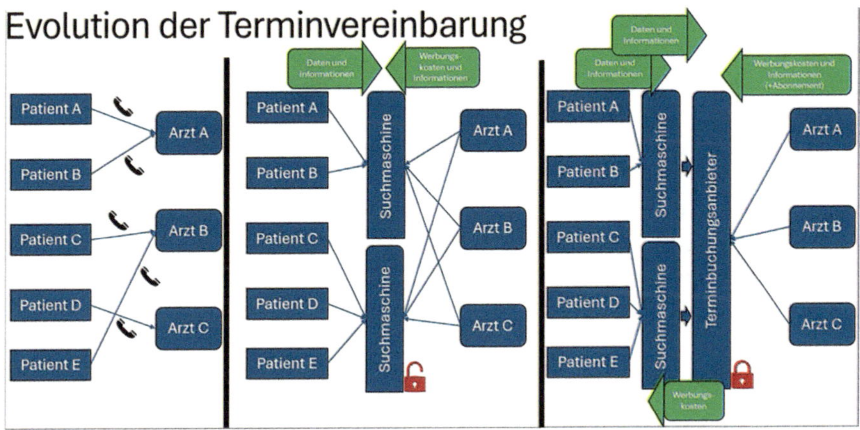

Abb. 1 Evolution der Terminvereinbarung.
In Grün: Zahlungen in Daten oder Geld; in Rot: Stärke des Lock-In-Effektes

3.3 Lock-In-Effekt für die Ärzte

Der **Lock-In-Effekt** bezeichnet eine Situation, in der Nutzer oder Unternehmen so stark von einem bestimmten Produkt oder einer Dienstleistung abhängig werden, dass ein Wechsel zu einer Alternative hohe Kosten oder Nachteile mit sich bringt. Bei Onlineterminvereinbarungsplattformen führt dieser Effekt dazu, dass Ärzte, die solche Plattformen nutzen, in eine Art Abhängigkeitsverhältnis geraten (Dilekoglu et al., 2021).

Warum entsteht der Lock-In-Effekt bei Terminvereinbarungsplattformen für Ärzte?

1. Patientenbindung an die Plattform

Patienten speichern ihre Daten auf der Plattform, legen sich Accounts an, nutzen Erinnerungsfunktionen und verlassen sich darauf, dort freie Termine zu finden. Dadurch entsteht eine starke Gewohnheit, die Patienten an die Plattform bindet – und nicht an eine bestimmte Arztpraxis.

2. Digitale Sichtbarkeit der Praxis

Viele Patienten werden durch die starke Werbepräsenz der Plattform (nicht der Ärzte) auf die Plattform aufmerksam. Die einzelnen Ärzte tauchen dadurch erst in späteren Suchverläufen auf. Aktuell gilt dies für Bing und Google nur eingeschränkt, da zumindest dort noch örtlich bezogene Listings zu finden sind. Dennoch müssen die Ärzte auch hierfür erstens ein Google-Profil managen und zweitens zumindest hohe SEO-Ratings erreichen oder Google-Ads bezahlen.

Dadurch finden neue Patienten Ärzte oft über die Plattform und nicht über die Praxiswebsite oder andere Kanäle. Diese beiden Punkte führen zum ersten Lock-

In-Effekt: Wird die Plattform verlassen, verliert die Praxis eine bedeutende Quelle für neue Patienten.

3.   Bewertungssystem und Reputationsverlust

Viele Plattformen haben ein integriertes Bewertungssystem. Patienten hinterlassen dort Rezensionen, die potenzielle neue Patienten überzeugen können. Wenn ein Arzt die Plattform verlässt, verliert er möglicherweise seine positiven Bewertungen, wodurch sein Onlineruf leiden kann. Zudem haben die Patienten wie oben beschrieben bereits den Weg über die Plattform gelernt.

4.   Daten- und Prozessabhängigkeit

Durch die Nutzung der Plattform gewöhnen sich Ärzte und Praxisteams an die automatisierten Terminbuchungsprozesse, Erinnerungsfunktionen und Kalenderintegration und stellen ihre Systeme möglicherweise zeit- und kostenintensiv dahingehend um. Dies kann auch beinhalten, dass während der Öffnungszeiten weniger Personal für die telefonische Erreichbarkeit eingeplant ist. Auch hierdurch entsteht ein weiterer Lock-In-Effekt: Wird die Plattform verlassen, müssen die Arztpraxen erneut die Zeit aufwenden, um die angepassten Prozesse abzuändern.

Was passiert, wenn eine Praxis die Plattform verlässt?
- Abruptes Absinken der Terminbuchungen: Viele Patienten sind es gewohnt, Termine insbesondere über die marktbeherrschende Plattform online zu buchen. Wenn sie plötzlich keine Möglichkeit mehr haben, Termine online zu reservieren, suchen sie womöglich einen anderen Arzt, der weiterhin über die Plattform erreichbar ist.
- Verlust an Sichtbarkeit: Die Praxis verschwindet von der Plattform und wird in Suchmaschinen möglicherweise schlechter gefunden, da die Plattform oft für eine gute Suchmaschinenoptimierung (SEO) sorgt.
- Kommunikationsprobleme mit Patienten: Patienten, die sich an automatische Terminerinnerungen und Onlinebuchungen gewöhnt haben, sind irritiert und verweigern möglicherweise den Wechsel auf andere (z. B. telefonische) Terminvereinbarungssysteme.
- Notwendigkeit einer neuen Lösung: Die Praxis muss entweder eine eigene Onlineterminbuchung einrichten oder wieder auf eine klassische Telefonbuchung setzen, was einen zusätzlichen Zeit- und Kostenaufwand bedeutet.

3.4   Effekte auf die anderen Ärzte – „Draw-In"-Effekt

1. Patienten erwarten Onlineterminbuchungen
Immer mehr Menschen sind es gewohnt, Termine online zu vereinbaren – sei es für Hotels, Restaurants oder andere Dienstleistungen. Ärzte, die keine Onlineterminbuchung anbieten, wirken zunehmend unmodern und unattraktiv.

Einmal erlernt, suchen Patienten gezielt auf den Plattformen nach verfügbaren Terminen. Ärzte, die dort nicht vertreten sind, erscheinen gar nicht erst in der Auswahl oder so weit hinten, dass sie potenzielle Patienten nicht erreichen. Laut einer Umfrage (n = 1138) aus 2023 vereinbarten bereits dort 36 % der Befragten Arzttermine online und 70 % wünschen sich dies als Standard (Bitkom, 2023).

Eine telefonische Terminvergabe ist oft mit Wartezeiten verbunden. Viele Praxen stehen vor der Herausforderung, im Praxisalltag das Telefon zu bedienen, während eine Onlinebuchung rund um die Uhr möglich ist. Ärzte ohne diese Option haben zunehmend einen Wettbewerbsnachteil.

2. Konkurrenzdruck durch andere Ärzte auf der Plattform

Ärzte, die auf der Plattform sind, erscheinen in Suchergebnissen und werden durch Algorithmen bevorzugt. Wer nicht dabei ist, wird von neuen Patienten oft gar nicht wahrgenommen. Wenn sich viele Praxen einer Stadt oder Region auf der Plattform registrieren, entsteht ein Netzwerkeffekt: Patienten nutzen die Plattform zunehmend als Hauptquelle für Arztbesuche. Ärzte, die sich dem Entziehen, riskieren, dass ihre Patienten zur Konkurrenz abwandern.

3. Lock-In-Effekt bei Kollegen verstärkt Gruppenzwang

Wenn immer mehr Ärzte in einer Region gute Erfahrungen mit der Plattform machen (z. B. weniger Terminausfälle, mehr Patienten), wächst der Druck auf andere, es ebenfalls zu nutzen.

Ärzte sehen, dass Kollegen mit der Plattform gezielt neue Patienten gewinnen, während sie selbst möglicherweise leer ausgehen. Dieser Druck führt dazu, dass sie sich ebenfalls anmelden, insbesondere wenn der eigene Patientenmix aus privaten und gesetzlichen Patienten leidet.

4. Monopolstellung oder Oligopole

Wenn eine Plattform einen Großteil der Praxen einer Stadt oder eines Fachgebiets abdeckt, wird sie zur Standardlösung. Patienten erwarten, dass „alle" Ärzte dort vertreten sind.

Falls keine ernsthafte Konkurrenz existiert oder eigene Onlineterminbuchungslösungen unpraktikabel sind, bleibt vielen Ärzten keine andere Wahl, als sich ebenfalls anzuschließen.

Sobald eine Plattform eine marktbeherrschende Stellung hat, kann sie Gebühren erhöhen – Ärzte müssen oft trotzdem bleiben, weil ein Ausstieg aufgrund des geschilderten Lock-In-Effekts mit erheblichen Nachteilen verbunden ist.

Je mehr Ärzte sich auf einer Onlineterminplattform registrieren, desto stärker wächst der Druck auf andere, ebenfalls beizutreten. Der Wettbewerb, die veränderten Patientengewohnheiten und die digitalen Suchmechanismen sorgen dafür, dass Ärzte, die sich nicht anschließen, auf Dauer potenziell Patienten verlieren. Dadurch entsteht ein Kreislauf, in dem es immer schwieriger wird, sich dem System zu entziehen – bis die Plattform zur unverzichtbaren Infrastruktur wird.

3.5   Algorithmen

Durch die zunehmende Marktmacht kann auch die Steuerung der Platzierungen auf der Webseite letztlich von der Plattform bestimmt werden. Bei Onlineterminvereinbarungen ist dies aktuell noch häufig der als nächstes verfügbare Termin. Bei Jameda lässt sich allerdings beobachten, dass es werbliche Platzierungen auf der ersten Seite ganz oben gibt. Hierdurch könnten Ärzten also zusätzliche Kosten für den Wettbewerb entstehen, die für die Patienten als Kunden der Plattform keinen Mehrwert bieten.

4   Fazit

Digitales Empowerment ist bei Patienten und Ärzten nötig, um die Effekte der neuen digitalen Welt richtig einschätzen zu können und die eigenen Entscheidungen informiert und souverän treffen zu können.

Das Beispiel der Plattformen für Onlineterminvereinbarungen zeigt eindrucksvoll, welche versteckten Gefahren bei einer unreflektierten Nutzung der Systeme entstehen. Gleichzeitig zeigt dieses Kapitel auch auf, dass es durchaus einen Unterschied machen kann, wenn sich Ärzte und Patienten bewusst mit den Alternativen beschäftigen und ihre Entscheidung von den Rahmenbedingungen abhängig machen.

Abschließend wird zu beurteilen sein, welchen Effekt die Plattform hier auf eine Entwicklung hin zu einer ökonomisierten Geschäftsmodellmedizin hat (Rasche & Raab, 2023). Dies wird aktuell von der Autorin untersucht.

Literatur

321 Med. (2025). Unsere Flatrate-Preise. https://321med.com/de/preise.

Bitkom. (2023). 36 Prozent vereinbaren ihre Arzttermine online [Presseinformation]. https://www.bitkom.org/Presse/Presseinformation/Health-36-Prozent-vereinbaren-Arzttermine-online.

Breitenbach, A., & Heinrich, M. (2023). Diskriminierung im deutschen Krankenversicherungssystem: Werden gesetzlich Versicherte bei der Terminvergabe von Fachärzten benachteiligt?

Dilekoglu, K., Proeger, T., & Meub, L. (with Ifh Göttingen). (2021). Nachhaltigkeitsindikatorik für das Handwerk [PDF]. In Göttinger Beiträge zur Handwerksforschung ; 58 (S. 43 Seiten). ifh, Volkswirtschaftliches Institut für Mittelstand und Handwerk an der Universität Göttingen. https://doi.org/10.3249/2364-3897-GBH-58.

Doctena. (2025). *Es gibt ein Doctena-Paket für jede Gesundheitsfachkraft.* https://www.doctena.com/de/tarife/.

Doctolib. (2025). *Preise.* https://info.doctolib.de/preis/.

Dr. Flex. (2025). *Unsere Preise – Flexibel und unverbindlich #warumdrflex.* https://dr-flex.de/ressourcen/blog/Unsere-Preise-flexibel-und-unverbindlich.

Giovannetti, E., & Siciliani, P. (2023). Platform competition and incumbency advantage under heterogeneous lock-in effects. *Information Economics and Policy, 63,* Article 101031. https://doi.org/10.1016/j.infoecopol.2023.101031

Haselhoff, V. J., & Harwardt, M. (2022). Digitale Plattformen – Grundlagen, Herausforderungen und Lösungsansätze. In M. Harwardt, P. F.-J. Niermann, A. M. Schmutte, & A. Steuernagel (Hrsg.), *Praxisbeispiele der Digitalisierung* (S. 137–158). Springer Fachmedien Wiesbaden. https://doi.org/10.1007/978-3-658-37903-2_7.

Herda, N., Friedrich, K., & Ruf, S. (2018). Plattformökonomie als Game-Changer. http://digital.fuerstenberg-forum.de/wp-content/uploads/2018/10/SJ_03-18_EBOOK_Plattformoekono-mie_als_Game-Changer.pdf.

Jameda. (2025). Welches Premium-Paket passt zu Ihnen? https://pro.jameda.de/preise.

Kassenärztliche Bundesvereinigung. (2025). Herzlich willkommen beim Terminservice der 116117. https://praxis.116117-termine.de/.

Mezzadra, S., & Neilson, B. (2024). Operations of Platforms. A Global Process in a Multipolar World. In S. Mezzadra, N. Cuppini, M. Frapporti, & M. Pirone (Hrsg.), *Capitalism in the Platform Age* (S. 15–31). Springer International Publishing. https://doi.org/10.1007/978-3-031-49147-4_2.

Oberschachtsiek, D., & Pape, A. (Hrsg.). (2015). Partizipation von Leistungserbringern – Eine mikroökonomische Analyse. In *Der Wunsch nach mehr Zusammenarbeit in der Patientenversorgung: Optionen und Grenzen der Entwicklung innovativer Versorgungsformen*. LIT Verlag.

Rasche, C., & Raab, E. (2023). Digitale Gesundheitsplattformen. Strategien – Geschäftsmodelle – Entwicklungslinien. In C. Stummeyer, A. Raab, & M. E. Behm (Hrsg.), *Plattformökonomie im Gesundheitswesen* (S. 73–97). Springer Fachmedien Wiesbaden. https://doi.org/10.1007/978-3-658-35991-1_5.

Rizzo, J. A., & Zeckhauser, R. J. (2003). Reference incomes, loss aversion, and physician behavior. *The Review of Economics and Statistics, 85*(4), 909–922.

Roll, K., Stargardt, T., & Schreyögg, J. (2012). Einfluss von Versichertenstatus und Einkommen auf die Wartezeit im ambulanten Bereich. *Monitor Versorgungsforschung, 05*(2012), 27–35.

Samedi, (2025). Preise und Pakete. https://www.samedi.com/preise.

TerMed. (2025). TERMED | Preise für Online-Kalender. https://www.medorganizer.de/termed/preise/.

Wasem, J. (2018, April 24). Der selbständige freiberufliche Vertragsarzt aus ökonomischer Perspektive [Symposiumsbeitrag]. Symposium vom 24.04.2018. https://www.dg-kassenarztrecht.de/Veroeffentlichungen/thesenpapiere2018.php.

Werbeck, A., Wübker, A., & Ziebarth, N. R. (2020). Cream skimming by health care providers and inequality in health care access: Evidence from a randomized field experiment. *RWI*. https://doi.org/10.4419/86788981

Prof. Dr. Cordula Kreuzenbeck leitet als Professorin den Fernstudiengang Gesundheitsökonomie an der IU Internationale Hochschule und forscht schwerpunktmäßig zu quantitativen Methoden sowie im Bereich Digitalisierung in der Versorgung. In ihrer Promotion untersuchte sie die Kosten-Effektivitäts-Analyse eines leitliniengerechten Hepatitis-B- und -C-Screenings im Check-up 35 der gesetzlichen Krankenkassen. Bevor sie in die Wissenschaft wechselte, sammelte sie über zehn Jahre Erfahrung im Prozess-, Qualitäts- und Risikomanagement von Krankenhäusern und war u. a. als wissenschaftliche Mitarbeiterin an der Universität Duisburg Essen sowie als Dozentin an der Hamburger Fern Hochschule tätig.

Motivierte Nachwuchskräfte durch innovatives Employer Branding und Einsatz von TikTok

Daniel Schmid

Zusammenfassung

Der Fachkräftemangel im deutschen Gesundheitswesen stellt eine wachsende Herausforderung dar, insbesondere bei der Gewinnung motivierter Nachwuchskräfte der Generation Z. Die vorliegende Arbeit untersucht innovative Strategien im Employer Branding, um das Gesundheitswesen für junge Menschen attraktiver zu gestalten. Dabei wird zum einen der Einfluss moderner Berufs- und Stellenbezeichnungen analysiert, zum anderen die Nutzung von TikTok als Instrument der Mitarbeitergewinnung und -bindung betrachtet. Praxisbeispiele wie die Kampagne „Krassaltenheim" zeigen, dass kreative Social-Media-Strategien helfen können, das Image von Pflegeberufen positiv zu verändern und die Reichweite von Arbeitgebermarken erheblich zu steigern. Gleichzeitig werden Herausforderungen wie Datenschutz, Authentizität und der notwendige Ressourceneinsatz beleuchtet. Insgesamt zeigt sich, dass TikTok und ein gezieltes Rebranding von Berufsbildern Erfolg versprechende Ansätze sind, um junge Menschen für eine Tätigkeit im Gesundheitswesen zu begeistern und langfristig zu binden.

Schlüsselwörter

Fachkräftemangel · Gesundheitswesen · Generation Z · Employer Branding · TikTok · Social-Media-Recruiting · Berufsbezeichnungen

D. Schmid (✉)
IU Internationale Hochschule, Frankfurt, Deutschland
E-Mail: dc.schmid@web.de

H. Schwendemann et al. (Hrsg.), *Digitales Empowerment im Gesundheitswesen*,
https://doi.org/10.1007/978-3-662-72469-9_6

1 Einführung

Motivierte Mitarbeiter sind der Schlüssel zum Erfolg. Gerade in Dienstleistungs-betrieben und im Gesundheitswesen kommt den Mitarbeitern eine zentrale Rolle zu, denn sie sind direkt in den Leistungserstellungsprozess eingebunden. Die Qualität und das Verhalten der Mitarbeiter werden zum wichtigsten Erfolgsfaktor. Deshalb ist es für Dienstleistungsbetriebe sehr wichtig, gute und motivierte Mitarbeiter zu haben (Meffert et al., 2018).

In dieser Arbeit geht es um die Frage, wie es gelingt, geeignete Kandidaten der Generation Z (Gen Z) für eine Tätigkeit im Gesundheitswesen zu gewinnen und langfristig an die Organisation zu binden. Unter Generation Z werden Personen bezeichnet, die zwischen 1995 und 2010 geboren wurden. Basis der Arbeit bilden die Analyse und Auswertungen vorhandener Studien sowie Erkenntnisse und Erfahrungen, die aus der Praxis gewonnen werden (Maas, 2023).

Insbesondere soll untersucht werden, wie attraktiv die Stellen- und Jobbezeichnungen im Gesundheitswesen sind und wie die Social-Media-App TikTok für die Gewinnung und Bindung junger Mitarbeiter genutzt werden kann. Darauf aufbauend soll eine Strategie entwickelt werden bzw. Handlungsempfehlungen für die Praxis abgeleitet werden.

2 Der Gesundheitsmarkt und der Fachkräftemangel

2.1 Entwicklung Markt und Personal

Der Fachkräftemangel im deutschen Gesundheitswesen stellt eine erhebliche Herausforderung dar und betrifft sowohl die Pflegeberufe als auch den ärztlichen Bereich. Aktuelle Daten und Prognosen verdeutlichen das Ausmaß dieses Problems: Im Jahr 2021 waren insgesamt 1,25 Mio. Personen in Pflegeeinrichtungen tätig, was einem Anstieg von rund 9 % gegenüber 2017 entspricht. Trotz des Beschäftigungszuwachses bleiben zahlreiche Stellen unbesetzt. Laut einer Studie des Deutschen Krankenhausinstituts fehlten bereits 2019 bundesweit rund 14.400 Vollzeitstellen im Pflegedienst der Allgemeinstationen und etwa 7900 in der Intensivpflege (DKI, 2023). Prognosen des Statistischen Bundesamtes zufolge wird der Bedarf an Pflegekräften bis 2049 voraussichtlich um ein Drittel auf 2,15 Mio. steigen. Dabei könnte die Zahl der fehlenden Pflegekräfte je nach Szenario zwischen 280.000 und 690.000 liegen. Im Jahresdurchschnitt 2023/2024 konnten rund 47.400 Stellen im Gesundheitswesen nicht mit passend qualifizierten Bewerbern besetzt werden, was die Branche zur am stärksten vom Fachkräftemangel Betroffenen in Deutschland macht. Bis zum Jahr 2035 könnten etwa 1,8 Mio. Stellen im Gesundheitswesen unbesetzt bleiben, sofern keine effektiven Gegenmaßnahmen ergriffen werden (Ärztezeitung, 2024). Diese Zahlen verdeutlichen die Dringlichkeit, mit der der Fachkräftemangel im deutschen Gesundheitswesen angegangen werden muss. Die Ursachen für diesen Mangel sind vielfältig und werden im nächsten Abschnitt detailliert analysiert.

2.2 Ausbildungsmarkt

Der Mangel an Auszubildenden in der Gesundheitsbranche ist ein großes Problem. Im Bereich der Pflege fehlen besonders viele Auszubildende. Laut Bundesagentur für Arbeit blieben 2023 rund 12.000 Ausbildungsplätze in Pflegeberufen unbesetzt.

Auch in anderen Bereichen des Gesundheitswesens, wie etwa bei medizinischen Fachangestellten, gibt es ähnliche Probleme.

Gründe für die mangelnde Attraktivität der Ausbildung in Pflegeberufen sind unter anderem

- unattraktive Bezahlung,
- hohe Belastung,
- Schichtdienste.

Um junge Menschen für eine Tätigkeit im Gesundheitswesen zu begeistern, gilt es, die Jobs besser an deren Wünsche auszurichten. Verschiedene empirische Studien haben sich mit den Erwartungen von Mitarbeitern und der Attraktivität von Arbeitgebern ganz generell befasst (Deloitte-Studie, 2022; Gallup-Studie, 2022).

Die Studien zeigen auf, dass sich in den letzten Jahren die Erwartungen junger Leute, insbesondere der Generationen Y (Millennials) und Z, an ihre Arbeitgeber ziemlich gewandelt haben

Work-Life-Balance und Flexibilität
Flexible Arbeitszeiten und -orte sind extrem wichtig. Viele junge Menschen legen großen Wert darauf, ihre Arbeit flexibel gestalten zu können. Eine Deloitte-Studie zeigt, dass über 75 % der Befragten Flexibilität als sehr wichtig empfinden (Deloitte, 2022).

Sinnhaftigkeit der Arbeit
Junge Generationen wollen, dass ihre Arbeit einen positiven Einfluss hat – sei es auf die Gesellschaft, die Umwelt oder das Unternehmen selbst. Eine Studie von Cone Communications (2022) betont, dass rund 75 % der Millennials einen Job bevorzugen, der einen Sinn stiftet.

Karriere- und Weiterbildungsmöglichkeiten
Junge Arbeitnehmer:innen legen großen Wert auf persönliche und berufliche Entwicklung. Sie suchen nach Arbeitgebern, die Weiterbildungen, Mentoring und klare Aufstiegsmöglichkeiten bieten (Kochhan & Cichecki, 2024). Eine Studie von Gallup (2022) zeigt, dass über 87 % der Millennials angeben, dass Entwicklungsmöglichkeiten ein entscheidender Faktor sind.

Gute Unternehmenskultur und Werte
Ein positives Arbeitsumfeld, das auf Wertschätzung, Diversität und Inklusion setzt, ist jungen Menschen sehr wichtig. Eine Befragung von Glassdoor (2022) unterstreicht,

dass rund 76 % der jungen Bewerber:innen Wert auf eine inklusive und diverse Unternehmenskultur legen.

Technologische Ausstattung und Innovation
Junge Generationen sind mit Technologie aufgewachsen und erwarten moderne, digitale Arbeitsmittel. Unternehmen, die technologisch fortschrittlich sind, gelten als attraktiver. Eine Studie des IBM-Instituts berichtet, dass über 70 % der Generation Z Unternehmen bevorzugen, die technologisch auf dem neusten Stand sind.

Die Praxis hat jedoch auch gezeigt, dass im Gesundheitswesen selbst Stellenangebote, die attraktiv sind, wenig auf Interesse junger Menschen stoßen. Grund dafür ist die Tatsache, dass der Pflegeberuf generell bei vielen jungen Menschen ein Imageproblem hat und die Stellenangebote deshalb auch gar nicht in die Auswahl der Ausbildungsberufe einbezogen werden (Schmedes, 2021; Hommel & Koch, 2017; Fajardo, 2013). Vielen Einrichtungen und Praxen gelingt es nicht, die Vorzüge ihrer Stellenangebote und ihrer Organisation zu vermitteln. Eine systematische Kommunikation der Vorzüge, die speziell auf die Bedürfnisse der Zielgruppe zugeschnitten ist, ist unerlässlich. Das sogenannte „Employer Branding", die aktive Darstellung der Vorzüge des Unternehmens bzw. der Organisation, wird zunehmend wichtiger und sollte zielgenau auf die Bedürfnisse der Generation Z zugeschnitten werden. Die potenziellen neuen Mitarbeiter müssen umworben werden. Ihr Einstieg in den Betrieb oder die Pflegeeinrichtung muss so einfach wie nur möglich gestaltet werden. Der gesamte Prozess, den der Bewerber durchläuft, ist auf die Bedürfnisse der jungen Generation auszurichten. Dies betrifft insbesondere die Kommunikation zwischen Jobanbietern und Jobsuchenden. Die Nutzung neuer Kommunikationskanäle und die Anpassung des Kommunikationsstils und der Sprache sind von zentraler Bedeutung. Des Weiteren ist auch der Bewerbungsprozess zu vereinfachen. Ziel sollte es sein, dass die Bewerber:innen die Bewerbung über ein Smartphone abwickeln können. Alle Bewerbungsformulare sind deshalb auf das Smartphone auszurichten. Hierbei wird auch von Mobile Recruiting gesprochen (Sommer, 2024).

3 Innovative Ansätze der Mitarbeitergewinnung und -bindung

3.1 Renaming Berufszeichnung und Stellenbeschreibung

In Zeiten des Fachkräftemangels wird es für Unternehmen immer wichtiger, Ausbildungsplätze attraktiv zu gestalten. Doch nicht nur das Gehalt, die Arbeitszeiten oder Karriereaussichten spielen bei der Berufswahl junger Menschen eine Rolle – auch der Name des Berufs hat überraschend großen Einfluss auf die Nachfrage. Denn wer will schon „Verwaltungsfachangestellter" werden, wenn er sich auch als „Officemanager" oder „Digital Coordinator" bewerben kann?

Studien belegen, dass modern und international klingende Berufsbezeichnungen die Attraktivität von Ausbildungsberufen steigern können (Steven & Smith, 2007; Deloitte, 2024).

Gerade im Gesundheitswesen zeigt sich, wie wichtig eine ansprechende Berufsbezeichnung sein kann. So hat die Umbenennung der „Altenpflegerin" zum „Pflegefachmann" oder zur „Pflegefachfrau" zu einer gesteigerten Nachfrage geführt (Ärzteblatt, 2024). Ein weiterer Trend sind englischsprachige Titel wie „Caremanager", „Health Consultant" oder „Nursing Specialist", die den Beruf attraktiver machen.

Natürlich ersetzt eine moderne Bezeichnung keine inhaltliche Verbesserung. Dennoch kann ein neuer Name Türen öffnen – gerade bei Berufen, die mit Vorurteilen behaftet sind. Ein „Caremanager" oder „Health Consultant" suggeriert eine professionelle, kompetente Bezeichnung, was sich positiv auf die Bewerberzahlen auswirkt (Ulrich et al., 2006).

3.2 Mitarbeitergewinnung und -bindung mittels TikTok

Um Mitarbeiter zu gewinnen, sind deren Kommunikationskanäle zu nutzen. Social-Media-Apps haben einen rasanten Aufstieg genommen. Insbesondere Teenager und junge Erwachsene nutzen die Apps zur Information und Kommunikation. Studien zeigen, dass 16- bis 19-Jährige täglich im Durchschnitt 6 h in sozialen Netzwerken verbringen (Zerres & Breyer Mayländer, 2024).

Während bei den 25- bis 30-Jährigen Instagram die meistgenutzte App ist, ist es TikTok bei den 16- bis 19-Jährigen (Statista, 2024). Um mit potenziellen Auszubildenden zu kommunizieren, ist die Nutzung von TikTok zu empfehlen.

TikTok ist längst mehr als eine Plattform für Tanzvideos und Challenges: Mit seiner enormen Reichweite und der Möglichkeit zur kreativen Selbstdarstellung bietet es Arbeitgebern eine neue Chance, mit jungen Zielgruppen in Kontakt zu treten (Marquardt et al., 2023; Krone, 2025). Insbesondere im Gesundheitswesen eröffnen sich hier innovative Wege, um das Image von Pflegeberufen zu modernisieren, die Berufsidentität zu stärken und potenzielle Mitarbeitende gezielt anzusprechen.

In den letzten Jahren haben sich soziale Medien zu einem zentralen Bestandteil des Personalmarketings entwickelt. Plattformen wie LinkedIn, Instagram oder TikTok bieten Unternehmen die Möglichkeit, sich als attraktive Arbeitgeber zu präsentieren und direkt mit potenziellen Bewerberinnen und Bewerbern zu interagieren. Vor allem jüngere Zielgruppen lassen sich über diese Kanäle gezielt ansprechen – eine Entwicklung, die im Gesundheitswesen zunehmend an Bedeutung gewinnt (Marquardt et al., 2023).

TikTok ist eine Videoplattform, die insbesondere unter jungen Nutzerinnen und Nutzern große Popularität genießt. Die App zeichnet sich durch kurze, oft kreative Clips aus, die durch einen personalisierten Algorithmus verbreitet werden.

Besonderheiten sind die hohe Reichweite, die niedrige Einstiegsschwelle für Content-Produktion und die starke Interaktion mit dem Publikum. Diese Merkmale machen TikTok zu einem potenziell effektiven Instrument im Personalmarketing – auch für das Gesundheitswesen.

3.2.1 Mitarbeitergewinnung mittels TikTok

TikTok bietet vielfältige Möglichkeiten, um potenzielle Mitarbeitende im Gesundheitswesen zu erreichen. Kurze, authentische Videos ermöglichen es Pflegeeinrichtungen und Krankenhäusern, einen Einblick in den Berufsalltag zu geben, Mitarbeitende vorzustellen oder Karrierewege zu zeigen. Besonders beliebt sind Formate wie „Ein Tag im Leben einer Pflegekraft", die potenziellen Bewerberinnen und Bewerbern eine realistische und nahbare Vorstellung vom Beruf vermitteln (Praktischarzt, 2023). Der Einsatz von Hashtags wie #Pflege oder #HealthcareHeroes erhöht zudem die Sichtbarkeit und Reichweite entsprechender Beiträge.

3.2.2 Mitarbeiterbindung mittels TikTok

TikTok kann nicht nur zur Gewinnung, sondern auch zur langfristigen Bindung von Mitarbeitenden beitragen. Durch die aktive Einbindung von Beschäftigten in Contentformate entsteht ein Gefühl von Wertschätzung und Zugehörigkeit. Wenn Mitarbeitende die Möglichkeit erhalten, ihre Arbeit auf kreative Weise zu präsentieren, stärkt das nicht nur das Teamgefühl, sondern fördert auch die Identifikation mit dem Arbeitgeber. Darüber hinaus können interne Kampagnen und Challenges dazu beitragen, den Zusammenhalt zu stärken und die interne Kommunikation zu verbessern.

3.2.3 Erfolgsfaktoren und Herausforderungen

Damit TikTok tatsächlich zur Mitarbeitergewinnung und -bindung beiträgt, ist ein vertrauensvoller und partizipativer Umgang mit den Mitarbeitenden notwendig. Die Inhalte sollten freiwillig entstehen, authentisch sein und nicht den Eindruck von erzwungener Selbstdarstellung vermitteln. Zudem müssen Organisationen klare Richtlinien im Umgang mit sozialen Medien schaffen, um Datenschutz und Persönlichkeitsrechte zu wahren (Marquardt et al., 2023). Ein weiterer Erfolgsfaktor ist die kontinuierliche Pflege der TikTok-Präsenz – nur durch regelmäßigen, relevanten Content bleibt die Plattform wirksam. Die Videos müssen für Schultz sowohl informativ als auch unterhaltend sein (2024). Dazu ist es erforderlich, sich in die Zielgruppe hineinzuversetzen. Denn gerade junge TikTok-Nutzer legen großen Wert auf den Unterhaltungswert eines Videos. Der Einsatz von visuellen Effekten, Musik, Witz und Storytelling fördert die Emotionalisierung und somit die Aufrufe der Videos (Schultz, 2024).

3.2.4 Beispiele aus der Praxis

Einige Einrichtungen im deutschsprachigen Raum nutzen TikTok bereits erfolgreich zur Personalgewinnung. So veröffentlicht etwa das Universitätsklinikum

Hamburg-Eppendorf regelmäßig kurze Clips, in denen Auszubildende und Fachkräfte ihren Berufsalltag schildern (Ärzteblatt, 2024).

Auch private Pflegeanbieter setzen zunehmend auf die Plattform, um jüngere Zielgruppen zu erreichen. Ein Altenheim mit Sitz in Nordrhein-Westfalen hat dank einer sehr aufmerksamkeitsstarken TikTok-Kampagne viele neue Mitarbeiter gewonnen. Gemeinsam mit einer auf TikTok spezialisierten Werbeagentur wurde eine Kampagne kreiert und umgesetzt, die zu den erfolgreichsten TikTok-Kampagnen Deutschlands gehört (Stratmann, 2022). Ziel war es, den Bekanntheitsgrad der Pflegeheimkette zu erhöhen, den Ruf des Pflegeberufs zu verbessern und schließlich die offenen Stellen mit motivierten Mitarbeitern zu besetzen. Zu diesem Zweck wurde der Alltag in einem Altersheim von einer anderen Seite beleuchtet. Das junge Publikum sollte erkennen, dass es auch im Altenheim viele fröhliche Momente und viel zum Lachen gibt. Zentraler Erfolgsfaktor war die Einbindung der Heimbewohner in die Videoclips (Pauker, 2023). Die Heimbewohner spielen die Hauptrollen in den Videoclips. Sie fahren beispielsweise mit dem Rollator um die Wette oder liefern sich amüsante Wortgefechte mit den Pflegern. Die Heimbewohner werden so zu den Sympathieträgern. Sie erhalten in den Clips Namen zugewiesen, wie „flotte Lotte", „extreme Helene" oder „rollender Roland". Durch die Einbeziehung bzw. Darstellung verschiedener Charaktere entsteht ein Bild von einem interessanten und abwechslungsreichen Alltag im Seniorenheim.

Die Kampagne wird mit dem Namen und unter dem Hashtag „Krassaltenheim" beworben. Die Videos werden auf TikTok, aber auch auf Instagram ausgespielt. Bei TikTok folgten Anfang 2025 rund 420.000 Personen der Kampagne. Einzelne Videos wurden weit über 1 Million Mal geschaut. Bei Instagram folgen 44.500 Personen der Kampagne.

Des Weiteren gibt es Videos, bei denen echte Pflegerinnen und Pfleger die Hauptrolle spielen. Sie werden im Kontakt mit den Bewohnern oder auch nur im Dialog mit Kolleginnen und Kollegen gezeigt (Pauker, 2023). Es werden Situationen aus dem Alltag präsentiert, die bei den Zuschauern positive Emotionen erzeugen. In einigen Videos nehmen auch die Mitarbeiter zu ihrem Pflegeberuf, zu den täglichen Aufgaben und den Herausforderungen konkret Stellung. Sie berichten u. a., wie interessant und vielfältig die Aufgabe in der Pflege ist. Um dies zu unterstreichen, werden die Aussagen um Videosequenzen ergänzt, in denen sich die Bewohner außergewöhnlich verhalten und beispielsweise zur Discomusik tanzen.

Die Kampagne „Krassaltenheim" hat die Ziele erreicht. Durch die vielen Aufrufe und auch die mediale Berichterstattung wurde der Bekanntheitsgrad der Pflegeheime erhöht. Durch die Art der Darstellung bekommt der Pflegeberuf ein ganz neues Image. Auswertungen zeigen, dass diese Maßnahmen nicht nur die Reichweite steigern, sondern auch zu einem Anstieg von Bewerbungen führen. Die Anzahl der Bewerber wurde deutlich erhöht. Bereits am ersten Tag des Kampagnenstarts gingen über 80 Bewerbungen ein (Pauker, 2023). Durch die aktive Einbeziehung der Heimbewohner und der Mitarbeiter wurde deren Zufriedenheit erhöht. Solche Best-Practice-Beispiele zeigen, dass kreative Social-Media-Strategien durchaus einen positiven Einfluss auf das Betriebsklima und die Mitarbeiterbindung haben können.

3.2.5 Chancen und Risiken

Der Einsatz von TikTok im Personalmarketing bietet zahlreiche Chancen. Die Plattform ermöglicht eine niedrigschwellige, authentische Kommunikation mit der Zielgruppe, die klassische Kanäle oft nicht erreichen. Gerade für junge Menschen kann TikTok ein effektives Mittel sein, um auf attraktive Arbeitgeber aufmerksam zu werden (Baran, 2018). Darüber hinaus bietet TikTok die Möglichkeit, das Image von Pflegeberufen zu modernisieren und Berührungsängste abzubauen. Unternehmen können ihre Werte, Kultur und Arbeitsbedingungen in kurzen, kreativen Clips vermitteln und sich so als zeitgemäße und mitarbeiterorientierte Arbeitgeber positionieren.

Trotz der zahlreichen Potenziale sind auch Risiken mit dem Einsatz von TikTok verbunden. Datenschutz und Persönlichkeitsrechte spielen eine zentrale Rolle – besonders, wenn Mitarbeitende in Beiträgen sichtbar sind. Ohne klare Einwilligungen und Regelungen kann dies zu rechtlichen Problemen führen. Zudem birgt die offene Kommentarfunktion der Plattform das Risiko negativer Rückmeldungen oder Shitstorms (Pahrmann, 2022). Auch der zeitliche und personelle Aufwand für die Pflege eines TikTok-Kanals darf nicht unterschätzt werden, besonders im ohnehin ressourcenknappen Gesundheitswesen.

3.2.6 Handlungsempfehlungen

Für einen erfolgreichen Einsatz von TikTok sollten Gesundheitsorganisationen zunächst eine klare Strategie entwickeln, die Zielgruppe, Botschaften und Verantwortlichkeiten definiert. Inhalte sollten authentisch, kreativ und regelmäßig gepostet werden. Zudem empfiehlt es sich, mit Pilotprojekten zu starten, Erfolge zu evaluieren und das Vorgehen schrittweise auszuweiten. Eine professionelle Kommunikation und ein sensibler Umgang mit dem Feedback sind essenziell, um die Plattform nachhaltig und wirksam zu nutzen.

4 Fazit

Der Gesundheitsmarkt leidet unter fehlendem Personal. Insbesondere junge Menschen entscheiden sich immer seltener für eine Ausbildung im Pflegeberuf. Grund dafür sind Faktoren wie schlechte Arbeitszeiten und geringe Bezahlung, aber auch das oftmals so titulierte schlechte Image des Berufs der Pflegerin bzw. des Pflegers.

Um künftig die jungen Menschen für einen Job im Pflegedienst zu gewinnen, müssen die Stellen attraktiver gemacht werden. In der Wissenschaft und Praxis werden in dem Zusammenhang verschiedene Maßnahmen diskutiert. Eine Maßnahme ist es, die Berufs- und Stellenbezeichnung umzubenennen. Statt den Beruf des Altenpflegers könnte es den Healthmanager geben. Eine weitere Möglichkeit, junge Menschen für eine Tätigkeit im Gesundheitswesen zu begeistern, ist der Einsatz von Social Media. So entwickelt sich beispielsweise TikTok zuneh-

RECRUITING VON MITARBEITERN

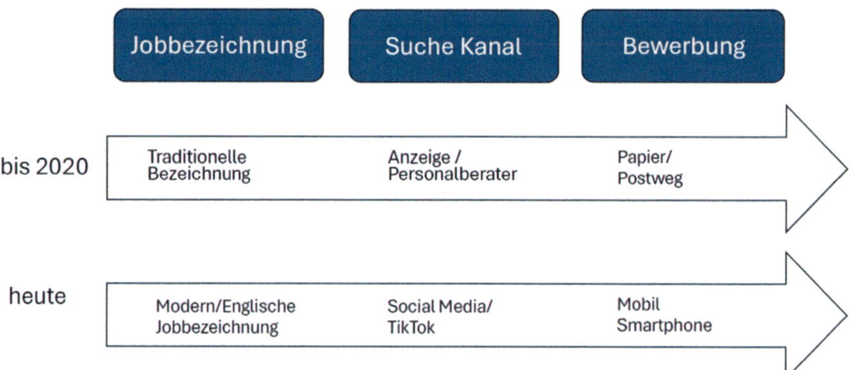

Abb. 1 Recruiting von Mitarbeitern im Wandel der Zeit

mend zu einem ernst zu nehmenden Instrument im Personalmarketing – auch im Gesundheitswesen (Abb. 1). Die Plattform bietet innovative Möglichkeiten, junge Zielgruppen authentisch und niederschwellig anzusprechen. Sowohl in der Mitarbeitergewinnung als auch in der Mitarbeiterbindung kann TikTok einen wertvollen Beitrag leisten, indem es Transparenz, Nähe und kreative Kommunikation fördert. Besonders die Stärkung des Empowerments durch partizipative Formate zeigt das Potenzial der Plattform über reine Werbezwecke hinaus.

Gleichzeitig ist ein professioneller, reflektierter Umgang mit den Herausforderungen notwendig. Datenschutz, Authentizität und die Ressourcenfrage stellen zentrale Aspekte dar, die in der Umsetzung berücksichtigt werden müssen (Pahrmann, 2022). Erfolgreiche TikTok-Strategien setzen eine klare Zielsetzung, Mitarbeitereinbindung und kontinuierliche Evaluation voraus (Sommer, 2024).

Insgesamt zeigt sich, dass TikTok für das Gesundheitswesen eine vielversprechende Ergänzung klassischer Rekrutierungs- und Bindungsmaßnahmen darstellen kann. Der Blick in die Zukunft deutet darauf hin, dass Social-Media-basierte Ansätze weiter an Bedeutung gewinnen werden. Für Organisationen im Gesundheitswesen gilt es daher, diese Entwicklungen aktiv mitzugestalten, um langfristig als attraktive Arbeitgeber sichtbar und wirksam zu bleiben.

Literatur

Ärzteblatt. (2024): Zahl neuer Verträge zur Ausbildung als Pflegefachkraft gestiegen. www.aerzteblatt.de. Zugegriffen: 24. Juli 2024.
Ärztezeitung. (2024). Personalengpässe – Gesundheitswesen am stärksten von Fachkräftemangel betroffen, 17.11.2024.

Baran, E. (2018), Employer Branding, Springer Gabler, Komm zu uns, bleib bei uns, binde dich an uns – so bauen Sie eine starke Arbeitgeber-Marke auf, Wiesbaden. https://doi.org/10.1007/978-3-658-19341-6.

Cone Communications. (2022). *2022 Millennial Employee Engagement Study*. Cone Communications LLC.

Deloitte. (2023). *Deloitte Global Millennial Survey 2023*. Deloitte Insights.

Deloitte. (2024). Global Human Capital Trends.

Deutsches Krankenhaus Institut. (2023). BDO/DKI-Studie 2023 – „Personalnotstand im Krankenhaus – Quo vadis?". www.dki.de.

Fajardo, A. (2013). *Die (Un-) Attraktivität des Pflegeberufes in Deutschland und der Einfluss der Führungskräfte*. Diplomica.

Gallup. (2022). *How Millennials Want to Work and Live*. Gallup, Inc.

Glassdoor. (2022). *Glassdoor Diversity Hiring Survey 2022*. Glassdoor, Inc.

Hommel, T., Koch, J. (2017). Zukunft der Pflege? In Thielscher, C. (Hrsg.) *Medizinökonomie 2. FOM-Edition*. Springer Gabler. https://doi.org/10.1007/978-3-658-08514-8_5.

IMWF Institut für Management- und Wirtschaftsforschung. (2023). Social-Media-Atlas. https://www.faktenkontor.de/studien/social-media-atlas-2023/. Zugegriffen: 20. Okt. 2023.

Kochhan, C., Cichecki, L. (2024). Generation Z als zukünftige Arbeitnehmer: Perspektive Unternehmen. In *Recruiting einer neuen Generation von Hochschulabsolventen*. Springer Gabler. https://doi.org/10.1007/978-3-658-44130-2_6.

Krone, J. (2025). Lebensmittelzeitung, Edeka wirbt auf Tiktok und Instagram um Azubis. www.lebensmittelzeitung.net. Zugegriffen: 28. Jan. 2025.

Maas, R. (2023): *Generation Z für Personalmanagement und Führung: Ergebnisse der Generation-Thinking-Studie*. Hanser.

Marquardt, M., Kaspers M., Honarfar, J. (2023). In Dannhäuser, R. (Hrsg.), *Praxishandbuch Social Media Recruiting*, (5. Aufl., S. 347–373), Springer.

Meffert, H., Bruhn, M., Hadwich, K. (2018). Gegenstand und Besonderheiten des Dienstleistungsmarketing. In *Dienstleistungsmarketing*. Springer Gabler.

Nina Stratmannzcan, M., Wohllebe, A. (2023). TikTok – Employer Branding für die Generation Z: Einfluss auf die Arbeitgeberattraktivität und Empfehlungen zur inhaltlichen Gestaltung. In A. K. Langner & Schuster, G. (Hrsg.), *Holistische Social-Media-Strategien*. Springer Gabler. https://doi.org/10.1007/978-3-658-42563-0_12.

Pahrmann, C. & Kupka, K. (2022). Social Media Marketing, Praxishandbuch für Facebook, Instagram, TikTok & Co.: Mit einem umfangreichen Rechtsratgeber von Dr. Thomas Schwenke, o'Reilly, 2022.

Pauker, M. (2023). Tiktok: Erfolgreiche Bewerbersuche mit #Krassaltenheim, Werben & Verkaufen. www.wuv.de. Zugegriffen: 7. März 2023,

PraktischArzt. (2023). TikTok & HR: Ein Match für das Gesundheitswesen? www.praktischarzt.de. Zugegriffen: 14. März 2025.

Schmedes, C. (2021). Emotionsarbeit in Beziehungen im sozialen und betrieblichen Kontext. In Emotionsarbeit in der Pflege. Springer VS. https://doi.org/10.1007/978-3-658-31914-4_10.

Schultz, C, (2024): Mit Tiktok-Videos im Employer Branding durchstarten. C. Schultz & A. Fassmann. www.springerprofessional.de.

Sommer, H. (2024): Social Media als Recruiting Kanal im Krankenhaus. www.sinceritas.com, aufgerufen 12.4.2025.

Statista. (2024). TikTok: Reichweite nach Altersgruppen 2024.

Stevens, C. R., & Smith, M. L. (2007). The prestige of english job titles in recruitment: A study on candidate perceptions. *Journal of Employment Studies, 15*(3), 45–62.

Stratmann, N. (2022). Westfälische Allgemeine Zeitung. Waz.de, Bottroper Seniorenzentrum auf TikTok: „KrassAltenheim", 25.8.2022.

Ulrich, J. G., Krewerth, A., & Eberhard, V. (2006). Berufsbezeichnungen und ihr Einfluss auf die Berufswahl von Jugendlichen. *Abschlussbericht. Forschungsprojekt, 2*, 103.

Zerres, C., & Breyer-Mayländer, T. (2024). Social-Media-Nutzung und -Verhalten: Aktuelle Statistiken junger Social-Media-Nutzer aus Deutschland (No. 76). Arbeitspapiere für Marketing und Management.

Prof. Dr. Daniel Schmid ist seit 2020 an der IU Internationale Hochschule als Professor für Allgemeine Betriebswirtschaftslehre, insbesondere Marketing, tätig. Nach dem Studium und der Promotion arbeitete er zunächst in einer internationalen Unternehmensberatung. Danach war er über 20 Jahre in einem internationalen Dienstleistungsunternehmen tätig. Als Vorstand verantwortete er u. a. die Bereiche Marketing und Strategie. Zuletzt war er Bereichsdirektor eines der größten internationalen Kinderhilfswerke der Welt. Aktuelle Themen seiner Forschung sind digitales Marketing, E-Commerce, Personalmarketing und Nachhaltigkeitsmanagement.

Digitales Empowerment im Gesundheitswesen – Herausforderungen und Chancen bei der Implementierung von agilen Managementprinzipien

Susanna Minder und Samantha Pickl

Zusammenfassung

Durch die Anforderungen der digitalen Transformation steht das Gesundheitswesen vor tiefgreifenden Herausforderungen, die innovative Ansätze auch in Führung und Organisation erfordern. Agile Managementprinzipien als Antwort auf die digitale Transformation gelten als vielversprechende Lösungen. Doch ihre Implementierung stößt im Gesundheitswesen auf erhebliche Hürden. Dieser Beitrag untersucht, welche strukturellen, kulturellen und individuellen Faktoren die erfolgreiche Einführung agiler Methoden im Gesundheitswesen beeinflussen. Methodisch stützt sich die Arbeit auf eine systematische Literaturrecherche, die den aktuellen Stand der Forschung analysiert, sowie auf weiterführende Empfehlungen zu empirischen Erhebungen. Mit praxisnahen Überlegungen liefert der Beitrag einen Leitfaden zur Einführung agiler Prinzipien. Gleichzeitig bietet der Beitrag eine Grundlage für die weiterführende Forschung und inspiriert den wissenschaftlichen Diskurs über die Zukunft von Management- und Führungsstrukturen zur Unterstützung der digitalen Transformation im Gesundheitswesen.

Schlüsselwörter

Agile Managementprinzipien · Führung · Organisation

S. Minder (✉)
Duales Studium - BWL, IU Internationale Hochschule, München, Bayern, Deutschland
E-Mail: susanna.minder@iu.org

S. Pickl
IU Internationale Hochschule, München, Bayern, Deutschland

© Der/die Autor(en), exklusiv lizenziert an Springer-Verlag GmbH, DE, ein Teil von Springer Nature 2026
H. Schwendemann et al. (Hrsg.), *Digitales Empowerment im Gesundheitswesen,*
https://doi.org/10.1007/978-3-662-72469-9_7

1   Einleitung

Das **Gesundheitswesen** steht vor tiefgreifenden **Veränderungen.** Steigende Behandlungszahlen, zunehmender Fachkräftemangel und eine immer komplexere Regulierungslandschaft setzen Gesundheitseinrichtungen, Fachkräfte und Entscheidungstragende unter enormen Druck (Busse et al., 2022, S. 122). Gleichzeitig erfordern digitale Innovationen eine effizientere Prozessgestaltung, während die Erwartungen an eine qualitativ hochwertige, menschenzentrierte Versorgung stetig steigen (Sorge et al., 2022, S. 53).

Doch während sich viele Wirtschaftsbranchen bereits an agile Strukturen angepasst haben, bleibt das Gesundheitswesen oft von starren Hierarchien, langwierigen Entscheidungswegen und ineffizienten Strukturen geprägt, die notwendige Innovationen erschweren (Pfannstiel et al., 2017a, S. 45). Wie kann das Gesundheitswesen diesen Herausforderungen begegnen?

Ein vielversprechender Lösungsansatz ist die Implementierung **agiler Managementprinzipien.** Ursprünglich aus der Softwareentwicklung stammend, haben sie sich in dynamischen und komplexen Branchen bewährt und werden zunehmend auch im Gesundheitswesen eingesetzt (Beck et al., 2001). Agile Methoden setzen auf Selbstorganisation, schnelle Anpassungsfähigkeit und iterative Verbesserungsprozesse, um effizienter und flexibler auf Veränderungen reagieren zu können (Majd und Majd, 2023, S. 21).

Die Potenziale agiler Methoden sind vielversprechend: Studien zeigen, dass sie Entscheidungsprozesse beschleunigen, Wartezeiten reduzieren und die Zusammenarbeit zwischen Fachkräften optimieren können (Jonnalagadda et al., 2019; Komus & Kuberg, 2017). Die „Status-Quo-Agile"-Studie ergab beispielsweise, dass 73 % der befragten Organisationen durch den Einsatz agiler Methoden deutliche Effizienzsteigerungen feststellen konnten (Komus & Kuberg, 2017). Darüber hinaus konnte durch die Anwendung agiler Prinzipien die Betreuung kostenintensiver Patienten- und Patientinnengruppen verbessert und die Rekrutierung für klinische Studien beschleunigt werden (Jonnalagadda et al., 2019).

Doch während agile Methoden in vielen Wirtschaftssektoren bereits etabliert sind, gestaltet sich ihre Einführung im Gesundheitswesen oft schwierig. Regulatorische Vorgaben, bestehende hierarchische Strukturen und eine fehlende Erfahrung mit agilen Arbeitsweisen sind nur einige der zentralen **Herausforderungen** (Füreder & Andorfer, 2024, S. 10). Insbesondere die Delegation der Verantwortung spielt eine entscheidende Rolle, da das Gesundheitswesen traditionell stark auf klare Hierarchien und zentralisierte Entscheidungswege setzt (Sorge et al., 2022, S. 61).

Trotz dieser Hindernisse zeigen aktuelle Forschungsergebnisse, dass agile Managementmethoden dazu beitragen können, die Effizienz von Gesundheitsdienstleistungen zu steigern, die interdisziplinäre Zusammenarbeit zu verbessern und die berufliche Zufriedenheit der Fachkräfte zu erhöhen (Spreckelsen & Mitter, 2022). Hierbei entscheiden die Art der Führung und der Anwendung von agilen Managementmethoden stark über die Ausprägung des digitalen Empowerments bei den Mitarbeitenden sowie die organisationale Anpassung an die sich ständig verändernden Umstände im Gesundheitswesen.

So ergaben Studien, dass **agile Transformationen** nicht nur die Flexibilität in der Versorgung steigern, sondern auch die Resilienz von Teams gegenüber Krisensituationen stärken können (Jonnalagadda et al., 2019). Agiles Management legt somit den Grundstein, um die digitale Transformation im Gesundheitswesen nachhaltig voranzubringen.

Dieser Beitrag analysiert die Chancen und Herausforderungen der Implementierung agiler Prinzipien im Gesundheitswesen und gibt praxisnahe Handlungsempfehlungen, wie agile Methoden erfolgreich eingeführt und nachhaltig etabliert werden können. Dabei werden sowohl strukturelle als auch kulturelle Einflussfaktoren betrachtet, die für eine erfolgreiche Transformation entscheidend sind.

2   Hintergrund und Stand der Forschung

Agile Managementprinzipien sind ein moderner Ansatz zur Organisationsführung, der ursprünglich in der Softwareentwicklung entstand und zunehmend in anderen Branchen Anwendung findet, darunter das Gesundheitswesen. Sie fördern Selbstorganisation, iterative Prozesse und eine kontinuierliche Anpassung an sich verändernde Rahmenbedingungen (Beck et al., 2001; Majd und Majd, 2023, S. 21).

2.1   Definition und Grundlagen agiler Managementprinzipien

Das „Manifesto for Agile Software Development" (Beck et al., 2001) definiert vier zentrale Werte agiler Prinzipien:

- Individuen und Interaktionen über Prozesse und Werkzeuge – Der Fokus liegt auf der direkten Zusammenarbeit und Flexibilität, anstelle auf starren Prozessen (Beck et al., 2001; Füreder & Andorfer, 2024, S. 5).
- Funktionierende Ergebnisse statt umfassender Dokumentation – Iterative Verbesserungen ermöglichen praxisnahe Lösungen (Beck et al., 2001; Jonnalagadda et al., 2019).
- Zusammenarbeit mit Stakeholdern statt Vertragsverhandlungen – Eine enge Abstimmung mit Beteiligten verbessert die Anpassungsfähigkeit (Beck et al., 2001; Pfannstiel et al., 2017a, S. 89).
- Reagieren auf Veränderungen anstatt einer strikten Planverfolgung – Agilität setzt auf Anpassung statt rigider Langfristplanung (Beck et al., 2001; Helmold, 2023, S. 169–174).

Methoden wie **Scrum, Kanban** und **SAFe** (Scaled Agile Framework) wurden erfolgreich in vielen Branchen eingeführt. Im Gesundheitswesen gewinnen sie an Bedeutung, um traditionelle hierarchische Strukturen in flexiblere, interdisziplinäre Teams zu überführen (Pfannstiel et al., 2017a, S. 34). Empirische Untersuchungen zeigen, dass agile Methoden in der Notfall- und Intensivmedizin zu verkürzten Entscheidungszeiten und einer besseren interdisziplinären Zusammenarbeit beitragen können (Füreder & Andorfer, 2024, S. 221).

2.2   Relevanz agiler Prinzipien im Gesundheitswesen

Das Gesundheitswesen steht vor steigenden regulatorischen Anforderungen, wachsenden Behandlungszahlen und einem zunehmenden Fachkräftemangel. Diese Herausforderungen erfordern moderne Managementansätze, die eine effiziente Organisation und Anpassungsfähigkeit ermöglichen (Angerer, 2021, S. 118).

Empirische Studien belegen, dass agile Methoden durch iterative Verbesserungsprozesse und eine frühzeitige Einbindung aller Beteiligten in Entscheidungsprozesse eine effizientere Ressourcennutzung ermöglichen (Pfannstiel et al., 2017b, S. 72). Beispielsweise konnte durch den Einsatz agiler Arbeitsweisen in deutschen Kliniken die durchschnittliche Wartezeit um 25 % reduziert und die Versorgungsqualität verbessert werden (Komus & Kuberg, 2017).

Internationale Fallstudien, insbesondere aus Skandinavien, zeigen, dass agile Methoden die interdisziplinäre Zusammenarbeit zwischen medizinischem Fachpersonal optimieren und die Patientenzufriedenheit signifikant steigern (Füreder & Andorfer, 2024, S. 5–28). Auch in der digitalen Gesundheitsversorgung tragen agile Prinzipien dazu bei, die Anpassungsgeschwindigkeit neuer Technologien zu erhöhen und die Implementierung digitaler Lösungen zu beschleunigen (Deloitte, 2023).

Diese Erkenntnisse unterstreichen, dass agile Prinzipien konkrete Lösungen für bestehende Herausforderungen im Gesundheitswesen bieten und langfristig zur Optimierung von Versorgungsstrukturen beitragen können (Busse et al., 2022, S. 93).

2.3   Forschungsstand und bestehende Herausforderungen

Während agile Managementprinzipien in der Wirtschaft umfassend erforscht sind, befindet sich die wissenschaftliche Auseinandersetzung mit ihrer Anwendung im Gesundheitswesen noch in einer frühen Phase (Amelung und Schumacher, 2000; Ischep, 2022).

Zentrale Forschungsfragen betreffen:

- Regulatorische Rahmenbedingungen: Die Integration agiler Methoden in bestehende rechtliche und qualitative Vorgaben des Gesundheitswesens (Füreder & Andorfer, 2024, S. 5–28).
- Kulturelle Akzeptanz: Die Implementierung agiler Prinzipien in traditionell hierarchische medizinische Einrichtungen (Pfannstiel et al., 2021, S. 109).
- Langfristige Effektivität: Auswirkungen agiler Prinzipien auf Kostenreduktion, Arbeitsbelastung und Versorgungsqualität (Komus & Kuberg, 2017).

Dennoch existieren bereits erste wissenschaftlich fundierte Fallstudien, die positive Effekte agiler Methoden belegen. Eine Untersuchung durch Bain & Company

(Jonnalagadda et al., 2019) zeigt, dass agile Methoden die Betreuung kostenintensiver Patientinnen und Patienten effizienter gestalten und die Rekrutierung für klinische Studien beschleunigen können. Studien aus Notaufnahmen belegen zudem eine Reduktion von Entscheidungsverzögerungen um bis zu 30 % sowie eine signifikante Verbesserung der interdisziplinären Zusammenarbeit (Komus & Kuberg, 2017).

Zusammenfassend belegen diese Forschungsergebnisse das Potenzial agiler Methoden zur Verbesserung von Prozessen und Versorgungsstrukturen im Gesundheitswesen. Allerdings sind weitere langfristige, wissenschaftliche Studien erforderlich, um evidenzbasierte Handlungsempfehlungen für eine flächendeckende Implementierung abzuleiten (Busse et al., 2022, S. 55–129).

3   Fragestellung und Zielsetzung

Um agile Managementprinzipien im Gesundheitswesen besser zu verstehen, untersucht dieser Beitrag folgende zentrale Fragen:

- Welche strukturellen, kulturellen und individuellen Faktoren beeinflussen die Implementierung agiler Managementmethoden im Gesundheitswesen?
- Welche Herausforderungen bestehen bei der Anwendung agiler Methoden in einem stark regulierten Umfeld?
- Wie können agile Prinzipien dazu beitragen, Prozesse effizienter zu gestalten und die interdisziplinäre Zusammenarbeit zu verbessern?

Das Ziel dieser Untersuchung ist es, praxisnahe Empfehlungen zur Einführung agiler Methoden im Gesundheitswesen zu formulieren. Die Analyse basiert auf einer systematischen Literaturrecherche, die vorhandene wissenschaftliche Erkenntnisse zu agilen Managementprinzipien im Gesundheitswesen aufarbeitet und bewertet. Dabei sollen sowohl Erfolgsfaktoren als auch potenzielle Hindernisse identifiziert werden.

4   Methodik

Zur Beantwortung der Forschungsfrage wurde eine Literaturrecherche durchgeführt, um bestehende wissenschaftliche Erkenntnisse zu agilen Managementprinzipien im Gesundheitswesen systematisch zu analysieren (Mayring, 2001; Webster & Watson, 2002). Die Recherche erfolgte in wissenschaftlichen Datenbanken wie PubMed, EBSCOhost, ScienceDirect und Springer Link. Dabei wurden sowohl theoretische Grundlagen als auch empirische Studien zur Implementierung agiler Methoden im Gesundheitswesen identifiziert (Busse et al., 2022; Pfannstiel et al., 2017b). Bei der Auswahl relevanter Literatur lag der Fokus auf wissenschaftlicher Qualität und inhaltlicher Relevanz.

Berücksichtigt wurden:

- Peerreviewte Fachartikel und Studien aus anerkannten wissenschaftlichen Quellen (Webster & Watson, 2002).
- Veröffentlichungen zu agilen Methoden, organisationalen Strukturen im Gesundheitswesen, Lean Healthcare und interdisziplinärer Zusammenarbeit (Busse et al., 2022; Mayring, 2001).
- Theoretische und empirische Arbeiten, die unterschiedliche Perspektiven auf die Anwendung agiler Managementmethoden im Gesundheitswesen bieten (Pfannstiel et al., 2017b; Webster & Watson, 2002).

5   Ergebnisse und Diskussion

Die Implementierung agiler Managementprinzipien im Gesundheitswesen bietet sowohl Potenziale zur Effizienzsteigerung als auch Herausforderungen in Bezug auf bestehende hierarchische Strukturen, regulatorische Vorgaben und kulturelle Widerstände. Studien zeigen, dass insbesondere starre Hierarchien und eine geringe Veränderungsbereitschaft die Einführung agiler Methoden erschweren (Füreder & Andorfer, 2024). Zudem erfordern regulatorische Anforderungen eine Anpassung agiler Prozesse an bestehende gesetzliche Vorgaben, um eine Compliance sicherzustellen (Brenner & Lobnig, 2022).

Untersuchungen belegen, dass gezielte Schulungsmaßnahmen, strukturelle Veränderungen und eine aktive Einbindung der Mitarbeitenden zentrale Erfolgsfaktoren für eine erfolgreiche Einführung agiler Methoden sind (Beyer & Jeske, 2022). Im stark regulierten Gesundheitswesen mit hohen Anforderungen an Qualität und Sicherheit können agile Methoden die interdisziplinäre Zusammenarbeit verbessern und die Patientenversorgung optimieren (Busse et al., 2022).

5.1   Barrieren der Implementierung agiler Prinzipien

Die Einführung agiler Methoden im Gesundheitswesen ist mit mehreren Herausforderungen verbunden:

- Hierarchische Strukturen und Kontrollverlustängste: Traditionelle Führungsmodelle basieren auf zentralisierten Entscheidungsprozessen, was die Selbstorganisation von Teams behindert (Oldhafer & Nolte, 2019). Widerstände gegen den Wandel treten insbesondere in stark regulierten Klinikstrukturen auf (Brenner & Lobnig, 2022).
- Kulturelle Widerstände: Viele Mitarbeitende empfinden agile Prinzipien als unsicher und bevorzugen feste Strukturen. Studien zeigen, dass eine Umstellung auf agile Strukturen durch ein gezieltes Changemanagement und Schulungen begleitet werden sollte (Füreder & Andorfer, 2024).

- Regulatorische Anforderungen: Strenge gesetzliche Vorgaben erfordern eine sorgfältige Anpassung agiler Methoden an Compliancerichtlinien (Börchers, 2024). Krankenhäuser müssen sicherstellen, dass flexible Managementansätze die bestehenden Qualitäts- und Sicherheitsstandards einhalten.

Diese Faktoren verdeutlichen, dass eine erfolgreiche Einführung agiler Methoden nicht nur eine technische oder prozessuale, sondern auch eine tiefgehende kulturelle Transformation erfordert.

5.2   Erfolgsfaktoren für eine gelungene Implementierung

Eine erfolgreiche ganzheitliche Implementierungsstrategie agiler Prinzipien, die sowohl strukturelle als auch kulturelle Anpassungen umfasst, setzt gezielte Maßnahmen voraus. Studien zeigen, dass insbesondere folgende Faktoren entscheidend sind:

- Schulungen und Weiterbildungsprogramme: Eine gezielte Schulung der Mitarbeitenden fördert die Akzeptanz agiler Methoden und erleichtert den kulturellen Wandel (Lux & Matusiewicz, 2022). Kliniken mit kontinuierlichen Fortbildungsprogrammen erzielen höhere Erfolgsquoten bei der Implementierung agiler Prinzipien (Beyer & Jeske, 2022).
- Anpassung der Unternehmenskultur: Eine offene Fehlerkultur und flexible Strukturen sind essenziell für eine erfolgreiche Implementierung. Die Förderung einer positiven Feedbackkultur trägt maßgeblich zur Akzeptanz agiler Methoden bei (Napp, 2024).
- Neudefinition von Rollen und Verantwortlichkeiten: Führungskräfte sollten als Mentorinnen oder Mentoren agieren und Teams zur Selbstorganisation ermutigen. Eine klare Definition von Verantwortlichkeiten erleichtert die Umsetzung agiler Prinzipien (Reuter-Herkner, 2020).

5.3   Praxisrelevanz agiler Methoden im Gesundheitswesen

Agile Managementansätze haben sich in verschiedenen Gesundheitseinrichtungen als effektive Instrumente zur Optimierung von Versorgungsprozessen bewährt. Beispielsweise konnte in einem skandinavischen Krankenhaus durch die Einführung agiler Teams die durchschnittliche Reaktionszeit auf kritische Behandlungsfälle reduziert werden (Majd und Majd, 2023). Ebenso wurden durch den Einsatz agiler Methoden in einer deutschen Universitätsklinik die Fehlerquote in kritischen Behandlungsprozessen gesenkt und die interdisziplinäre Zusammenarbeit verbessert (Beyer & Jeske, 2022; Pfannstiel et al., 2017a).

Diese empirischen Erkenntnisse verdeutlichen, dass agile Prinzipien nicht nur zu einer höheren Versorgungsqualität, sondern auch zu einer effizienteren Ressourcennutzung beitragen können. Durch strukturierte Feedbackmechanismen, eine flexible Teamorganisation und eine verstärkte Delegation von Entscheidungsprozessen werden medizinische Fachkräfte entlastet, was sich wiederum positiv auf die Patientenschaft auswirkt.

Insbesondere tägliche Stand-up-Meetings und iterative Behandlungspläne ermöglichen eine schnellere Anpassung an unerwartete Entwicklungen und verbessern die interdisziplinäre Kommunikation (Tolf, 2017). Erste Pilotprojekte in deutschen Kliniken zeigen, dass durch eine agilere Prozesssteuerung Behandlungsabläufe effizienter gestaltet werden können, ohne die Versorgungsqualität zu gefährden (Beyer & Jeske, 2022; Deloitte, 2023).

Zusammenfassend lassen sich drei zentrale Vorteile agiler Methoden im Gesundheitswesen hervorheben:

1. Effizienzsteigerung: Kürzere Entscheidungswege und optimierte Patientenkoordination reduzieren Wartezeiten und verbessern den Ressourceneinsatz.
2. Höhere Behandlungsqualität: Agile Prozesse fördern eine kontinuierliche Anpassung an die Bedürfnisse der Patientinnen und Patienten und verbessern die interdisziplinäre Abstimmung.
3. Stärkere Mitarbeitendenmotivation: Mehr Eigenverantwortung und flachere Hierarchien führen zu einer positiven Arbeitskultur und besseren Teamdynamiken.

Diese Erkenntnisse zeigen das transformative Potenzial agiler Prinzipien im Gesundheitswesen. Eine strategische, evidenzbasierte Implementierung agiler Methoden erfordert jedoch eine systematische, wissenschaftliche Begleitung sowie weitere empirische Studien, um nachhaltige Effekte und langfristige Auswirkungen auf die Versorgung von Patienten und Patientinnen sowie die klinische Effizienz umfassend zu evaluieren.

6 Ausblick und Handlungsempfehlung

Die Einführung agiler Managementprinzipien bietet vielversprechende Potenziale für das Gesundheitswesen. Die bisherigen Erkenntnisse zeigen, dass agile Methoden Effizienzsteigerungen, eine verbesserte interdisziplinäre Zusammenarbeit und eine höhere Mitarbeitendenzufriedenheit ermöglichen können. Gleichzeitig existieren jedoch erhebliche Herausforderungen, insbesondere in Bezug auf hierarchische Strukturen, regulatorische Anforderungen und kulturelle Widerstände. Dieses Kapitel fasst die zentralen Erkenntnisse zusammen, beleuchtet bestehende Forschungslücken und formuliert praxisnahe Handlungsempfehlungen für eine erfolgreiche Implementierung.

6.1 Zentrale Erkenntnisse

Agile Managementprinzipien können wesentlich zur Optimierung von Versorgungsprozessen beitragen. Studien zeigen, dass insbesondere die Verkürzung von Entscheidungswegen, eine stärkere Eigenverantwortung der Teams und die kontinuierliche Anpassung an Veränderungen die Qualität und Effizienz der Versorgung von Patientinnen und Patienten verbessern können (Beyer & Jeske, 2022; Napp, 2024).

Dennoch zeigt sich, dass die Implementierung agiler Prinzipien tiefgehende strukturelle und kulturelle Anpassungen erfordert. Führungskräfte spielen hierbei eine Schlüsselrolle: Sie müssen sich von einer rein hierarchischen Steuerung lösen und verstärkt als Mentorinnen und Mentoren sowie Moderierende agieren (Lux & Matusiewicz, 2022; Preußig, 2019). Eine offene Fehlerkultur, interdisziplinäre Zusammenarbeit und gezielte Delegation sind essenziell für den Erfolg (Busse et al., 2022).

6.2　Forschungsbedarf

Obwohl erste Studien positive Effekte agiler Methoden belegen, bestehen weiterhin Forschungslücken in mehreren Bereichen:

- Langzeitwirkung und Nachhaltigkeit: Es fehlen empirische Langzeitstudien zur Sicherheit der Patientinnen und Patienten, klinischen Effizienz und betriebswirtschaftlichen Auswirkungen agiler Managementmethoden (Beyer & Jeske, 2022; Brenner & Lobnig, 2022).
- Regulatorische und rechtliche Aspekte: Datenschutz, Compliance und Qualitätsstandards stellen zentrale Herausforderungen dar, die einer weiteren wissenschaftlichen Untersuchung bedürfen (Napp, 2024).
- Vergleichsstudien: Der Vergleich verschiedener agiler Ansätze in unterschiedlichen Gesundheitseinrichtungen könnte dazu beitragen, Best Practices zu identifizieren (Füreder & Andorfer, 2024).

Ein erfolgreiches Beispiel für die Implementierung agiler Methoden ist das „Lean-Healthcare"-Programm in den Niederlanden, das zu einer Reduktion der Wartezeiten um 30 % und einer Steigerung der Patientenzufriedenheit führte (Börchers, 2024; Moraros et al., 2016). Solche Studien liefern wertvolle Erkenntnisse für zukünftige Forschungsansätze und die Weiterentwicklung agiler Methoden im Gesundheitswesen.

6.3　Handlungsempfehlungen für die Praxis

Auf Basis der bisherigen Erkenntnisse lassen sich folgende praxisnahe Maßnahmen ableiten, um agile Prinzipien erfolgreich in das Gesundheitswesen zu integrieren:

1. Agile Schulungen und Qualifikationsprogramme: Regelmäßige Weiterbildungen zu agilen Methoden wie Scrum, Kanban oder **Lean Healthcare** fördern das Verständnis und die Akzeptanz agiler Prozesse bei den Mitarbeitenden (Deloitte, 2023; Güthoff, 2023; Preußig, 2019; Thurnes et al., 2020; Tolf, 2017).

2. Transparente Kommunikation und Feedbacksysteme: Die Einführung von Stand-up-Meetings, Retrospektiven und iterativen Feedbackprozessen ermöglicht eine kontinuierliche Anpassung und Verbesserung der Arbeitsprozesse (Beyer & Jeske, 2022; Helmold, 2023; Lux & Matusiewicz, 2022).
3. Gezielte Delegation und klare Verantwortlichkeiten: Eine strukturierte Zuweisung von Aufgaben und Entscheidungsbefugnissen stärkt die Selbstorganisation und Eigenverantwortung innerhalb der Teams (Börchers, 2024; Füreder & Andorfer, 2024; Preußig, 2019; Schirmer et al., 2023).
4. Strukturelle Anpassungen und interdisziplinäre Zusammenarbeit: Die Etablierung flexibler Teamstrukturen und eine enge Kooperation zwischen ärztlichem Personal, Pflegenden und Verwaltungsmitarbeitenden tragen maßgeblich zur erfolgreichen Implementierung agiler Methoden bei (Amelung und Schumacher, 2000; Börchers, 2024; Jonnalagadda et al., 2019).

Durch die Kombination dieser Maßnahmen können die Akzeptanz agiler Methoden erhöht und die Transformation hin zu einem flexibleren, effizienteren Gesundheitswesen unterstützt werden. Trotz regulatorischer Herausforderungen zeigen empirische Beispiele, dass agile Prinzipien nachhaltig zur Verbesserung von Versorgungsstrukturen beitragen können (Beyer & Jeske, 2022; Hager, 2024; Preußig, 2019; Schirmer et al., 2023; Spreckelsen & Mitter, 2022; Thurnes et al., 2020; Vilain, 2023).

7 Fazit

Der Führungsansatz der Implementierung agiler Managementprinzipien im Gesundheitswesen bietet ein erhebliches Potenzial zur Optimierung von Effizienz, Qualität und Flexibilität. Während traditionelle Hierarchien und starre Entscheidungsprozesse oft als Hindernisse für Innovationen wirken, zeigen empirische Studien, dass gezielte Weiterbildungsmaßnahmen, eine offene Fehlerkultur und eine verstärkte Delegation von Verantwortung die Einführung agiler Methoden erheblich erleichtern (Pfannstiel et al., 2021). Besonders in dynamischen Versorgungsbereichen, wie der Notfall- und Intensivmedizin, haben agile Ansätze bewiesen, dass sie Wartezeiten reduzieren, Entscheidungswege optimieren und die Sicherheit der Patientinnen und Patienten erhöhen können (Börchers, 2024; Deloitte, 2023; Oldhafer & Nolte, 2019; Preußig, 2019). Gleichzeitig erfordert ihre nachhaltige Implementierung im Rahmen der digitalen Transformation im Gesundheitswesen einen tiefgreifenden kulturellen Wandel sowie eine gezielte Anpassung regulatorischer Rahmenbedingungen, um bestehende Qualitäts- und Sicherheitsstandards einzuhalten (Schirmer et al., 2023; Tolf, 2017).

Langfristige Erfolgsfaktoren für die Integration agiler Prinzipien umfassen die stärkere Einbindung interdisziplinärer Teams, eine flexible Rollenverteilung und datenbasierte Feedbackmechanismen zur kontinuierlichen Verbesserung (Füreder & Andorfer, 2024). Erste Pilotprojekte zeigen, dass agile Methoden nicht nur zu einer effizienteren Versorgung der Patientinnen und Patienten, sondern auch zu einer erhöhten Arbeitszufriedenheit und verbesserten Teamdynamik führen können (Busse et al., 2022; Spreckelsen & Mitter, 2022).

Trotz dieser positiven Entwicklungen besteht weiterhin Forschungsbedarf, insbesondere hinsichtlich der langfristigen Auswirkungen agiler Methoden auf klinische Effizienz, betriebswirtschaftliche Aspekte und Sicherheit der Patientinnen und Patienten. Regulatorische Herausforderungen wie Datenschutz, Compliance und Qualitätsstandards sind zentrale Forschungsfragen, die durch gezielte empirische Studien weiter untersucht werden müssen. Besonders langfristige Mixed-Methods-Analysen sowie randomisierte kontrollierte Studien (RCTs) könnten dazu beitragen, evidenzbasierte Handlungsempfehlungen für eine breite Implementierung zu entwickeln (Pfannstiel et al., 2021; RIGBY et al., 2019; Schirmer et al., 2023; Spreckelsen & Mitter, 2022; Vilain, 2023).

Ein Beispiel für den erfolgreichen Einsatz agiler Methoden ist das niederländische „Lean-Healthcare"-Programm, das eine signifikante Reduktion der Wartezeiten und eine verbesserte Behandlungskoordination ermöglicht (Ärzteblatt, 2024; Helmold, 2023; Thurnes et al., 2020). Solche Best Practices verdeutlichen, dass agile Methoden nicht nur ein theoretisches Konzept darstellen, sondern bereits nachweisbare Verbesserungen in der Praxis erzielen können.

Agiles Management ist kein kurzfristiger Trend, sondern eine essenzielle Strategie für die nachhaltige Transformation des Gesundheitswesens. Die evidenzbasierte Umsetzung und strategische Integration agiler Prinzipien sind entscheidend, um langfristige Verbesserungen in der Versorgungsqualität, der Mitarbeitendenmotivation und der organisatorischen Effizienz zu gewährleisten (Ärzteblatt, 2024; Beyer & Jeske, 2022; Güthoff, 2023; Helmold et al., 2023, Pfannstiel et al., 2021; Tolf, 2017). Dabei erfordert die erfolgreiche Skalierung dieser Methoden nicht nur eine wissenschaftliche Begleitung, sondern auch eine umfassende strukturelle und kulturelle Neuausrichtung (Beyer & Jeske, 2022; Helmold et al., 2023; Komus & Kuberg, 2017; Preußig, 2019).

Dieser Beitrag legt den Grundstein für eine vertiefte Analyse der Erfolgsfaktoren und Herausforderungen agiler Führung im Gesundheitswesen. Wenn Agilität als Standard im Gesundheitswesen etabliert werden soll, müssen Forschung, Praxis und Führungskultur in enger Abstimmung weiterentwickelt werden – für ein resilientes, zukunftssicheres und auf die Bedürfnisse der behandelten Personen zentriertes Gesundheitssystem.

Literatur

Amelung, V. E., und Schumacher, H. (2000). *Managed Care: Neue Wege im Gesundheitsmanagement* (2. Aufl.). Gabler. https://doi.org/10.1007/978-3-322-93154-2.

Angerer, A. (Hrsg.). (2021). *New Healthcare Management* (1. Aufl.). MWV. https://doi.org/10.32745/9783954666751.

Ärzteblatt, D. Ä. G., & Redaktion Deutsches. (2024, Januar 12). Lean Healthcare in der ambulanten Versorgung: Partizipativer Ansatz aus der japanischen Philosophie. Deutsches Ärzteblatt. https://www.aerzteblatt.de/archiv/pdf/d361576c-ad0f-461b-a906-3e711de7d32a.

Beck, K., Beedle, M., Van Bennekum, A., Cockburn, A., Cunningham, W., Fowler, M., Grenning, J., Highsmith, J., Hunt, A., Jeffries, R., Kern, J., Marick, B., Martin, R. C., Mellor, S., Schwaber, K., Sutherland, J., & Thomas, D. (2001). Manifesto for Agile Software Development.

Beyer, S., & Jeske, R. (2022). Transformationale Führung und agile Methoden im Pflegemanagement von Akutkrankenhäusern – auf dem Weg zum Magnetstatus. In G. Lux & D. Matusiewicz (Hrsg.), *Pflegemanagement und Innovation in der Pflege* (S. 173–189). Springer Fachmedien Wiesbaden. https://doi.org/10.1007/978-3-658-35631-6_14.

Börchers, K. (2024). Herausforderungen disruptiver Transformationen im Krankenhaus. In K. Börchers, *Agile Audits im Krankenhaus* (S. 63–74). Springer Fachmedien Wiesbaden. https://doi.org/10.1007/978-3-658-44339-9_6

Brenner, G., und Lobnig, H. (2022). Das Krankenhaus als lernende Organisation während der Pandemie: Herausforderungen und Learnings. *Gruppe. Interaktion. Organisation. Zeitschrift für Angewandte Organisationspsychologie (GIO), 53*(3), 379–387. https://doi.org/10.1007/s11612-022-00640-x.

Busse, R., Schreyögg, J., & Stargardt, T. (Hrsg.). (2022). *Management im Gesundheitswesen: Das Lehrbuch für Studium und Praxis* (5. Aufl., 2022). Springer Berlin Heidelberg. https://doi.org/10.1007/978-3-662-64176-7.

Deloitte. (2023, November). Agile Methoden im Krankenhaus | Deloitte Deutschland. Deloitte. https://www.deloitte.com/de/de/Industries/life-sciences-health-care/perspectives/agile-methoden-im-krankenhaus.html.

Füreder, N., & Andorfer, V. (2024). Organisationale Resilienz und die Rolle von Führungskräften im Hinblick auf geplante Veränderungsprozesse in Organisationen des Gesundheitswesens. *Zeitschrift für Gemeinwirtschaft und Gemeinwohl, 47*(1), 5–28. https://doi.org/10.5771/2701-4193-2024-1-5

Güthoff, S. (2023, Januar 10). Ärztinnen und Ärzte in Führung: Leichter ein agiles Mindset fördern. ÄRZTESTELLEN. https://aerztestellen.aerzteblatt.de/de/redaktion/aerztinnen-und-aerzte-fuehrung-leichter-ein-agiles-mindset-foerdern.

Hager, L. (2024). Managementansätze im Gesundheitswesen. In C. Kurscheid, N. Balke-Karrenbauer, & J. Mollenhauer (Hrsg.), *Gesundheitsökonomie und Versorgungswissenschaft* (S. 1–18). Springer. https://doi.org/10.1007/978-3-662-66798-9_52-1.

Helmold, M. (2023). Lean Management im Gesundheitswesen. In M. Helmold, *Lean Management und Kaizen* (S. 169–174). Springer International Publishing. https://doi.org/10.1007/978-3-031-19692-8_17.

Helmold, M., Laub, T., Flashar, B., Fritz, J., & Dathe, T. (2023). Qualität neu denken: Innovative, virtuelle und agile Ansätze entlang der Wertschöpfungskette. *Springer Fachmedien Wiesbaden*. https://doi.org/10.1007/978-3-658-40220-4

Ischep, S. (2022). Change management in the health care sector. Financing of Austrian and German hospitals with a focus on the billing models DRG and LKF as well as the resulting necessary change approaches to eliminate the shortage of skilled workers,to increase the security of medical care and patient welfare. https://research.ebsco.com/linkprocessor/plink?id=2442de8b-28d2-3c11-8b3b-dc3d3b0d4c5b.

Jonnalagadda, K., Fleisch, D., Hultman, P., und Berez, S. (2019, Oktober 18). Wie agile Methoden die Innovation im Gesundheitswesen fördern (Bain und Company, Hrsg.). https://www.bain.com/de/insights/how-agile-is-powering-healthcare-innovation/.

Komus, A., & Kuberg, M. (2017, Juli). Status Quo Agile: Studie zu Verbreitung und Nutzen agiler Methoden. Eine empirische Untersuchung (GPM Deutsche Gesellschaft für Projektmanagement e.V., Hrsg.). https://www.gpm-ipma.de/fileadmin/user_upload/Wissen/Studien/ergebnis-status-quo-agile-studie-2017.pdf.

Lux, G., & Matusiewicz, D. (Hrsg.). (2022). *Pflegemanagement und Innovation in der Pflege: Wie sich Mensch und Maschine sinnvoll ergänzen.* Springer Fachmedien. https://doi.org/10.1007/978-3-658-35631-6.

Majd, S., & Majd, Z. (2023). Agile Management in Healthcare System. *Integrated Research in Health and Disease Journal, 1*, 21–31. https://doi.org/10.61627/irhdj.86962044.

Mayring, P. (2001). Combination and Integration of Qualitative and Quantitative Analysis. *Forum Qualitative Sozialforschung/Forum: Qualitative Social Research, 2*(1), 1. https://doi.org/10.17169/fqs-2.1.967.

Moraros, J., Lemstra, M., & Nwankwo, C. (2016). Lean interventions in healthcare: Do they actually work? A systematic literature review. *International Journal for Quality in Health Care, 28*(2), 150–165. https://doi.org/10.1093/intqhc/mzv123

Napp, B. (2024). Führungskräfte und die Gesundheit Ihrer Teams: Wir haben Einfluss! *kma – Klinik Management aktuell, 29*(07/08), 3–3. https://doi.org/10.1055/s-0044-1793858.

Oldhafer, M., & Nolte, F. (2019). Organisation: Agilität im Krankenhaus – Chance oder Utopie? *kma - Klinik Management aktuell, 24*(S 01), S24–S26. https://doi.org/10.1055/s-0036-1595740.

Pfannstiel, M. A., Da-Cruz, P., & Mehlich, H. (Hrsg.). (2017a). *Digitale Transformation von Dienstleistungen im Gesundheitswesen I.* Springer Fachmedien Wiesbaden. https://doi.org/10.1007/978-3-658-12258-4.

Pfannstiel, M. A., Da-Cruz, P., & Mehlich, H. (Hrsg.). (2017b). *Digitale Transformation von Dienstleistungen im Gesundheitswesen II.* Springer Fachmedien Wiesbaden. https://doi.org/10.1007/978-3-658-12393-2

Pfannstiel, M. A., Siedl, W., & Steinhoff, P. F.-J. (Hrsg.). (2021). *Agilität in Unternehmen: Eine praktische Einführung in SAFe® und Co.* Springer Fachmedien Wiesbaden. https://doi.org/10.1007/978-3-658-31001-1.

Preußig, J. (with Sichart, S.). (2019). *Agiles Führen: Aktuelle Methoden für moderne Führungskräfte* (1. Aufl., 2018). Haufe-Lexware GmbH und Co. KG.

Reuter-Herkner, C. (2020, Februar 6). Unternehmenskultur: Wie agiles Arbeiten Mitarbeitende zufriedener macht. ÄRZTESTELLEN. https://aerztestellen.aerzteblatt.de/de/redaktion/arzt-und-klinik/unternehmenskultur-wie-agiles-arbeiten-mitarbeitende-zufriedener-macht.

Rigby, D. K., Sutherland, J., & Noble, A. (2019). Das agile Unternehmen. *Harvard Business Manager, 1*, 32–42.

Schirmer, M. M., Mayer, C. M., und Mütze-Niewöhner, S. (2023, Januar 1). Führung im Gesundheitswesen: Wie Ansätze aus der Führungsforschung zur Bewältigung herausfordernder Führungssituationen spielerisch in einer digitalen Lernanwendung vermittelt werden können. Dortmund : GfA Press C.8.13, 1–6 (2023). https://doi.org/10.18154/RWTH-2023-02564 ; Nachhaltig Arbeiten und Lernen – Analyse und Gestaltung lernförderlicher und nachhaltiger Arbeitssysteme und Arbeits- und Lernprozesse : Dokumentation des 69. Arbeitswissenschaftlichen Kongresses, Hannover, 01.03. bis 03.03.2023 ; Nachhaltig Arbeiten und Lernen - Analyse und Gestaltung lernförderlicher und nachhaltiger Arbeitssysteme und Arbeits- und Lernprozesse : Dokumentation des 69. Arbeitswissenschaftlichen Kongresses, Hannover, 01.03. bis 03.03.2023 69. Kongress der Gesellschaft für Arbeitswissenschaft, GfA 2023, Hannover, Germany, 2023-03-01–2023-03-03, Germany, Europe. https://research.ebsco.com/linkprocessor/plink?id=6183ad69-911c-3bb8-9b4f-e1a18b8ccfef.

Sorge, M., Willmer, K., & Maier, A. (2022). Mit LUTZ Führung lernen. *Pflegezeitschrift, 75*(4), 53–56. https://doi.org/10.1007/s41906-022-1223-y

Spreckelsen, J., & Mitter, A. (2022, Februar 2). Doing Agile vs. Being Agile—Unsere neue Studie „Agile Pulse 2022" (BearingPoint, Hrsg.). https://www.bearingpoint.com/de-de/publikationen-and-events/publikationen/studie-agile-pulse-2022/.

Thurnes, C. M., Graupp, P., Berendsen, G., Thurnes, A., & Versteeg, D. (2020). TWI im Gesundheitswesen – Das System von innen heraus innovieren. In M. A. Pfannstiel, K. Kassel, & C. Rasche (Hrsg.), Innovationen und Innovationsmanagement im Gesundheitswesen (S. 213–238). Springer Fachmedien Wiesbaden. https://doi.org/10.1007/978-3-658-28643-9_13.

Tolf, S. (2017). Lean, agile, and lean and agile hospital management: Responses to introducing choice and competition in public health care [Karolinska Institutet, Dept of Learning, Informatics, Management and Ethics]. https://research.ebsco.com/linkprocessor/plink?id=21f-2f7e3-dad3-33ea-80a9-aa880eabf23b.

Vilain, M. (with Schulz, C.). (2023). Schatten der Zukunft – wie Megatrends die Sozial- und Gesundheitswirtschaft verändern: New Work und Innovation (1. Aufl.). Nomos Verlagsgesellschaft.

Webster, J., & Watson, R. (2002). Analyzing the Past to Prepare for the Future: Writing a Literature Review. MIS Q. https://www.semanticscholar.org/paper/Analyzing-the-Past-to-Prepare-for-the-Future%3A-a-Webster-Watson/2d1ce5f4b8d57fa659ed7e49a50531180f0e0fef.

Frau Prof. Dr. Susanna Minder ist seit 2017 Professorin für Gesundheitsmanagement an der IU Internationale Hochschule am Campus in München. Ihre Schwerpunkte in der Lehre sind unterschiedliche Themen im Kontext des Gesundheitswesens. Sie studierte an der Technischen Fachhochschule Berlin und schloss ihr Studium dort mit Prädikatsauszeichnung ab. Neben mehrjähriger Praxiserfahrung in verschiedenen internationalen und deutschen Unternehmen nahm sie ein berufsbegleitendes Promotionsstudium an der University of Latvia, Riga, auf und promovierte über Organisations- und Personalentwicklungsprozesse im betriebswirtschaftlichen Kontext. Ihre englischsprachige Promotion wurde vom Freistaat Bayern im Rahmen eines Promotionsstipendiums zur Förderung herausragender Nachwuchswissenschaftler gefördert. Auf zwei internationalen Konferenzen erhielt Frau Prof. Dr. Minder außerdem jeweils den Best Paper Award für die Präsentation ihrer wissenschaftlichen Arbeiten. Ihre Forschungsschwerpunkte sind Themen der digitalen Transformation im Gesundheitswesen, der Prävention und Gesundheitsvorsorge sowie Gesundheitskompetenz und Führung im Gesundheitswesen.

Frau Samantha Pickl ist duale Studentin im Bereich Gesundheitsmanagement an der IU Internationale Hochschule. Sie verfügt über praktische Erfahrung im Praxismanagement und der Prozessoptimierung, die sie zunächst in einer allgemeinmedizinischen Praxis sammelte. Seit einem Jahr ist sie in einer MVZ-Gruppe im Operationsteam tätig und übernimmt dort koordinative Aufgaben im operativen Management. Ab dem 01.04.2025 wird sie als Junior-MVZ-Koordinatorin tätig sein und ihre praktische Expertise weiter vertiefen. Ihr Forschungsschwerpunkt liegt auf agilen Managementmethoden in der Gesundheitsversorgung, insbesondere im Bereich Delegation und Führung. Langfristig plant sie eine wissenschaftliche Vertiefung im Rahmen eines Masterstudiums, um innovative Ansätze für eine effiziente und nachhaltige Gesundheitsversorgung zu entwickeln.

Digitales Empowerment für die Patientenversorgung

Einflussfaktoren für digitale Therapieadhärenz

Empowerment für selbstbestimmte Patientinnen und Patienten

Brit Schneider und Sophie Brenner

Zusammenfassung

Digitale Gesundheitsanwendungen (DiGA) bieten ein großes Potenzial für eine personalisierte und niedrigschwellige Versorgung. Dennoch zeigen Studien hohe Abbruchraten, was die therapeutische Wirksamkeit erheblich einschränkt. Der vorliegende Beitrag untersucht patientenbezogene Einflussfaktoren auf die Adhärenz – also das Ausmaß, in dem Patient:innen gemeinsam mit Behandelnden vereinbarte therapeutische Empfehlungen tatsächlich umsetzen – bei digitalen Therapien und zeigt auf, wie gezieltes Empowerment die Nutzung verbessern kann. Mit einer strukturierten Literaturrecherche wurden sechs zentrale personenbezogene Einflussfaktoren identifiziert: Digitalkompetenz, Akzeptanz und Vertrauen in digitale Therapien, persönliches Gesundheitsbewusstsein und Selbstwirksamkeit, Wahrnehmung von Barrieren, Angst und gesundheitliche Bedrohung sowie Widerstand gegen Veränderungen. Die Ergebnisse zeigen, dass insbesondere Vertrauen, Motivation und digitale Fähigkeiten entscheidend für die Therapietreue sind. Gleichzeitig wirken sich allgemeine Ängste und technologische Skepsis eher hemmend aus, während konkrete gesundheitliche Bedrohungen die Adhärenz fördern können. Anhand von Fallbeispielen werden typische Herausforderungen und Lösungsansätze illustriert. Der Beitrag leitet daraus konkrete Empfehlungen für digitales Empowerment ab, etwa durch eine benutzerfreundliche App-Gestaltung, sprachliche Zugänglichkeit, gezielte

B. Schneider · S. Brenner (✉)
IU Internationale Hochschule GmbH, Erfurt, Deutschland
E-Mail: sophie.brenner@iu.org

B. Schneider
E-Mail: brit.schneider@iu.org

© Der/die Autor(en), exklusiv lizenziert an Springer-Verlag GmbH, DE, ein Teil von Springer Nature 2026
H. Schwendemann et al. (Hrsg.), *Digitales Empowerment im Gesundheitswesen*,
https://doi.org/10.1007/978-3-662-72469-9_8

Schulungsangebote und begleitendes Coaching. Ziel ist es, digitale Gesundheitslösungen inklusiver zu gestalten und Patient:innen zu befähigen, ihre Gesundheit aktiv mitzugestalten. Die Analyse verdeutlicht, dass Empowerment nicht nur eine technische Unterstützung umfasst, sondern auch psychosoziale Aspekte wie Motivation, Gesundheitskompetenz und Vertrauen adressieren muss. Nur durch ein ganzheitliches Verständnis von Adhärenz und gezielte Empowermentstrategien lässt sich das volle Potenzial digitaler Therapien im Versorgungsalltag entfalten.

Schlüsselwörter

Digitale Gesundheitsanwendungen · Therapieadhärenz · Digitalkompetenz

1 Hintergrund

Herausforderung digitale Adhärenz

Die zunehmende Verbreitung **digitaler Gesundheitsanwendungen (DiGA),** auch als „Apps auf Rezept" bekannt, bietet Chancen für eine personalisierte, leicht zugängliche Versorgung. Studien zeigen jedoch hohe Abbruchraten: Bis zu 80 % der Nutzenden beenden die Anwendungen vorzeitig (Beintner et al., 2019; Jakob et al., 2022). Technologische Hürden, mangelnde Alltagstauglichkeit und fehlendes Feedback führen besonders in den ersten zwei Wochen zu vorzeitigen Therapieabbrüchen (Fuente-Vidal et al., 2022; Hasnan et al., 2022). Angesichts der großen Heterogenität des Angebots an digitalen Therapien und ihrer Anforderungen an die Nutzenden spielen die Fähigkeit und Bereitschaft der Patientinnen und Patienten zur korrekten Anwendung bei dieser Therapieform eine besonders große Rolle.

Was ist „Adhärenz"?

Adhärenz beschreibt das Ausmaß, in dem Patientinnen und Patienten gemeinsam mit ihren Behandlerinnen und Behandlern vereinbarte therapeutische Empfehlungen befolgen. Im Gegensatz zur passiven „Compliance" betont der Begriff die partnerschaftliche, patientenzentrierte Zusammenarbeit (Sabaté & WHO, 2003) und schließt neben der medikamentösen Therapietreue auch die Befolgung empfohlener Verhaltensweisen, die Nutzung digitaler Interventionen und das Führen von Symptomtagebüchern ein.

Die WHO beschreibt fünf zentrale Einflussfaktoren auf die Adhärenz, die heute als analytischer Bezugsrahmen für Forschung und Versorgung gelten (Sabaté & WHO, 2003):

(1) Sozioökonomisch, z. B. Bildungsstand, finanzielle Ressourcen
(2) Patientenbezogen, z. B. Motivation, kognitive Fähigkeiten
(3) Krankheitsbezogen, z. B. Einfluss der Symptomatik auf das Wohlbefinden
(4) Therapiebezogen, z. B. Komplexität, Nebenwirkungen
(5) Systembezogen, z. B. Kommunikation, Versorgungszugang

Ursprünglich für analoge Prozesse wie die Medikamenteneinnahme entwickelt, lassen sich die Faktoren (1), (2), (3) und (5) auch auf digitale Therapien übertragen, während es bei therapiebezogenen Aspekten (4) Unterschiede gibt. Digitale Anwendungen sind flexibler und beziehen Nutzende aktiv ein, etwa durch kognitive Verhaltenstherapie, Tagebuchfunktionen und **Gamification.** Diese Elemente sind oft personalisierbar. Zukünftig werden auch Chat-Bots und KI-Elemente eine größere Rolle spielen.

Moderne digitale Therapien müssen in klinischen Studien ihre Wirksamkeit und Sicherheit nachweisen. Ihre Effektivität hängt von der korrekten Nutzung ab, die im klinischen Setting intensiv überwacht wird. In der Praxis treten jedoch Adhärenzprobleme auf, die den therapeutischen Nutzen mindern. Um die Lücke zwischen Soll- und Ist-Nutzung zu schließen, sind Strategien zur Steigerung der Adhärenz notwendig.

Forschungsfrage
Während sozioökonomische, krankheits- und systembezogene Adhärenzfaktoren sich nicht einfach verändern lassen, können patienten- und therapiebezogene Faktoren gezielt verbessert werden. Dieser Artikel geht der Frage nach, wie sich die Adhärenz bei digitalen Therapien durch gezieltes **Empowerment** fördern lässt. Der Fokus dieser Arbeit liegt dabei insbesondere auf den patientenbezogenen Faktoren.

## 2	Methodik

Zur Identifikation von Adhärenzfaktoren bei digitalen Therapien, die sich durch Empowerment gezielt beeinflussen lassen, erfolgte eine Recherche in den Datenbanken PubMed und EBSCO. Aufgrund der Neuartigkeit von DiGA wurde gezielt nach Studien der letzten 10 Jahre (ab 2014) gesucht, ohne dass jedoch eine explizite Einschränkung auf DiGA vorgenommen wurde. Berücksichtigt wurden nur solche Studien, die die Adhärenz bei der Behandlung einer spezifischen Erkrankung untersuchten und in denen statistisch gemessene Effekte berichtet wurden. Studien, die auf Befragungen und Einschätzungen basierten, wurden wegen möglicher Verzerrungen ausgeschlossen (Flett et al., 2019). Artikel zur Arzneimitteladhärenz sowie Studien zu Kindern und elterlicher Pflege wurden ebenfalls nicht berücksichtigt. Anschließend wurden die Volltexte hinsichtlich der Adhärenzfaktoren gemäß WHO-Definition klassifiziert und auf patientenbezogene Faktoren untersucht. Abschließend wurden die Ergebnisse bewertet, um festzustellen, wie die Faktoren durch Empowerment beeinflusst werden können, und Handlungsempfehlungen abgeleitet.

## 3	Ergebnisse

Insgesamt wurden aus den untersuchten Studien sechs patientenbezogene Faktoren mit sehr unterschiedlichem Einfluss auf die Adhärenz identifiziert.

Digitalkompetenz

Die Untersuchung des Einflusses der Digitalkompetenz auf die Adhärenz lieferte unterschiedliche Ergebnisse, je nachdem, wie die Kompetenz gemessen und welche Art von Erkrankung behandelt wird. Ein systematischer Review von Patoz et al. (2021) zeigte, dass Personen mit vorheriger Smartphonenutzung eine signifikant höhere Adhärenz in der Therapie bipolarer Störungen aufweisen (p = 0,04). Hassan et al. (2023) untersuchten ebenfalls den Einfluss der Smartphonenutzung und stellten für die Behandlung von Psychosen fest, dass Personen mit eigenem Smartphone im Vergleich zu Personen mit Leihgeräten eine signifikant höhere Nutzungshäufigkeit der digitalen Intervention zeigten (p = 0,011). Sie wiesen darauf hin, dass die mentalen Probleme der Betroffenen zu einem Mangel an digitalen Fähigkeiten und damit zu einem „**digital divide**" führen könnten. Brusniak et al. (2020) untersuchten die Nutzung von Monitoring-Apps während der Schwangerschaft. Technische Fähigkeiten blieben in dieser Studie ohne Einfluss (p = 0,63), was auf die einmalige Erfassung der Kompetenz über einen Fragebogen bei bereits laufender Studie und das geringe Durchschnittsalter der Teilnehmerinnen zurückzuführen sein könnte. Fuhr et al. (2018) maßen die Digitalkompetenz in ihrer Studie zur Nutzung einer Internetanwendung gegen Depression anhand der Internetnutzung vor der Studie. Auch hier zeigte sich kein signifikanter Einfluss.

Akzeptanz und Vertrauen in digitale Therapien

Offenheit und positive Erwartungen gegenüber digitalen Therapien zeigen in mehreren Studien überwiegend positive Effekte auf die Adhärenz. Bei Wenger et al. (2024) steigerte das Vertrauen in die Effektivität einer Internetanwendung gegen Depression die Adhärenz signifikant (p < 0,05). Positive Erwartungen an das Tool führten ebenfalls zu einer höheren Adhärenz (p < 0,001). Sanchez-Ortuno et al. (2023) beschrieben dies in ihrer Studie gegen Schlaflosigkeit als eine sich selbst erfüllende Prophezeiung: Personen, die digitale Behandlungen akzeptieren und ihnen vertrauen, achten von Beginn an stärker auf positive Aspekte der Therapie. In ihrer Studie wurde zunächst ein Schlaftagebuch eingeführt, begleitet von einer virtuellen Assistentin, die den Teilnehmenden die Bedeutung des Tagebuchs erklärte. Erst im Anschluss wurde die eigentliche Intervention zur Verfügung gestellt. Diese Vorgehensweise führte dazu, dass sich bereits in der Erhebungsphase eine Reduktion der Schlaflosigkeit einstellte. Der reduzierte Schweregrad vor Beginn der eigentlichen Behandlung wirkte sich schließlich positiv auf die Adhärenz aus.

Zahed et al. (2023) untersuchen die wahrgenommene Nützlichkeit einer Bluthochdruck-App als Teil einer Reihe von möglichen adhärenzfördernden Variablen. Die Forschenden verwenden das **Health Belief Model (HBM)** und das **Technology Acceptance Model (TAM),** um den Einfluss von Wahrnehmungen und Überzeugungen auf das Gesundheitsverhalten zu analysieren. Im Gegensatz zu Studien zur psychischen Gesundheit zeigte sich, dass die Nützlichkeit der App weder die Adhärenz (p = 0,86) noch die Absicht einer App-Nutzung (p = 0,44) beeinflusste.

Fallbeispiel 1: Frühes Scheitern der digitalen Therapie

Frau Müller, 62 Jahre alt, lebt in einer ländlichen Gemeinde und hat wenig Erfahrung im Umgang mit digitalen Technologien. Sie hat einen niedrigen Bildungsstand, liest nicht gern und findet sich in der Flut an digitalen Gesundheitsinformationen nicht zurecht. Frau Müller vertraut ihrer Hausärztin, bei der sie schon lange in Behandlung ist. Die gesamte Digitalisierung der Gesellschaft ist ihr jedoch suspekt. Ihre Tochter hat ihr vor einiger Zeit ein Smartphone geschenkt, welches sie jedoch kaum nutzt. Bei Frau Müller wurde kürzlich Bluthochdruck diagnostiziert, der nun mit Medikamenten behandelt wird. Der Behandlungserfolg soll mit einer App zur Überwachung ihres Bluthochdrucks kontrolliert werden. Zudem gibt die App Handlungsempfehlungen zu gesundheitsfördernden Verhaltensweisen. Die Ergebnisse werden direkt an die Ärztin übermittelt, sodass sie die Behandlung bei Bedarf anpassen kann.

Die Person in diesem Fallbeispiel weist Merkmale auf, die ein frühes Scheitern der Therapie wahrscheinlich machen. Frau Müller hat eine geringe Digitalkompetenz, wenig Smartphoneerfahrung und mangelndes Vertrauen in digitale Therapien. Um Menschen mit diesen Eigenschaften nicht von der digitalen Versorgung auszuschließen, ist es wichtig, zunächst Vertrauen aufzubauen. Die Hausärztin sollte die Vorteile der App für die Gesundheit erklären und die Sorgen ihrer Patientin ernst nehmen. Schulungsmaterialien in verschiedenen Formaten (Text, Video, Audio), eine einfache Navigation, Sprachunterstützung und eine altersgerechte Aufbereitung der Inhalte können Bedenken abbauen und die Nutzung fördern.

Persönliches Gesundheitsbewusstsein und Selbstwirksamkeit
Damit Menschen bereit sind, sich auf digitale Therapien einzulassen, müssen sie sich ihres gesundheitsschädlichen Verhaltens bewusst sein, über ausreichend Handlungsmotivation verfügen und das Vertrauen besitzen, den eigenen Gesundheitszustand aktiv beeinflussen zu können. In ihrer Studie zur Nutzung einer App gegen Tabakabhängigkeit kommen Zeng et al. (2016) zu dem Ergebnis, dass Personen mit geringerer Akzeptanz ihres Rauchverlangens eher adhärent waren ($p = 0{,}014$). Wenger et al. (2024) zeigen, dass bei Depressionen die Adhärenz höher ist, wenn Teilnehmende bereits aktiv Hilfe gesucht haben oder sich in Therapie befinden ($p = 0{,}009$ bzw. $p = 0{,}02$). In ihrer Studie zur Behandlung von Bluthochdruck stellen Zahed et al. (2023) fest, dass die wahrgenommene gesundheitliche Bedrohung positiv auf die Adhärenz wirkt ($p = 0{,}017$ und $p = 0{,}007$). Interessanterweise zeigt sich in der gleichen Studie, dass eine hohe Selbstwirksamkeit einen gegenteiligen Effekt hat ($p = 0{,}044$). Dies könnte auf eine Intentions-Verhaltens-Lücke zurückzuführen sein: Sobald erste Erfolge durch die eigene Verhaltensänderung realisiert werden, nehmen Vergesslichkeit und Selbstzufriedenheit zu und die Motivation, die Therapie fortzuführen, sinkt.

Wahrnehmung von Barrieren
Zahlreiche Barrieren können die Therapietreue beeinträchtigen. Solche Barrieren können entstehen, wenn bislang erhaltene Therapieempfehlungen noch nicht

ausreichend umgesetzt werden konnten, z. B. aus Angst vor Nebenwirkungen, aufgrund von zeitlichen Einschränkungen oder Datenschutzbedenken. Zahed et al. (2023) untersuchen in ihrer Studie, wie sich Patientinnen und Patienten mit Bluthochdruck verhalten, die zuvor Barrieren im Umgang mit ihrer Erkrankung wahrgenommen haben. In ihrer Studie findet sich zwar kein direkter Einfluss auf die Adhärenz, jedoch steigt die Bereitschaft, die digitale Therapie zu beginnen ($p = 0{,}016$). Dieses Ergebnis könnte darauf zurückzuführen sein, dass digitale Angebote im eigentlichen Sinne frei von Nebenwirkungen sind und zeit- und ortsunabhängig genutzt werden können.

> *Fallbeispiel 2: Vorzeitiger Abbruch nach kurzer Nutzung*
>
> *Herr Schmitt, 45 Jahre alt, arbeitet in einem stressigen Bürojob in der Innenstadt. Eine Wohnung in der Stadt kann er sich nicht leisten, weshalb er täglich längere Zeit pendeln muss. Zu Beginn seines Jobs war er voller Energie, die vielen Überstunden waren kein Problem. Mit der Zeit kam Herr Schmitt mit dem steigenden Druck in seinem Job jedoch immer schlechter zurecht. Er entwickelte zunehmend Symptome einer Depression. Auf einen Therapieplatz muss Herr Schmitt lange warten, weshalb sein Hausarzt ihm zur Überbrückung eine digitale Gesundheitsanwendung zur Behandlung seiner Depression verordnet hat. Diese ist ihm jedoch zu unpersönlich. Trotz ausreichender Digitalkompetenz fehlt es Herrn Schmitt an ausreichend Motivation. Er bricht die Nutzung der App schließlich innerhalb der zweiten Woche ab.*

Bei Herrn Schmitt zeigen sich Nutzungsbarrieren durch seinen stressigen Berufsalltag. Er fühlt sich allein gelassen und erkennt die Therapieeffekte nicht sofort. Direkte Unterstützungsangebote durch einen Coach oder Therapeuten fehlen. Personalisierbare Erinnerungen und flexible Zeitpläne könnten helfen, die App in seinen Alltag zu integrieren. Die Integration von positivem Feedback kann helfen, die Motivation und das Engagement zu fördern. Zudem lassen sich zunehmend virtuelle Sitzungen und Coachingangebote in Apps integrieren, um anfängliche Probleme zu überwinden und die Nutzung zur Routine zu machen.

Angst und Wahrnehmung gesundheitlicher Bedrohungen
Während sich das Gesundheitsbewusstsein und eine hohe Motivation positiv auf die Adhärenz auswirken können, ist der Effekt von Angst diesbezüglich nicht eindeutig. In der Studie von Seng et al. (2018) zum Einfluss von Angst, Nervosität und Sorgen auf die Nutzung einer App gegen Kopfschmerzen zeigten Personen mit einem höheren Angstscore eine signifikant geringere Wahrscheinlichkeit, das Programm abzuschließen. In der Studie von Brusniak et al. (2020) zur Schwangerschaft bleibt Angst hingegen ohne signifikanten Effekt auf die Adhärenz. Zahed et al. (2023) untersuchten ihrerseits, wie sich die wahrgenommene Bedrohung einer Hypertonie auf die Nutzung einer digitalen Intervention auswirkt. Im

Unterschied zu einer allgemeinen Ängstlichkeit resultiert die Angst in dieser Studie konkret aus den möglichen Folgen der chronischen Erkrankung. Zahed et al. (2023) kommen zu dem Ergebnis, dass die Wahrnehmung einer gesundheitlichen Bedrohung sowohl die Nutzungsabsicht (p = 0,017) als auch auf die Adhärenz (p = 0,007) positiv beeinflusst.

Widerstand gegen Veränderungen

Zwei Studien untersuchen, wie sich der Widerstand gegenüber Veränderungen auf die Adhärenz auswirkt. In der Studie von Fuhr et al. (2018) bleiben eine allgemeine Skepsis gegenüber digitalen Therapien sowie Sorgen über die zunehmende Technologisierung ohne signifikante Wirkung. Auch die Vorteile einer größeren Anonymität führten nicht zu vermehrter Nutzung. Bei Zahed et al. (2023) wird für Personen, die einen größeren Widerstand gegen Veränderungen aufweisen, ebenfalls kein Einfluss auf die Adhärenz festgestellt. Allerdings findet sich in dieser Studie ein signifikant negativer Effekt auf die Bereitschaft, die Intervention überhaupt zu beginnen (p = 0,006).

> *Fallbeispiel 3: Hohe Nutzungsadhärenz*
>
> *Frau Salim, 30 Jahre alt, IT-Spezialistin, lebt in einer Großstadt und raucht täglich bis zu 20 Zigaretten. Sie ist technikaffin und hoch motiviert, ihren Gesundheitszustand zu verbessern, da ihr die gesundheitlichen Risiken des Rauchens zunehmend bewusst werden. Nach einiger Recherche und einem Gespräch mit ihrem Hausarzt entscheidet sie sich, eine digitale Therapie-App zur Unterstützung bei der Rauchentwöhnung zu nutzen. Die erfolgreichen klinischen Studien der App, von der ihr der Hausarzt berichtet, überzeugen sie. Sie integriert die App in ihre tägliche Routine und nutzt sie wie empfohlen mindestens 10 Minuten täglich.*

Frau Salim vereint mehrere Faktoren, die ihre Adhärenz fördern. Dank ihrer guten Digitalkompetenz stellen technische Aspekte keine Hürde dar. Sie besitzt eine ausgeprägte Gesundheitskompetenz und hat sich im Vorfeld mit den negativen Folgen des Rauchens auseinandergesetzt, was zu einem starken Gesundheitsbewusstsein geführt hat. Um ihre Motivation langfristig zu erhalten, könnten ein Belohnungssystem und Gamificationelemente nützlich sein, um die Erfolge und Meilensteine zu feiern. Eine Vernetzung über eine Onlinecommunity kann eine zusätzliche Motivation bieten und auch andere Teilnehmende anspornen.

Tab. 1 fasst die zentralen Ergebnisse noch einmal zusammen.

Tab. 1 Patientenbezogene Einflussfaktoren auf digitale Adhärenz

Faktor	Beschreibung	Einfluss auf Adhärenz
Digitalkompetenz	Die Fähigkeit, digitale Technologien effektiv zu nutzen, kann die Adhärenz und die Nutzungshäufigkeit positiv beeinflussen.	Positiv bis neutral
Akzeptanz und Vertrauen in digitale Therapien	Vertrauen in digitale Therapien kann die Adhärenz fördern und zu besseren Behandlungsergebnissen beitragen. Positive Erwartungen beeinflussen bereits die frühe Nutzungsphase positiv.	Positiv bis neutral
Persönliches Gesundheitsbewusstsein und Selbstwirksamkeit	Ein hohes persönliches Gesundheitsbewusstsein und eine große Motivation zu Veränderungen fördern die Adhärenz. Ein zu großes Vertrauen in die eigene Selbstwirksamkeit kann jedoch zu Nachlässigkeit in der Nutzung führen.	Positiv bis negativ
Wahrnehmung von Barrieren	Bereits wahrgenommene Barrieren im Umgang mit der Erkrankung, z. B. bei bislang erfolglosen Therapieversuchen, können die Motivation zur Aufnahme einer digitalen Therapie steigern.	Positiv
Angst und Wahrnehmung gesundheitlicher Bedrohungen	Die Wahrnehmung von konkreten gesundheitlichen Bedrohungen beeinflusst die Nutzungsabsicht und die Adhärenz positiv. Allgemeine Ängstlichkeit wirkt sich hemmend aus.	Positiv bis negativ
Widerstand gegen Veränderungen	Allgemeine Skepsis gegenüber digitalen Therapien und die Sorge vor zunehmender Technologisierung haben keinen signifikanten Einfluss auf die Adhärenz. Widerstand gegen Veränderungen beeinflusst die Bereitschaft zur Therapieaufnahme negativ.	Neutral bis negativ

Quelle: Eigene Darstellung

4 Diskussion

Die analysierten Studien untersuchen insgesamt sechs patientenbezogene Faktoren, die die Adhärenz bei digitalen Therapien beeinflussen. Die gefundenen Effekte sind jedoch häufig nicht eindeutig. Eine hohe Digitalkompetenz ist in zwei Studien mit einer besseren Adhärenz verbunden, bleibt in zwei weiteren jedoch neutral. Positive Erwartungen und Vertrauen in digitale Therapien können nicht nur die Adhärenz fördern, sondern auch die Behandlungsergebnisse verbessern. Ein starkes Gesundheitsbewusstsein und Selbstwirksamkeit spielen ebenfalls eine entscheidende Rolle. Barrieren wie Angst vor Nebenwirkungen und Datenschutzbedenken können die Therapietreue beeinträchtigen, während spezifische Ängste und wahrgenommene Bedrohungen der Gesundheit die Adhärenz positiv beeinflussen. Widerstand gegen Veränderungen zeigt zwar keinen signifikanten Einfluss auf die Adhärenz, kann jedoch die Bereitschaft zur Therapieaufnahme mindern.

Dass sich in den Studien kein einheitliches Bild zeigt, ist auf mehrere Faktoren zurückzuführen. Hierzu zählen unter anderem Unterschiede in der untersuchten Population, den behandelten Erkrankungen sowie in den Inhalten, Designs und technischen Anforderungen der digitalen Lösungen. Hinzu kommen Unterschiede in den Studiensettings sowie in der organisatorischen und therapeutischen Begleitung der Teilnehmenden. Diese Unterschiede zeigen sich deutlich in den gefundenen Studien zur Digitalkompetenz, da es an standardisierten Messinstrumenten fehlt. Die Häufigkeit der Internetnutzung gibt zwar Hinweise auf die Digitalkompetenz, erlaubt aber keine Rückschlüsse auf die Fähigkeit, Informationen zu verarbeiten oder Empfehlungen umzusetzen. Gleiches gilt für die Nutzung von Smartphones als Indikator für die Kompetenz. Verzerrungen können darüber hinaus durch die Rekrutierung der Teilnehmenden über elektronische Medien entstehen (Fuhr et al., 2018), wodurch primär Menschen mit ausreichender Digitalkompetenz angesprochen werden. Zudem lassen sich die Ergebnisse kaum vergleichen, da jede Anwendung unterschiedliche Inhalte anbietet und unterschiedlich komplex zu bedienen ist. Für die Zukunft sind daher eine klare Definition und ein validiertes Instrument zur Erfassung der Digitalkompetenz notwendig.

Das Fehlen validierter Messinstrumente zeigt sich auch an den verschiedenen Methoden zur Messung der Adhärenz. Nur wenige Studien, wie die von Wenger et al. (2024) und Zeng et al. (2016), begründen ihre Adhärenzstandards. Einige Studien messen das Nutzungsvolumen, wie Sitzungsanzahl und -dauer, während andere ein zweistufiges Vorgehen wählen oder Mindestanforderungen an die Adhärenz festlegen. Seng et al. (2018) schlossen z. B. nur Teilnehmende ein, die die Plattform mindestens vier Tage nutzten, und ließen dadurch weniger adhärente Probanden außen vor. Bei Sanchez-Ortuno et al. (2023) wurden hingegen bereits vor Beginn der eigentlichen Behandlung Adhärenzfaktoren gemessen.

Bei der Interpretation der Ergebnisse sollte zudem nicht vernachlässigt werden, dass die unterschiedlichen Erkrankungsbilder mit unterschiedlichen patientenbezogenen Faktoren einhergehen. Sanchez-Ortuno et al. (2023) vermuteten in ihrer Studie mit depressiven Patientinnen und Patienten, dass diese durch die Selbstbeobachtung in der Anfangsphase Symptommuster erkannten und somit das Gefühl einer verbesserten Kontrolle über ihre eigene Gesundheit erlangten, woraus in der Studie letztlich ein Placeboeffekt resultierte. Im Gegensatz dazu wiesen Zahed et al. (2023) darauf hin, dass Erkrankte mit Bluthochdruck grundsätzlich eine geringere Selbstwirksamkeit aufwiesen als Personen mit anderen chronischen Erkrankungen. Bei diesen Patientinnen und Patienten könnten die positiven Effekte eines verbesserten Selbstmanagements zu Selbstzufriedenheit und in der Folge zu einer geringeren Adhärenz geführt haben. Ebenso uneindeutig ist der Effekt von Ängsten und Sorgen. Seng et al. (2018) betonten, dass Angst die Therapietreue beeinträchtigen kann. Sie empfahlen daher ein integriertes Stressmanagement, um

Stress und Belastung durch die App-Nutzung zu reduzieren. Im Gegensatz dazu kann Angst vor einer konkreten gesundheitlichen Bedrohung die Adhärenz fördern. In diesem Fall kann eine gezielte Aufklärung über die Folgen einer Erkrankung die Nutzung digitaler Therapien verbessern.

Eng mit dem Thema Angst verknüpft sind die Sorge vor einer zunehmenden Technologisierung der Behandlung und ein starker Widerstand gegen Veränderungen. Beide Faktoren können maßgeblich dafür sein, dass eine Therapie trotz eindeutiger Therapieempfehlung und Studienlage gar nicht erst begonnen und eine flächendeckende Akzeptanz digitaler Interventionen verhindert wird.

Die vorangegangenen Ergebnisse zeigen, dass die Effekte der untersuchten patientenbezogenen Faktoren unter anderem von der zugrunde liegenden Erkrankung abhängen. Hinzu kommt, dass in dieser Arbeit lediglich eine Adhärenzdimension der WHO untersucht wurde. So hängt z. B. das Ausmaß der Digitalkompetenz direkt vom Alter der Teilnehmenden, ihrem Geschlecht und ihrem Bildungsstand ab (sozioökonomische Faktoren). Die Schwere der Erkrankung und die daraus resultierende psychische Belastung sowie die Erkrankungsdauer (krankheitsbezogene Faktoren) können sich je nach Krankheitsbild positiv oder negativ auf die Adhärenz auswirken. Hinzu kommen technische (therapiebezogene) oder organisatorische (gesundheitssystembezogene) Barrieren, die sich förderlich oder hinderlich auswirken können.

Aus den Studienergebnissen wird deutlich, dass mangelnde digitale Kompetenzen und fehlende Motivation die Nutzung digitaler Therapien behindern und als Barriere wirken können. Daher sind Konzepte erforderlich, die zu mehr digitaler Inklusion führen (WHO Regional Office for Europe, 2023). Anderenfalls werden insbesondere ältere Menschen ohne ausreichende Vorkenntnisse von der digitalen Versorgung ausgeschlossen (Schneider et al., 2025). Brusniak et al. (2020) und Hassan et al. (2023) weisen zudem darauf hin, dass die Herkunft der Nutzenden eine große Rolle spielt. Personen mit ausländischem Hintergrund sehen sich häufiger mit Sprachbarrieren konfrontiert. Zusammen mit einem im Durchschnitt geringeren Bildungsstatus können die Anforderungen und Inhalte der App zu schwer verständlich, nachvollziehbar oder umsetzbar sein. Ein fehlendes Verständnis kann nicht nur die Motivation reduzieren, eine digitale Therapie kontinuierlich zu nutzen, sondern sich schon zuvor negativ auf die Intention der Nutzung auswirken.

Die Studie von Zahed et al. (2023) zeigt, dass sich ein Gesundheitscoaching positiv auf die Nutzung auswirken kann. Empowerment kann entweder durch diejenigen Personen erfolgen, die die App verordnen, oder aber durch die App selbst. Hier können verschiedene Arten der Wissensvermittlung, Entwicklungsverläufe, Erinnerungsfunktionen, Quizze oder Bewertungen innerhalb von Apps dazu führen, dass die Anwendenden ihre Gesundheit besser wahrnehmen und Strategien im Umgang mit ihrer Erkrankung erlernen.

Empfehlungen für digitales Empowerment

1. **Benutzerfreundlichkeit:** Leichte Bedienbarkeit, einfache Navigation und größere Schrift senken die Nutzungsbarrieren für Menschen mit geringer Digitalkompetenz.

2. **Sprachzugänglichkeit:** Sprachbarrieren lassen sich durch Inhalte in leichter Sprache abbauen.
3. **Schrittweiser Kompetenzaufbau:** Ältere Menschen, Personen mit ausländischem Hintergrund und Menschen mit psychischen Erkrankungen benötigen eine intensivere Unterstützung im Umgang mit digitalen Lösungen.
4. **Ganzheitliches Empowerment:** Neben technischen Fähigkeiten sollten Gesundheitsbewusstsein und Motivation gestärkt werden. Patientinnen und Patienten sollten verstehen, wie digitale Therapien zu ihrem Wohlbefinden beitragen.
5. **Stressmanagement:** Bei ängstlichen Personen kann ein Stressmanagement helfen, sich auf digitale Therapien einzulassen.
6. **Umgang mit Widerstand:** Sorgen über Veränderungen sollten ernst genommen und durch eine Aufklärung abgebaut werden, um den Therapieeinstieg zu erleichtern.
7. **Schulung der Leistungserbringenden:** Damit Leistungserbringende ihre Patientinnen und Patienten gut anleiten können, sind deren digitale Kompetenzen ebenfalls zu fördern.

Diese Empfehlungen zielen darauf ab, digitale Therapien zugänglicher und effektiver zu gestalten, indem sowohl Patient:innen als auch Leistungserbringende gestärkt werden.

5 Fazit

Eine digitale Adhärenz ist für den Erfolg moderner Gesundheitsanwendungen entscheidend. Diese Literaturanalyse zeigt, dass patientenbezogene Faktoren wie Digitalkompetenz, Gesundheitsbewusstsein und Vertrauen in digitale Therapien maßgeblich die Adhärenz beeinflussen. Durch ein gezieltes Empowerment können diese Faktoren positiv beeinflusst werden, was zu besseren Behandlungsergebnissen führt.

Die Förderung von Digitalkompetenz und die Anpassung von Anwendungen an individuelle Bedürfnisse sind zentrale Schritte, um Barrieren abzubauen. Sprachunterstützung und benutzerfreundliche Designs können den Zugang erleichtern, während Gesundheitscoaching und Stressmanagement die Selbstwirksamkeit und Motivation stärken.

Um das volle Potenzial digitaler Therapien auszuschöpfen, müssen sowohl Patient:innen als auch Leistungserbringende in ihren digitalen Fähigkeiten gestärkt werden. So können wir die Lücke zwischen Soll- und Ist-Nutzung schließen und den Mehrwert digitaler Gesundheitslösungen im Versorgungsalltag realisieren.

Glossar

Digitale Gesundheitsanwendung (DiGA): Eine DiGA ist eine staatlich zugelassene medizinische App, die zur Unterstützung bei der Erkennung, Behandlung oder Linderung von Krankheiten eingesetzt wird.

Gamification: Gamification bezeichnet den Einsatz spieltypischer Elemente wie Belohnungen oder Ranglisten in spielfremden Kontexten, um Motivation und Engagement zu fördern.

Empowerment: Empowerment beschreibt den Prozess, Menschen zu befähigen, selbstbestimmt zu handeln, informierte Entscheidungen zu treffen und Verantwortung für ihr eigenes Leben zu übernehmen.

Digital Divide: Der „digital divide" bezeichnet die soziale Kluft zwischen Menschen mit und ohne Zugang zu digitalen Technologien oder ausreichender digitaler Kompetenz.

Health Belief Model (HBM): Das Health Belief Model ist ein psychologisches Modell, das erklärt, wie persönliche Überzeugungen über Gesundheit und Krankheit das Verhalten beeinflussen.

Technology Acceptance Model (TAM): Das Technology Acceptance Model beschreibt, wie die wahrgenommene Nützlichkeit und Benutzerfreundlichkeit einer Technologie deren Akzeptanz und Nutzung beeinflussen.

Literatur

Beintner, I., Vollert, B., Zarski, A.-C., Bolinski, F., Musiat, P., Görlich, D., Ebert, D. D., & Jacobi, C. (2019). Adherence reporting in randomized controlled trials examining manualized multisession online interventions: systematic review of practices and proposal for reporting standards. *Journal of Medical Internet Research, 21*(8), Article e14181. https://doi.org/10.2196/14181

Brusniak, K., Arndt, H. M., Feisst, M., Haßdenteufel, K., Matthies, L. M., Deutsch, T. M., Hudalla, H., Abele, H., Wallwiener, M., & Wallwiener, S. (2020). Challenges in Acceptance and compliance in digital health assessments during pregnancy: prospective cohort study. *JMIR mHealth and uHealth, 8*(10), Article e17377. https://doi.org/10.2196/17377

Flett, J. A. M., Fletcher, B. D., Riordan, B. C., Patterson, T., Hayne, H., & Conner, T. S. (2019). The peril of self-reported adherence in digital interventions: A brief example. *Internet Interventions, 18*, Article 100267. https://doi.org/10.1016/j.invent.2019.100267

Fuente-Vidal, A., Guerra-Balic, M., Roda-Noguera, O., Jerez-Roig, J., & Montane, J. (2022). Adherence to eHealth-delivered exercise in adults with no specific health conditions: A scoping review on a conceptual challenge. *International Journal of Environmental Research and Public Health, 19*(16), 10214. https://doi.org/10.3390/ijerph191610214

Fuhr, K., Schröder, J., Berger, T., Moritz, S., Meyer, B., Lutz, W., Hohagen, F., Hautzinger, M., & Klein, J. P. (2018). The association between adherence and outcome in an Internet intervention for depression. *Journal of Affective Disorders, 229*, 443–449. https://doi.org/10.1016/j.jad.2017.12.028

Hasnan, S., Aggarwal, S., Mohammadi, L., & Koczwara, B. (2022). Barriers and enablers of uptake and adherence to digital health interventions in older patients with cancer: A systematic review. *Journal of Geriatric Oncology, 13*(8), 1084–1091. https://doi.org/10.1016/j.jgo.2022.06.004

Hassan, L., Eisner, E., Berry, K., Emsley, R., Ainsworth, J., Lewis, S., Haddock, G., Edge, D., & Bucci, S. (2023). User engagement in a randomised controlled trial for a digital health intervention for early psychosis (Actissist 2.0 trial). *Psychiatry Research, 329*, 115536. https://doi.org/10.1016/j.psychres.2023.115536.

Jakob, R., Harperink, S., Rudolf, A. M., Fleisch, E., Haug, S., Mair, J. L., Salamanca-Sanabria, A., & Kowatsch, T. (2022). Factors influencing adherence to mhealth apps for prevention or management of noncommunicable diseases: Systematic review. *Journal of Medical Internet Research, 24*(5), Article e35371. https://doi.org/10.2196/35371

Patoz, M.-C., Hidalgo-Mazzei, D., Pereira, B., Blanc, O., de Chazeron, I., Murru, A., Verdolini, N., Pacchiarotti, I., Vieta, E., Llorca, P.-M., & Samalin, L. (2021). Patients' adherence to smartphone apps in the management of bipolar disorder: A systematic review. *International Journal of Bipolar Disorders, 9*(1), 1–15. https://doi.org/10.1186/s40345-021-00224-6

Sabaté, E. & WHO (Hrsg.). (2003). *Adherence to long-term therapies: Evidence for action.* World Health Organization.

Sanchez-Ortuno, M. M., Pecune, F., Coelho, J., Micoulaud-Franchi, J. A., Salles, N., Auria-combe, M., Serre, F., Levavasseur, Y., de Sevin, E., Sagaspe, P., & Philip, P. (2023). Predictors of users' adherence to a fully automated digital intervention to manage insomnia complaints. *Journal of the American Medical Informatics Association : JAMIA, 30*(12), 1934–1942. https://doi.org/10.1093/jamia/ocad163

Schneider, B. S., Koerber, F., Kreuzenbeck, C. C. J., & Brenner, S. (2025). Wie lassen sich Hürden bei der Versorgung mit digitalen Gesundheitsanwendungen (DiGA) überwinden? Eine Betrachtung des Patientenpfads bei unipolarer Depression. *Bundesgesundheitsblatt – Gesundheitsforschung – Gesundheitsschutz, 68*(3), 336–344. https://doi.org/10.1007/s00103-024-04007-z.

Seng, E. K., Prieto, P., Boucher, G., & Vives-Mestres, M. (2018). Anxiety, Incentives, and Adherence to Self-Monitoring on a Mobile Health Platform: A Naturalistic Longitudinal Cohort Study in People With Headache. *Headache: The Journal of Head and Face Pain, 58*(10), 1541–1555. https://doi.org/10.1111/head.13422.

Wenger, F., Allenhof, C., Schreynemackers, S., Hegerl, U., & Reich, H. (2024). Use of random forest to predict adherence in an online intervention for depression using baseline and early usage data: Model development and validation on retrospective routine care log data. *JMIR Formative Research, 8*, Article e53768. https://doi.org/10.2196/53768

WHO Regional Office for Europe. (2023). *The ongoing journey to commitment and transformation: Digital health in the WHO European Region.* World Health Organization. https://cdn.who.int/media/docs/librariesprovider2/data-and-evidence/english-ddh-260823_7amcet.pdf?sfvrsn=4c674522_2&download=true.

Zahed, K., Markert, C., Dunn, P., & Sasangohar, F. (2023). Investigating the effect of an mHealth coaching intervention on health beliefs, adherence and blood pressure of patients with hypertension: A longitudinal single group pilot study. *Digital Health, 9*, 20552076231215904. https://doi.org/10.1177/20552076231215904

Zeng, E. Y., Heffner, J. L., Copeland, W. K., Mull, K. E., & Bricker, J. B. (2016). Get with the program: Adherence to a smartphone app for smoking cessation. *Addictive Behaviors, 63*, 120–124. https://doi.org/10.1016/j.addbeh.2016.07.007

Prof. Dr. Brit Schneider ist Professorin für Gesundheitsökonomie, Leiterin des Fachgebiets Gesundheit und Mitglied des Research Center for Public, Planetary and Digital Health an der IU Internationale Hochschule. In ihrer Forschung hat sie sich bereits intensiv mit den alters-, geschlechts- und bildungsspezifischen Unterschieden im Gesundheitsverhalten auseinandergesetzt und dazu international publiziert. Ihr aktuelles Forschungsinteresse fokussiert auf gesundheitsökonomische Fragestellungen rund um digitale Gesundheitsanwendungen, bestehende Versorgungshürden und Strategien zu deren Überwindung. Vor ihrer Professur war Brit Senior Consultant in einer auf den Gesundheitsmarkt spezialisierten Unternehmensberatung mit dem Schwerpunkt Market Access tätig. Für ihre Dissertation zu den Zusammenhängen von Gesundheit und Bildung erhielt sie 2008 den 12. Wissenschaftspreis der Gesellschaft für Recht und Politik im Gesundheitswesen.

Prof. Dr. Sophie Brenner ist Professorin für Healthcare Management und Head of Operations Content Creationan der IU Internationale Hochschule. In ihrer Forschung beschäftigt sie sich mit dem internationalen Vergleich von Gesundheitssystemen, Digital Health, Adhärenz sowie der evidenzbasierten Versorgung von Menschen mit chronischen Erkrankungen Ein besonderer Fokus liegt auf der digitalen Adhärenzforschung, die sie im Rahmen ihrer Promotion zur Leitlinienadhärenz bei Typ-2-Diabetes mit einer digitalen Entscheidungsunterstützungslösung vertiefte. Sophie kennt die Versorgungsstrukturen und -prozesse im Gesundheitswesen aus 8 Jahren einschlägiger Beratungspraxis. In ihrer Zeit bei Roche Diagnostics konnte sie Erfahrung mit Feldstudien für die Entwicklung klinischer Companion Diagnostic Assays sammeln. Sie verfügt über umfangreiche internationale Erfahrung in Asien, Europa, dem Nahen und Mittleren Osten sowie den USA.

Pilotstudie zum digitalen Empowerment: Evaluation eines App-gestützten Eigenübungsprogramms in der Rehabilitation

Solveig Klotz

Zusammenfassung

Das Ziel der vorliegenden Arbeit war es, im Rahmen einer prospektiven Studie zu untersuchen, welches System von Trainingsanwendungen Patienten und Patientinnen nach Gelenkersatz mehr zum Üben motiviert: ein App-gestütztes Eigenübungsprogramm oder ein analoges papiergestütztes Eigenübungsprogramm. Die Untersuchung fand im stationären Rehabilitationssetting statt. Dazu wurden drei Forschungsfragen gestellt: Erstens: Ist ein Eigenübungsprogramm für Patienten und Patientinnen mit einer Hüftgelenksendoprothese (HG-TEP) oder einer Kniegelenksendoprothese (KG-TEP) mittels App besser zur Motivationssteigerung geeignet als ein analoges Übungsprogramm? Zweitens: Bietet die App in der therapiefreien Zeit (Wochenende) eine zusätzliche Unterstützung in Bezug auf die Compliance der Patienten und Patientinnen? Drittens: Steigt durch das Training über die App gegenüber dem Analogprogramm die Zufriedenheit der Patienten und Patientinnen? Zur Beantwortung dieser Forschungsfragen wurde eine Pilotstudie in Form einer einfach verblindeten, randomisierten und kontrollierten zweiarmigen Parallelstudie durchgeführt. Patientinnen und Patienten wurden schriftlich mittels Fragebogen befragt, die sich stationär in einer Anschlussheilbehandlungsklinik nach einer Hüft- oder Kniegelenkimplantation befanden. Der Fragebogen beinhaltete geschlossene, halboffene und offene Fragestellungen, sodass die Datenauswertung sowohl quantitativ als auch qualitativ erfolgte. Die Ergebnisse zeigten, dass beide Übungsprogramme motivieren, wenn eine gute und strukturierte Einweisung stattfindet. Am Wochenende bietet die App eindeutig eine bessere

S. Klotz (✉)
Garmisch-Partenkirchen, Bayern, Deutschland
E-Mail: soli.klotz@gmail.com

Unterstützung in Bezug auf die Compliance der Patienten und Patientinnen. Das App-gestützte Programm erhöht die Zufriedenheit der Patientinnen und Patienten zwar im Vergleich nicht eindeutig, es ist jedoch eine deutliche Zufriedenheitstendenz in Richtung App zu beobachten. Weiterführende Forschungsansätze sollten auf die therapeutische Effektivität und den Erfolgseintritt, auf gezielte Ressourcenschonung der Mitarbeiter:innen und die Wirtschaftlichkeit von digitalen Übungsprogrammen abzielen.

Schlüsselwörter

App · Eigenübungsprogramm · Endoprothese · Motivation · Anschlussheilbehandlung (AHB)

1   Einleitung

Digitale Akten, Telemedizin, Videotherapie, Gesundheits-Apps – das sind nur einige von den Begriffen und Anwendungen, die mittlerweile auch im physiotherapeutischen Alltag angekommen sind. Die Digitalisierung schreitet rasant voran, nicht zuletzt getriggert durch die COVID-19-Pandemie, die zum Umdenken zwang und das Suchen von alternativen Lösungen zur herkömmlichen Therapie beschleunigte. Der berufliche Schwerpunkt der Autorin lag in der Nachbehandlung von Patient:innen mit Hüft- und Knieendoprothesen in einer Anschlussheilbehandlungsklinik. Auch hier wird das Thema „Übungsbehandlung mit digitaler Unterstützung" immer bedeutsamer. Fachkräftemangel, zeitliche Flexibilität und die Selbstbestimmtheit der Patient:innen sind nur einige Beispiele, die die Einbindung digitaler Arbeitsmittel vorteilhaft erscheinen lassen. In der Literatur sind Studien über telemedizinische Interventionen in der postrehabilitativen Phase der Nachbehandlung von Knie- oder Hüftendoprothesen zu finden, jedoch keine Untersuchungen zu digitalen Anwendungen während des stationären Aufenthaltes, der initialen, direkten Anschlussheilbehandlung.

In diesem Beitrag soll anhand der durchgeführten Pilotstudie geklärt werden, ob ein App–gestütztes Eigenübungsprogramm nach der Implantation einer Knie- oder Hüftgelenksendoprothese die Motivation zum selbstständigen Üben während des stationären Aufenthalts steigert, inwieweit die digitale Anwendung die Bereitschaft zur eigenen Mitarbeit der Patient:innen in einer therapiefreien Zeit beeinflusst und welche Auswirkung das digitale Medium auf die Zufriedenheit der Patient:innen hat.

Der vorliegende Beitrag beschreibt die Durchführung, Umsetzung und die Ergebnisse der von der Autorin durchgeführten Pilotstudie und gibt einen Ausblick auf die Praxisrelevanz im physiotherapeutischen Alltag.

Pilotstudie – Fragestellung

Die Studie hat sich mit dem Thema *„Motiviert ein App-gestütztes Übungsprogramm wirklich?"* beschäftigt. Untersucht wurden drei Forschungsfragen im Vergleich zwischen einer Interventionsgruppe und einer Kontrollgruppe.

1. Ist ein Eigenübungsprogramm für Patient:innen mit einer HG-TEP oder einer KG-TEP mittels App besser zur Motivationssteigerung geeignet als ein analoges Übungsprogramm?
2. Bietet die App in der therapiefreien Zeit (Wochenende) eine gute zusätzliche Unterstützung in Bezug auf die Patient:innencompliance?
3. Steigt durch das Training über die App gegenüber dem analogen Übungsprogramm die Patientenzufriedenheit, die Motivation, oder könnte man auch fragen: Haben die Patient:innen dann eher ein Ziel vor Augen?

2　Theoretischer Hintergrund

Motivation wird wie folgt definiert: „Zustand einer Person, der sie dazu veranlasst, eine bestimmte Handlungsalternative auszuwählen, um ein bestimmtes Ergebnis zu erreichen, und der dafür sorgt, dass diese Person ihr Verhalten hinsichtlich Richtung und Intensität beibehält" (Maier & Kirchgeorg, 2018). Einfacher ausgedrückt bezeichnet Motivation den Antrieb, ein Ziel zu erreichen. Im rehabilitativen Kontext stehen die individuellen Ziele der Patient:innen im Vordergrund. Die Erreichung der Ziele kann durch Motivierung und Mitarbeit gefördert werden. Patient:innen, die sich für die Implantation eines künstlichen Gelenkes entschieden haben, verfolgen das Ziel der körperlichen Wiederherstellung und den eigenen Anspruch auf ein unbehindertes, normales Leben.

In der Literatur werden zwei Arten von Motivationstheorien beschrieben. Die extrinsische und die intrinsische Motivation (Recklies, 2001, S. 2) Die extrinsische Motivation wird von äußeren positiven Verstärkern unterhalten. Das sind beispielsweise Übungen, die am Wochenende durchzuführen sind, oder auch das Lob der Therapeutin oder des Therapeuten. Auf Aspekte, die der inneren Interessenlage eines Individuums entsprechen, bezieht sich die intrinsische Motivation. Das sind Aspekte, bei denen es um selbstbestimmtes Handeln geht. Wenn die Patientin oder der Patient keine intrinsische Motivation mitbringt, das heißt, wenn der Wunsch, selbst gesteckte Ziele, wie die verlorene Lebensqualität oder eine gute Beweglichkeit, wieder zu erlangen, nicht vorhanden ist, wird weder die App noch das analoge Übungsprogramm Erfolg haben.

„Eine Endoprothese ist ein künstliches Implantat, wodurch eine partielle oder vollständige Wiederherstellung der Gelenkoberfläche möglich ist" (Diemer et al., 2017, S. 244). Sie wird bei stark arthrotisch veränderten Gelenken eingesetzt, wenn konservative, nichtoperative Therapiemaßnahmen nicht mehr greifen, der Leidensdruck der Betroffenen zu hoch und die Lebensqualität stark eingeschränkt ist. Ein künstlicher, endoprothetischer Gelenkersatz der Hüfte und des Knies gehört inzwischen zu den häufigsten und erfolgreichsten operativen Maßnahmen im

Bereich des Stütz- und Bewegungsapparates. Die kontinuierliche Weiterentwicklung der Materialien und der Operationstechnik sind ausschlaggebend für stetig steigende Operationserfolge (Jerosch & Heisel, 2007, S. 17). Deutschlandweit erfolgte im Jahr 2021 laut IQTIG allein bei ca. 160.000 Patient:innen die Implantation einer Hüftgelenkendoprothese. Einen Kniegelenkersatz erhielten im selben Jahr ca. 130.000 Patient:innen. Eine nicht unerhebliche Anzahl der operativ versorgten Personen, ca. 66.000 mit HG-TEP und ca. 58.000 mit einer KG-TEP, nahm eine stationäre Anschlussheilbehandlung in Anspruch (IQTIG, 2022).

3   Methodik Studiendesign

Alle Patient:innen, die in einem vierwöchigen Zeitraum zur stationären Anschlussheilbehandlung nach Knie- oder Hüftendoprothese in einer Rehabilitationsklinik behandelt wurden, wurden prospektiv erfasst. Die Klinik ist spezialisiert auf die Nachbehandlung dieser Diagnosegruppen und befindet sich in Bayern.

Die Durchführung der Pilotstudie erfolgte im zweiarmigen Parallelgruppendesign mit einfacher Verblindung (siehe Abb. 1). Die Patient:innen wussten nicht, welcher der beiden Gruppen sie zugeteilt worden waren. Eine Verblindung der Patienten wird dann als sinnvoll erachtet, wenn die Einstellung zur Therapie oder die Compliance der Patienten und Patientinnen Einfluss auf die Therapie nehmen könnten (Kabisch, et al., 2011, S. 665). Beides war hier der Fall.

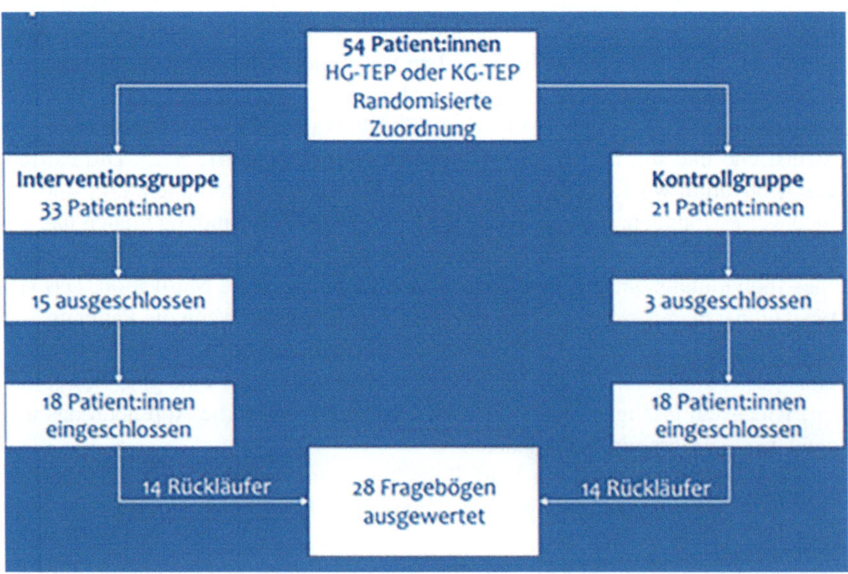

Abb. 1 Gruppenzusammensetzung

Die Kontrollgruppe führte die Eigenübungen anhand eines papierbasierten Programms durch. Es enthielt die identischen Übungen, wie das App-gestützte Programm der Interventionsgruppe. Die Teilnehmenden der Interventionsgruppe wurden mit Echtzeitvideos durch das Eigenübungsprogramm geleitet.

Die Datenerhebung erfolgte durch eine schriftliche Befragung mittels Fragebogen. Dieser wurde eigens für diese Studie entwickelt. Er bestand aus drei Seiten und war in drei Abschnitte unterteilt: 1. Angaben zur Person, 2. Intervention und Übungen, 3. Bewertung. Er enthielt geschlossene, offene und halboffene Fragestellungen.

4   Auswertung

Durch die Anwendung der Mixed-Methods-Methode oder auch Methodentriangulation konnten die Daten sowohl qualitativ als auch quantitativ ausgewertet werden. Dadurch war eine Betrachtung des Untersuchungsgegenstandes aus unterschiedlichen Perspektiven möglich. Zum einen wurden mit der deskriptiven Häufigkeitsverteilung alle Fragen, die durch eine Nominalskala mit zwei Variablen (ja/nein) im Erhebungsinstrument erfasst worden waren, mittels Microsoft Excel ausgewertet. Zum anderen bildete das "Allgemeine inhaltsanalytische Ablaufmodell" nach Mayring die Grundlage für die qualitative Datenauswertung.

Für die qualitative Auswertung wurden die drei Hauptkategorien „Motivation", „Wochenende" und „Zufriedenheit" gebildet (Tab. 1). Die Hauptkategorie „Motivation" untergliedert sich in folgende drei Subkategorien: positive Einführung/Struktur der Übungsprogramme, zusätzliche Vorteile und Ziele. Die Hauptkategorie „Wochenende" unterteilt sich in „Samstag" und „Sonntag". Die Zufriedenheit hat zwei Subkategorien: zum einen körperliches Wohlbefinden und zum anderen positive Assoziation/Spaß. Durch die Verdichtung der Daten konnten differenzierte, aussagekräftige Ergebnisse gewonnen werden

Tab. 1 Ergebnisdarstellung der Haupt- und Subkategorien

Hauptkategorie	Subkategorie
Motivation	Positive Einführung/Struktur der Übungsprogramme
	Zusätzliche Vorteile
	Ziele
Wochenende	Samstag
	Sonntag
Zufriedenheit	Körperliches Wohlbefinden
	Positive Assoziation/Spaß

5   Ergebnisse

Insgesamt wurden n = 36 Patienten und Patientinnen in die Studie eingeschlossen. Zur Auswertung kamen 28 beantwortete Fragebögen: 14 aus der Interventionsgruppe (IG) und 14 aus der Kontrollgruppe (KG).

Die ausgewertete Gruppenzusammensetzung war wie folgt (siehe Tab. 2):

Im Nachfolgenden wird auf die einzelnen Aspekte der Befragung eingegangen. Die Teilnehmenden beantworteten Fragen zur Motivation der Nutzung eines appgestützten Übungsprogramms (siehe Tab. 2, 3).

Wichtig war allen Befragten, dass die Programmeinführung gut strukturiert erfolgt und das Übungsprogramm ansprechend ist. Alle würden das Übungsprogramm weiterempfehlen. Der Spaßfaktor und die Verbesserung des körperlichen Wohlbefindens wurden ebenfalls als förderliche Faktoren beschrieben (Tab. 3).

Die getroffenen Aussagen der Teilnehmer:innen in den halboffenen und offenen Fragestellungen spiegeln die Motivation in beiden Gruppen wider. Genannt wurden hier beispielsweise: „gute Übungsmöglichkeit, motivierend, kurzweilig, verständlich, perfekt umzusetzen, einfach nachzumachen, mit Programm übt es sich leichter."

Ein Präferieren der App ist bei den zusätzlichen Informationen, die von den Teilnehmenden der Kontrollgruppe gegeben wurden, zu verzeichnen. Das wird durch Aussagen der Studienteilnehmenden deutlich, wie: „Noch besser wäre es, wenn man es auf einem Bildschirm sehen könnte." oder „ein Programm mit

Tab. 2 Soziodemografische Merkmale der Stichproben

Item	IG	KG
Geschlecht		
Weiblich	6	8
Männlich	8	6
Alter	M = 74,5 Jahre	M = 73,5
Diagnose		
Hüftendoprothese	9	5
Knieendoprothese	5	9
BMI	27	26,15

Tab. 3 Ergebnisdarstellung Motivation der Nutzung eines App-gestützten Übungsprogramm

Item	IG	KG
Gut strukturierte Programmeinführung	100 %	85,71 %
Ansprechendes Übungsprogramm	10	12
Weiterempfehlung des Übungsprogramms	14	14
Spaßfaktor	14	14
Verbesserung des körperlichen Wohlbefindens	14	14

sprachlicher Ansage" oder „…eine digitale App wäre mit detaillierter Anleitung der Übungen mit Bewegungsablauf besser und sinnvoller".

Die große Altersspanne von Mitte 50 bis Mitte 80 in beiden Gruppen, der Interventions- und der Kontrollgruppe, unterstreicht die Altersunabhängigkeit bei der Wahl zwischen App oder Papier.

Zur Beantwortung der zweiten Forschungsfrage, ob die App in der therapiefreien Zeit eine gute zusätzliche Unterstützung in Bezug auf die Patientencompliance bietet, beschrieben 13 von 14 Patient:innen, dass sie das Eigenübungsprogramm mithilfe der App am Wochenende durchgeführt haben – am Sonntag öfter als am Samstag. Das könnte daran liegen, dass samstags die Physiotherapie in der Klinik angeboten wird und der Sonntag komplett therapiefrei ist. Aussagen der Patient:innen weisen tendenziell darauf hin, dass die App eine gute Ergänzung in der therapiefreien Zeit ist. Sieht man dieses Ergebnis auch im Vergleich zum Analogprogramm, bekommt die Intervention deutlich mehr Akzeptanz. In der Kontrollgruppe haben 5 von 14 Patient:innen am Wochenende kein Eigenübungsprogramm durchgeführt. Vielschichtige Gründe wie „Keine Zeit, möchte Ruhe" wurden hier u. a. genannt.

Um die dritte Forschungsfrage, ob die Patientenzufriedenheit durch das Training mit der App steigt, beantworten zu können, wurden hauptsächlich zwei Aspekte herangezogen: das körperliche Wohlbefinden und die positive Assoziation/ der Spaß. Der Spaßfaktor wurde in beiden Gruppen mit 14 Ja-Aussagen bestätigt. Die zusätzlich codierten Textstellen waren mit 12 Codierungen in der Kontrollgruppe zu 14 Codierungen in der Interventionsgruppe leicht höher. Weniger Nennungen gab es in der Interventionsgruppe beim Punkt körperliches Wohlbefinden. 11 Patient:innen antworteten dort mit "Ja". In der Kontrollgruppe gab es hier 13 positive Zustimmungen. Es bleibt anzumerken, dass 3 Teilnehmer:innen aus der Interventionsgruppe diese Frage nicht beantwortet haben. In den zusätzlich gegebenen Antworten ließen sich 13 Codes der Kontrollgruppe und 10 der Interventionsgruppe zuordnen.

Kurz erwähnt werden soll ein Aspekt, der nicht Forschungsgegenstand war, aber für zukünftige Überlegungen interessant wäre. Im Fragebogen wurde die Frage gestellt: „Würden Sie sich ein erweitertes Übungsprogramm nach der stationären Anschlussheilbehandlung für zu Hause wünschen?" 12 Patient:innen der Kontrollgruppe antworteten mit ja. In der Interventionsgruppe wünschten sich nur sieben Teilnehmer:innen ein erweitertes Programm. Man könnte annehmen, dass die digitale Übungsdarstellung als ausreichend empfunden wird und keine Erweiterung für die postrehabilitative Zeit zu Hause notwendig ist.

6   Diskussion

Beide Übungsprogramme motivieren und unterstützen die Patienten und Patientinnen nach erfolgtem Gelenkersatz. Wichtig ist eine gute und strukturierte Einführung, dann ist die Motivation zur Eigeninitiative und zur Akzeptanz, selbst aktiv zu werden, gegeben. Dabei ist es irrelevant, ob sie mit digitaler Anleitung oder über eine analoge, papierbasierte Übungsanleitung erfolgt. Angesichts dieser Ergebnisse kann die erste Forschungsfrage verneint werden.

Auch im Therapiegespräch mit den Patienten und Patientinnen ist die Frage nach einer digitalen Übungsoption immer wieder Thema. Die Ergebnisse zeigen, dass dieser Wunsch auch nicht vom Alter abhängig war. Die zu therapierenden Personen im Alter ab bzw. über 80 Jahren waren digital ebenso interessiert wie die jüngere Generation.

Es ist also davon auszugehen, dass die Patientenzufriedenheit durch das Training mit der App gegenüber dem analogen Übungsprogramm nicht gesteigert wurde. Das digitale Eigenübungsprogramm ist dem Analogprogramm in Bezug auf die Zufriedenheit der Patienten und Patientinnen nicht unterlegen. Dieser Aspekt war allerdings nicht Bestandteil der Fragestellung in dieser Studie. In isolierter Betrachtungsweise des Faktors Spaß bietet die App in diesem Punkt durchaus Vorteile.

Zusammenfassend ist zu sagen, dass es von unterschiedlichen Faktoren abhängt, ob ein Eigenübungsprogramm motivierend ist. Wichtig sind:

- eine angemessene Übungsauswahl, die den Patient:innen angepasst wird,
- eine gut strukturierte und verständliche Einweisung von therapeutischer Seite.

Das in dieser Studie gezeigte Verhalten von Teilnehmenden der Interventionsgruppe am Wochenende zeigt, dass ein appgestütztes Eigenübungsprogramm motivieren kann. Im Hinblick darauf könnte man einen Ausblick in die Zeit nach dem stationären Setting wagen. Viele Patient:innen berichten, dass ein zeitnaher Termin bei niedergelassenen Physiotherapeuten nicht in Aussicht steht. Wartezeiten von vier Wochen sind keine Seltenheit. Zur Sicherung des Therapieerfolges ist ein App-gestütztes Programm hier durchaus denkbar.

Zwei amerikanische Studien aus 2021 belegen diese Einschätzung (Crawford et al., 2021a, 2021b a/b). Sie wurden als Nichtüberlegenheitsstudien angelegt. In diesen Arbeiten wurde eine herkömmliche rein ambulante Nachbehandlung im Vergleich zu einer rein digitalen ambulanten Nachbehandlung mittels einer App plus Smartwatch untersucht. Das erfolgte jeweils für die Diagnosen Hüftgelenksendoprothese und Kniegelenksendoprothese. Es zeigte sich, dass die digitale Nachbehandlung der herkömmlichen Nachbehandlung nicht überlegen war. Das heißt, dass keine besseren Ergebnisse erreicht wurden.

Kritisch anzumerken ist jedoch die Übertragbarkeit auf das deutsche Gesundheitssystem. In Deutschland ist eine stationäre Anschlussheilbehandlung immer noch die häufigste Form der Nachbehandlung bei HG-TEP und KG-TEP. Aber auch hier machen sich steigende Kosten in der stationären Anschlussheilbehandlung und der Fachkräftemangel im Therapiebereich bemerkbar und bedingen unter anderem einen eindeutigen Trend zur Gruppenbehandlung. Eine digitale Unterstützung, wie das appgestützte Eigenübungsprogramm, kann als ein hilfreiches Tool dienen. So könnten Patient:innen, die aus therapeutischer Sicht keine oder eine reduzierte Einzelbetreuung benötigen, über die digitale Anleitung betreut werden, ohne personelle Ressourcen zu binden. Im Gegenzug stehen dann Therapiezeiten für Patient:innen, die dringend mehr Einzeltherapie benötigen, zur Verfügung.

Gegenstand einer weiteren Untersuchung könnte die Effektivität der Übungen in Bezug auf die physiotherapeutischen Behandlungsziele sein. Die vorhandene Datenlage gibt Hinweise darauf, dass die digitale Übungsunterstützung ein gleichwertiges therapeutisches Ergebnis liefern kann, wie die bisherige analoge Therapie. In einer systematischen Übersichtsarbeit ist der Vergleich zwischen der Effektivität der Telerehabilitation und der Effektivität einer konventionellen Rehabilitation nach einer Knietotalendoprothese untersucht worden (Stein, 2021, S. 28–31). Die Ergebnisdarstellung zeigt, dass sich im Schmerzverhalten, in der Kniebeugung und -streckung sowie bei der Muskelkraft keine signifikanten Unterschiede ergaben. Diese Arbeit ist nicht mit der vorliegenden Untersuchung vergleichbar, da es sich dort um eine ausschließlich telerehabilitative Intervention handelte, zeigt aber die Notwendigkeit der weiteren Betrachtung unterschiedlicher Möglichkeiten digitaler Therapie. Dies soll beispielhaft darstellen, wie wichtig neue Ansätze und Programme für die Weiterentwicklung des physiotherapeutischen Arbeitssektors sind.

Da im physiotherapeutischen Bereich bisher nur sehr wenige digitale Angebote zur Verfügung stehen, erscheint das Ergebnis dieser Studie wertvoll und weiter zu verfolgen. Gerade bei einer stationären Behandlung gibt es noch keine fundierte Datenlage, die ein evidenzbasiertes Arbeiten mit einer App bewertet. Die vorliegende Studie sollte als Pilotstudie betrachtet werden, aufgrund der geringen Anzahl der teilnehmenden Patienten und Patientinnen. Dennoch liefert die Studie wichtige, aussagekräftige und wegweisende Ergebnisse. Gerade für therapiefreie Zeiten/Wochenenden sollte im stationären Bereich die Einführung von digitalen Übungsmedien gefördert und eingesetzt werden. Um hier tiefere Erkenntnisse zu erhalten, auch in Bezug auf die therapeutische Effektivität und Wirtschaftlichkeit, besteht ein weiterer Forschungsbedarf. Abschließend ist zu sagen, dass digitale Unterstützungen als Hilfsmittel zu betrachten sind, die die physische Arbeit einer Physiotherapeutin oder eines Physiotherapeuten nicht ersetzen, aber positiv unterstützen können sowie zur Motivation der Patientinnen und Patienten zum vermehrten Training beitragen können. Mit dieser zusätzlichen Trainingsmaßnahme kann eine selbstbestimmte und verantwortungsvolle Therapie in Eigenverantwortung der Patient:innen zielgerichtet unterstützt werden, der Genesungserfolg beschleunigt und Kosten für die stationäre Anschlussheilbehandlung reduziert werden.

Literatur

Crawford, D. A., Duwelius, P. J., Sneller, M. A., Morris, M. J., Hurst, J. M., Berend, K. R., & Lombardi, A. V. (2021). Use of a smartphone-based care platform after primary partial and total knee arthroplasty: A prospective randomized controlled trial. *The Bone & Joint Journal, 103-B*(6 Supple A), 3–12. https://doi.org/10.1302/0301-620X.103B6.BJJ-2020-2352.R1.

Crawford, D. A., Lombardi, A. V., Jr, Berend, K. R., Huddleston, J. I., 3rd, Peters, C. L., DeHaan, A., Zimmerman, E. K., & Duwelius, P.J. (2021). Early outcomes of primary total hip arthroplasty with use of a smartphone-based care platform: A prospective randomized controlled trial. *The Bone & Joint Journal, 103-B*(7 Supple B), 91–97. https://doi.org/10.1302/0301-620X.103B7.BJJ-2020-2402.R1.

Diemer, F., Lowak, H. & Sutor, V. (2017). *Leitfaden Physiotherapie in der Orthopädie und Traumatologie* (3. Aufl.) Elsevier.

Institut für Qualitätssicherung und Transparenz im Gesundheitswesen. (2022). Bundesqualitätsbericht 2022. https://iqtig.org/downloads/berichte/2022/IQTIG_Bundesqualitaetsbericht-2022_2022-10-28.pdf.

Jerosch, J. & Heisel, J. (2007). *Rehabilitation nach Hüft- und Knieendoprothese.* Deutscher ÄrzteVerlag.

Kabisch, M., Ruckes, C., Seibert-Grafe, M., & Blettner, M. (2011). Randomized controlled trials: Part 17 of a series on evaluation of scientific publications. *Deutsches Ärzteblatt, 108*(39), 663–668. https://doi.org/10.3238/arztebl.2011.0663

Maier, G. W., & Kirchgeorg, M. (2018). Motivation. Gabler Wirtschaftslexikon. https://wirtschaftslexikon.gabler.de/definition/mo-tivation-38456/version-261879.

Recklies, D. (2001). Überblick über grundlegende Motivationstheorien. https://www.managementportal.de/pdf/Motivationstheorien.PDF.

Stein, S. (2021). Ist Telerehabilitation effektiver als eine konventionelle Rehabilitation? *Physiotherapie, 2021*(5), 28–31.

Solveig Klotz ist ausgebildete und studierte Physiotherapeutin. Sie leitete über viele Jahre das physiotherapeutische Team einer orthopädischen Rehabilitationsklinik mit dem Schwerpunkt Endoprothetik, Gang- und Bewegungsanalytik. Seit 2024 hat sie die stellvertretende Leitung der physiotherapeutischen Abteilung am Klinikum Garmisch-Partenkirchen übernommen.

Chancen und Risiken der Digitalisierung bei der medizinischen Versorgung schwangerer Geflüchteter – eine Betrachtung aus sozialwissenschaftlicher Perspektive

Okka Zimmermann, Luisa Perdomo Lopez und Milena Drehlich

Zusammenfassung

Dieser Beitrag analysiert digitale Ansätze zur Verbesserung der Gesundheitsversorgung schwangerer Geflüchteter in Deutschland. Zentralen Herausforderungen wie Personalknappheit, Sprachbarrieren und psychosozialen Belastungen kann durch *Digital Empowerment* begegnet werden, das Fachkräfte und Betroffene befähigt, technologische Lösungen aktiv zu nutzen und zu gestalten. Mehrsprachige Plattformen, KI-gestützte Übersetzungsapps und (aufsuchende) Beratung in sozialen Medien zeigen Potenzial für eine niedrigschwellige Unterstützung; *Blended Counseling* verbindet digitale und analoge Formate. Kritisch bleiben ungleiche Internetzugänge (AsylbLG-Regelungen) und Datenschutzbedenken bei kommerziellen Plattformen. Es braucht weitere partizipativ entwickelte, diversitätssensible Lösungen, die medizinische und sozialarbeiterische Ansätze integrieren. *Digital Empowerment* manifestiert sich dabei auch in der

O. Zimmermann (✉)
Institut für Soziologie/Campus Braunschweig, TU Braunschweig/IU Internationale
Hochschule, Braunschweig, Niedersachsen, Deutschland
E-Mail: o.zimmermann@tu-bs.de

L. P. Lopez
Stabsstelle Chancengleichheit/Familienbüro, Technische Universität Braunschweig,
Braunschweig, Niedersachsen, Deutschland
E-Mail: luisa.perdomo-lopez@tu-braunschweig.de

M. Drehlich
Campus Braunschweig/Institut für Soziologie, IU Internationale Hochschule/TU
Braunschweig, Braunschweig, Niedersachen, Deutschland
E-Mail: m.drehlich@tu-braunschweig.de

H. Schwendemann et al. (Hrsg.), *Digitales Empowerment im Gesundheitswesen*,
https://doi.org/10.1007/978-3-662-72469-9_10

Wahlfreiheit zwischen digitalen und analogen Angeboten, wobei das persönliche Gespräch in vulnerablen und unsicheren Zielgruppen oft zentral ist, aber durch andere Informations- und Kommunikationskanäle ergänzt werden kann.

Schlüsselwörter

Schwangerschaft · Digital Empowerment · Blended Counseling · Geflüchtete · Videoberatung

1 Gesundheit, Schwangerschaft, Flucht und Digitalisierung: Problemaufriss und Ziele des Beitrages

Die Zunahme von Fluchtbewegungen aufgrund von Konflikten, Verfolgung und Umweltveränderungen hat in den letzten Jahren nicht nur die sozialen und politischen Strukturen der Aufnahmeländer herausgefordert, sondern auch spezifische gesundheitliche und soziale Bedarfe hervorgebracht. Marginalisierte Gruppen haben dabei oft keinen ausreichenden Zugang zu einer respektvollen und diskriminierungsfreien Gesundheitsversorgung, die ihre spezifischen Bedürfnisse berücksichtigt (Winkler & Babac, 2022; Khan-Zvorničanin & Schwenzer, 2019; Zimmermann & Perdomo Lopez, 2024). Insbesondere schwangere Geflüchtete sind häufig mit Zugangsbarrieren im Gesundheitssystem konfrontiert, die ihren Ursprung in komplizierten bürokratischen Prozessen oder einer fehlenden Sprachmittlung haben oder sich aus ihrem rechtlichen und sozialen Status ergeben. Zielgerichtete Projekte zur Unterstützung (vgl. Bradl & Lehmann, 2022; Donum Vitae, o. D.) verzeichnen gute Erfolge, sind aber oft nur temporär und/oder regional verfügbar.

Forschungsergebnisse zu Problemen und Hilfsansätzen für schwangere geflüchtete Frauen zeigen jedoch, dass die ausgeweitete Anwendung bzw. Nutzung von digitalen Tools die Situation der Frauen verbessern könnte, ohne zusätzliche zeitliche Belastungen für das knappe Personal darzustellen. Studien und theoretische Ansätze der Sozialen Arbeit sehen u. a. vielfältige Potenziale der Digitalisierung für die Verbesserung der Versorgung vulnerabler Gruppen (Kutscher, 2017; Wahl et al., 2022; Kergel, 2024; Wunder, 2021), während Studien und Beiträge aus der (internationalen) Flüchtlingsforschung und -arbeit auch viele Grenzen und Herausforderungen nennen (Hough & Akhgar, 2022; Fayomi et al., 2023; Leung et al., 2009; Hosemann & Sierra Barra, 2023; Stapf & Elcheikh, 2018; Wunder, 2021; Jimenez-Andres, 2021; Carru, 2019; Informationsverbund Asyl und Migration und Minor, 2018; Allenberg, 2018).

Im Gesundheitswesen gewinnt die Digitalisierung zunehmend an Bedeutung, da digitale Technologien das Potenzial haben, den Zugang zu Gesundheitsdienstleistungen zu optimieren, indem sie Informationen bereitstellen, soziale Netzwerke sowie effizientere Prozesse fördern und die Gesundheitskompetenz aller Menschen erhöhen (Bundesministerium für Gesundheit, 2024). Telemedizin, App-basierte Gesundheits- und Sprachanwendungen sowie Onlineplattformen bieten interessante Möglichkeiten, um Barrieren in der Gesundheitsversorgung, mit denen geflüchtete Schwangere häufig konfrontiert sind, zu überwinden, da sie die Selbstbestimmung der zu versorgenden Personen im Behandlungsablauf stärken (Bundesministerium für Gesundheit, 2024; Engel, 2019, S. 3 ff.; Thiery, 2019, S. 248).

In diesem Beitrag möchten die Autorinnen diese verschiedenen Perspektiven mit Blick auf die Versorgung schwangerer Geflüchteter zusammenbringen und Ideen für digitale Unterstützungsmöglichkeiten skizzieren und weiterentwickeln. Die Probleme in der gesundheitlichen Versorgung schwangerer Geflüchteter (Abschn. 2) sowie mögliche Maßnahmen zur Verbesserung dieser durch Digitalisierung (Abschn. 3) bilden hierbei die Grundlage. Die Autorinnen beziehen sich auf Erkenntnisse der Literatur und der eigenen Forschung, die auf qualitativen Interviews mit Fachleuten (vorwiegend aus der Sozialen Arbeit, aber auch aus dem gesundheitlichen Bereich) aus den Jahren 2021 und 2024 beruht. Eine Besonderheit des Forschungsansatzes besteht darin, dass die Autorinnen die Situation schwangerer geflüchteter Frauen aus sozialwissenschaftlicher Perspektive untersuchten, während die Mehrzahl der verfügbaren Studien primär medizinische Aspekte fokussiert (Zimmermann & Perdomo Lopez, 2024; Khan-Zvorničanin & Schwenzer, 2019). In diesem aktuellen Beitrag verbinden die Autorinnen nun sozial- mit gesundheitswissenschaftlichen Perspektiven, woraus in Abschn. 4 Schlussfolgerungen gezogen werden.

Der Beitrag steht damit an der Schnittstelle zwischen den Forschungsfeldern Migration, Geschlecht, Gesundheit und digitale Transformation. Die Autorinnen gehen dabei insbesondere der Frage nach, inwiefern digitale Lösungen zu einer Verbesserung der gesundheitlichen Versorgung von schwangeren Geflüchteten bei tragen und welche Rolle dabei sozialwissenschaftliche Ansätze und die soziale Arbeit spielen können.

2 Gesundheitliche Versorgung schwangerer Geflüchteter

Die aktuellen Herausforderungen in der Versorgung schwangerer Geflüchteter sind vielschichtig und wurden bereits detailliert herausgearbeitet (Zimmermann & Perdomo Lopez, 2024). In diesem Beitrag fokussieren die Autorinnen sich auf die im Kontext von (potenzieller) Digitalisierung relevanten Problembereiche (Personalknappheit, Zielgruppenorientierung, Kommunikation, Unsicherheit) im Gesundheitsbereich.

2.1 Personalknappheit

Personalknappheit wird u. a. durch den allgemeinen Fachkräftemangel im Gesundheitsbereich hervorgerufen und begrenzt zeitliche Ressourcen stark, in der Geburtshilfe insbesondere durch den Hebammenmangel (Kasper, 2021). Das Fachpersonal unterschiedlicher Fachrichtungen ist mit der Versorgung von nicht geflüchteten Personen bereits überlastet; ein Mehraufwand für Schwangere mit besonderen Bedürfnissen (z. B. durch notwendige Organisation und Zeit für Übersetzungen) wird daher nur ungern in Kauf genommen, da er u. a. oft nicht abrechnungsfähig bzw. in der budgetierten Zeit nicht leistbar ist. Allgemein nehmen nur wenige Gynäkologinnen und Gynäkologen neue zu versorgende Personen auf; nicht Deutsch sprechende Patientinnen nehmen noch weniger Praxen auf (eigene Erhebung). Das medizinische Personal geht aufgrund von Sprachbarrieren oft weniger individuell auf die Schwangeren ein (Engelhardt et al., 2025; vgl. auch Kasper, 2021):

> *„Ich habe 20 Minuten für einen Hausbesuch, der schon beschämend schmal bezahlt wird. Wenn ich den noch übersetze, dann bin ich bei 40 Minuten. Ich bekomme aber nur 20 bezahlt.“* (6, 49:59).

Geflüchtete erhalten daher weniger gynäkologische, geburtshilfliche und nichtmedizinische Versorgung als andere. Oft beginnt die Unterstützung erst gegen Ende der Schwangerschaft (letztes Drittel; eigene Erhebung; Rosenberg-Jeß et al., 2021; Biddle et al., 2019, S. 13). Ursächlich hierfür ist nach Gewalt et al. (2018) die fehlende (medizinische oder sozialarbeiterische) aufsuchende Betreuung in frühen Schwangerschaftsphasen; dies ist primär ein strukturelles Problem. In vielen Fällen fehlt daher beispielsweise eine hebammengestützte Vor- und Nachsorge gänzlich:

> *„[...] aber so dass jetzt jemand fragt speziell nach einem Geburtsvorbereitungskurs, hatte ich noch niemanden. [...] Die sind dann einfach auf die Entbindung fixiert und dass es sowas überhaupt gibt, haben die wahrscheinlich noch nie von gehört“* (1, 18:18).

2.2   Zielgruppenorientierung

Zielgruppenspezifische Angebote und Informationen, die auf die Situation der geflüchteten Schwangeren abgestimmt sind, fehlen im Gesundheitsbereich. So wird z. B. vorausgesetzt, dass die Geburt am jeweiligen Wohnort klinisch stattfinden muss, und es wird nicht über Alternativen aufgeklärt, obwohl die freie Wahl des Geburtsortes ein in Deutschland für alle Schwangeren geltendes Recht ist (SGB V, § 24 f.). Es sind keine einheitlichen Vorgehensweisen zur Geburtsvorbereitung und Aufklärung ersichtlich, eher werden spontane und individuelle Lösungen gefunden:

> *„[...] Wo wir sagen, letztendlich ruf den Notarzt, ruft den Krankenwagen, und die bringen euch dann. Da schreiben wir oft auch schon so Zettelchen [...] das müsst ihr dann am Telefon sagen, dass wir das einfach vorbereiten. Wir sagen auch packt euch bitte schon mal eine Tasche mit den wichtigsten Sachen“* (5, 22:06).

Die Beratenden geben gern Broschüren und Fact Sheets heraus, die aber oft im Müll landen. Persönliche Gespräche sind für die Fachleute entscheidend, um die Schwangeren nachhaltig zu informieren: Eine zielgruppengerechte Information schließt also auch die Wahl des richtigen Kommunikationskanals ein!

2.3 Kommunikation

Sprachbarrieren führen oft zu Informationsdefiziten und Missverständnissen (Kasper, 2021; Zimmermann & Perdomo Lopez, 2024), wenn Fragen und Bedürfnisse auf Deutsch nicht ausreichend kommuniziertwerden können. So können Anliegen von Schwangeren nicht adäquat erfasstwerden, was einerseits zu Unsicherheiten seitens des Fachpersonals und Mehrkosten durch möglicherweise unnötigen Untersuchungen führt, und andererseits die Schwächung des Vertrauensverhältnisses und den Ausschluss der Schwangeren von Entscheidungsprozessen begünstigt, sowie das Risiko für suboptimale Versorgung und Geburtstraumata erhöht (Rocholl & Lange 2021; Engelhardt et al. 2025). Sprachmittlung wird nicht systematisch mitgedachtund ist spontan, bspw. während der Geburt, in der Regel nicht verfügbar (eigene Erhebung; Weinast, 2023, S. 17; Gaudion et al., 2022). Das Personal hat oft Vorbehalte gegenüber pragmatischen Lösungen wie Telefondolmetschenden (eigene Erhebung), obwohl eine ständig erreichbare „Telefondolmetschzentrale" aus Sicht von David et al. (2021, S. 57) eine schnelle und einfache Lösung wäre. Durch die Vermeidung der digitalen Kommunikation nach dem Ende der Coronapandemie entfallen andere Möglichkeiten der Verbesserung der Kommunikation:

> „Ja, in der Coronazeit waren wir ja viel gezwungen zu Onlinetreffen, zu virtuellen Formaten, und das ist jetzt größtenteils wieder zurückgefahren, und das finde ich teilweise schade (…) Weil es so schön niedrigschwellig ist" (12, 50:11).

Der mangelhafte Einsatz professioneller Sprachmittlung sowie der im klinischen Kontext häufig praktizierte Rückgriff auf mehrsprachiges Personal als Laiendolmetschende, mit vermeintlich gleicher Muttersprache, bergen erhebliche Risiken, u. a. fehlerhafte Indikationen in belastenden Situationen und potenziell unumkehrbare reproduktive Konsequenzen:

> „dass die Frauenärztin auf die Überweisung des Krankenhaus geschrieben hat, bitte Sterilisation. […] Dieser Hausmeister, der dabei übersetzt hat für diese Frau, die einfach nur fix und fertig war […], dann hab ich noch mal gefragt […] und sie so nein oh mein Gott, nein, ich will nicht sterilisiert werden." (4, 40:03).

Vertrauliche, unparteiliche und kultursensible Kommunikation sind zentral. Unsicherheiten und eigene Ansichten von nicht geschulten Personen (wie Mitarbeitende und Familienangehörige) können auf die schwangere Person übertragen werden. Oft werden auch ungefragt Ratschläge erteilt oder nur selektiv übersetzt, (Kletečka-Pulker & Parrag, 2018; Rocholl & Lange, 2021). Die befragten Fachpersonen haben für ehrenamtlich Dolmetschende Schulungen angeboten, die aber bisher nicht evaluiert wurden. Nichtmedizinisches Personal unterliegt außerdem nicht der Schweigepflicht, was zu Verletzungen der Privatsphäre oder mangelnder Preisgabe persönlicher Informationen, Bedenken oder Überlegungen führen kann. Es werden je nach rechtlicher Stellung und Situation unterschiedliche Lösungen für Sprachprobleme gefunden, da unterschiedliche Stellen zuständig sind und sehr unterschiedliche Ressourcen zur Verfügung stehen. Zuständige Stellen müssen sich also gut mit der Rechtslage und den Möglichkeiten auskennen, um effektiv helfen zu können (eigene Erhebung).

Schwangere Geflüchtete werden oft nicht ausreichend mit Gesetzen und Vorschriften vertraut gemacht. Dazu zählen u. a. die Impfpflicht oder die Vaterschaftsanerkennung beim Standesamt, konkrete gesetzliche Vorschriften sowie staatlich geregelte Konsequenzen von formal freien Entscheidungen (z. B. Impfungen als Voraussetzung für Kindergarten- oder Schulplätze, die wiederum Voraussetzung für das Belegen von Sprachkursen sind). Nach den eigenen Erhebungen der Autorinnen kann vor diesem Hintergrund die Effektivität von medizinischen Prozessen abgeschwächt und die psychische Belastung der Betroffenen erheblich verstärkt werden.

2.4   Unsicherheit und andere psychosoziale Belastungen

Psychosoziale Belastungen bestehen durch die Unsicherheit des Asylverfahrens, eine fehlende Privatsphäre, eine hohe Fremdbestimmung sowie Diskriminierung und Gewalt im Lebensumfeld (Gewalt et al., 2018; Zimmermann & Perdomo Lopez, 2024). Viele Geflüchtete wissen nicht, wie sie mit alltäglichen Abläufen und bürokratischen Vorgängen in ihrer neuen Umgebung umgehen sollen, insbesondere in Bezug auf die Geburt und den Zugang zur medizinischen Versorgung. Die mit dem unsicheren Status einhergehenden, aufenthaltsrechtlichen Barrieren erschweren den Zugang zur Gesundheitsversorgung erheblich; das mangelnde Wissen des Personals in Bezug auf verfügbare und gesetzlich vorgesehene Leistungen verunsichert die Schwangeren.

Hinzu kommen individuelle Rahmenbedingungen, wie die Art der Unterbringung, die schlechte infrastrukturelle Anbindung von Erstaufnahme- und Gemeinschaftsunterkünften sowie die daraus resultierende eingeschränkte Mobilität.

> *„Also gerade Leute, die im ländlichen Raum untergebracht sind, für die ist die Hürde, dann in die Stadt zu kommen, zu solchen Terminen* [um Anträge zu schreiben], *teilweise recht hoch"* (12, 51:14).

Schwangere Geflüchtete sind daher in Bereichen, in denen andere Schwangere durch das Gesundheits- oder Sozialsystem betreut werden, oft auf ehrenamtliche und nichtstaatliche Strukturen angewiesen, obwohl der Bedarf an Versorgung und Unterstützung sogar höher als in anderen Gruppen ist (Kasper, 2021, S. 181). Ehrenamtliche, von privaten oder gemeinnützigen Institutionen organisierte Leistungen unterliegen einer deutlich geringeren oder gar keiner Qualitätskontrolle, wodurch zusätzliche, individuell auszubalancierende Unsicherheiten entstehen können. Und auch der Zugang zu den ehrenamtlichen Leistungen ist oft schwierig.

3 Digitalisierung in der gesundheitsbezogenen Arbeit mit schwangeren Geflüchteten und anderen vulnerablen Gruppen

Digitale Kommunikation und Angebote werden in Migrations- und Sozialberatung immer wichtiger, insbesondere für Integration und Unterstützung von Geflüchteten. Soziale Medien und digitale Plattformen wie Facebook und WhatsApp sind für viele Geflüchtete die primäre Quelle für Informationssuche und Austausch (Informationsverbund Asyl und Migration und Minor, 2018; Stapf & Elcheikh, 2018). Sie können die Inklusion von Geflüchteten über digitale öffentliche Räume verbessern (Kuneva & Hough, 2023; Informationsverbund Asyl und Migration und Minor, 2018), jedoch können sie aufgrund von Begrenzungen im Zugang auch nicht alle Probleme lösen (s. u.).

3.1 Digitale Informations- und Beratungsangebote

Viele Schwangere vulnerabler Gruppen werden über das Internet auf Angebote für eine individuelle Beratung aufmerksam (Bradl & Lehmann, 2022, S. 55, über das Projekt HelB von Donum Vitae). Bei geringen oder fehlenden Sprachkenntnissen bzw. Unsicherheiten in der mündlichen Sprache wird gerne eine schriftbasierte Kommunikation über Messenger zur Kontaktaufnahme und Terminabsprache genutzt (Bradl & Lehmann, 2022, S. 57).

Es gibt inzwischen zahlreiche Plattformen und Apps, die wichtige Informationen und weiterführende Links zur Verfügung stellen, z. B. die Beratungsplattform für erwachsene Zugewanderte Mbeon (migrationsberatung.org, bundesweit, inklusive Zugang zu individueller Vor-Ort- oder Onlineberatung) sowie die „digitale Unterstützung rund um die Schwangerschaft" (Hedi) für Südniedersachsen mit grundlegenden Informationen und Kontaktadressen für individuelle oder weiterführende Anliegen. Um Sprachbarrieren und Analphabetismus zu begegnen, werden auch Piktogramme, Grafiken, Animationen, Audiodateien und Filme genutzt. Letztere sowie Übersetzungen (in andere und einfache Sprachen) lassen sich mit geeigneten, teilweise von künstlicher Intelligenz (KI) unterstützten Tools mittlerweile schnell und einfach erstellen und bearbeiten und sind daher auch mit geringerem Ressourceneinsatz für spezielle Zielgruppen anwendbar.

Es wird dabei „Blended Counseling" favorisiert, also ein „individualisierter Mix" verschiedener Beratungsformate, wobei die Integration digitaler Angebote in bereits existierende Formate den Zugang sowie die Akzeptanz und Vertrauensbildung erleichtert (Bradl & Lehmann, 2022). Eine Onlineberatung ist vor allen Dingen in ländlichen Räumen als Videoberatung bedeutsam, wird hier aber primär bei weiteren Entfernungen zur Beratungsstelle genutzt (Bradl & Lehmann, 2022, S. 59; eigene Erhebung). Benötigt werden dabei datenschutzkonforme Soft- und Hardware, Schulungen, Informationskampagnen und Erläuterungen sowie eine gute Netzwerkarbeit zwecks Identifikation und Erreichung der Zielgruppen (Bradl & Lehmann, 2022), wofür u. a. eine digitale Vernetzung empfohlen wird (Litau et al., 2019).

Es wird empfohlen, Informations- und Beratungsangebote partizipativ, also gemeinsam mit den betroffenen Frauen verschiedener vulnerabler Gruppen sowie Mitarbeitenden und Ehrenamtlichen, zu entwickeln (von der Ideenfindung bis hin zur grafischen Gestaltung), damit Interessen, Bedürfnisse und Herangehensweisen aller Akteure sich spiegeln und die Angebote für sie intuitiv bedienbar und damit attraktiv sind (ProFamilia, 2019; Bradl & Lehmann, 2022).

3.2 Individueller Austausch, Messenger und geschlossene Gruppen

Mobiltelefone werden von Geflüchteten viel genutzt, um den Kontakt mit Familien, Freunden und Bekannten von zu Hause, aus dem Fluchtkontext und den verschiedenen Aufenthaltsstationen im Gastland zu halten (Leung et al., 2009; Zimmer & Scheibe, 2020). Familien können sich dadurch wiederfinden, aus der Ferne gegenseitig unterstützen und emotional in Verbindung bleiben; dies führt u. a. zur enormen Stressreduktion (Reduktion von Sorgen durch Informationen zu Überleben und Sicherheit der eigenen Familie; Leung et al., 2009). Zu beobachten ist auch eine gegenseitige Unterstützung in Flüchtlingsgemeinschaften, die sich auf der Flucht oder in Unterkünften kennengelernt haben, auch wenn sie später nicht mehr gemeinsam untergebracht sind.

An diese Gewohnheiten anknüpfend besteht für die Beratung und Betreuung vulnerabler Gruppen die Möglichkeit, Communitys für Personen in ähnlichen Lebenssituationen oder mit ähnlichen Voraussetzungen aufzubauen, z. B. Eltern oder Erkrankte, in der Hoffnung, dass sich Strukturen sozialer Anerkennung und Unterstützung und vertrauensvoller Informationsweitergabe (z. B. zu Unterstützungsangeboten) bilden. Soziale Netzwerke und Onlinecommunitys können als integrative Werkzeuge dienen, indem informelle Netzwerke entstehen, in denen Handlungsspielräume kreiert, wahrgenommen und genutzt werden (Fayomi et al., 2023). So können neue soziale Netzwerke im Gastland zur gegenseitigen Unterstützung aufgebaut werden (Fayomi et al., 2023; Zimmer & Scheibe, 2020).

Aufbauend auf der Erkenntnis, dass soziale Medien das mit Abstand meistgenutzte Tool zur Informationsbeschaffung unter Eingewanderten sind (Stapf, 2019), haben sich bereits aufsuchende Formen der Beratung in Onlineräumen (also Plattformen sozialer Medien wie Facebook, Telegram oder Instagram) etabliert. Es wird dabei nach selbstorganisierten Gruppen gesucht, in denen dann wiederum Informationsbedarfe identifiziert werden (Minor, 2023, 2024; Pfeffer-Hoffmann, 2023). Zentral ist bei dieser Arbeit die Kombination von Passgenauigkeit, Qualität, Verlässlichkeit und Verständlichkeit der Information, damit in Verbindung mit individuellen Erfahrungs- und Anwendungsberichten aus der Community neben Wissenszuwachs auch Handlungskompetenzen entstehen. Die Posts aus dem Projekt „MB 4.0" (Minor, 2023) erreichten dabei ein hohes Maß an "Aktivierung" ("Likes" o. Ä.). Da Nutzende oft Probleme haben, ihr Anliegen auf Deutsch zu formulieren oder Informationen in deutscher Sprache zu rezipieren, ist die Verwendung der verschiedenen Sprachen der Herkunftsländer unerlässlich (Minor, 2023; Pfeffer-Hoffmann, 2023).

Eine besonders niedrigschwellige Variante ist dabei die Onlineberatung per WhatsApp-Chat, die direkt an alltägliche und eingeübte Verhaltens- und Kommunikationsstrukturen anknüpft. Sie kann eine orts- und zeitunabhängige, sprachlich angepasste Beratung durch Professionelle oder Freiwillige ermöglichen und durch das Anknüpfen an Alltagshandeln strukturelle Hindernisse reduzieren (Wunder, 2021). Dies bestätigt sich in unseren Erhebungen:

„Und ich habe schon häufig gedacht, dass es gut wäre, ein Beratungsangebot über WhatsApp zu gestalten. [...] Auch weil es einfach [...] orts- und zeitunabhängig wäre" (7, 49:05).

Eine Besonderheit dieser Form der Onlineberatung ist der sehr leichte Ein- und Ausstieg aus der Kommunikation (vgl. Klein, 2015, S. 38; Klein & Pulver, 2020, S. 194). Zudem schildern Erfahrungsberichte von „Beratung in der App" einen erleichterten Arbeitsalltag, da weniger komplexe Fragen schnell und mit wenig Zeitaufwand beantwortet werden können und Dokumente ohne neuen Termin nachgereicht werden können (Müller & Steinmaier, 2018). Die Beratung per App ist dabei häufig Ausgangspunkt, an die eine persönliche oder telefonische Beratung für komplexere Themen anschließt, ersetzt also die persönliche Beratung nicht.

Für Frauen erscheinen Messenger oder geschlossene Gruppen besonders hilfreich, da sie Foren und offene Netzwerke seltener nutzen als Männer, weniger oft über Laptops oder Tablets verfügen und allgemein sensible und persönliche Themen weniger oft in offenen Foren, sondern eher in geschlossenen Gruppen diskutiert werden (Allenberg, 2018). Wie oben angedeutet, können diese dabei gleichzeitig zur persönlichen Vernetzung und gegenseitigen psychosozialen Unterstützung dienen. Für sehr spezifische, weibliche und zahlenmäßig begrenzte Zielgruppen wurden entsprechend im Projekt MB 4.0 gute Erfahrungen mit projekteigenen, geschlossenen Gruppen gemacht (Minor, 2023). Bei der Erstellung von Gruppen in sozialen Medien (inklusive Messenger) ist es jedoch wichtig, dass Fachpersonal diese Gruppen betreut, um halbrichtige oder Fehlinformationen zu kontrollieren und einen Vertrauensverlust zu verhindern (Informationsverbund Asyl und Migration und Minor, 2018, S. 1; Stapf & Elcheikh, 2018, S. 4). Zudem weisen kommerzielle Messenger, wie zum Beispiel WhatsApp, Datenschutzprobleme auf, was auch die Fachleute verunsichert:

„Und dann stellt sich die Frage, kommuniziere ich unsicher über WhatsApp? Darf ich das? Darf ich das nicht? Wie sind die rechtlichen Bestimmungen genau?" (11, 50:13).

Datensichere Alternativen sind in der Zielgruppe kaum bekannt und werden daher nicht verwendet: Ein Versuch mit „Telegram" wurde aufgrund der unzureichenden Reichweite wieder eingestellt (Informationsverbund Asyl und Migration und Minor, 2018, S. 23). Von den von den Autorinnen interviewten Fachleuten wird daher weiterhin WhatsApp als niedrigschwelliges Kommunikationsmittel genutzt, um den Kontakt zu halten und weniger komplexe Themen zu besprechen:

„Ich denke, die Vorteile überwiegen. Da können sich die Frauen halt gegenseitig sehr gut unterstützen. Und können auch mal so kurze Absprachen treffen oder eine Hilfe beim Einkaufen oder sowas. Dass man nicht immer über eine Beratungsstelle gehen muss, sondern dass man da dann auch schnell mal jemanden erreichen kann" (12, 44:12).

Sprach- und Videonachrichten bieten innerhalb der Messenger dabei eine etwas persönlichere Möglichkeit der asynchronen Kommunikation, die auch im Fall von Analphabetismus genutzt werden kann.

3.3 Digitale Sprachmittlung

Sprachmittlung ist für viele Geflüchtete bei Beratungen und Untersuchungen unverzichtbar; in der Erhebung wurde berichtet, dass trilaterale Onlinetreffen (Beratende, Ratsuchende und Dolmetschende) in der Pandemie sehr hilfreich waren, um mit wenig Aufwand z. B. gemeinsam Anträge auszufüllen. Die Zuschaltung von Video- oder Telefondolmetschenden als niederschwellige und ortsunabhängige Lösung wurde nach der Pandemie jedoch nicht weitergeführt. Eine Alternative sind Übersetzungsapps, die sich in den letzten Jahren stark verbessert haben und in manchen Kontexten (z. B. gynäkologisch) inzwischen über ein größeres themenspezifisches Vokabular als Dolmetschende verfügen.

„Ich weiß, dass unsere Krankenstation hier jetzt die haben so ein das sieht aus, mehr wie ein altes Handy, nicht wie ein Smartphone, hat sehr viele Sprachen. (…) die meinten, die Erfahrungen sind gut damit" (12, 01:06:25).

3.4 Limitationen durch Beschränkungen des Internetzugangs

Digitale Angebote können allerdings auch nicht alle Probleme beheben – und sie bergen zusätzlich auch noch neue (potenzielle) Herausforderungen. Für viele der genannten Angebote ist ein Zugang zum Internet die Voraussetzung, der oft nicht zuverlässig vorhanden ist. Nach AsylbLG handelt es sich beim Internetzugang nicht um eine zwingende, sondern um eine fakultative, aus dem individuellen Budget zu finanzierende Leistung. Hinzu kommt, dass Handyverträge oft an einen Status und Voraussetzungen (feste Adresse, Konto etc.) gebunden sind und WLAN auf bestimmte Bereiche von Unterkünften begrenzt ist (z. B. Aufenthaltsräume, aber nicht in eigenen Zimmern; eigene Erhebung; Seethaler-Wari & Yanaşmayan, 2023) oder mittels Internetcodes die Datenmenge beschränkt wird (Weinast, 2023). Diese Beschränkungen können sich besonders dann negativ auswirken, wenn offizielle Dokumente oder Schreiben nur noch digital zur Verfügung gestellt werden.

4 Schlussfolgerungen und Handlungsempfehlungen

Die Digitalisierung bietet weitreichende Chancen, geflüchtete Schwangere zu empowern, indem der Zugang zu Informationen, Dienstleistungen und Netzwerken verbessert, soziale Unterstützung bereitgestellt und Sprachbarrieren und Analphabetismus überwunden werden können. Eine umfassende, diversitätsorientierte Sensibilisierung im Gesundheitssystem für die unterschiedlichen Rahmenbedingungen und Bedarfe insbesondere vulnerabler Zielgruppen könnte mittelfristig eine tragfähigere Lösung für medizinische Bedarfe sein (Zimmermann & Perdomo Lopez, 2024). Auf der anderen Seite sind medizinische Bedarfe nicht immer ganz klar von nichtmedizinischen Aspekten (z. B. Unterbringungssituation und Unsicherheit) zu trennen. Hinzu kommen ein großer Personalmangel, hohe Kosten sowie Privatisierungen und eine daraus folgende Überlastung im Gesundheitssystem, die gegen zusätzliche Aufgaben für medizinisches Personal und eher für eine sozialarbeiterische und/oder ehrenamtliche Beratung und Unterstützung sprechen, die dann mit den Leistungen aus dem Gesundheitssystem systematisch verknüpft wird.

Im Gesundheitsbereich erscheinen dabei folgende Anwendungen besonders wichtig und nützlich:

- Digitale Informationsangebote in einfacher Sprache und mehreren Sprachen unter Nutzung aller Möglichkeiten der digitalen Kommunikation (Bilder/Piktogramme, Animationen, Grafiken, Videos, Audiodateien, Vorlesemöglichkeit). Hierbei sollten medizinische, rechtliche und andere Informationen kombiniert werden.
- Digitale, flexible und anonyme Beratungsangebote (individuell oder in Gruppen; per Foren, Chat, Mail oder Video); dabei geht es auch um die aufsuchende Beratung in digitalen Netzwerken, um Schwangere frühzeitig umfassend zu betreuen.
- Gründung und Förderung digitaler Austauschgruppen für Schwangere, in denen ein informeller, schneller Austausch und eine schnelle Hilfe möglich sind (idealerweise mit späterer Überprüfung durch moderierende Fachpersonen) sowie gegenseitige soziale Unterstützung.
- Integrierte, digitale, getestete und daher verlässliche Tools zur Sprachmittlung, die insbesondere auf das für den Kontext relevante (Fach-)Vokabular trainiert sind und dies bei Bedarf erklären können. Im Zweifel kann eine dolmetschende Person die Richtigkeit der Übersetzungen und das gegenseitige Verständnis hinterher prüfen.

Es wurden aber auch Gefahren und Grenzen deutlich, die beachtet werden müssen:

- Es kann nicht von einem flächendeckenden und durchgängigen Zugriff auf das Internet ausgegangen werden; die Zugangsmöglichkeiten sind sehr ungleich verteilt und insbesondere vulnerable Gruppen sind oft ausgeschlossen.
- Digitale Angebote sollten daher optional sein bzw. andere Angebote ergänzen, anstatt diese zu ersetzen; Personen mit Beratungsbedarf sollten immer die Wahl haben, ob sie digitale oder nichtdigitale Angebote nutzen wollen (oder welche Form oder Kombination von beiden).
- Digitalisierung sollte damit nicht (nur) im Sinne der Effizienzsteigerung genutzt werden, sondern stattdessen zu einer Verbesserung der Vor- und Nachsorge sowie Behandlung und Betreuung durch *Ergänzung* beitragen.
- Das berechtigte Interesse an praktikablen, schnellen Lösungen darf nicht dazu führen, dass Privatsphäre, Datenschutzbestimmungen oder Persönlichkeitsrechte verletzt werden.

Mit Blick auf die spezifische Zielgruppe ist dabei deutlich geworden, dass sozialwissenschaftliche Perspektiven hilfreich sein können, um die gesundheitliche Versorgung insbesondere (aber nicht ausschließlich) vulnerabler Zielgruppen zu verbessern, und gleichzeitig zum Empowerment dieser Gruppen führen können.

Literatur

Allenberg, N. (2018). Aufsuchende Beratung im Netz – Erfahrung des Willkommenszentrums Berlin. In Informationsverbund Asyl und Migration, & Minor (Hrsg.),*»Digital Streetwork« in der Asyl- und Migrationsberatung: Wie Geflüchtete soziale Medien nutzen und was daraus für Beratungsstellen folgt* (S. 28–29). Informationsverbund Asyl und Migration. https://www.asyl.net/fileadmin/user_upload/publikationen/Arbeitshilfen/2018_DigitalStreetwork_fin.pdf. Zugegriffen: 18. März 2025.

Biddle, L., Wahedi, K., Jahn, R., Straßner, C., Kratochwill, S., & Bozorgmehr, K. (2019). *Wissenschaftliche Erkenntnisse zu Strukturen der medizinischen Versorgung in den Aufnahmeeinrichtungen für Geflüchtete: Vorläufige Ergebnisse der Studie RES-POND: Entwicklung und Evaluation kontextspezifischer Interventionen zur Verbesserung der gesundheitlichen Versorgung von Asylsuchenden* (Health Equity Studies & Migration – Report Series 2019-01). Universitätsklinikum Heidelberg. https://doi.org/10.11588/HEIDOK.00030348.

Bradl, M., & Lehmann, R. (2022). *Evaluationsbericht der wissenschaftlichen Begleitforschung zum Modellprojekt HeLB – Helfen. Lotsen. Beraten. des donum vitae-Bundesverbands.* Technische Hochschule Nürnberg Georg Simon Ohm. https://doi.org/10.34646/thn/ohmdok-906.

Bundesministerium für Gesundheit (2024, 1. Juli). *Digitalisierung im Gesundheitswesen.* Zuletzt eingesehen am 05.01.2025, https://www.bundesgesundheitsministerium.de/themen/digitalisierung/digitalisierung-im-gesundheitswesen.html. Zugegriffen: 5. Jan 2025.

Carru, D. (2019). *Exploring the role of Information and Communications Technology in the experience of refugees and their service providers in the city of Montréal* [Masterarbeit, Concordia University Montréal]. Spectrum Research Repository. https://spectrum.library.concordia.ca/id/eprint/985687/1/Carru_MA_F2019.pdf.

David, M., Teschemacher, L. M., & Borde, T. (2021). Wie kann die „Sprachbarriere" überwunden werden? Aspekte der medizinischen Versorgung von Patientinnen und Patienten mit Migrationshintergrund. *Monitor Versorgungsforschung, 2021*(6), 53–58. https://doi.org/10.24945/MVF.06.21.1866-0533.2358.

Donum Vitae (o.D.). *Modellprojekt Schwangerschaft und Flucht.* https://donumvitae.org/ueber-uns/modellprojekt-schwangerschaft-und-flucht. Zugegriffen: 16. März 2025.

Engel, F. (2019). Beratung unter Onlinebedingungen. In S. Rietmann, M. Sawatzki, & M. Berg (Hrsg.), *Beratung und Digitalisierung: Zwischen Euphorie und Skepsis* (S. 3–40). Springer VS.

Engelhardt, M., Gaudion, M., Mohr, E., Kamhiye, J., Al Munjid, R., Schenk, L., & Borde, T. (2025). Exclusion and Othering in maternity care for forced migrant women: A qualitative study with forced migrant mothers and health care professionals in Germany. SSM - Qualitative Research in Health, 8, 100614. https://doi.org/10.1016/j.ssmqr.2025.100614

Fayomi, J. O., Mamaiev, D., & Olanrewaju, A. A. (2023). Digital Transformation and Ease of Migration Process (A Case Study of Lithuania). *PsyRB, 26*(2), 145–160. https://doi.org/10.7546/PsyRB.2023.26.02.06

Gaudion, M., Engelhardt, M., Kamhiye, J., & Borde, T. (2022). Importance of communication between health care professionals and forced migrant women during birth. *European Journal of Public Health, 32*(Beil. 3). https://doi.org/10.1093/eurpub/ckac131.458.

Gewalt, S. C., Berger, S., Ziegler, S., Szecsenyi, J., & Bozorgmehr, K. (2018). Psychosocial health of asylum seeking women living in state-provided accommodation in Germany during pregnancy and early motherhood: A case study exploring the role of social determinants of health. *PLOS ONE, 13*(12), e0208007. https://doi.org/10.1371/journal.pone.0208007.

Hosemann, W., & Sierra Barra, S. (Hrsg.) (2023). *Jahrbuch der Systemischen Sozialen Arbeit: Bd. 1. Soziale Arbeit digital: Von der Website bis zur Demokratie.* Beltz Juventa.

Hough, K. L., & Akhgar, B. (2022). *Co-creating ICT solutions to aid Migrant Integration: Lessons learned from the H2020 MIICT project.* https://www.computing-conf.org/wp-content/uploads/2022/11/5_ICWI2022_S_014.pdf. Zugegriffen: 16. März 2025.

Informationsverbund Asyl und Migration, & Minor (Hrsg.) (2018). *»Digital Streetwork« in der Asyl- und Migrationsberatung: Wie Geflüchtete soziale Medien nutzen und was daraus für Beratungsstellen folgt.* Informationsverbund Asyl und Migration. https://www.asyl.net/fileadmin/user_upload/publikationen/Arbeitshilfen/2018_DigitalStreetwork_fin.pdf. Zugegriffen: 18. März 2025.

Jimenez-Andres, M. (2021). Refugee access to information in online and offline environments: Results from focus group discussions. *FITISPos International Journal, 8*(1), 79–95. https://doi.org/10.37536/FITISPos-IJ.2021.8.1.270

Kasper, A. (2021). *Die geburtshilfliche Betreuung von Frauen mit Fluchterfahrung: Eine qualitative Untersuchung zum professionellen Handeln geburtshilflicher Akteur*innen.* Springer.

Kergel, D. (2024). Zwischen Emanzipation und Exklusion – Soziale Arbeit im Spannungsfeld der Digitalisierung: Eine heuristische Skizze. In S. Kohloff & L. Lokschin (Hrsg.), *Die Zukunft der Sozialen Arbeit: Chancen und neue Herausforderungen* (S. 217–234). Springer VS.

Khan-Zvorničanin, M., & Schwenzer, V. (2019). *Teilberichte der wissenschaftlichen Begleitung – Bausteine eins bis fünf: Einleitung.* Camino. https://www.fachdialognetz.de/fileadmin/pfm/data/Home/Fachdialognetz%20Evaluation%20Einleitung.pdf. Zugegriffen: 16. März 2025.

Klein, A. (2015). Soziale Unterstützung Online – Unterstützungsqualität und Professionalität. In N. Kutscher, T. Ley, & U. Seelmeyer (Hrsg.), *Mediatisierung (in) der Sozialen Arbeit* (S. 130–150). Schneider.

Klein, A., & Pulver, C. (2020). Onlineberatung. In N. Kutscher, T. Ley, U. Seelmeyer, F. Siller, A. Tillmann, & I. Zorn (Hrsg.), *Handbuch Soziale Arbeit und Digitalisierung* (S. 190–200). Beltz Juventa.

Kletečka-Pulker, M., & Parrag, S. (2018). Videodolmetschen als Kommunikationshilfe bei Flüchtlingen. *Pädiatrie & Pädologie, 53*(S1), 56–60. https://doi.org/10.1007/s00608-018-0588-z

Kuneva, K., & Hough, K. L. (2023). Fostering inclusion for refugees and migrants and building trust in the digital public space. *Transforming Government: People, Process and Policy, 17*(3), 412–423. https://doi.org/10.1108/TG-10-2022-0137

Kutscher, N. (2017). Digitalisierung der Sozialen Arbeit: Entwicklungen, Herausforderungen und Perspektiven. *Merz | Medien + Erziehung, 61*(4), 18–25. https://doi.org/10.21240/merz/2017.4.9.

Leung, L., Lamb, C. F., & Emrys, L. (2009). *Technology's Refuge: The Use of Technology by Asylum Seekers and Refugees.* UTSePress. http://hdl.handle.net/10453/19828.

Litau, J., Reichert, L., Sehring, M., Weiser, S., Hornig, H., & Gerhards, S. (2019). *Fachkräfte im Dialog: Erkenntnisse und Handlungsempfehlungen.* Pro familia. https://www.fachdialognetz. de/fileadmin/pfm/data/Home/Abschlussbericht_Modellprojekt_Web.pdf. Zugegriffen: 16. März 2025.

Minor (2023). *Kurzbericht zu Ergebnissen der externen Evaluation „MB 4.0 – Gute Arbeit in Deutschland" 2017 – 2022.* https://minor-kontor.de/wp-content/uploads/2023/04/MB4.0_Formular_Kurzbericht_zur_externen_Evaluation_23-03-23.pdf. Zugegriffen: 16. März 2025.

Minor (2024). *Leitfaden für Beratungskräfte IV: Aufbau der Informations- und Beratungsarbeit in Facebook-Gruppen.* https://minor-kontor.de/wp-content/uploads/2024/12/Minor_SoMB_Handreichung_Leitfaden-fuer-Beratungskraefte-4_2024.pdf. Zugegriffen: 16. März 2025.

Müller, C., & Steinmaier, D. (2018). Digitalisierung der Migrationsberatung: Ein Werkstattbericht. In Informationsverbund Asyl und Migration, & Minor (Hrsg.), *»Digital Streetwork« in der Asyl- und Migrationsberatung: Wie Geflüchtete soziale Medien nutzen und was daraus für Beratungsstellen folgt* (S. 30–31). Informationsverbund Asyl und Migration. https://www. asyl.net/fileadmin/user_upload/publikationen/Arbeitshilfen/2018_DigitalStreetwork_fin.pdf. Zugegriffen: 18. März 2025.

Pfeffer-Hoffmann, C. (Hrsg.) (2023). *Digital Streetwork im Projekt Fem.OS: Beratungsarbeit in den sozialen Medien als Wegweiser für Migrantinnen.* Mensch und Buch. https://minor-kontor.de/wp-content/uploads/2023/09/Fem.OS_Abschlusspublikation_23-09-13.pdf. Zugegriffen: 16. März 2025.

ProFamilia (2019). Fachkräfte im Dialog. Erkenntnisse und Handlungsempfehlungen. Mainz: Eigenverlag. https://www.fachdialognetz.de/fileadmin/pfm/data/Home/Abschlussbericht_Modellprojekt_Web.pdf.

Rocholl, A., & Lange, U. (2021). Challenges and chances by involving community interpreters in the regular health care of pregnant women and young mothers from third countries with language barriers. A qualitative study within the project RundUm – Transcultural network in the care of pregnancy and birth / Herausforderungen und Chancen bei der Hinzuziehung von Sprach- und Integrationsmittlerinnen in die Regelversorgung von Schwangeren und jungen Müttern aus Drittstaaten. Eine qualitative Erhebung im Rahmen des Projektes RundUm – Transkulturelles Netzwerk zur Begleitung bei Schwangerschaft und Geburt. *International Journal of Health Professions, 8*(1), 86–97. https://doi.org/10.2478/ijhp-2021-0008

Rosenberg-Jeß, S., Sauzet, O., Henrich, W., & David, M. (2021). Perinataldaten von Frauen mit und ohne Flüchtlingsstatus in Berlin – Ergebnisse einer vergleichenden Querschnittstudie. *Zeitschrift für Geburtshilfe und Neonatologie, 225*(05), 406–411. https://doi.org/10.1055/a-1440-1762

Seethaler-Wari, S., & Yanasmayan, Z. (2023). Unfolding intersecting forms of socio-spatial exclusion: Accommodation centres at the height of the "refugee reception crisis" in Germany. *International Migration, 61*(3), 39–53. https://doi.org/10.1111/imig.13140

Stapf, T. (2019). *Migration/Digital – Die Bedeutung der Sozialen Medien für Ankommen, Orientierung und Teilhabe von Neuzugewanderten in Deutschland.* Mensch und Buch. https://minor-kontor.de/wp-content/uploads/2020/09/NiB_Migration_Digital_Text_Web_20-09-29.pdf. Zugegriffen: 16. März 2025.

Stapf, T., & Elcheikh, K. (2018). Das Informationsverhalten Geflüchteter in den sozialen Medien in Deutschland und wie Beratungsanbieter damit umgehen können. In Informationsverbund Asyl und Migration, & Minor (Hrsg.), *»Digital Streetwork« in der Asyl- und Migrationsberatung: Wie Geflüchtete soziale Medien nutzen und was daraus für Beratungsstellen folgt* (S. 4–15). Informationsverbund Asyl und Migration. https://www.asyl.net/fileadmin/user_upload/publikationen/Arbeitshilfen/2018_DigitalStreetwork_fin.pdf. Zugegriffen: 18. März 2025.

Thiery, H. (2019). Fachliches Neuland: Psychosoziale Beratung in Communities. In S. Rietmann, M. Sawatzki, & M. Berg (Hrsg.), *Beratung und Digitalisierung: Zwischen Euphorie und Skepsis* (S. 229–250). Springer VS.

Wahl, J., Schell-Kiehl, I., & Damberger, T. (Hrsg.) (2022). *Pädagogik, Soziale Arbeit und Digitalität: Education, Social Work and Digitality.* Beltz Juventa.

Weinast, L. (2023). *Die Versorgung von schwangeren geflüchteten Frauen* in Unterkünften für Asylsuchende in Berlin* [Masterarbeit, Alice Salomon Hochschule Berlin]. aliceOpen Publikationsserver. https://doi.org/10.58123/aliceopen-598.

Winkler, C., & Babac, E. (2022). Birth Justice: Die Bedeutung von Intersektionalität für die Begleitung von Schwangerschaft, Geburt und früher Elternschaft. *Österreichische Zeitschrift für Soziologie, 47,* 31–58. https://doi.org/10.1007/s11614-022-00472-5

Wunder, M. (Hrsg.) (2021). *Digitalisierung und Soziale Arbeit: Transformationen und Herausforderungen.* Julius Klinkhardt. https://doi.org/10.25656/01:23157.

Zimmer, F., & Scheibe, K. (2020). Age- and gender-dependent differences of asylum seekers' information behavior and online media usage. In T. X. Bui (Hrsg.), *Proceedings of the 53rd Hawaiian International Conference on System Sciences* (S. 2398–2407). ScholarSpace. https://hdl.handle.net/10125/63576.

Zimmermann, O., & Perdomo Lopez, L. (2024). Unsicherheit und Abhängigkeit: Eine explorative, sozialwissenschaftlich orientierte Analyse der Situation geflüchteter Frauen in Schwangerschaft, Wochenbett und rund um die Geburt. *Z'Flucht, 8*(1), 103–137. https://doi.org/10.5771/2509-9485-2024-1

Prof. Dr. Okka Zimmermann ist Professorin für soziale Arbeit an der IU Internationale Hochschule, Campus Braunschweig, sowie Postdoc am Institut für Soziologie der Technischen Universität Braunschweig. Ihre Forschungsinteressen liegen im Bereich der Lebensverlaufs-, Geschlechter-, Ungleichheits- und Familienforschung; in ihren Forschungen zur Schwangerschaft treten Überschneidungen zu Gesundheitsthemen auf. Sie hat in namhaften nationalen und internationalen Zeitschriften publiziert und Drittmittel für die Forschung unter anderem bei der Deutschen Forschungsgemeinschaft und dem Bundesministerium für Bildung und Forschung eingeworben.

Luisa Perdomo Lopez ist Referentin für eine familiengerechte Hochschule der TU Braunschweig, leitet die Gruppe "Safe Art Space" beim Netzwerk für traumatisierte Flüchtlinge e. V. und die Lokalgruppe Braunschweig im Netzwerk „Mutterschaft und Wissenschaft". Sie hat den Bachelor Sozialwissenschaften und den Master „Organisation, Governance und Bildung" an der TU Braunschweig abgeschlossen. Bereits während des Studiums forschte sie zu Schwangerschaft und Flucht und wurde für ihre Arbeit mit dem Braunschweiger Bürgerpreis ausgezeichnet.

Milena Drehlich befindet sich derzeit in der Abschlussphase des Masterstudiengangs Organisation, Governance und Bildung an der TU Braunschweig. Zugleich ist sie wissenschaftliche Hilfskraft an der IU Internationale Hochschule. In ihrem Studium war sie als studentische Hilfskraft am Institut für Kommunikationswissenschaften und am Institut für Soziologie tätig. Dabei hat sie an mehreren Forschungsprojekten in den Bereichen soziale Ungleichheit und Familie mitgewirkt und den B.A. Sozialwissenschaften an der TU Braunschweig abgeschlossen.

Förderung des digitalen Empowerments von Patienten durch Onlinemarketingstrategien in medizinischen Versorgungszentren (MVZs): eine Praxisanalyse

Marion Kalteis

Zusammenfassung

Die fortschreitende Digitalisierung des Gesundheitswesens eröffnet medizinischen Versorgungszentren (MVZs) vielfältige Potenziale zur Optimierung der patientenzentrierten Versorgung. Im Zentrum dieser Studie steht die Frage, inwiefern gezielte Onlinemarketingstrategien – insbesondere durch den Einsatz von Websites, sozialen Medien und Newslettern – zur Förderung des digitalen Empowerments von Patientinnen und Patienten beitragen. Auf Basis einer praxisorientierten Analyse wird dargelegt, dass durch eine strategisch konzipierte digitale Kommunikation nicht nur die Sichtbarkeit und Reputation von MVZs signifikant gesteigert werden kann, sondern auch eine substanzielle Verbesserung der Gesundheitskompetenz, Selbstwirksamkeit und Partizipation der Patient:innenschaft erreicht wird. Neben diesen positiven Effekten beleuchtet der Beitrag auch bestehende Herausforderungen – etwa im Hinblick auf Datenschutz, Barrierefreiheit und inhaltliche Qualität der Kommunikationsmaßnahmen. Abschließend liefert die Untersuchung praxisrelevante Implikationen sowie Forschungsansätze zur Weiterentwicklung digitaler Marketing- und Empowermentstrategien im Gesundheitswesen.

Schlüsselwörter

Digitales Empowerment · Onlinemarketing im Gesundheitswesen · Medizinische Versorgungszentren · Patientenkommunikation · Gesundheitskompetenz

M. Kalteis (✉)
IU Internationale Hochschule, Erfurt, Deutschland
E-Mail: marion.kalteis@iu.org

H. Schwendemann et al. (Hrsg.), *Digitales Empowerment im Gesundheitswesen,*
https://doi.org/10.1007/978-3-662-72469-9_11

1   Hintergrund und Implementierung in die Praxis

Die fortschreitende Digitalisierung transformiert das Gesundheitswesen tiefgreifend und beeinflusst sowohl die Art und Weise der Patient:innenversorgung als auch die Interaktionen zwischen Patient:innen und Gesundheitsdienstleister:innen (Bundesärztekammer, 2021, S. 12). Medizinische Versorgungszentren (MVZs) stehen vor der Herausforderung, ihre Dienstleistungen in einem zunehmend vernetzten Umfeld zu positionieren und gleichzeitig eine patientenzentrierte Versorgung sicherzustellen. Onlinemarketingstrategien haben sich dabei als zentrale Instrumente etabliert, um die Sichtbarkeit von MVZs zu erhöhen, Patient:innen umfassend zu informieren und das digitale Empowerment der Patient:innen zu fördern (Madanian et al., 2023, S. 1).

Digitalisierung im Gesundheitswesen
Die Digitalisierung im Gesundheitswesen umfasst eine Vielzahl von Technologien und Strategien, die darauf abzielen, die Effizienz und Qualität der Gesundheitsversorgung zu verbessern. Zu den zentralen Elementen zählen elektronische Gesundheitsakten, Telemedizin, mobile Gesundheitsanwendungen und digitale Kommunikationskanäle (Pfannstiel et al., 2020). Diese Technologien ermöglichen nicht nur eine effizientere Verwaltung von Patient:innendaten, sondern auch eine aktivere Einbindung der Patient:innen in ihre eigene Gesundheitsversorgung. Durch den Zugang zu umfangreichen Gesundheitsinformationen und die Möglichkeit zur direkten Kommunikation mit Gesundheitsdienstleister:innen können Patient:innen informierte Entscheidungen treffen und ihre Gesundheitskompetenz erhöhen (Köckler & Völker, 2021, S. 90 f.).

Onlinemarketing im Kontext von MVZs
Onlinemarketing umfasst eine Reihe von Maßnahmen, die darauf abzielen, die Onlinepräsenz einer Organisation zu stärken, ihre Zielgruppe zu erreichen und mit dieser zu interagieren. Für MVZs sind dabei insbesondere die Gestaltung und Pflege von Websites, der Einsatz von Social-Media-Plattformen sowie der Versand von Newslettern von Bedeutung (Keller, 2021, S. 78). Eine gut gestaltete Website dient als zentrale Informationsplattform, auf der Patient:innen leicht zugängliche Informationen über Leistungen, Ärzt:innen und Kontaktmöglichkeiten finden. Zudem tragen SEO (Search Engine Optimization)-Strategien dazu bei, die Sichtbarkeit der Website in Suchmaschinen zu erhöhen und somit die Auffindbarkeit für potenzielle Patient:innen zu verbessern (Chaffey & Ellis-Chadwick, 2019, S. 112).

Social-Media-Plattformen wie Facebook, Instagram und LinkedIn bieten MVZs die Möglichkeit, regelmäßig mit Patient:innen zu kommunizieren, Feedback einzuholen und eine Community aufzubauen. Der regelmäßige Austausch über Gesundheitsinformationen, Veranstaltungshinweise oder Erfolgsgeschichten kann das Vertrauen der Patient:innen stärken und eine langfristige Bindung fördern (Kaplan & Haenlein, 2020, S. 134). Darüber hinaus ermöglichen Newsletter den MVZs, gezielte Informationen direkt an ihre Abonnent:innen zu übermitteln, was die Patient:innenbindung und die Informationsvermittlung effizient unterstützt (Pulizzi, 2013, S. 56).

Definition von Digital Empowerment im Gesundheitswesen
„Digital Empowerment im Gesundheitswesen beschreibt den Prozess, sowohl Fachkräfte als auch Patientinnen und Patienten zu befähigen, unter Nutzung der eigenen persönlichen und sozialen Ressourcen alle Anwendungen und Maßnahmen, die die Möglichkeiten moderner Informations- und Kommunikationstechnologien im Gesundheitswesen bieten, zu nutzen und aktiv mitzugestalten" (Schwendemann et al., im Erscheinen).

Implementierung und Herausforderungen
Die erfolgreiche Implementierung von Onlinemarketingstrategien erfordert eine gründliche Planung und Anpassung an die spezifischen Bedürfnisse der Zielgruppe. MVZ müssen sicherstellen, dass ihre digitalen Angebote barrierefrei sind und den geltenden Datenschutzrichtlinien entsprechen. Dies ist besonders wichtig, da Gesundheitsdaten zu den sensibelsten Datenkategorien zählen. Die Einhaltung der Datenschutz-Grundverordnung (DSGVO) ist dabei von zentraler Bedeutung, um das Vertrauen der Patient:innen zu gewinnen und rechtliche Konsequenzen zu vermeiden (Voigt & Von dem Bussche, 2024, S. 102).

Ein weiterer wichtiger Aspekt ist die Qualität der bereitgestellten Inhalte. Inhalte müssen nicht nur medizinisch korrekt und evidenzbasiert sein, sondern auch in einer für die Zielgruppe verständlichen und ansprechenden Weise präsentiert werden (Kesting & Scherenberg, 2022, S. 33 f.). Dazu gehören die Verwendung einer klaren Sprache, die Vermeidung von Fachjargon und die Integration von visuellen Elementen wie Infografiken und Videos, die komplexe Informationen verständlich aufbereiten und helfen, Storytelling zu betreiben (Haigh & Hardy, 2011, S. 409).

Des Weiteren spielen die kontinuierliche Schulung und Weiterbildung des Personals eine entscheidende Rolle. Mitarbeiter:innen müssen nicht nur über die technischen Fähigkeiten verfügen, um die verschiedenen Online-Marketing-Tools effektiv zu nutzen, sondern auch über das notwendige Wissen, um relevante und ansprechende Inhalte zu erstellen. Die enge Zusammenarbeit zwischen medizinischem Personal und Marketingexpert:innen kann dabei helfen, die Inhalte authentisch und zielgerichtet zu gestalten, was wiederum das Vertrauen der Patient:innen stärkt und das digitale Empowerment fördert (Schildhauer et al., 2019, S. 20).

Praxisbeispiele und Erfolgsfaktoren
In der Praxis zeigen MVZ, die gezielte Online-Marketing-Strategien implementieren, eine signifikant höhere Patient:innenzufriedenheit und stärkere Patient:innenbindung (Bundesärztekammer, 2021, S. 4). Ein Beispiel hierfür ist das MVZ „Oberschwabenklinik Ravensburg", welches durch eine benutzerfreundliche Website, regelmäßige Social-Media-Posts und informative Newsletter eine aktive und informierte Patient:innengemeinschaft aufgebaut hat. Patient:innen dieser

Tab. 1 Zentrale Ergebnisse der Implementierung von Online-Marketing-Strategien in MVZ

Bereich	Massnahmen	Auswirkungen
Website-gestaltung	Benutzer:innenfreundliche Navigation	Erhöhte Besucher:innendauer und Informationsaufnahme
Social-Media-Präsenz	Regelmäßige Posts und Interaktionen	Stärkung der Patient:innenbindung und Vertrauensbildung
Newsletter	Gezielte Informationsversendung	Verbesserte Patient:innenbindung und Informationsvermittlung

(Quelle: Eigene Darstellung basierend auf der Analyse von Kesting und Scherenberg (2022, S. 29 ff.))

Einrichtung berichten von einer verbesserten Kommunikation mit den Ärzt:innen, einem besseren Verständnis ihrer Gesundheitszustände und einer erhöhten Zufriedenheit mit den angebotenen Dienstleistungen (s. Madanian et al., 2023, S. 2 f.) (Tab. 1).

Erfolgsfaktoren für die effektive Umsetzung von Onlinemarketingstrategien in MVZ umfassen neben der technischen und inhaltlichen Qualität auch die Fähigkeit zur kontinuierlichen Anpassung und Optimierung der Strategien, basierend auf Feedback und Leistungskennzahlen (KPIs). Regelmäßige Analysen der Website-Traffic-Daten, Social-Media-Interaktionen und Newsletteröffnungsraten können wertvolle Einblicke in das Verhalten und die Bedürfnisse der Patient:innen liefern und helfen, die Marketingmaßnahmen entsprechend zu justieren.

Zusätzlich ist die Nutzung von Datenanalysetools und Customer-Relationship-Management-Systemen (CRM) essenziell, um die Effektivität der Marketingkampagnen zu bewerten und personalisierte Ansätze zu entwickeln. Diese Technologien ermöglichen es MVZ, die Interaktionen mit den Patient:innen effizient zu verfolgen, Trends zu identifizieren und maßgeschneiderte Angebote zu erstellen, die den individuellen Bedürfnissen der Patient:innen entsprechen.

Einfluss der Onlinemarketingstrategien auf das digitale Empowerment

Die Implementierung von Onlinemarketingstrategien trägt maßgeblich zum digitalen Empowerment der Patient:innen bei. Indem Patient:innen Zugang zu umfassenden und leicht verständlichen Gesundheitsinformationen erhalten, können sie ihre Gesundheitskompetenz steigern und fundierte Entscheidungen treffen (Matusiewicz et al., 2019, S. 12 ff.). Darüber hinaus fördert die interaktive Kommunikation über digitale Kanäle die aktive Teilnahme der Patient:innen an ihrer eigenen Gesundheitsversorgung, was zu einer stärkeren Selbstwirksamkeit und einem höheren Maß an Vertrauen in die medizinischen Dienstleistungen führt (Tanniru, 2019, o.S.).

Indem MVZ durch Onlinemarketingstrategien Transparenz schaffen und eine offene Kommunikationskultur fördern, werden Patient:innen ermutigt, aktiv Fragen zu stellen, Feedback zu geben und sich stärker in den Behandlungsprozess einzubringen (Frodl, 2022, S. 114). Dieser partizipative Ansatz trägt dazu bei, die Zufriedenheit der Patient:innen zu erhöhen und eine nachhaltige Beziehung zwischen den Patient:innen und den MVZ aufzubauen.

Zusammenfassung

Zusammenfassend lässt sich sagen, dass die Integration von Onlinemarketingstrategien in MVZ nicht nur zur Verbesserung der Sichtbarkeit und Reputation beiträgt, sondern auch das digitale Empowerment der Patient:innen nachhaltig fördert. Durch die Bereitstellung relevanter Informationen, die Förderung der Interaktion und die Schaffung eines vertrauensvollen Kommunikationsumfelds können MVZ eine aktive und informierte Patient:innengemeinschaft aufbauen, die zu besseren gesundheitlichen Ergebnissen und einer höheren Zufriedenheit beiträgt (Gorlt et al., 2023, o. S.).

2 Fragestellung und Zielsetzung

Forschungsfrage

Wie fördern Onlinemarketingstrategien von MVZ das digitale Empowerment von Patient:innen und welche Auswirkungen haben diese Strategien auf die Wahrnehmung und Interaktion der Patient:innen mit den Versorgungszentren?

Zielsetzung der Studie

Die vorliegende Studie verfolgt das Ziel, die Rolle von Onlinemarketingstrategien in MVZs zu untersuchen und deren Einfluss auf das digitale Empowerment der Patient:innen zu analysieren. Konkret sollen die folgenden Fragestellungen beantwortet werden:

1. In welcher Weise tragen verschiedene Onlinemarketinginstrumente zum digitalen Empowerment der Patient:innen bei?
2. Wie beeinflussen diese Strategien die Wahrnehmung der Patient:innen gegenüber den MVZ?
3. Welche Auswirkungen haben die Onlinemarketingmaßnahmen auf die Interaktion der Patient:innen mit den Versorgungszentren?

Zur Beantwortung dieser Fragen werden eine qualitative Inhaltsanalyse von Onlinemarketingmaterialien (Websites, Social Media und Newsletter) sowie eine Analyse von Onlinekommentaren (z. B. Bewertungen und Forenbeiträge) durchgeführt. Dieser methodische Ansatz ermöglicht es, tiefere Einblicke in die Wirkmechanismen und die subjektiven Erfahrungen der Patient:innen zu gewinnen.

Chancen durch Onlinemarketing

Onlinemarketing bietet MVZ vielfältige Möglichkeiten, eine breitere Zielgruppe zu erreichen und Patient:innen umfassend zu informieren. Durch gezielte Kampagnen können Gesundheitsinformationen effektiv verbreitet werden, was zu einer erhöhten Transparenz und einem besseren Zugang zu relevanten Gesundheitsdaten führt. Dies fördert nicht nur das Vertrauen der Patient:innen in die Einrichtung, sondern stärkt auch ihre Eigenverantwortung und Kompetenz im Umgang mit gesundheitlichen Anliegen (Matusiewicz et al., 2019, S. 12 ff.).

Ein weiterer Vorteil liegt in der Personalisierung der Kommunikation. Durch die Analyse von Nutzer:innendaten können MVZ maßgeschneiderte Inhalte erstellen, die auf die individuellen Bedürfnisse und Präferenzen der Patient:innen abgestimmt sind. Diese personalisierte Ansprache erhöht die Relevanz der bereitgestellten Informationen und fördert eine intensivere Auseinandersetzung der Patient:innen mit ihren Gesundheitsfragen (Tanniru, 2019, o.S.). Zudem ermöglichen interaktive Plattformen wie Social Media eine direkte Kommunikation zwischen Patient:innen und Gesundheitsdienstleister:innen, was das Vertrauen stärkt und die Patient:innenbindung verbessert (Frodl, 2022, S. 114).

Herausforderungen und Hindernisse

Trotz der zahlreichen Vorteile gibt es auch bedeutende Herausforderungen bei der Implementierung von Onlinemarketingstrategien in MVZ. Datenschutz und Datensicherheit sind zentrale Bedenken, da Gesundheitsdaten besonders sensibel sind und strengen rechtlichen Bestimmungen unterliegen. Die Einhaltung der DSGVO erfordert umfangreiche technische und organisatorische Maßnahmen, um die Sicherheit und Vertraulichkeit der Patient:innenendaten zu gewährleisten und in weiterer Folge vor Eingriffen durch z. B. Hacker:innen zu verhindern (Voigt & Von dem Bussche, 2024, S. 102).

Darüber hinaus stellt die Erstellung qualitativ hochwertiger und relevanter Inhalte eine erhebliche Herausforderung dar. Die Produktion von medizinisch fundierten, verständlichen und ansprechenden Inhalten erfordert nicht nur fachliches Wissen, sondern auch kreatives Können und ausreichende personelle Ressourcen. Viele MVZ verfügen jedoch nicht über ein spezialisiertes Marketingteam, was die Umsetzung effektiver Strategien erschwert und teilweise laienhaft erscheinen lässt.

Ein weiteres Problem ist die Sicherstellung der Barrierefreiheit digitaler Angebote. Nicht alle Patient:innen verfügen über die erforderlichen technischen Fähigkeiten oder den Zugang zu digitalen Endgeräten, um die bereitgestellten Onlineressourcen effektiv zu nutzen (Peter & Lühr, 2021). Dies kann zu einer digitalen Kluft führen, bei der bestimmte Patient:innengruppen von den Vorteilen digitaler Kommunikationskanäle ausgeschlossen werden. Um dem entgegenzuwirken, müssen MVZ sicherstellen, dass ihre digitalen Angebote inklusiv gestaltet sind und alle Patient:innen, unabhängig von ihren technischen Fähigkeiten, erreichen (Gorlt et al., 2023, o. S.).

Auch die Messung und Bewertung der Wirksamkeit von Onlinemarketingstrategien stellen eine Herausforderung dar. Die Vielzahl an verfügbaren Datenquellen und die Komplexität der Analyse erfordern spezialisierte Kenntnisse und geeignete Analysetools, was für viele MVZ eine zusätzliche Belastung darstellt (Beyer, 2022, S. 89). Ohne eine systematische Erfolgskontrolle ist es schwierig, die tatsächlichen Auswirkungen der Marketingmaßnahmen auf das digitale Empowerment der Patient:innen zu beurteilen und entsprechende Optimierungen vorzunehmen.

Relevanz der Studie

Die vorliegende Studie leistet einen wichtigen Beitrag zur theoretischen und praktischen Diskussion über das digitale Empowerment im Gesundheitswesen. Indem sie die spezifischen Onlinemarketingstrategien von MVZ analysiert und deren Einfluss auf die Patient:innenwahrnehmung und -interaktion untersucht, bietet sie wertvolle Erkenntnisse für die Optimierung zukünftiger Marketingmaßnahmen. Darüber hinaus hebt die Studie die Bedeutung von digitalen Kommunikationskanälen für die Förderung der Patient:innenautonomie und -kompetenz hervor, was für die nachhaltige Verbesserung der Gesundheitsversorgung von zentraler Bedeutung ist (Dockweiler & Razum, 2016, S. 6).

Durch die Identifikation von Chancen und Herausforderungen bietet die Studie praktische Handlungsempfehlungen für MVZ, die ihre Onlinemarketingstrategien weiterentwickeln und gezielt auf die Bedürfnisse ihrer Patient:innen abstimmen möchten. Gleichzeitig wird ein Forschungsrahmen geschaffen, der zukünftige Studien zur Wirksamkeit und Nachhaltigkeit von digitalen Empowermentmaßnahmen im Gesundheitswesen unterstützt (Wenzel, 2024, S. 12 ff.).

3 Implikationen für die Forschung/Forschungsansätze und -bedarfe

Die Analyse der Onlinemarketingstrategien von medizinischen Versorgungszentren (MVZ) und deren Einfluss auf das digitale Empowerment der Patient:innen liefert wertvolle Erkenntnisse, die sowohl die theoretische Fundierung als auch die praktische Anwendung im Gesundheitswesen bereichern. Die vorliegende Studie eröffnet mehrere Forschungsansätze und identifiziert spezifische Bedarfe, die für eine weitergehende Untersuchung notwendig sind.

Erweiterung der theoretischen Grundlagen
Die Studie erweitert das Verständnis des digitalen Empowerments im Kontext des Gesundheitsmarketings, indem sie die Wechselwirkungen zwischen digitalen Kommunikationsstrategien und der Patient:innenautonomie beleuchtet. Während bisherige Forschungen vorwiegend die Rolle von Technologie im Gesundheitswesen fokussierten, bietet diese Untersuchung eine tiefere Einsicht in die psychologischen und sozialen Mechanismen, durch die Onlinemarketingmaßnahmen das Empowerment fördern (s. Dockweiler & Razum, 2016, S. 6). Insbesondere die Integration der Definition von Digital Empowerment, die den Prozess der Befähigung von Fachkräften und Patient:innen durch Nutzung moderner Informations- und Kommunikationstechnologien beschreibt, bildet eine Grundlage für die weitere theoretische Auseinandersetzung (Schwendemann et al., im Erscheinen).

Methodologische Ansätze
Für zukünftige Forschungen ist eine Kombination aus qualitativen und quantitativen Methoden empfehlenswert, um ein umfassenderes Bild von den Auswirkungen der Onlinemarketingstrategien zu erhalten. Die derzeitige qualitative Herangehensweise liefert tiefgehende Einblicke, jedoch ist eine quantitative Bewertung notwendig, um die Kausalzusammenhänge und die Stärke der Effekte empirisch zu untermauern (Beyer, 2022, S. 89). Beispielsweise können Umfragen und

strukturierte Interviews eingesetzt werden, um die Wahrnehmung und das Verhalten einer größeren Patient:innenstichprobe zu erfassen. Darüber hinaus können experimentelle Designs verwendet werden, um den kausalen Einfluss spezifischer Marketingmaßnahmen auf das Empowerment der Patient:innen zu untersuchen (Creswell & Creswell, 2018, o.S.).

Langfristige Auswirkungen und Nachhaltigkeit

Ein bedeutender Forschungsansatz betrifft die Untersuchung der langfristigen Auswirkungen von Onlinemarketingstrategien auf das digitale Empowerment und das Patient:innenverhalten. Langzeitstudien könnten aufzeigen, wie sich die Nutzung digitaler Kommunikationskanäle über mehrere Jahre hinweg entwickelt und welche nachhaltigen Effekte auf die Patient:innenbindung und die Gesundheitskompetenz zu beobachten sind (Wenzel, 2024, S. 12 ff.). Solche Untersuchungen sind essenziell, um die Dauerhaftigkeit und die langfristige Effektivität der implementierten Marketingmaßnahmen zu bewerten. Zudem könnten longitudinale Studien Einblicke in die Entwicklung von Patient:innenbedürfnissen und -erwartungen im digitalen Kontext bieten (Denzin & Lincoln, 2018, S. 196).

Vergleichende Analysen

Ein weiterer vielversprechender Forschungsbereich ist der Vergleich von Onlinemarketingstrategien zwischen verschiedenen Gesundheitsinstitutionen. Durch vergleichende Studien können Gemeinsamkeiten und Unterschiede in den Ansätzen identifiziert werden, die aufzeigen, welche Strategien universell wirksam sind und welche stark vom spezifischen Kontext der Einrichtung abhängen (Pickel et al., 2009, S. 11). Solche Erkenntnisse können als Grundlage für die Entwicklung von Best-Practice-Modellen dienen, die auf unterschiedliche Institutionstypen übertragbar sind. Beispielsweise könnten MVZs mit unterschiedlichen Spezialisierungen oder geografischen Lagen analysiert werden, um kontextspezifische Erfolgsfaktoren zu identifizieren (Taylor & Bogdan, 1998, S. 88).

Demografische Faktoren und Segmentierung

Die Berücksichtigung demografischer Variablen stellt einen weiteren wichtigen Forschungsbedarf dar. Verschiedene Bevölkerungsgruppen unterscheiden sich hinsichtlich ihrer digitalen Kompetenzen, ihres Zugangs zu digitalen Technologien und ihrer Präferenzen in der Kommunikation (Wenzel, 2024, S. 26 ff.). Zukünftige Studien sollten daher untersuchen, wie Onlinemarketingstrategien auf unterschiedliche demografische Segmente zugeschnitten werden können, um eine möglichst breite und inklusive Ansprache zu gewährleisten. Dies könnte durch segmentierte Analysen und die Entwicklung gezielter Marketingkampagnen erreicht werden, die auf die spezifischen Bedürfnisse und Merkmale der verschiedenen Patient:innengruppen eingehen. Insbesondere die Berücksichtigung von Altersgruppen, sozioökonomischem Status und kulturellen Hintergründen ist diesbezüglich von Bedeutung (Ajzen, 1991, S. 179).

Integration von künstlicher Intelligenz (KI) und Automatisierung
Die Integration neuer Technologien wie künstliche Intelligenz (KI) und Automatisierung in Onlinemarketingstrategien bietet ein vielversprechendes Feld für zukünftige Forschungsarbeiten. KI-basierte Tools, wie Chatbots und personalisierte Empfehlungssysteme, könnten das Patient:innenerlebnis weiter personalisieren und die Effizienz der Kommunikationskanäle steigern (Czypionka & Hobodites, 2021. S. 98 f.). Untersuchungen können sich zukünftig darauf konzentrieren, wie diese Technologien das digitale Empowerment beeinflussen und welche spezifischen Vorteile und Herausforderungen mit ihrer Implementierung verbunden sind. Zudem könnten die ethischen Implikationen der Nutzung von KI im Gesundheitsmarketing erforscht werden, um eine verantwortungsvolle und patient:innenzentrierte Implementierung sicherzustellen (Russell & Norvig, 2020, S. 345).

Ethische Aspekte und Datenschutz
Ein essenzieller Forschungsbedarf besteht in der weiteren vertieften Untersuchung der ethischen Aspekte und Datenschutzanforderungen im Kontext des Onlinemarketings. Die Balance zwischen personalisierter Kommunikation und dem Schutz sensibler Gesundheitsdaten ist ein herausforderndes Thema, das kontinuierliche Aufmerksamkeit erfordert (Manzeschke & Brink, 2020, S. 1105 ff.). Zukünftige Studien sollten daher auch die Perspektiven der Patient:innen hinsichtlich Datenschutz und Datensicherheit einbeziehen und Strategien entwickeln, um ethische Standards im digitalen Marketing sicherzustellen. Zudem ist die Untersuchung der Auswirkungen von Datenschutzverletzungen auf das Vertrauen der Patient:innen und die Reputation der MVZs von hoher Relevanz (Spinello, 2011, S. 89).

Praxisorientierte Leitfäden und Implementierungsstrategien
Ein weiterer wichtiger Forschungsansatz liegt in der Entwicklung praxisorientierter Leitfäden zur effektiven Gestaltung und Implementierung von Onlinemarketingstrategien in MVZs. Solche Leitfäden könnten MVZs dabei unterstützen, die spezifischen Herausforderungen zu bewältigen und die identifizierten Chancen optimal zu nutzen (Peter & Lühr, 2021). Durch die Kombination von theoretischen Erkenntnissen und praktischen Best Practices können MVZs fundierte Entscheidungen treffen und ihre Marketingmaßnahmen zielgerichtet und effizient gestalten. Zudem könnten Schulungsprogramme und Workshops entwickelt werden, um das Wissen und die Fähigkeiten des Personals im Bereich digitales Marketing zu stärken (Kotler & Keller, 2016, S. 270).

Innovationsmanagement und Anpassungsfähigkeit
Ein weiterer Forschungsbedarf besteht im Bereich des Innovationsmanagements und der Anpassungsfähigkeit von MVZs hinsichtlich ihrer Onlinemarketingstrategien. In einem dynamischen digitalen Umfeld müssen MVZs in der Lage sein, schnell auf Veränderungen zu reagieren und innovative Ansätze zu integrieren, um wettbewerbsfähig zu bleiben (Teece, 2010, S. 311). Forschungen könnten

untersuchen, welche organisatorischen Strukturen und Prozesse notwendig sind, um eine kontinuierliche Innovation im Onlinemarketing zu fördern, und wie MVZs ihre Strategien an sich verändernde Marktbedingungen und Patient:innenbedürfnisse anpassen können (Christensen et al., 2006, S. 53).

Schlussfolgerung

Onlinemarketingstrategien bieten MVZs eine wertvolle Möglichkeit, das digitale Empowerment der Patient:innen zu fördern und ihre Wahrnehmung sowie Interaktion mit den Versorgungszentren positiv zu beeinflussen. Durch die gezielte Nutzung von Websites, Social-Media-Plattformen und Newslettern können MVZs eine aktive und informierte Patient:innengemeinschaft aufbauen, die zu einer erhöhten Patient:innenbindung und Zufriedenheit führt (Gorlt et al., 2023, o. S.).

Trotz der bestehenden Herausforderungen, wie Datenschutzbedenken und der Notwendigkeit qualitativ hochwertiger Inhalte, überwiegen die potenziellen Vorteile deutlich. Erfolgreich implementierte Onlinemarketingstrategien tragen nicht nur zur Verbesserung der Sichtbarkeit und Reputation der MVZs bei, sondern stärken auch das Selbstmanagement und die Gesundheitskompetenz der Patient:innen (Dockweiler & Razum, 2016, S. 6).

Zukünftige Forschungen sollten sich auf die weiterführende Analyse dieser Strategien konzentrieren, um praxisnahe Empfehlungen zu entwickeln und die langfristige Wirksamkeit zu gewährleisten. Insbesondere die Integration neuer Technologien, die Berücksichtigung demografischer Unterschiede und die Entwicklung ethischer Richtlinien sind entscheidende Faktoren für die nachhaltige Förderung des digitalen Empowerments im Gesundheitswesen (Czypionka & Hobodites, 2021).

Literatur

Ajzen, I. (1991). The theory of planned behavior. *Organizational Behavior and Human Decision Processes, 50*(2), 179–211. https://doi.org/10.1016/0749-5978(91)90020-T.

Beyer, L. (2022). Quantitative Methoden der empirischen Gesundheitsforschung. In *Gesundheitswissenschaften* (S. 81–93). Springer Berlin Heidelberg.

Bundesärztekammer. (2021). Thesen zur Weiterentwicklung der ärztlichen Patientenversorgung durch Digitalisierung. Berlin. https://www.bundesaerztekammer.de/fileadmin/user_upload/_old-files/downloads/pdf-Ordner/Telemedizin_Telematik/2021-01-15_Positionspapier_Thesen-Digitalisierung-Versorgung_final.pdf.

Chaffey, D., & Ellis-Chadwick, F. (2019). *Digital marketing: Strategy, implementation and practice*. (Harlow, 7. Aufl.). Pearson Education.

Christensen, C. M., Baumann, H., Ruggles, R., & Sadtler, T. M. (2006). Disruptive innovation for social change. *Harvard Business Review, 84*(12), 94–101. https://hbr.org/2006/12/disruptive-innovation-for-social-change.

Creswell, J. W., & Creswell, J. D. (2018). *Research design: Qualitative, quantitative, and mixed methods approaches. Kapitel 8* (5. Aufl.). SAGE Publications.

Czypionka, T., & Hobodites, F. (2021). Künstliche Intelligenz im Gesundheitswesen. *Health System Watch, 2*, 94–103.

Denzin, N. K., & Lincoln, Y. S. (2018). *The SAGE handbook of qualitative research* (5. Aufl.). SAGE Publications.

Dockweiler, C., & Razum, O. (2016). Digitalisierte Gesundheit: Neue Herausforderungen für Public Health. *Das Gesundheitswesen, 17*(01), 5–7.

Frodl, A. (2022). Praxismarketing. In A. Frodl (Hrsg.), *Praxisführung für Arzt- und Zahnarztpraxen: Kosten senken, Effizienz steigern* (S. 63–123). Springer Fachmedien Wiesbaden. https://doi.org/10.1007/978-3-658-38716-7_3.

Gorlt, J., Ochs, M., Elsenbast, C., & Ludborzs, S. (2023). Mensch-Computer-Interaktion im Gesundheitswesen: Auswirkungen von User Experience auf Technikbereitschaft – Blog des Fraunhofer IESE. Fraunhofer IESE. https://www.iese.fraunhofer.de/blog/mensch-computer-interaktion-im-gesundheitswesen/.

Haigh, C., & Hardy, P. (2011). Tell me a story – A conceptual exploration of storytelling in healthcare education. *Nurse Education Today, 31*(4), 408–411. https://doi.org/10.1016/j.nedt.2010.08.001.

Herausgeber:Innen, Jahr, S. XX.

Kaplan, A. M., & Haenlein, M. (2020). Rulers of the world, unite! The challenges and opportunities of Social Media. *Business Horizons, 53*(1), 59–68. https://doi.org/10.1016/j.bushor.2019.09.003.

Keller, K. L. (2021). *Strategic brand management: Building, measuring, and managing brand equity* (5. Aufl.). Pearson Education.

Kesting, T., & Scherenberg, V. (2022). Adaptierbare Ansätze für das Marketing in der Gesundheitswirtschaft. In T. Kesting & V. Scherenberg (Hrsg.), Marketing in der Gesundheitswirtschaft: Eine praxisbezogene konzeptionelle Einordnung (S. 29–39). Springer Fachmedien Wiesbaden. https://doi.org/10.1007/978-3-658-37089-3_3.

Kotler, P., & Keller, K. L. (2016). *Marketing management* (15. Aufl.). Pearson.

Köckler, H., & Völker, S. (2021). Gesundheitskommunikation mit digitalen Daten. In R. W. Scholz, E. Albrecht, D. Marx, M. Mißler-Behr, O. Renn, & V. Van Zyl-Bulitta (Hrsg.), Supplementarische Informationen zum DiDaT Weißbuch (S. 87–94). Nomos Verlagsgesellschaft mbH & Co. KG. https://doi.org/10.5771/9783748912125-SI2-4.

Madanian, S., Nakarada-Kordic, I., Reay, S., & Chetty, T. (2023). Patients' perspectives on digital health tools. *PEC Innovation, 2*, 1–8. https://doi.org/10.1016/j.pecinn.2023.100171.

Manzeschke, A., & Brink, A. (2020). Ethik der Digitalisierung im Gesundheitswesen. In W. Frenz (Hrsg.), *Handbuch Industrie 4.0: Recht, Technik, Gesellschaft* (S. 1101–1117). Springer Berlin Heidelberg. https://doi.org/10.1007/978-3-662-58474-3_57.

Matusiewicz, F. Stratmann, & J. Wimmer (2019), *Marketing im Gesundheitswesen: Einführung – Bestandsaufnahme – Zukunftsperspektiven* (S. 3–24). Springer Fachmedien Wiesbaden. https://doi.org/10.1007/978-3-658-20279-8_1

Peter, U., & Lühr, H. (2021). *Handbuch Digitale Teilhabe und Barrierefreiheit.* Kommunal-und Schul-Verlag.

Pfannstiel, M. A., Kassel, K., & Rasche, C. (Hrsg.). (2020). *Innovationen und Innovationsmanagement im Gesundheitswesen: Technologien, Produkte und Dienstleistungen voranbringen.* Springer Fachmedien Wiesbaden. https://doi.org/10.1007/978-3-658-28643-9.

Pickel, S., Pickel, G., Lauth, H.-J., & Jahn, D. (2009). Differenzierung und Vielfalt der vergleichenden Methoden in den Sozialwissenschaften. In S. Pickel, G. Pickel, H.-J. Lauth, & D. Jahn (Hrsg.), Methoden der vergleichenden Politik- und Sozialwissenschaft: Neue Entwicklungen und Anwendungen (S. 9–26). VS Verlag für Sozialwissenschaften. https://doi.org/10.1007/978-3-531-91826-6_1.

Pulizzi, J. (2013). *Epic content marketing: How to tell a different Story, break through the clutter, and win more customers by marketing less.* McGraw-Hill Education.

Russell, S. J., & Norvig, P. (2020). *Artificial Intelligence: A Modern Approach* (4. Aufl.). Englewood Cliffs, NJ: Prentice Hall.

Schildhauer, T., Adlmaier-Herbst, D. G., Hofmann, J., Krcmar, H., Hünnekens, W., Michelis, D., Stephan, P. F., Termer, A., & Voss, H. (2019). Schlüsselfaktoren der Digitalisierung – Entwicklungen auf dem Weg in die digitale Zukunft. In M. Stumpf (Hrsg.), *Digitalisierung und Kommunikation: Konsequenzen der digitalen Transformation für die*

Wirtschaftskommunikation (S. 13–34). Springer Fachmedien Wiesbaden. https://doi. org/10.1007/978-3-658-26113-9_2

Schwendemann, H., Kreuzenbeck, C., Rupp, S., & Thiede, M. (im erscheinen). *Digitales Empowerment im Gesundheitswesen.* Springer Verlag.

Spinello, R. A. (2011). *CyberEthics: Morality and Law in Cyberspace.* Jones & Bartlett Learning.

Tanniru, M. (2019). Engagement leading to empowerment – Digital innovation strategies for patient care continuity. *Journal of Hospital Management and Health Policy; Vol 3 (Oktober 2019): Journal of Hospital Management and Health Policy.* https://jhmhp.amegroups.org/article/view/5426.

Taylor, S. J., & Bogdan, R. (1998). *Introduction to qualitative research methods: A guidebook and resource* (3rd ed.). John Wiley & Sons Inc.

Teece, D. J. (2010). Technological innovation and the theory of the firm: The role of enterprise-level knowledge, complementarities, and (dynamic) capabilities. *Handbook of the Economics of Innovation, 1,* 679–730. https://doi.org/10.1016/S0169-7218(10)01016-6.

Voigt, P., & Von dem Bussche, A. (2024). *The EU general data protection regulation (GDPR): A practical guide* (2. Aufl.). Cham: Springer.

Wenzel, E. (2024). *Megatrend Gesundheit: Wie Digitalisierung und Individualisierung unsere Gesundheitsversorgung revolutionieren: 10 Trends und 30 Learnings für die Zukunft.* Springer, Berlin Heidelberg. https://doi.org/10.1007/978-3-662-68688-1.

Prof. Dr. Marion Kalteis ist seit 8 Jahren Professorin für Marketing (Schwerpunkt Werbung und Marktforschung) an der IU Internationalen Hochschule. Sie verbindet fundierte wissenschaftliche Expertise mit einer langjährigen Praxiserfahrung und legt besonderen Wert auf die anwendungsorientierte Vermittlung komplexer Inhalte.

Innovation in der psychosozialen Beratung – Konzeption, Implementierung und Erfolg hybrider Ansätze

Christel Gade und Ralph Grobecker

Zusammenfassung

Der Bedarf an psychotherapeutischer Beratung ist in Deutschland in den vergangenen Jahren gewachsen und kann nicht befriedigend gedeckt werden. Die Lücke zwischen Bedarf und Angebot an Therapieplätzen ist vermutlich aufgrund einer hohen Dunkelziffer noch höher als gemessen. Die Folgen für Betroffene, das Gesundheitssystem und die Wirtschaft sind erheblich. Digitale, mobile Internetinterventionen sowie Blended-Care-Angebote sind inzwischen vielfach erprobt und konnten als wirksam, kosteneffektiv und zielgruppengerecht nachgewiesen werden. Sie leisten damit einen wesentlichen Beitrag zur skalierbaren Kapazitätserweiterung. Der Ansatz des Value Based Counseling erfüllt mit seinem digitalen und persönlich interaktiven Angebot von My7steps die Anforderung des Empowerments, der Nichtpathologisierung und Niederschwelligkeit.

Schlüsselwörter

Blended Care · Digitale Gesundheitsanwendung · Nichtpathologisierung · Value Based Counseling

C. Gade (✉)
IU Internationale Hochschule, Frankfurt, Deutschland
E-Mail: christel.gade@iu.org

R. Grobecker
My7steps GmbH, Wiesbaden, Deutschland
E-Mail: r.grobecker@my7steps.org

© Der/die Autor(en), exklusiv lizenziert an Springer-Verlag GmbH, DE, ein Teil von Springer Nature 2026
H. Schwendemann et al. (Hrsg.), *Digitales Empowerment im Gesundheitswesen,*
https://doi.org/10.1007/978-3-662-72469-9_12

1   Einführung

Der Bedarf an psychologischer und psychotherapeutischer Beratung ist in den vergangenen Jahren kontinuierlich gestiegen (DGPPN, 2024). Gründe hierfür sind einerseits die Enttabuisierung und Normalisierung der Inanspruchnahme von Psychotherapie, andererseits Veränderungen der Arbeitswelt und Gesellschaft, die neuartige Belastungen mit sich bringen. Zwischen 15 und 19 % aller Krankheitstage (Statista, 2022) und hohe direkte Kosten (Statista, 2025; DGPPN, 2024) psychischer Erkrankungen belasten das Gesundheitssystem und die Gesellschaft. Aus diesem Grund wird auch die psychische Gesundheit der Bevölkerung einem systematischen Monitoring unterzogen (Thom et al., 2021, S. 36).

Das Angebot an psychotherapeutischer Beratung kann diesen Bedarf derzeit nicht bedienen. Dieses führt zu langen Wartezeiten für die Betroffenen und in der Folge nachweislich zu Symptomverschlechterungen (DPtV, 2021). Verstärkt wird die Lücke zwischen Bedarf und Angebot weiterhin dadurch, dass per heute der Bedarf an therapeutischer Betreuung und die Zuordnung der Kapazitäten wenig differenziert werden. Das heißt, dass eine psychotherapeutische Behandlung unabhängig vom Schweregrad der Belastung und von der Schwierigkeit der Behandlung auf dieselben Kapazitäten im Markt zugreift und diese bindet. Mit der Enttabuisierung geht auch das nachweislich größere Bedürfnis nach Diagnose und Behandlung im Falle von Belastungsgefühlen jeglicher Art einher (Roth, 2024, S. N1; Rössler & Cattapan, 2024, S. 20–23).

Zusätzlich gibt es immer noch eine hohe Dunkelziffer von geschätzt 80 % der Betroffenen, die eine Beratung für ihr Wohlbefinden und ihre Gesundheit, nicht zuletzt ihre Arbeitskraft, benötigen, diese aber aus unterschiedlichen Gründen nicht äußern oder nicht den passgerechten Zugang finden (DGPPN, 2024).

Vor diesem Hintergrund sind in der psychosozialen Beratung und Therapie differenzierte, bedürfnisgerecht niederschwellige und leicht zugängliche Angebote der Schlüssel zum Gesundheitserhalt, da sie die Problematik fehlender Kapazität sowie persönlicher und gesellschaftlicher Hürden zur Inanspruchnahme von Beratung adressieren können (Berger et al., 2024).

Innovative Ansätze und Methoden sowie die Nutzung digitaler Kanäle können hier weiterhelfen.

2   Bedarf, Nachfrage und Versorgungsproblematik

Zum besseren Verständnis der Versorgungslücke und Lösungsoptionen müssen Zielgruppen, deren Bedürfnisse und Zugangshürden differenziert betrachtet und verstanden werden.

2.1   Psychische Erkrankungen und die Folgen

Laut einer Studie der Deutschen Gesellschaft für Psychiatrie und Psychotherapie, Psychosomatik und Nervenheilkunde fühlen sich rund 28 % der erwachsenen Bevölkerung psychisch belastet oder sind psychisch erkrankt. Darunter suchen aber nur ca. 19 % den Kontakt zu den Leistungsanbietern mit dem Ziel, eine psychotherapeutische Behandlung zu beantragen (DGPPN, 2024). Psychische Erkrankungen gehören laut DGPPN zu den vier wesentlichen Ursachen für den Verlust gesunder Lebensjahre (DGPPN, 2024; Schneider et al., 2019). Gesellschaftlich verursachen psychische Erkrankungen nachweislich hohe Kosten, die in den vergangenen 10 Jahren um 5,7 % auf 56 Mrd. EUR gestiegen sind (DGPPN, 2024). Diese Zahlen beinhalten noch nicht die Folgekosten nicht behandelter und chronifizierter Erkrankungen und auch nicht die Folgekosten in gesellschaftlichen Feldern außerhalb des Gesundheitswesens, also beispielsweise der wirtschaftlichen Leistungskraft. Die Krankheitstage infolge psychischer Erkrankungen, die ebenfalls kontinuierlich steigen, verursachen zusätzlich Kosten von über 20 Mrd. EUR allein im Jahr 2023 durch Arbeitszeitverlust und Wiedereingliederungsmanagement (Statista, 2025).

In dieser Situation gilt es, Ansatzpunkte zu finden, die die Kapazitätsengpässe überwinden, indem alternative Kapazitäten geschaffen, Prozesse effizient skalierbar gestaltet und Angebote differenziert dimensioniert werden. Außerdem müssen Zugangshürden gesenkt und Zugänglichkeit verbessert werden, um Betroffenen schneller und niederschwelliger zu helfen und heute nicht erreichbaren Zielgruppen ein Angebot machen zu können.

2.2 Zielgruppen, Bedarfe und Nutzungsverhalten

Die soziodemografische Struktur und das konkrete Nachfrageverhalten der Ratsuchenden stellen neben der Versorgungslücke selbst eine weitere Herausforderung in der Versorgung dar. Einerseits suchen viele von Belastung Betroffene gar keine Hilfe, und andererseits binden andere in Ermangelung ausreichend differenzierter Angebote und Zugänge Kapazitäten, die sie in dieser Form selbst nicht benötigen. Hier sind unterschiedliche Zielgruppen und Situationen zu adressieren:

a. An erster Stelle stehen die Personen, **die Hilfe brauchen, diese auch suchen,** sie aber aus folgenden Gründen nicht erhalten (Pantle et al., 2024).
   - Die **Wartelisten** sind zu lang und es bietet sich ihnen keine Alternative.
   - Entsprechende Therapien oder Anlaufstellen sind **regional nicht erreichbar.**
b. An zweiter Stelle stehen solche Personen, die Unterstützung und **Hilfe brauchen,** aber diese aus unterschiedlichen Gründen **gar nicht erst suchen.** Gründe hierfür sind vielfältig:
   - **Scham** und Angst vor Stigmatisierung verhindern die offene Thematisierung (Fuhr et al., 2024, S. 332).
   - Betroffene fühlen sich subjektiv nicht krank oder **negieren** die Belastung, bedingt durch ihre gesellschaftliche Leistungsprägung oder die kulturelle Tabuisierung psychischer Beeinträchtigungen.

- **Rollenbilder** lassen Männer nachweislich seltener und später therapeutische Hilfe suchen. Gründe hierfür sind einerseits rollensterotype Vorbehalte und andererseits hiermit einhergehende bedürfniswiderwirkende Zugangshürden (Schröder et al., 2017, S. 12).
- Für bestimmte **Berufsgruppen** wirkt die Beanspruchung psychotherapeutischer Beratungsleistungen laufbahnschädigend (Beamte, Ärzte oder Piloten). Mitglieder dieser Gruppen suchen Hilfe ohne Diagnose.
- c. An dritter Stelle stehen Personen, die **Hilfe beanspruchen,** aber das genutzte Angebot **in dieser Form nicht brauchen,** weil es für ihren Bedarf kein adäquates niederschwelliges und zugängliches Angebot auf dem Markt gibt.

Um Beratungsbedarf und Unterstützungsoptionen zu verstehen, hilft es zusätzlich, die sehr unterschiedlichen Kontexte im Auge zu haben, in denen Betroffene Rat suchen, da es in diesen Situationen häufig schwer ist, den richtigen Zugang zu finden. Folgende Bereiche, die sehr unterschiedlich wachsen, sind zu unterscheiden:

- *Private, persönliche Themen:* Dies sind Bedarfe, die im sozialen Nahbereich entstehen oder nur die Person selbst betreffen. Anlaufstellen und Indikationsbilder sind gut beschrieben.
- *Berufsinduzierte Themen:* Hier geht es um die wachsende Zahl der beruflich deutlich belasteten Menschen, für die vielfach noch das Indikationsbild fehlt, die aber dennoch von einer psychisch stärkenden und klärenden Begleitung profitieren würden. Das Stichwort heißt häufig Burn-out, ist allerdings wenig spezifiziert, sodass auch die Hilfsangebote wenig zielgerichtet sind. Der Zugang über das berufliche Umfeld ist in Fällen, in denen es Employee-Assistance-Programme gibt, möglich. Dennoch leidet dieses Feld unter der Vermischung von beruflicher Leistung und Belastung, die den offenen Umgang und besonders die Inanspruchnahme eines Therapieangebots verhindert.
- *Gesellschaftlich/politisch induzierte Themen:* Dieses stark wachsende Feld der durch Flucht oder Krieg traumatisierten Menschen kann derzeit kaum aufgefangen werden, zumal es häufig an Sprachkenntnissen auf beiden Seiten fehlt und zusätzlich der Zugang zu knappen Plätzen. Hinzu kommen kulturelle Vorbehalte gegenüber therapeutischen Maßnahmen.

2.3 Adressierung wesentlicher Probleme

Eine bessere Versorgung mit Therapieangeboten kann erreicht werden durch:

- Erhöhung der absoluten Kapazität im System durch alternative Angebote,
- Erhöhung der relativen Kapazität durch Reduzierung der Kapazitätsbindung,
- Verbesserung der Zugänglichkeit durch Einschaltung hybrider Interaktion,
- Erhöhung der Interaktionsbereitschaft durch Senkung der psychologischen Zugangshürden und vor allem durch
- stärker nachfrageskalierbare Lösungen.

Digitale und hybride Angebote sind ein wesentlicher Teil dieser Lösung. Das Ziel bleibt, sowohl die Leistungsfähigkeit und Gesundheit zu fördern, als auch die Folgekosten nicht behandelter psychischer Belastungen zu senken (Meisenzahl & Sprick, 2023; Fenski et al., 2023; Jacobi, 2023; Stade et al., 2023).

3 Ansatzpunkte

Um dem Bedarf nachzukommen und einen Beitrag zur Entlastung des klassischen Systems, der betroffenen Personen sowie deren Umfeld (Arbeitgeber, Gesellschaft, privates Umfeld) zu leisten, sind zwei Ansatzpunkte von Bedeutung: erstens die Wahl einer angemessenen Methode, die wirksam ist und die oben genannten Hürden durch Niederschwelligkeit und Zugänglichkeit überwindet, und zweitens die Skalierbarkeit der bereitgestellten psychosozialen Betreuung, die verfügbar, akzeptiert und wirksam ist.

Also müssen sich Angebote in diesem Sinne heute nicht erreichte Zielgruppen wirksam ansprechen und gleichzeitig das bestehende überlastete System durch ergänzende Ansätze kapazitativ entlasten. Dieses wird nur durch Methoden erreicht, die außer skalierbar auch nachweislich schnell und nachhaltig wirken.

3.1 Ansatzpunkte für eine wirksame und nachhaltige digitale Lösung

Niederschwelligkeit, Skalierbarkeit und Zugänglichkeit werden durch digitale Lösungen grundsätzlich leicht möglich, vorausgesetzt, die Wirksamkeit ist belegt. Digitale Gesundheitsanwendungen oder Internet- und mobile Interventionen (IMI) sind inzwischen auch in der Behandlung mentaler Belastungen vielfach erprobt, erforscht und können die identifizierten Bedarfe nachweislich bedienen (Ebert & Baumeister 2023; Fuhr et al., 2024; Kählke, 2023; Catarino et al., 2023; Orang et al., 2022b; Berger, 2023). In der Regel geht es hier um Anwendungen, die ärztlich verordnet und als Überbrückung der Wartezeit oder Begleitung der Therapie angewendet werden. Sie können aber auch unbegleitet und sogar nicht ärztlich verordnet zugänglich sein und damit eine weitere Lücke füllen, nämlich diejenigen Zielgruppen ansprechen, die (wie unter 1.2.b dargestellt) keine Hilfe suchen, obwohl sie sich belastet fühlen (www.My7Steps.org).

Die Ergebnisse des Einsatzes von digitalen Interventionen sind in Bezug auf die identifizierten Notwendigkeiten vielversprechend:

1. Digitale Interventionen adressieren den bekannten Bedarf:

An erster Stelle stehen die **Verfügbarkeit** und **niederschwellige Zugänglichkeit** digitaler Gesundheitsanwendungen in der Form von internet- und mobilbasierten Interventionen (IMIs), die in hybride Formate übergehen können. Bei einer aktuellen Wartezeit von bis zu 6 Monaten bis zum möglichen Therapiebeginn bieten DIGA oder IMI eine unmittelbar zugängliche Unterstützung für Betroffene, die regional unabhängig vom Versorgungsnetz ist. Zusätzlich entlasten sie in dieser Weise existierende therapeutische Kapazitäten oder spielen sie frei (Kählke, 2023, S. 136).

2. Digitale Interventionen erreichen weitere Zielgruppen:

Ein wesentlicher Vorteil der digitalen und im ersten Schritt nicht persönlichen Intervention ist die Überwindung der Hürde **schambesetzter** Vermeidung einer Kontaktaufnahme und Auseinandersetzung. Sie erreichen Menschen, die weder mit einer anderen Person noch mit einer Institution über ihre Belastungen sprechen wollen. Sie ermöglichen damit die Wahrung der Privatsphäre und Vertraulichkeit. Typische Zielgruppen sind Männer oder auch Menschen aus bestimmten Kulturkreisen (Roesler, 2017, S. 15–18; Meisenzahl & Sprick, 2023, S. 168; Fuhr et al., 2024, S. 332).

Zugleich bietet die **Niederschwelligkeit** und **Nichtpathologisierung** eines Zugangs ohne Diagnose - im Falle bestimmter IMIs - Personen, die sich subjektiv belastet, aber nicht krank fühlen, eine Unterstützung, die für sie akzeptabel ist. Zielgruppe sind vor allem Professionals, deren Arbeitskraft und Gesundheit nachweislich bei Nichtadressierung des Unterstützungsbedarfs leidet. (Schröder et al., 2017, S. 12).

Bei entsprechendem Angebotsdesign kann außerdem denjenigen Betroffenen ein Hilfsangebot gemacht werden, die aufgrund des von ihnen angestrebten Berufs keine Psychotherapie in Anspruch nehmen wollen, aber von einer ihre Belastungen adressierenden Intervention profitieren würden. Hierzu gehören beispielsweise angehende Beamte oder Ärzte.

3. Digitale Interventionen wirken und sind akzeptiert:

Seit 10 Jahren werden digital unterstützte Interventionen entwickelt und wurden seither vielfach in ihrer Wirksamkeit, ihrem ökonomischen Nutzen und ihrer Akzeptanz untersucht. Sie sind in ihrer **Wirksamkeit** und **Akzeptanz** vielschichtig nachgewiesen (Ebert & Baumeister 2023). Wesentliche Gründe sind folgende:

Empowerment der Patienten: Der große Vorteil digitaler Interventionen ist die Verlagerung der Kontrolle über die Interventionsprozesse auf die Betroffenen selbst (Meisenzahl & Sprick, 2023, S. 168; Rösler, 2017, S. 15–18; Heber et al., 2023, S. 234). Daraus ergibt sich ein wesentlicher, von Patientinnen und Patienten geäußerter Effekt der heilsamen Selbstwirksamkeit und ein Verlust des Ohnmachtsgefühls in Bezug auf die eigene Lage (Kählke, 2023, S. iii; Gerlinger et al., 2021, S. 1214; Lehr & Boß, 2023, S. 402).

Wartezeitüberbrückung (unguided): Die wesentliche Anwendungssituation ist die Überbrückung von Wartezeiten bis zu einer begleiteten Therapie. Im Vergleich zu einer digital unbegleiteten Wartezeit von 6 Monaten äußern Betroffene, die eine digitale Anwendung bearbeiten konnten, eine starke Verbesserung ihres subjektiven Belastungsgefühls. Therapeuten stellen zudem fest, dass Ratsuchende, die sich mit einer Anwendung vorbereitet haben, deutlich schneller und effektiver behandelt werden können (Heber et al., 2023, S. 241).

Blendend – Intensivierung der Therapeutenrolle: Der Einbau digitaler Methoden in die persönliche Therapie oder umgekehrt erhöht die Wirksamkeit, die Selbstwirksamkeit und entlastet das System durch die Verlagerung und Individualisierung von Interventionsprozessen (Hehlmann & Lutz, 2023, S. 367). Neuere Forschungen belegen zwar eine bessere Wirkung in begleiteter gegenüber unbegleiteter digitaler Intervention (Baumeister et al., 2023, S. 103; Lehr & Boss, 2023, S. 402; Meisenzahl & Sprick, 2023, S. 168), aber es zeigt sich auch, dass sich über die Zeit die Wirkungen von begleiteter und nicht begleiteter Intervention angleichen (Weitzel et al., 2021, S. 1122). Besonders wirksam sind Kombinationen, wenn sie in Stepped-care-Prozessen integriert sind (Sextl-Plötz et al., 2023, S. 45).

4. Digitale Interventionen zeigen einen signifikanten **ökonomischen Nutzen** für das gesamte System:

Nachgewiesen wurde für Störungen jeglicher Art (begleitet oder unbegleitet) ein Nutzen des rund 1,6fachen der Kosten. Sie entlasten also das System nicht nur merklich kapazitativ, sondern sie erhöhen die Effektivität der Therapeutenzeit und sparen Kosten (Ebert & Baumeister 2023; Kählke, 2023, S. 136).

3.2   Fazit

Es hat sich gezeigt, dass digitale Gesundheitsanwendungen und Internet- und mobile Interventionen im Bereich der mentalen Belastungen sowohl ein kapazitativ entlastendes als auch ein von allen beteiligten Gruppen akzeptiertes, zusätzlich wirksames und ökonomisch attraktives Angebot darstellen.

Außerdem gelingt es durch diese Anwendungen, Zielgruppen zu erreichen, die sich aus unterschiedlichen Gründen derzeit keine Hilfe suchen.

Die Einführung und Umsetzung dieser Anwendungen erfordern eine erprobte Methodik und müssen im Gesundheitssystem adäquat verankert werden. Hier gibt es inzwischen relevante Erfahrungen zugelassener Angebote, von denen ein erfolgreicher Beispielfall im Folgenden vorgestellt wird.

4   Value Based Counseling und My7steps – eine erprobte Lösung

Vor dem Hintergrund der Erkenntnisse aus der Forschung, der Notwendigkeiten der Versorgung und der Möglichkeiten digitaler Anwendungen hat sich im Feld der mentalen Gesundheit unter anderem ein konkreter Ansatz entwickelt, der hier beispielhaft für die erfolgreiche Einführung einer digitalen Gesundheitsanwendung dargestellt werden soll. Der Ansatz des Value Based Counseling adressiert drei der angesprochenen Nöte:

- Die Methode wirkt nachweislich schnell und nachhaltig.
- Sie erreicht viele Zielgruppen durch ihren nichtpathologisierenden Ansatz.
- Sie ist in vielfacher Hinsicht niederschwellig und breit zugänglich, da sie sowohl als digitale und hybride Anwendung verfügbar ist, als auch außerhalb und

innerhalb der gesetzlichen Gesundheitsversorgung angeboten werden kann. (Dieses geschieht entweder über digitale Gesundheitsanwendungen, DiGA, oder Versorgungsverträge nach § 140a SGB V.)

4.1 Value Based Counseling – der Ansatz und seine Stärke

Value Based Counseling (VBC[©]) ist ein tiefenpsychologisch basierter, salutogenetischer Therapieansatz, d. h., er vermeidet eine Pathologisierung der Betroffenen und hat stattdessen zum Ziel, diese schnell wieder in die Selbstwirksamkeit zu führen. Im Kontrast zu anderen Therapierichtungen, wie etwa der Verhaltenstherapie oder Tiefenpsychologie, ist VBC[©] als kurzzeittherapeutische Intervention zu verstehen, die in der Regel drei bis fünf Sitzungen (je nach Anliegen) umfasst. Auf Basis eines strukturierten Erstgesprächs werden Symptome und psychosoziale Stressoren identifiziert und mittels ausführlicher Werteanalyse das hinter den Symptomen liegende, dominante Grundgefühl sowie die damit einhergehende Hauptbeschwerde bewusst gemacht. Durch diesen Prozess ermöglicht man den Betroffenen, eigenständig eine sinnstiftende, handhabbare Lösung zu finden, die sie schnell wieder in die Selbstwirksamkeit bringt (Missmahl & Brugmann, 2019). Ursprünglich wurde die Methodik im Jahr 2004 als schnell wirksame, psychosoziale Intervention für humanitäre Projekte in Krisengebieten entwickelt, u. a. in Afghanistan, Sri Lanka, China, Haiti, aber auch für die Unterstützung Geflüchteter in Deutschland ab 2015. VBC[©] wurde aufgrund der fehlenden psychosozialen und therapeutischen Infrastruktur in den jeweiligen Krisengebieten als niederschwelliger und kultursensibler Ansatz entwickelt, den damals auch psychosoziale Laien schnell und vor Ort zur Verfügung stellen konnten (Missmahl & Brugmann, 2019; Brugmann & Missmahl, 2022). Insgesamt konnte so, laut Aussage der humanitären IPSO gGmbH, mehreren hunderttausend Menschen in und aus den Krisengebieten Hilfe geboten werden (https://my7steps.org/de/value-based-counseling/). Neben der Unterstützung vor Ort wurden sehr früh auch Gespräche per Onlinevideo durchgeführt. Dies reduzierte die Hürden für Menschen in abgelegenen Gebieten oder für solche, denen es auch aus Gründen einer potenziellen Stigmatisierung nicht möglich war, sich vor Ort behandeln zu lassen.

Auf Basis der Erfolge des hybriden und Onlineansatzes in ausländischen Krisengebieten, wurde dieser anlässlich der Einführung des Digitale-Versorgung-Gesetzes (DVG) im Dezember 2019 als Angebot in Deutschland eingeführt. Aufbauend auf der gesetzlichen Grundlage für DiGAs, wurde für VBC[©] eine webbasierte, rein digitale Anwendung entwickelt, welche zunächst als Medizinprodukt der Klasse 1 zertifiziert wurde, die dann im Februar 2023 die vorläufige Zulassung als DiGA unter dem Namen My7steps-App erhielt und im Februar 2025 endgültig als DiGA zugelassen wurde.

Aufgrund der inhaltlichen Konsistenz eines persönlichen, gesprächsbasierten VBC[©] als auch eines App-basierten, digitalen VBC[©], lassen sich beide Angebote sehr gut zu einem hybriden Therapieansatz kombinieren (My7steps-App-&-Talk),

der die 24/7-Verfügbarkeit einer App, das darauf beruhende eigenständige Durchdenken und Erarbeiten der lösungsorientierten sieben Schritte mit der individuellen und empathischen Unterstützung in Gesprächen mit speziell geschulten Psychologen kombiniert.

4.2 Konzeption des Angebots im deutschen Gesundheitssystem

Sowohl der therapeutische Ansatz als auch das hybride Angebot weisen einige Besonderheiten auf, die sie von klassischen Angeboten, gerade im Bereich der gesetzlichen Krankenversicherung, unterscheiden:

- Der therapeutische Ansatz von VBC© setzt, soweit nicht gesetzlich vorgeschrieben, **keine Diagnose** voraus, sodass Termine bei Ärzten oder Psychotherapeuten entfallen können. Stattdessen kann das Angebot innerhalb weniger Minuten gewählt und gestartet werden. Durch einen Vergleich von Nutzungszahlen für Angebote mit und ohne ärztliche Verordnung zeigt sich, dass ohne die Notwendigkeit eines Arztbesuchs und die nachfolgende Genehmigung durch die Krankenkasse die Zugangshürde um den Faktor 10 verringert ist. Dies bedeutet im Umkehrschluss, dass bei den klassischen Zugangswegen zu einer psychologischen Unterstützung mehr als 9 von 10 Fällen diese am Ende nicht erhalten, mit allen negativen Folgen für die Gesundheitskosten, die sich durch eine verzögerte Behandlung und damit verbundene Chronifizierung der Symptome ergeben (Catarino et al., 2023). Hinzu kommt, dass viele Betroffene sich trotz psychischer Belastungen nicht als krank bezeichnen und auch deshalb – trotz eines offensichtlichen Unterstützungsbedarfs – nicht in ärztliche Behandlung begeben.
- Die Vermeidung einer Diagnose und der damit verbundene Eintrag in die Krankenakte erlauben es bestimmten **Berufsgruppen**, z. B. Beamtenanwärtern, das Angebot bei psychischen Belastungen zu nutzen und so eine Chronifizierung zu vermeiden.
- Gerade bei **Männern** sind zudem Depressionen oder psychische Erkrankungen stärker mit einer Stigmatisierung und mit Scham verbunden, aufgrund derer Hilfe nicht oder erst spät gesucht wird. Hier erlaubt die anonyme digitale Form der Unterstützung eine ausgeprägte Niederschwelligkeit. Im Rahmen der Rekrutierung für wissenschaftliche Studien war gerade bei Männern eine Kampagne erfolgreich, deren Kernbotschaft für die Zielgruppe lautete: „Ich habe eine Depression, aber möchte mit keinem darüber sprechen".
- Gleichzeitig zeigt sich, dass, sobald die App genutzt wird, sehr wohl auch die Gesprächsangebote genutzt werden. Der niederschwellige Zugang zur Registrierung öffnet somit die Tür zu einer intensiveren Unterstützung im Rahmen des **hybriden Angebots.**

4.3   Wirksamkeit und Nutzen von Value Based Counseling

Vor einer breiten Einführung oder einem Angebot auf dem deutschen Markt für Gesundheitsanwendungen mussten und konnten die Wirksamkeit und der Nutzen speziell dieser Methode und der digitalen, mobilen Anwendung nachgewiesen werden. Die positiven Effekte zeigen sich in Bezug auf die unmittelbar Betroffenen, das berufliche Umfeld und das Gesundheitssystem.

- **Symptomverbesserung und Vermeidung von Folgeschäden der Betroffenen:**
  Sowohl die gesprächsbasierte Form von VBC© als auch die rein digitale Anwendung haben in RCT-Studien ihre Wirksamkeit unter Beweis gestellt (Orang et al., 2022a). In einer Studie in Zusammenarbeit mit der Charité Berlin konnte beispielsweise gezeigt werden, dass VBC© nicht nur sehr schnell zu einer deutlichen Symptomreduktion bei Depression, posttraumatischer Belastungsstörung (PTBS), Angststörung und Stress führt, sondern auch die damit verbundenen somatischen Symptome und funktionalen Beeinträchtigungen stark sinken. Gleichzeitig steigt die Resilienz. Zudem zeigen die Daten, dass die Symptome auch drei Monate nach dem Ende der Therapie weiter abnehmen und es in dieser Zeit praktisch keine Besuche bei Ärzten, Psychiatern oder Psychotherapeuten gab. Der therapeutische Effekt war folglich nachhaltig und sollte entsprechend zu einer deutlichen Senkung der weiteren krankheitsbezogenen Kosten führen. In einer weiteren, groß angelegten randomisierten und kontrollierten Studie konnte gezeigt werden, dass die Nutzung der My7steps-App, einer webbasierten Selbsthilfeanwendung, die auf den theoretischen sowie praktischen Konzepten von VBC© beruht, bei den Personen der Interventionsgruppe zu einer signifikanten Reduktion der depressiven Symptomatik, gemessen am PHQ-9, sowie zu einem signifikanten Anstieg der Resilienz und des Kohärenzgefühls im Vergleich zur Kontrollgruppe führt (Schäfer et al., 2025)
- **Vermeidung von Leistungseinbußen und Kosten in Organisationen und Unternehmen:**
  Eine schnelle und niederschwellige Unterstützung von Mitarbeitenden – ohne Diagnose und ohne Wartezeiten – hilft Unternehmen, sowohl Fehlzeiten aufgrund psychischer Erkrankungen zu vermeiden als auch die Leistungsfähigkeit der Mitarbeitenden zu steigern. Gerade die heute hohe Optimierung der Arbeitsauslastung führt dazu, dass bei längeren Fehlzeiten einzelner Mitarbeitender die verbleibenden Mitarbeitenden schnell überlastet sind und eine Negativspirale in Gang gesetzt wird. Studien zeigen, dass seitens der Organisationen und Unternehmen kostenfrei und gerade nicht stigmatisiert zur Verfügung gestellte Angebote wirtschaftlich sind und im Schnitt das Doppelte ihrer Kosten einsparen (Kählke, 2023).
- **Entlastung in Gesellschaft und Gesundheitssystem:**
  In gleicher Weise profitieren die Gesellschaft und das Gesundheitssystem von einer kurzfristig verfügbaren, niederschwelligen und schnell wirksamen Behand-

lung psychischer Erkrankungen, wie die bereits zuvor erwähnte Studie auf Basis von Daten des britischen National Health Service zeigt (Catarino, 2022).

4.4 Go to Market – Bedingungen und Herausforderungen der Umsetzung

Die Einführung und Bereitstellung eines umfassenden, nicht diagnostisch induzierten und hybriden Angebots erforderte eine umfassende Vorbereitung auf den Anschluss an das Gesundheitssystem und Validierung durch klinische Studien.

4.4.1 Krankenkassenzulassung

Derzeit ist im deutschen Gesundheitssystem eine hybride Versorgung in der zuvor beschriebenen Weise nicht allgemein vorgesehen. Die gesetzliche Grundlage für die DiGA (§ 33a Abs. 1 SGB V) erlaubt keine hybride Versorgung, sondern der therapeutische Nutzen muss ausschließlich seitens der digitalen Anwendung erbracht werden. Eine Einführung in der GKV ist deshalb nur im Rahmen kassenspezifischer Selektivverträge gemäß § 140a SGB V möglich.

Voraussetzung für die Zulassung ist eine umfangreiche klinische Validierung, die jede Methode und Anwendung – so auch Value Based Counseling und deren digitale Anwendung – sicherstellen muss.

Wie hoch diese Hürden allein für eine DiGA sind, zeigen eindrücklich aktuelle Zahlen: Seit Start der DiGA-Zulassungen im Jahr 2020 wurden 176 Anträge auf vorläufige und 49 Anträge auf dauerhafte Zulassung gestellt. Ende Februar 2025 hatten nur 19 DiGA eine vorläufige und 39 eine dauerhafte Zulassung erhalten. 22 Anträge wurden dagegen seitens des BfArM abgelehnt und 116 Anträge seitens der Hersteller zurückgezogen (VfA, DiGA-Watchlist).

4.4.2 Stakeholder und Vorbehalte

Das System der gesetzlichen Krankenversicherungen (GKV) schafft Hürden, durch die eine deutliche Kapazitätsausweitung niederschwelliger Angebote und damit verbundener Paradigmenwechsel behindert werden.

- In den meisten Fällen ist die **Diagnose** der psychischen Belastung Voraussetzung für eine Erstattung durch die GKV, und sie erlaubt zudem Erstattungen im Rahmen des Risikostrukturausgleichs und hat dadurch für die einzelnen Krankenkassen einen klaren monetären Vorteil.
- Seitens der Krankenkassen wird argumentiert, dass durch das Vorliegen einer ärztlichen Diagnose die Nutzung eines hybriden (also sowohl die digitale Anwendung als auch die Beratung umfassenden) Angebots in Fällen vermieden wird, in denen dies nicht medizinisch erforderlich ist. Erfahrungen in der Praxis zeigen, dass derartige Angebote ohne Vorliegen einer psychischen Belastung nicht in Anspruch genommen werden. Es findet tatsächlich eine sehr wirksame Selbstselektion seitens der Versicherten statt.

- Eine Behandlung psychischer Erkrankungen erfordert seitens der GKV in den meisten Fällen zugelassene Ärzte oder Psychotherapeuten, deren Kapazitäten bereits mehr als ausgelastet und die Ursache der langen Wartezeiten sind. Eine stärkere hybride Versorgung mit niederschwelligen Angeboten muss also auch die Voraussetzung für andere qualifizierte Berufsgruppen schaffen, entsprechende Therapien zu übernehmen.
- Nicht zuletzt bestehen sowohl seitens der Versicherten als auch seitens bestehender Leistungserbringer Vorbehalte gegen innovative Behandlungsoptionen. So wird vielfach – trotz gegenteiliger Studienergebnisse (u. a. Ebert & Baumeister, 2023; Kählke, 2023: Orang et al., 2022a) – argumentiert, dass eine signifikante und nachhaltige Symptomverbesserung nicht innerhalb weniger Monate möglich sei, sondern eine umfassende Therapie erfordere.

Seitens der Unternehmen besteht zwar ein erheblicher Bedarf an niederschwelligen hybriden Angeboten für belastete Mitarbeiter, gleichwohl hängt deren Bereitstellung oft von den wirtschaftlichen Rahmenbedingungen im Unternehmen ab und weist deshalb gerade in Krisenzeiten nicht immer die notwendige Kontinuität auf, wenn ein entsprechendes Angebot für die Mitarbeitenden besonders wichtig wäre.

5 Erfolge

Die Zulassung von My7steps-App-&-Talk als DiGA und Verträge mit GKVs und anderen Anbietern sind die Folge einer valide nachgewiesenen Wirksamkeit, die sich auf klinische Studien stützen konnte (Orang et al. 2022a; Missmahl & Brugmann 2019).

Seit der Einführung von My7steps-App-&-Talk konnte bereits mehreren Tausend Menschen niederschwellig, schnell und wirksam geholfen werden. Aus Sicht der Krankenkassen, die das Angebot eingeführt haben, spricht für die hohe Akzeptanz und reibungslose Umsetzung das praktisch vollständige Fehlen von Versichertenbeschwerden.

Auch für die Nutzung in Unternehmen zeigen sich eine hohe Akzeptanz und Zufriedenheit mit dem hybriden Angebot. Entscheidend ist hierbei die Möglichkeit zur anonymen Nutzung, die sowohl seitens des Unternehmens über anonyme Zugangswege sichergestellt werden muss als auch seitens des Anbieters über die Möglichkeit zur anonymen Nutzerregistrierung und nachfolgender Abrechnung gegenüber dem Unternehmen. Die positive Resonanz auf das Angebot zeigt sich letztlich in den positiven Rückmeldungen von Nutzern an Personalabteilungen, die in diesen Fällen entschieden haben, nicht anonym zu bleiben.

6   Fazit

Mit digitalen Gesundheitsanwendungen, Internet- und mobilen Interventionen sowie einer Kombination von digitalen und persönlichen Interventionen können nachweislich Symptome und Folgen mentaler Belastungen und Erkrankungen **wirksam und nachhaltig behandelt** werden. Insbesondere die Studien von Ebert (2023) und Kählke (2023) konnten differenziert für unterschiedliche Belastungs- und Störungsdiagnosen nachweisen, dass digitale Angebote und die Kombination von digitalen und persönlichen Interventionen gute Wirkung und Linderung zeigen. Durch das Design dieser Interventionen tragen sie signifikant zu einer **Kostenentlastung** und einer **Kapazitätsoptimierung** und -erweiterung des Systems bei.

Eine besondere Rolle spielt dabei das **Empowerment** der Patienten, die einen Teil des Prozesses selbst in die Hand nehmen, niederschwelligen Zugang bekommen und bei einer folgenden persönlichen Interaktion mit Therapeuten deutlich schneller zur Linderung und Wirksamkeit gelangen (Ebert & Baumeister 2023; Kählke, 2023). Zugleich sind sie aufgrund ihrer **Niederschwelligkeit** und Zugänglichkeit eine Alternative für Zielgruppen, die sonst keine Unterstützung bekämen, und erreichen auch Personengruppen, die traditionell keine Hilfe suchen (Schröder et al., 2017, S. 12–13).

Dass digitale Angebote nicht sämtliche Therapiebedarfe abdecken, liegt in der Natur der Sache, aber sie setzen im System Kapazitäten der persönlichen Therapien frei, die dann denjenigen zur Verfügung stehen, denen digitale oder hybride Kurzzeitinterventionen oder Begleitungen nicht helfen.

Trotz klarer Belege für die Wirksamkeit und die Akzeptanz durch breite Studien ist noch viel Überzeugungsarbeit zu leisten, damit diese Anwendungen ihr volles Potenzial zur Entlastung des Systems und der Wirkung für Betroffene entfalten können.

Literatur- und Quellenverzeichnis

Baumeister, A., Rüegg, N., Lüdtke, T., & Moritz, S. (2023). Psychotische Störungen. In D. Ebert und H. Baumeister (Hrsg) *Digitale Gesundheitsinterventionen* (S. 99–115). Springer. https://doi.org/10.1007/978-3-662-65816-1_7.

Berger, T., et al. (2023). Angststörungen. In D. Ebert & H. Baumeister (Hrsg), *Digitale Gesundheitsinterventionen* (S. 40–68). Springer. https://doi.org/10.1007/978-3-662-65816-1_4.

Berger, T., Bielinski, L., & Klein, J.P. (2024). Digitale Interventionen in der Psychotherapie. *PPmP – Psychotherapie · Psychosomatik · Medizinische Psychologie, 74*(09/10), 403–414. https://doi.org/10.1055/a-2018-2250.

Brugmann, B., & Missmahl, I. (2022). Value based counseling. *Psychotherapie-Wissenschaft, 12*(2), 21–28. https://psychosozial-verlag.de/resources/openaccess_pdf/31191.pdf.

Catarino, A., Harper, S., Malcolm, R., et al. (2023). Economic evaluation of 27,540 patients with mood and anxiety disorders and the importance of waiting time and clinical effectiveness in mental healthcare. *Nat. Mental Health, 1*, 667–678. https://doi.org/10.1038/s44220-023-00106-z.

DGPPN. (2024) – Basisdaten psychische Erkrankungen. https://www.dgppn.de/_Resources/Persistent/3067cbcf50e837c89e2e9307cecea8cc901f6da8/DGPPN_Factsheet_Kennzahlen.pdf.

DPtV-Report Psychotherapie. (2021). https://www.dptv.de/fileadmin/Redaktion/Bilder_und_Dokumente/Wissensdatenbank_oeffentlich/Report_Psychotherapie/DPtV_Report_Psychotherapie_2021.pdf.

Ebert, D. D., & Baumeister, H. (2023). *Digitale Gesundheitsinterventionen*. Springer. https://doi.org/10.1007/978-3-662-65816-1.

Fenski, F., Behr, S., Schaeuffele, C., Boettcher, J., & Knaevelsrud, C. (2023). Blended care: Stand Der Forschung und Implementierungsmöglichkeiten. *Der Nervenarzt, 95*(3), 216–222. https://doi.org/10.1007/s00115-023-01579-0.

Fuhr, D. C., Wolf-Ostermann, K., Hoel, V. & Zeeb, H. (2024). Digitale Technologien zur Verbesserung der psychischen Gesundheit. *Bundesgesundheitsblatt – Gesundheitsforschung – Gesundheitsschutz, 67*(3), 332–338. https://doi.org/10.1007/s00103-024-03842-4.

Gerlinger, G., Mangiapane, N., & Sander, J. (2021). Digitale Gesundheitsanwendungen (DiGA) in Der ärztlichen und psychotherapeutischen Versorgung. Chancen und Herausforderungen aus Sicht der Leistungserbringer. *Bundesgesundheitsblatt – Gesundheitsforschung – Gesundheitsschutz, 64*(10), 1213–1219. https://doi.org/10.1007/s00103-021-03408-8.

Heber, E., Lehr, D., Ebert, D. D., Fraunhofer, L., & Großmann, I. (2023). Stressbewältigung. *Digitale Gesundheitsinterventionen, 227–246.* https://doi.org/10.1007/978-3-662-65816-1_13.

Hehlmann, M. I., & Lutz, W. (2023). Digitalisierung und maschinelles Lernen in Der Psychotherapieforschung und praxis – Potentiale und Probleme. *PPmP – Psychotherapie · Psychosomatik · Medizinische Psychologie, 73*(09/10), 367–369. https://doi.org/10.1055/a-2137-8561.

Jacobi, F. (2023). *Bedrohen KI-algorithmen die psychotherapeutische Freiheit?* Springer.

Kählke, F. (2023). *Are Internet- and Mobile-Based Interventions in Mental Health a Good Value for Money? Efficacy and Cost-Effectiveness of Internet- and Mobile Based Interventions in Prevention and Treatment of Mental Disorders.* Diss. München

Lehr, D., & Boß, L. (2023). Betriebliche Gesundheitsförderung. *Digitale Gesundheitsinterventionen, 385–419.* https://doi.org/10.1007/978-3-662-65816-1_23.

Meisenzahl, E., & Sprick, U. (2023). *E-mental-Health in Psychiatrie und Psychotherapie: Digitale Gesundheitsanwendungen, Online-Therapieprogramme.* Springer: Videosprechstunden & Co.

Missmahl, I., & Brugmann, B. (2019). Value-based counseling. *Psychotherapie-Wissenschaft* (1), 39–49. https://psychotherapie-wissenschaft.info/article/view/2420/3270.

Orang, T. M., Missmahl, I. et al. (2022a). New directions in the mental health care of migrants, including refugees – A randomized controlled trial investigating the efficacy of Value Based Counseling. *Clinical Psychology and Psychotherapy, 29,* 1433–1446. https://my7steps.org/wp-content/uploads/2023/07/My7steps-App-Pilotstudie-220923.pdf

Orang, T. M., Missmahl, I., et al. (2022b). Internet-delivered Value Based Counseling (VBC) aimed at the reduction of post-migration psychosocial stress – A Pilot study. *Journal of Technology in Human Services, 41,* 23–42.

Pantle, V., Maier, L., Schmalbach, I., Engesser, D., Lieb, K., Wiegand, H. F., & Singer, S. (2024). Wie soll mir denn eine Therapie helfen, wenn ich schon daran scheitere, sie mir zu organisieren? *Zeitschrift für Klinische Psychologie und Psychotherapie, 53*(1), 35–43. https://doi.org/10.1026/1616-3443/a000752.

Roesler, C. (2017). *Die virtuelle therapeutische Beziehung. Sozialpsychiatrische Informationen, 47*(1), 15–18. https://doi.org/10.5771/0171-4538-2017-1-15.

Rössler, W., & Cattapan-Ludewig, K. (2024). *Burnout: Krankheitsmodell, Therapie und Prävention an Der Schnittstelle zwischen Medizin und Arbeitswelt.* Kohlhammer.

Roth, M., & Steins, G. (2024). Anmerkungen zur Problematik fehlender Psychotherapieplätze. *Psychologische Rundschau, 75*(4), 289–300. https://doi.org/10.1026/0033-3042/a000678.

Roth, M. (2024) „Wir schließen immer mehr Aspekte des Lebens aus". *Frankfurter Allgemeine zeitung* N. 259, S.N.1.

Schneider, F., et al. (2019). Mortality and medical comorbidity in the severely mentally ill – a German registry study. *Deutsches Aerzteblatt Online*. https://doi.org/doi.org/10.3238/arztebl.2019.0405.

Sextl-Plötz, T., Franke, M., Baumeister, H., & Ebert, D. D. (2023). Affektive Störungen. In D. Ebert & H. Baumeister (Hrsg), *Digitale Gesundheitsinterventionen* (S. 39–54). Springer. https://doi.org/10.1007/978-3-662-65816-1_3.

Schäfer, I., Bernhold, P., Mißmahl-Grusche, I., Gardisi, M., Grobecker, R. (2025). *My7steps App Erprobungsstudie: Studienbericht* (Clinical Study Report). DRKS00025530.

Schröder, J., Klein, P., & Moritz, S. (2017). Online-interventionen zur Behandlung psychischer Störungen. *Sozialpsychiatrische Informationen, 47*(1), 12–14. https://doi.org/10.5771/0171-4538-2017-1-12.

Stade, E. C., Stirman, S. W., Ungar, L. H., Boland, C. L., Schwartz, H. A., Yaden, D. B., Sedoc, J., DeRubeis, R., Willer, R., & Eichstaedt, J. C. (2023). Large language models could change the future of behavioral healthcare: A proposal for responsible development and evaluation. https://doi.org/10.31234/osf.io/cuzvr.

Statista (2022). Anteil von AU-Tagen aufgrund von psychischen Erkrankungen| Statista.

Statista (2025). Statistiken zu psychischen Erkrankungen | Statista.

Thom et al. (2021). "Aufbau einer Mental Health Surveillance in Deutschland". *Journal of Health Monitoring, 6*(4) Robert Koch Institut. Berlin. https://www.rki.de/DE/Content/Institut/OrgEinheiten/Abt2/FG26/OptDatPMH.html.

VfA. (DiGA-Watchlist). https://www.vfa.de/de/gesundheit-versorgung/digital-health/diga-watchlist.

Weitzel, E. C., Quittschalle, J., Welzel, F. D., Löbner, M., Hauth, I., & Riedel-Heller, S. G. (2021). E-mental-Health und digitale Gesundheitsanwendungen in Deutschland. *Der Nervenarzt, 92*(11), 1121–1129. https://doi.org/10.1007/s00115-021-01196-9.

Prof. Dr. Christel Gade ist Professorin für Personal und Organisation an der IU Internationale Hochschule. In Forschung und Lehre liegt ihr Schwerpunkt in den Feldern der Arbeits- und Organisationspsychologie, der Organisationslehre und der Führung. Als Beraterin begleitet sie Unternehmen bei der Strategieentwicklung und Unternehmensnachfolge. Sie berät ihre Klienten in Fragen der Organisationsentwicklung und in der Personal- und Organisationsdiagnostik. Als Coach unterstutzt sie Fülnungskräfte bei Laufbahnanalyse und -planung sowie in persönlichen Veränderungssituationen.

Dr. Ralph Grobecker ist Gründer und Geschäftsführer von My7steps. Er verfügt über 30 Jahre Erfahrung in der Gesundheitsbranche als Berater, Gründer und Führungskraft in mehreren marktführenden Unternehmen. Mit My7steps hat er einen innovativen Anbieter für psychosoziale Beratung im Markt etabliert. https://my7steps.org/de

Digitales Empowerment braucht Beziehung: Präferenzanalyse digitaler Interventionen für die psychische Gesundheit in der Allgemeinbevölkerung

Elena A. Phillips

Zusammenfassung

Die Digitalisierung des Gesundheitswesens erreicht zunehmend auch den traditionell menschlich geprägten Bereich der Psychotherapie. Zunehmend wird in der Fachliteratur diskutiert, dass digitale Interventionen ein hohes Potenzial besitzen, die psychische Gesundheitsversorgung zu erweitern und bestehende Defizite im Versorgungssystem zu verringern. Im Rahmen dieser Studie wurde untersucht, inwieweit digitale Interventionen von potenziellen Patient:innen angenommen werden und welche Bedürfnisse im Hinblick auf deren Anwendung bestehen. Die Ergebnisse zeigen: Digitale Angebote werden vor allem dann akzeptiert, wenn sie in menschliche Beziehungen eingebettet sind.

Die zugrunde liegende Studie wurde im Rahmen eines Forschungsprojekts an der Universität Hamburg gemeinsam mit Prof. Dr. Jonas Schreyögg und Dr. Sebastian Himmler durchgeführt. Ergebnisse und methodische Grundlagen sind in einer englischsprachigen Veröffentlichung publiziert (Phillips et al., Value in Health 24:707–717, 2021).

Schlüsselwörter

Digitale Gesundheitsanwendungen (DiGA) · e-Mental-Health-Interventionen (eMHI) · Blended Care · Therapeutische Allianz · Präferenzanalyse

E. Phillips (✉)
IU International University of Applied Sciences – Campus Hamburg,
Hamburg, Deutschland
E-Mail: elena.phillips@iu.org

H. Schwendemann et al. (Hrsg.), *Digitales Empowerment im Gesundheitswesen*,
https://doi.org/10.1007/978-3-662-72469-9_13

1   Hintergrund und Stand der Forschung

Psychische Erkrankungen zählen weltweit zu den führenden Ursachen für Krankheitslast und Gesundheitsausgaben. In Deutschland waren im Jahr 2018 laut der Deutschen Gesellschaft für Psychiatrie und Psychotherapie, Psychosomatik und Nervenheilkunde (DGPPN, 2018) rund 27,8 % der Bevölkerung von einer psychischen Erkrankung betroffen. Dieser Trend setzt sich fort: Eine aktuelle Umfrage des Meinungsforschungsinstituts Ipsos aus dem Jahr 2023 ergab, dass 31 % der befragten Erwachsenen in Deutschland angaben, an psychischen Erkrankungen wie Depressionen, Angststörungen, Essstörungen oder Zwangsstörungen zu leiden (Ipsos, 2023). Damit steigt der Bedarf an therapeutischer Unterstützung kontinuierlich – und damit auch die Belastung des bestehenden Versorgungssystems, das seit Jahrzehnten mit einer Überforderung zu kämpfen hat. Wartezeiten von durchschnittlich 5 Monaten zwischen Erstkontakt und Behandlungsbeginn sind laut Bundespsychotherapeutenkammer (BPtK, 2021) für viele Hilfesuchende Alltag. Hinzu kommen geografische Versorgungsengpässe, insbesondere im ländlichen Raum. Gleichzeitig steigt die Zahl der Personen mit subklinischen Symptomen, die keine reguläre Therapie benötigen, aber dennoch Unterstützungsangebote suchen.

Eine der diskutierten Lösungen ist der Einsatz digitaler Interventionen im psychotherapeutischen Bereich, denn sie sind flexibel, ortsunabhängig, gut skalierbar und kostengünstiger als traditionelle therapeutische Angebote – also solche, die in direktem Kontakt mit Psychotherapeut:innen stattfinden. Diese Lösung steht im Einklang mit dem gleichzeitig stattfindenden Wandel im Gesundheitssystem, das zunehmend digitale Innovationen entdeckt und in die Regelversorgung integriert. Ein bedeutender Meilenstein in der Digitalisierung des Gesundheitssystems war die Einführung der digitalen Gesundheitsanwendungen (DiGA), die mit dem Digitale-Versorgung-Gesetz im Dezember 2019 gesetzlich verankert wurden. Seit Herbst 2020 können diese ärztlich verordnet und von den gesetzlichen Krankenkassen erstattet werden (Bundesministerium für Gesundheit, 2020). Aktuell sind 59 DiGA im Verzeichnis des Bundesinstituts für Arzneimittel und Medizinprodukte (BfArM) gelistet – der Großteil davon, nämlich 29 Anwendungen (das entspricht rund 50 %), entfällt auf Indikationen im Bereich psychischer Erkrankungen (GKV-Spitzenverband, 2025).

DiGA für psychische Indikationen werden meist über Smartphone, Tablet oder PC genutzt und basieren meist auf verschiedenen Formen der Verhaltenstherapie – von der kognitiven Verhaltenstherapie bis hin zu neueren Ansätzen der sogenannten dritten Welle, die seit den späten 1990er-Jahren zunehmend angewendet werden. DiGA im psychischen Bereich enthalten dabei häufig Module zur Psychoedukation, Symptomtagebücher, interaktive Übungen oder Entspannungsverfahren (Apolinário-Hagen et al., 2021). Die digitalen Angebote richten sich vor allem an Menschen mit leichten bis mittelschweren psychischen Symptomen. Die Wirksamkeit digitaler Interventionen in der psychischen Gesundheitsversorgung, international auch als e-Mental-Health-Interventionen (eMHI) bezeichnet, wird bereits seit Jahrzehnten erforscht. Studien zeigen, dass mit dem Einsatz von eMHI bei leichten bis moderaten Symptomen vergleichbare Behandlungseffekte erzielt werden können, wie mit einer herkömmlichen Psychotherapie im direkten persönlichen Kontakt. Dies konnte insbesondere bei Depressionen, Angststörungen oder stressbedingten Beschwerden in Studien gezeigt werden (Barak et al., 2008; Christensen & Hickie, 2010; Grist & Cavanagh, 2013).

Trotz der potenziellen Vorteile von digitalen Interventionen, wie Flexibilität und Ortsunabhängigkeit, bleibt die Nutzung solcher Angebote im Bereich der psychischen Gesundheit durch Patient:innen bislang eher verhalten. Laut einer Studie der Techniker Krankenkasse (TK, 2022) gaben lediglich 7 % der Befragten an, jemals eine App zur Unterstützung bei psychischen Belastungen genutzt zu haben, und die Mehrheit davon nutzte diese nicht regelmäßig. Musiat et al. (2014) untersuchten die Akzeptanz von eMHI und fanden heraus, dass Patient:innen zwar die potenziellen Vorteile, etwa den bequemen Zugang und kürzere Wartezeiten, schätzten, die digitalen Interventionen jedoch als weniger hilfreich empfanden als persönliche Behandlungen durch Psychotherapeut:innen. Ähnliche Ergebnisse in Bezug auf die Akzeptanz berichtete Becker (2016), der junge Erwachsene in Deutschland befragte. Im Ergebnis zeigte sich auch in dieser Studie, dass eMHI von den Befragten als unzureichende Alternative zur Psychotherapie wahrgenommen wurden. Zu ähnlichen Schlussfolgerungen hinsichtlich der Akzeptanz kamen auch Apolinário-Hagen et al. (2017) auf Basis mehrerer Umfragen in Deutschland.

Zwar zeigen viele Studien eine eher verhaltene Akzeptanz rein digitaler Interventionen, doch empirische Befunde deuten darauf hin, dass kombinierte Versorgungsformen positiver bewertet werden. Eine europaweite Studie in acht Ländern (Frankreich, Deutschland, Niederlande, Polen, Spanien, Schweden, Schweiz und Vereinigtes Königreich) zeigte, dass Patient:innen eine deutlich höhere Akzeptanz für Blended-Care-Formate, die Kombination aus persönlicher Therapie und digitalen Interventionen als Ergänzung, im Vergleich zu rein digitalen Angeboten zeigten (Topooco et al., 2017). Die Präferenz für den persönlichen Kontakt mit Psychotherapeut:innen im Rahmen digitaler Interventionen steht im Einklang mit Befunden der empirischen Psychotherapieforschung, die zeigen, dass die Qualität der therapeutischen Beziehung, also der sogenannten therapeutischen Allianz, als stärkster Prädiktor für den Therapieerfolg gilt (Martin et al., 2000; Horvath, 2001; Flückiger et al., 2018).

2 Fragestellung und Zielsetzung

Die bislang eher zurückhaltende Nutzung digitaler Angebote im Bereich psychischer Gesundheit wurde zwar, wie bereits beschrieben, in Studien dokumentiert, die genauen Gründe für diese Skepsis bleiben jedoch bislang unklar. Zudem ist in den bislang veröffentlichten Studien nicht einheitlich definiert, was unter eMHI zu verstehen ist. Digitale Interventionen werden in diesen Studien sehr allgemein beschrieben, ohne klar zu differenzieren, ob die Intervention beispielsweise durch eine Fachperson angeleitet war, wie sie technisch umgesetzt wurde oder ob sie mit persönlichem Kontakt zu einem:einer Psychotherapeut:in oder einer psychologisch geschulten Fachkraft verbunden war. Entsprechend blieb offen, auf welche konkrete Form von eMHI sich die Akzeptanz der Befragten tatsächlich bezog (Phillips et al., 2021).

Um dieser Forschungslücke nachzugehen, brauchte es ein Befragungsformat, das digitale Interventionen für die Teilnehmenden greifbar machen konnte. Im Rahmen eines Discrete-Choice-Experiments (DCE) sollten sie zwischen zwei unterschiedlich gestalteten digitalen Interventionen wählen. Diese unterschieden sich systematisch in zentralen Merkmalen wie Kosten, menschlichem Kontakt oder nachgewiesener Wirksamkeit. Ziel der Studie war es, die Präferenzen der deutschen Bevölkerung in Bezug auf verschiedene Merkmale digitaler psychotherapeutischer Interventionen zu erfassen. Die zentrale Fragestellung lautete: Welche spezifischen Merkmale von eMHI beeinflussen die Akzeptanz digitaler Angebote im Bereich psychischer Gesundheit? Darüber hinaus wurde untersucht, inwieweit individuelle Faktoren wie Alter, Geschlecht, Bildung, aktueller Stresslevel bzw. bisherige Therapieerfahrungen die Präferenzbildung beeinflussten.

3 Methode

Zur Beantwortung der Forschungsfrage wurde ein Discrete-Choice-Experiment (DCE) durchgeführt, eine bewährte Methode aus der gesundheitsökonomischen Präferenzforschung. Dabei wurden die Teilnehmenden gebeten, sich in einer Serie von Entscheidungssituationen jeweils zwischen zwei hypothetischen Ausgestaltungen digitaler Interventionen zu entscheiden, die sich in bestimmten Merkmalen unterschieden. Die Entwicklung und Durchführung des DCE erfolgte in vier Hauptschritten, die nachfolgend genauer erläutert werden: 1) Entwicklung von Attributen und Ausprägungen des DCEs, also die Festlegung der Merkmale digitaler Interventionen (z. B. Kosten, Kontaktform, Wirksamkeit) sowie deren konkreter Ausprägungen, zwischen denen die Teilnehmenden später wählen sollten, 2) Erstellung des experimentellen Designs und des DCEs, 3) Pretest des DCEs und 4) Datenerhebung.

Entwicklung der Attribute und Ausprägungen
Zur Entwicklung der Attribute und Ausprägungen wurde ein zweistufiger methodischer Ansatz herangezogen. In einem ersten Schritt wurden durch eine systematische Literaturrecherche zentrale Einflussfaktoren auf die Akzeptanz von eMHI identifiziert. Die Ergebnisse wurden mithilfe der „Unified Theory of Acceptance and Use of Technology" (UTAUT) von Venkatesh et al. (2003) strukturiert, um eine erste Auswahl potenzieller Attributskategorien abzuleiten.

In einem zweiten Schritt wurden diese vorläufigen Ergebnisse durch halbstrukturierte Interviews mit fünf Expert:innen aus Forschung und Praxis diskutiert und weiter differenziert (zwei Wissenschaftler:innen im Bereich e-Mental-Health, zwei Psychotherapeut:innen, ein eMHI-Entwickler). Die daraus gewonnenen, qualitativen Erkenntnisse dienten der Validierung und Verfeinerung der Attributauswahl. Das finale experimentelle Design umfasste sechs Attribute mit jeweils zwei bis vier Ausprägungen (siehe Tab. 1).

Tab. 1 Beschreibung der Attribute und Ausprägungen. (Eigene Darstellung in Anlehnung an Phillips et al., 2021)

Attribut	Ausprägung	Beschreibung
1. Einführungstraining	Online; telefonisch; persönliches Gruppentreffen	Bezieht sich auf eine Einführungsschulung, in der erklärt wird, wie die eMHI funktioniert. Die Schulung kann in verschiedenen Formaten angeboten werden: online (Selbstlernformat), Telefoncoaching (Einzelgespräch), Gruppentraining vor Ort (mit Anleitung).
2. Menschlicher Kontakt	Kein menschlicher Kontakt; per E-Mail; telefonisch; per Videoanruf; persönlich im Rahmen von Blended Care	Bezieht sich auf den Kontakt mit einer psychologisch geschulten Person während der eMHI Nutzung: E-Mail (1/ Woche), Telefonat (30 min/Woche); Videocall (30 min/Woche); 1 präsenzbasierte Psychotherapiesitzung pro Woche (Blended Care).
3. Peer-Support	Kein Peer-Support; Online-Community; Online-Community plus organisierte Treffen vor Ort	Bezieht sich auf die Möglichkeit, sich mit anderen Nutzer:innen in einer Online-Community oder zusätzlich in monatlichen Gruppentreffen vor Ort, die von einem:einer Coach:in geleitet werden, auszutauschen.
4. Nachgewiesene Wirksamkeit	Ja; noch nicht	Bezieht sich darauf, ob die Wirksamkeit der eMHI durch wissenschaftliche Studien belegt ist. „Noch nicht" bedeutet, dass Wirksamkeit möglich ist, aber derzeit nicht ausreichend nachgewiesen wurde.
5. Art der Inhaltsvermittlung	Überwiegend textbasiert, audiobasiert, videobasiert, spielbasiert	Bezieht sich auf die zentrale Vermittlungsform der Inhalte der eMHI.
6. Kosten pro Monat	0 €; 69,90 €; 99,90 €; 169,90 €	Monatlicher Preis der eMHI beträgt 0 €, wenn von der Krankenkasse übernommen. Mindestlaufzeit: ein Monat.

Entscheidungsaufgaben und experimentelles Design

Die Entscheidungsaufgaben wurden als Paarvergleiche ohne Ausstiegsoption gestaltet, das heißt, die Teilnehmenden mussten in jedem Fall eine der beiden Optionen wählen. Um Unterschiede zwischen Präventions- und Behandlungsszenarien zu untersuchen, wurden zwei Kontextszenarien – „Prävention" vs. „Depression" – erstellt. Jede Versuchsperson erhielt dabei zufällig eines der beiden Szenarien. Das Design wurde mit der JMP-Software (SAS Institute) als D-effizientes Bayes-Design erstellt und auf Haupteffekte optimiert. Insgesamt bearbeitete jede Versuchsperson 16 Entscheidungsaufgaben nacheinander. Die folgende Tabelle zeigt ein Beispiel für eine solche Entscheidungsaufgabe (Tab. 2):

Datenerhebung

Die Onlineerhebung wurde mit der Unipark-Software durchgeführt. Zunächst wurde ein Pretest mit 128 Teilnehmenden durchgeführt, um das Verständnis der

Tab. 2 Entscheidungsaufgabe: digitale Interventionen. (Quelle: eigene Darstellung in Anlehnung an Phillips et al., 2021)

Szenario „Prävention". Bitte stellen Sie sich folgendes Szenario vor: Sie stehen beruflich und privat unter starkem Stress. Sie fühlen sich häufiger erschöpft und haben Schwierigkeiten, abzuschalten. Um besser mit diesen Belastungen umzugehen, möchten Sie Ihre psychische Gesundheit verbessern. Es ist möglich, Achtsamkeits- oder Entspannungstechniken mithilfe präventiver Onlinetherapieprogramme für PC, Tablet oder Smartphone zu erlernen. Bitte wählen Sie aus, welches der beiden Programme Sie bevorzugen würden.
ODER
Szenario „Depression". Seit mehreren Wochen fühlen Sie sich antriebslos, niedergeschlagen und erschöpft. Sie schlafen schlecht, sind häufig gereizt und ziehen sich zunehmend zurück. Ihre Ärztin oder Ihr Arzt hat den Verdacht auf eine leichte bis moderate Depression geäußert. Leichte bis moderate Depressionen lassen sich wirksam mit Online-Therapieprogrammen für PC, Tablet oder Smartphone behandeln. Bitte wählen Sie aus, welches der beiden Programme Sie bevorzugen würden.

Attribut	Option A	Option B
Einführungstraining	Vor Ort mit Trainer	Online im Selbstlernformat
Menschlicher Kontakt	Kein Kontakt	Telefonkontakt
Nachgewiesene Wirksamkeit	Ja	Noch nicht
Peer-Support	Online-Community plus Gruppentreffen vor Ort	Nur Online-Community
Lernstil	Überwiegend audiobasiert	Überwiegend spielbasiert
Kosten	169,90 EUR	99,90 EUR

Aufgaben, die Angemessenheit der Attribute und die Belastung der Teilnehmenden zu überprüfen. Die finale Befragung erfolgte im November 2019 über das Marktforschungsinstitut Norstat (München). Ziel war es, eine Stichprobe von 2000 Personen aus Deutschland zu erreichen. Alle Teilnehmenden erhielten detaillierte Informationen zum Datenschutz und gaben eine informierte Einwilligung. Die Vergütung in Form einer kleinen finanziellen Aufwandsentschädigung erfolgte über das Institut. Die Teilnehmenden erhielten eine kurze Einführung in die Studie. Vor den DCE-Entscheidungsaufgaben wurden demografische Merkmale, Einstellungen sowie Erfahrungen mit Psychotherapie und digitalen Interventionen erfasst. Zudem wurde das subjektive Stressniveau mithilfe der Kessler-6-Skala erhoben (Kessler et al., 2003). Die Einführung in die DCE-Logik und deren Erklärung erfolgten anhand eines einfachen Beispiels. Die Attribute und Ausprägungen wurden ausführlich beschrieben. Nach den DCE-Aufgaben wurden die Teilnehmenden zum wahrgenommenen Schwierigkeitsgrad der Aufgaben sowie zu möglicherweise fehlenden Aspekten digitaler Interventionen in der Studie befragt.

Statistische Analyse
Zur Analyse der DCE-Daten wurden multinomiale und gemischte Logit-Modelle eingesetzt, um Präferenzen sowie deren Heterogenität in der Stichprobe abzubilden. Unterschiede zwischen den Gruppen wurden mithilfe von Interaktionstermen sowie dem Swait-Louviere-Test auf Skalendifferenzen untersucht (Swait & Louviere,

1993). Um dominante Entscheidungsmuster zu identifizieren, wurden sogenannte lexikografische Scores berechnet. Ein solches Muster liegt vor, wenn Teilnehmende ihre Entscheidungen fast ausschließlich auf ein einziges Merkmal stützen. Als lexikografisch wurde ein Entscheidungsverhalten gewertet, wenn mindestens 90 % der Antworten auf ein einzelnes Attribut zurückzuführen waren. Die Auswertungen erfolgten mit der Statistiksoftware Stata 15 (StataCorp, College Station, TX).

## 4	Ergebnisse

### 4.1	Stichprobenbeschreibung

Insgesamt schlossen 1984 Personen die Umfrage vollständig ab. Die Stichprobe war in Bezug auf Alter und Geschlecht ausgewogen (Ø 51 Jahre, 58 % weiblich) und wies ein überdurchschnittlich hohes Bildungsniveau auf. Von den 61,8 % der Teilnehmenden mit früherer Psychotherapieerfahrung bewerteten 72,3 % diese als sehr gut oder eher gut. Auf die hypothetische Frage, ob sie im Falle psychischer Belastungen eine eMHI nutzen würden, antworteten 61,2 % der Befragten mit „Ja". Als häufigste Gründe gegen die Nutzung nannten Teilnehmende vor allem die als „zu unpersönlich" empfundene Natur digitaler Interventionen (52,5 %), gefolgt von Zweifeln an deren Wirksamkeit (9,2 %) und mangelndem Interesse oder Bedarf (9,1 %).

### 4.2	Präferenzanalyse

Da die statistischen Tests keine relevanten Unterschiede zwischen den Anwendungsszenarien (z. B. Prävention vs. Depression) oder zwischen Subgruppen (z. B. Altersgruppen oder Therapieerfahrung) zeigten, wurden alle Antworten gemeinsam ausgewertet. Die Analyse mit einem gemischten Logit-Modell zeigte eine breite Streuung individueller Präferenzen. Nahezu alle untersuchten Merkmalsausprägungen beeinflussten die Wahlentscheidungen signifikant, mit Ausnahme der hauptsächlich audiobasierten Inhaltsvermittlung.

Die geschätzten mittleren Präferenzgewichte lagen für niedrigere Kosten von 169,90 € (Effektstärke ≈ 0,0) über 99,90 € (≈ 1,25) und 69,90 € (≈ 2,15) bis hin zu kostenfreien Angeboten (0 €; ≈ 4,33) sowie für den persönlichen Kontakt im Rahmen einer präsenzbasierten Psychotherapiesitzung (Effektstärke 1,34) und für eine nachgewiesene Wirksamkeit (Effektstärke 1,0) am höchsten. Weniger wichtig für die Entscheidung waren das Format der Inhalte (z. B. textbasiert oder spielbasiert), der Umfang des Peer-Supports (z. B. nur Online-Community oder zusätzlich lokale Gruppentreffen) sowie das Einführungstraining (z. B. im Selbstlernformat oder als Gruppenschulung vor Ort).

Knapp 27 % der Befragten zeigten ein sogenanntes lexikografisches Entscheidungsverhalten: Sie trafen ihre Wahl ausschließlich anhand eines einzigen Kriteriums, ohne weitere Merkmale zu berücksichtigen. In der überwiegenden Mehrheit dieser Fälle (90,2 %) war das dominierende Kriterium der Preis der Anwendung.

Andere Eigenschaften eines Angebots wurden nur dann berücksichtigt, wenn mehrere Optionen gleich teuer waren.

Am stärksten variierten die individuellen Vorlieben bei den Merkmalen „persönlicher Kontakt", „Wirksamkeit", „Einführungstraining" und „Peersupport". Am stärksten wirkten sich der persönliche Kontakt (18,0 %), der wissenschaftliche Wirksamkeitsnachweis (14,8 %) und die Kostenreduktion von 169,90 € auf 0 € (56,9 %) auf die Entscheidungen aus.

4.3   Sensitivitätsanalysen und Subgruppen

Es wurden keine signifikanten Unterschiede in den Präferenzen zwischen den beiden Anwendungsszenarien, Prävention und Depression, festgestellt ($\chi^2 = 14,37$; p = 0,498). Größere Unterschiede traten zwischen Teilnehmenden mit und ohne Psychotherapieerfahrung auf, jedoch waren diese statistisch nicht signifikant ($\chi^2 = 23,58$; p = 0,073). Personen mit der Vorerfahrung einer Psychotherapie bevorzugten den regelmäßigen Kontakt, insbesondere mit einem:einer Psychotherapeut:in. Teilnehmende mit eingeschränkter finanzieller Situation sowie Personen über 50 Jahre reagierten besonders sensibel auf den Kostenaspekt. Zwischen den Geschlechtern wurden geringe Unterschiede in ihren Präferenzen beobachtet. Interessanterweise zeigten intensive Nutzer:innen digitaler Geräte ein geringeres Interesse an einem wissenschaftlichen Wirksamkeitsnachweis. Keine bedeutsamen Unterschiede zeigten sich auch bei Personen mit mittlerer bis hoher psychischer Belastung im Vergleich zu weniger belasteten Personen sowie bei Personen mit höherer Bildung im Vergleich zu solchen mit niedrigerer Bildung.

5   Diskussion

Die Ergebnisse dieser Studie bieten einen differenzierten Einblick in die Einstellungen und Präferenzen der deutschen Allgemeinbevölkerung gegenüber digitalen Interventionen im Bereich der psychischen Gesundheit. Die Entscheidung für oder gegen ein solches Angebot hängt dabei vor allem von drei Merkmalen ab: den Kosten, der Möglichkeit zum persönlichen Kontakt und einer wissenschaftlich belegten Wirksamkeit.

Am stärksten beeinflusste der Kostenaspekt die Entscheidung. Für viele Befragte, insbesondere ältere Menschen und Personen mit eingeschränkten finanziellen Ressourcen, stellte der Preis das ausschlaggebende Kriterium dar. Dieses Ergebnis ist wenig überraschend, da psychotherapeutische Leistungen in Deutschland in der Regel von den gesetzlichen Krankenkassen übernommen werden. Viele Menschen sind es daher nicht gewohnt, für psychotherapeutische Hilfe privat zu zahlen. Digitale Gesundheitsanwendungen (DiGA) werden mittlerweile ebenfalls von den Krankenkassen erstattet, sofern sie zugelassen sind. Wenn keine eigenen Kosten anfallen, rücken andere Kriterien wie persönlicher Kontakt oder wissenschaftlich belegte Wirksamkeit stärker in den Vordergrund.

Der persönliche Kontakt, also eine klassische Psychotherapiesitzung ergänzend zur Anwendung der digitalen Intervention, erwies sich als der stärkste Einflussfaktor auf die Bereitschaft, eine solche digitale Intervention zu nutzen. Dies zeigte sich unabhängig von soziodemografischen Merkmalen, psychischer Belastung, Vorerfahrungen mit Psychotherapie oder dem jeweiligen Nutzungskontext (Prävention vs. Depression). Am stärksten abgelehnt wurden Angebote, die vollständig anonym bzw. unbegleitet waren. Die Begleitung durch eine:n Psychotherapeut:in scheint für viele Menschen ein entscheidender Aspekt zu sein, um Vertrauen in digitale Behandlungsangebote zu entwickeln und diese im Rahmen eines sogenannten Blended-Care-Formats, also der Kombination aus persönlicher Therapie und digitalen Elementen, zu nutzen. Die Ergebnisse dieser Studie legen nahe, dass digitale psychotherapeutische Interventionen nicht allein auf Technologie setzen sollten, sondern eine sinnvolle Integration von menschlicher Begleitung und digitalen Komponenten erfordern. Zu ähnlichen Ergebnissen kam auch eine europaweite Vergleichsstudie in acht Ländern (Topooco et al., 2017), die zeigte, dass Blended-Care-Formate deutlich beliebter sind als rein digitale Angebote. Die Bedeutung der persönlichen Interaktion wird zudem durch Befunde der Wirkfaktorenforschung gestützt: In der Psychotherapieforschung wird die Qualität der therapeutischen Allianz als maßgeblicher Einflussfaktor für den Behandlungserfolg betrachtet (Martin et al., 2000; Horvath, 2001; Flückiger et al., 2018).

Neben dem Wunsch nach einer persönlichen Begleitung wurde auch der wissenschaftliche Wirksamkeitsnachweis als bedeutsam eingeschätzt. Die Akzeptanz digitaler Interventionen steigt deutlich, wenn empirische Studien deren Wirksamkeit nachweisen. Insbesondere für Personen mit geringerer Technikaffinität war dieser Aspekt entscheidend. Teilnehmende mit höherer Technikaffinität zeigten sich hingegen offener gegenüber Interventionen, deren Wirksamkeit noch nicht vollständig nachgewiesen wurde. Dies könnte auf ein höheres Vertrauen in technologische Entwicklungen oder ein stärkeres Selbstvertrauen im Umgang mit digitalen Anwendungen hinweisen.

Die Form der Inhaltsvermittlung (z. B. Video, Text oder Audio) spielte im Vergleich zu anderen Merkmalen eine untergeordnete Rolle. Ähnliches gilt für die Gestaltung des Einführungstrainings. Bemerkenswert war zudem, dass Peerinteraktionen zwar als positiv wahrgenommen, aber nicht als prioritär bewertet wurden.

## 6		Praxisempfehlungen

Das Konzept des „Digital Empowerment" zielt darauf ab, individuelle Handlungsspielräume zu erweitern und Kompetenzen zu fördern, um die eigene Gesundheit mithilfe digitaler Angebote selbst bestimmt zu managen. Während dieser Ansatz in der Gesundheitsvorsorge und im Selbstmanagement chronischer Erkrankungen als sinnvoll gilt, legen die Studienergebnisse nahe, dass er nicht ohne Weiteres auf die psychotherapeutische Versorgung übertragbar ist.

Die präsentierten Studienergebnisse zeigen, dass die Zurückhaltung gegenüber digitalen Interventionen weniger auf einer grundsätzlichen Skepsis gegenüber digitalen Angeboten beruht, sondern vielmehr auf dem Bedürfnis nach persönlicher psychotherapeutischer Begleitung. Aus der Psychotherapieforschung aller Therapierichtungen ist bekannt, dass psychische Erkrankungen multifaktoriell und komplex sind und ihre Bearbeitung idealerweise eine gute therapeutische Beziehung erfordert (Martin et al., 2000; Horvath, 2001; Flückiger et al., 2018). Die Ergebnisse der Studie legen nahe, dass die Teilnehmenden dieses Wissen implizit mittragen, was sich in ihren geäußerten Präferenzen deutlich widerspiegelt.

Digitales Empowerment unterstreicht die Autonomie der Patient:innen. Gerade im Kontext psychischer Erkrankungen ist jedoch zu beachten, dass diese häufig mit intensiven emotionalen und kognitiven Belastungen einhergehen. Es ist daher fraglich, ob Patient:innen über die Stabilität und Selbstverantwortung verfügen, die erforderlich wären, um ihre psychische Gesundheit eigenständig digital zu managen. Die in der Studie geäußerten Präferenzen der Teilnehmenden für eine persönliche therapeutische Begleitung im Rahmen digitaler Interventionen unterstreichen diese Einschätzung. Selbst zur Überbrückung von Wartezeiten sind solche Programme nur für eine bestimmte, meist hoch funktionale Patient:innengruppe geeignet, da digitale Interventionen ein hohes Maß an Motivation und Eigenverantwortung erfordern, um kontinuierlich und selbstständig daran teilzunehmen.

Für eine nachhaltige Integration digitaler Interventionen in die psychotherapeutische Praxis bedarf es daher eines differenzierten Verständnisses von Empowerment, das nicht nur auf die Autonomie und Eigenverantwortung der Betroffenen setzt, sondern auch die Notwendigkeit zwischenmenschlicher Unterstützung anerkennt. Morley und Floridi (2019) führten das Konzept der digitalen Gesundheitsbegleitung, „Digital Companionship", als ausgewogenere Alternative zum klassischen Empowermentnarrativ ein. Anders als beim Patientenempowerment verfolgt das Paradigma von Digital Companionship einen stärker begleitenden Ansatz: Digitale Tools sollen unterstützend zur Verfügung stehen, um eine individuelle Autonomie zu ermöglichen, ohne sie vorauszusetzen oder persönliche therapeutische Beziehungen zu ersetzen. Ein Beispiel dafür könnte die Verwendung von Symptomcheckern oder Gesundheits-Apps sein, die erste Einschätzungen liefern oder Gesundheitsdaten erfassen, um Gespräche zwischen Patient:innen und Ärzt:innen gezielter zu gestalten. Das Konzept des Digital Companionship könnte dazu beitragen, die Idee vom Empowerment im psychotherapeutischen Kontext neu zu denken. Empowerment ist immer auch ein therapeutisches Ziel und entsteht in psychotherapeutischen Prozessen vor allem in der Beziehung. Digitale Tools können in diesem Zusammenhang eine instrumentelle Funktion übernehmen, indem sie Prozesse der Selbstreflexion oder der Strukturierung des Erlebens von Patient:innen unterstützen. Sie bleiben dabei Hilfsmittel innerhalb der therapeutischen Beziehung, ohne selbst als eigenständige Beziehungssubjekte zu fungieren. Die Zukunft wirksamer digitaler Interventionen im Bereich psychischer Gesundheit wird vermutlich nicht in rein digitalen Formaten liegen, sondern in hybriden Lösungen, die therapeutische Beziehungen sowie individuelle Bedürfnisse von Patient:innen ins Zentrum der Behandlung stellen.

Literatur

Apolinário-Hagen, J., Kemper, J., & Menzel, M. (2021). Digitale Gesundheitsanwendungen (DiGA) bei psychischen Störungen: Überblick und Herausforderungen. *Psychotherapeut, 66,* 179–186. https://doi.org/10.1007/s00278-021-00519-6.

Apolinário-Hagen, J., Kemper, J., & Stürmer, C. (2017). Public acceptability of e-mental health treatment services for psychological problems: A scoping review. *JMIR Mental Health, 4*(2), Article e10. https://doi.org/10.2196/mental.6186.

Barak, A., Hen, L., Boniel-Nissim, M., & Shapira, N. (2008). A comprehensive review and a meta-analysis of the effectiveness of internet-based psychotherapeutic interventions. *Journal of Technology in Human Services, 26*(2–4), 109–160. https://doi.org/10.1080/15228830802094429.

Becker, T. D. (2016). Akzeptanz und Nutzung von e-Mental-Health-Angeboten bei jungen Erwachsenen in Deutschland. *Psychotherapeut, 61*(3), 250–256. https://doi.org/10.1007/s00278-016-0123-4.

Bundesministerium für Gesundheit. (2020). *Das Digitale-Versorgung-Gesetz (DVG).* https://www.bundesgesundheitsministerium.de/digital-versorgung-gesetz.html.

Bundespsychotherapeutenkammer (BPtK). (2021). *Psychisch Kranke warten 142 Tage auf eine Psychotherapie.* https://www.bptk.de/pressemitteilungen/psychisch-kranke-warten-142-tage-auf-eine-psychotherapeutische-behandlung.

Christensen, H., & Hickie, I. B. (2010). Using e-health applications to deliver new mental health services. *Medical Journal of Australia, 192*(11), S53–S56. https://doi.org/10.5694/j.1326-5377.2010.tb03694.x.

Deutsche Gesellschaft für Psychiatrie und Psychotherapie, Psychosomatik und Nervenheilkunde (DGPPN). (2018). *Psychische Erkrankungen: Zahlen und Fakten.* https://www.dgppn.de/_Resources/Persistent/b2c202df466b2143ef2f4cfdbfdde69bc59c8e44/DGPPN_Factsheet_Psychische Erkrankungen.pdf.

Flückiger, C., Del Re, A. C., Wampold, B. E., & Horvath, A. O. (2018). The alliance in adult psychotherapy: A meta-analytic synthesis. Psychotherapy, 55(4), 316–340. https://doi.org/10.1037/pst0000172GKV-Spitzenverband. (2024). *DiGA-Bericht gemäß § 33a Absatz 6 SGB V.* https://www.gkv-spitzenverband.de/media/dokumente/krankenversicherung_1/telematik/digitales/2024_DiGA-Bericht_final.pdf.

GKV-Spitzenverband. (2025). *Bericht des GKV-Spitzenverbandes über die Inanspruchnahme und Entwicklung der Versorgung mit digitalen Gesundheitsanwendungen (DiGA) gemäß § 139e Absatz 10 SGB V – Berichtszeitraum bis 31.12.2024.* https://dserver.bundestag.de/btd/21/001/2100110.pdf.

Grist, R., & Cavanagh, K. (2013). Computerised cognitive behavioural therapy for common mental health disorders: What works, for whom, under what circumstances? A systematic review and meta-analysis. *Journal of Contemporary Psychotherapy, 43,* 243–251. https://doi.org/10.1007/s10879-013-9243-y.

Horvath, A. O. (2001). The alliance. *Psychotherapy: Theory, research, practice, training, 38*(4), 365–372. https://doi.org/10.1037/0033-3204.38.4.365.

Ipsos. (2023). *AXA mental health report 2023 – Deutschland.* https://www.ipsos.com/de-de/axa-mental-health-report-2023.

Kessler, R. C., Barker, P. R., Colpe, L. J., Epstein, J. F., Gfroerer, J. C., Hiripi, E., & Zaslavsky, A. M. (2003). Screening for serious mental illness in the general population. *Archives of General Psychiatry, 60*(2), 184–189. https://doi.org/10.1001/archpsyc.60.2.184.

Martin, D. J., Garske, J. P., & Davis, M. K. (2000). Relation of the therapeutic alliance with outcome and other variables: A meta-analytic review. *Journal of Consulting and Clinical Psychology, 68*(3), 438–450. https://doi.org/10.1037/0022-006X.68.3.438.

Morley, J., & Floridi, L. (2019). Enabling digital health companionship is better than empowerment. *The Lancet Digital Health, 1*(4), e155–e156.

Musiat, P., Goldstone, P., & Tarrier, N. (2014). Understanding the acceptability of e-mental health – attitudes and expectations towards computerised self-help treatments for mental health problems. *BMC Psychiatry, 14,* 109. https://doi.org/10.1186/1471-244X-14-109.

Phillips, E. A., Himmler, S. F., & Schreyögg, J. (2021). Preferences for e-mental health interventions in Germany: A discrete choice experiment. *Value in Health, 24*(5), 707–717. https://doi.org/10.1016/j.jval.2020.09.018.

Swait, J., & Louviere, J. (1993). The role of the scale parameter in the estimation and comparison of multinomial logit models. *Journal of Marketing Research, 30*(3), 305–314. https://doi.org/10.1177/002224379303000303.

Techniker Krankenkasse (TK). (2022). *TK-Gesundheitsreport 2022: Psychische Gesundheit in der Arbeitswelt.* https://www.tk.de/resource/blob/2121844/7e1d8c4f5c7a1f0c9b8e5e-8e5c7a1f0c/data/gesundheitsreport-2022.pdf.

Topooco, N., Riper, H., Araya, R., Berking, M., Brunn, M., Chevreul, K., & Andersson, G. (2017). Attitudes towards digital treatment for depression: A European stakeholder survey. *Internet Interventions, 8,* 1–9. https://doi.org/10.1016/j.invent.2017.01.001.

Venkatesh, V., Morris, M. G., Davis, G. B., & Davis, F. D. (2003). User acceptance of information technology: Toward a unified view. *MIS Quarterly, 27*(3), 425–478. https://doi.org/10.2307/30036540.

Prof. Dr. Elena A. Phillips ist Studiengangsleiterin und Entwicklerin des Studiengangs Digital Health an der IU Internationalen Hochschule. Sie studierte Wirtschaftsinformatik, Politikwissenschaft und klinische Psychologie in Hamburg, Berlin und Alicante und promovierte an der Universität Hamburg zum Thema Digital Mental Health, mit einem Fokus auf die Akzeptanz und Wirksamkeit digitaler Technologien in der psychischen Gesundheitsversorgung. Neben ihrer psychotherapeutischen Tätigkeit in der Ambulanz des HafenCity Instituts für Psychotherapie in Hamburg war sie in der strategischen Politikberatung sowie in der Start-up-Beratung im Bereich Digital Health tätig. Als Geschäftsführerin des Hamburg Center for Health Economics, eines gesundheitsökonomischen Forschungszentrums, entwickelte sie das europäische Graduiertenprogramm IQCE – Improving Quality of Care in Europe. Darüber hinaus ist sie als Gutachterin für internationale Fachzeitschriften sowie als Expertin in fachlichen Gremien und wissenschaftlichen Begutachtungsverfahren tätig, mit einem Schwerpunkt auf Digital Health und Digital Mental Health.

Empowerment zu digitaler Souveränität

Melissa Henne

Zusammenfassung

Angesichts der rasanten Entwicklungen im Bereich der Digitalisierung besteht oft kaum noch die Möglichkeit, einzelne Systeme und Nutzungsszenarien umfassend ethisch zu reflektieren. So ergibt sich der Bedarf an grundlegenden Perspektiven, um über die (Nicht-)Nutzung von Systemen im Alltag souverän entscheiden zu können, auch wenn eine umfassende ethische Reflexion nicht möglich ist. Der Beitrag schlägt vor, den Einsatz von Technologien im Gesundheitswesen an ihrer Lebensdienlichkeit zu bemessen. Zur konkreteren Klärung, was ein gutes Leben ausmacht, wird der von Martha C. Nussbaum ausgearbeitete Capabilities Approach angeführt. Dieser kann nicht nur als Basis zur Umsetzung individueller Vorstellungen eines guten Lebens dienen, sondern er schlägt auch einen moralischen Rahmen für Bedingungen eines guten Lebens vor. Damit bietet er eine Orientierung dafür, was ein gutes Sozial- und Gesundheitswesen ausmacht und woran der Einsatz von Technologien ausgerichtet werden sollte. Dies kann helfen, den Einsatz digitaler Systeme zu reflektieren und souverän darüber zu entscheiden.

Schlüsselwörter

Digitale Souveränität · Angewandte Ethik · Lebensdienlichkeit · Capabilities Approach

M. Henne (✉)
IU Internationale Hochschule, Bielefeld, Deutschland
E-Mail: melissa.henne@iu.org

© Der/die Autor(en), exklusiv lizenziert an Springer-Verlag GmbH, DE, ein Teil von Springer Nature 2026
H. Schwendemann et al. (Hrsg.), *Digitales Empowerment im Gesundheitswesen*,
https://doi.org/10.1007/978-3-662-72469-9_14

1 Ethische Fragen der Digitalisierung

Die steigende Dynamik der technologischen Entwicklungen gehört inzwischen zu einem festen Bestandteil und einer vertrauten Erfahrung der zunehmend digitalisierten Lebenswelt. Dennoch führen diese rasanten Entwicklungen gerade auch im Sozial- und Gesundheitswesen zu einer Vielzahl von Fragen, z. B. im sozialen, rechtlichen und ethischen Bereich, die es zu diskutieren und zu bearbeiten gilt. Zugleich kann angesichts dieser schnellen Entwicklungen und der damit verbundenen Vielzahl an Veränderungen und Fragen auch ein gewisses Ohnmachtsgefühl aufkommen. Der folgende Beitrag richtet daher seinen Fokus auf ethische Fragen in diesem Kontext und zeigt Perspektiven auf, die hilfreich sein könnten, um sich nicht in kleinschrittigen Reflexionsprozessen zu verlieren, sondern im Alltag souverän über den Einsatz neuer Systeme entscheiden zu können.

Bevor dies, bezogen auf die Digitalisierung im Gesundheitswesen, näher ausgeführt wird, soll zunächst geklärt werden, was im Folgenden unter Ethik verstanden wird. Hierbei geht es um die Reflexion und Begründung von Moral. Es handelt sich somit um „die kritische Auseinandersetzung mit normativen Ansprüchen, Regeln und Überzeugungen, also letztlich immer mit Forderungen und Annahmen, denen die Unterscheidung zwischen gut und schlecht, richtig und falsch, human und inhuman innewohnt" (Schweidler, 2018, S. 11). Im Kontext der Digitalisierung sind viele Entwicklungen und Systeme noch so neu, dass es dafür noch keine moralischen Vorstellungen und Normen gibt. Diese gilt es im Rahmen von Ethik zu diskutieren und zu erarbeiten. So wird im weiteren Verlauf der Ausführungen z. B. die Frage nach einem guten bzw. menschenwürdigen Leben, den dafür nötigen Bedingungen und der Möglichkeit der Unterstützung dessen durch digitale Technologien im Fokus stehen. Dies sind Themen der angewandten Ethik. Es geht dabei also nicht um theoretische Einsichten, sondern letztlich darum, „uns zu gut handelnden Menschen zu machen" (Schweidler, 2018, S. 11).

Beispiele für ethische Fragen im Kontext der Digitalisierung des Sozial- und Gesundheitswesens gibt es viele. Hierzu zählen u. a. Fragen der Gerechtigkeit in Bezug auf die Finanzierung von Systemen, digitale Teilhabe und mögliche Barrieren oder Generationengerechtigkeit und Fragen der Nachhaltigkeit in Bezug auf die Nutzung von Ressourcen bei der Herstellung und Anwendung von Technologien. Es stellt sich die Frage, ob menschliche Zuwendung durch Technologien ersetzt werden kann und darf und wer darüber ggf. entscheiden sollte; weiter gibt es Fragen zur Verantwortungsverteilung (beispielsweise beim Einsatz autonomer Systeme), des Schutzes der Privatsphäre, zu Autonomie, Sicherheit und Transparenz – um nur einige Beispiele zu nennen (Henne, 2019a, S. 128–144).

So zahlreich und vielfältig die ethischen Aspekte auch sein mögen, sie stellen für das Sozial- und Gesundheitswesen größtenteils keine grundsätzlich neuen Themen dar. Viele der genannten Themen werden seit jeher im Bereich der medizinisch-pflegerischen und sozialen Arbeit diskutiert und reflektiert. Sie erhalten durch die Digitalisierung zwar neue Ausrichtungen, beim Umgang damit kann aber auf frühere professionelle Diskurse und Haltungen zurückgegriffen werden (Henne, 2019b, S. 162).

Zudem gibt es inzwischen spezifische Methoden und Herangehensweisen, um ethische Reflexionsprozesse in diesem Kontext zu gestalten. Hierzu zählt **MEES-TAR** (kurz für: Modell zur ethischen Evaluation soziotechnischer Arrangements), ein Ansatz, mit dem Fallkonstellationen des Einsatzes technischer Systeme in sozialen Kontexten systematisch reflektiert und bewertet werden können. Dabei wird die Nutzung eines Systems für eine reale oder fiktive Person in einer oder mehreren konkreten Situationen betrachtet, z. B. der Einsatz eines Roboters bei der Freizeitgestaltung einer Person mit Demenz. Für diese Situation werden sieben ethische Dimensionen diskutiert: Fürsorge, Selbstbestimmung, Sicherheit, Gerechtigkeit, Privatheit, Teilhabe und Selbstverständnis. Diese Reflexion erfolgt aus individueller Perspektive (z. B. der an Demenz erkrankten Person), aus organisatorischer Sicht (z. B. einer Pflegeeinrichtung) sowie aus gesellschaftlicher Perspektive. Ergebnis sind Einstufungen der Nutzung auf vier möglichen Ebenen: von „Anwendung ist unbedenklich" bis zu „der Einsatz ist aus ethischer Sicht abzulehnen" (Manzeschke et al., 2013, S. 13–21). Das Modell hat sich bewährt, um auch in interdisziplinären Kontexten und mit unterschiedlichen Teilnehmenden eine systematische Reflexion vornehmen zu können, welche Aspekte eines Technologieeinsatzes problematisch sein könnten oder gar abzulehnen wären. Es wird damit eine deutliche Komplexitätsreduktion erzielt und ein Ansatz geboten, der sich auch für die Mitwirkung ethisch nicht geschulter Personen eignet. Weber (2015) spricht in diesem Kontext von einem **Empowerment** der am Reflexionsprozess beteiligten Personen durch MEESTAR. Der Fokus liegt dabei allerdings auf einzelnen Fallkonstellationen. Eine endgültige Bewertung eines Systems für jegliche denkbaren Anwendungen ist somit nicht möglich (Weber, 2015, S. 252).

2 Ausrichtung des Einsatzes von Technologien an übergeordneten Zielen

Bei solchen systematischen Reflexionsprozessen stellt sich jedoch die Frage, woran die Bewertungen letztlich bemessen werden; wann ist z. B. etwas ethisch vertretbar oder nicht? Wo liegen hier Grenzen? Was ist das Kriterium oder das Ziel, an dem der Einsatz von Technologien bemessen wird?

Zudem sind solche Prozesse aufwendig und bilden vorrangig konkrete Fallkonstellationen ab. In Zeiten einer dynamischen Technikentwicklung werden darüber hinaus Perspektiven benötigt, die stärker auf unterschiedliche Situationen übertragen werden können. Denn früher wurden Technologien in der Regel zu einem bestimmten Zweck entwickelt, was es ermöglichte, ihren Einsatz und die möglichen Auswirkungen dessen bereits während der Entwicklung ethisch zu reflektieren und ggf. Maßnahmen zu ergreifen. Insbesondere mit der künstlichen Intelligenz (KI) wurden in den letzten Jahren jedoch zunehmend Systeme auf den Markt gebracht, die keinen spezifischen Nutzungszweck hatten, sondern vorrangig entwickelt wurden, weil dies schlicht technisch möglich war. Die konkreten Einsatzgebiete solcher Systeme zeigen sich oft erst mit der Nutzung und dem Ausprobieren der damit verbundenen Möglichkeiten. Dadurch ist eine prospektive ethische Reflexion der Folgen des Einsatzes solcher Technologien nur noch begrenzt möglich. Auswirkungen können oft erst im Nutzungsprozess wahrgenommen und bewertet werden. Unter Umständen sind dann bereits negative Effekte eingetreten (Henne, 2025, S. 75).

Wenngleich vermutlich kaum jemand an der Sinnhaftigkeit ethischer Reflexion im Rahmen dieser Transformationsprozesse zweifelt, ist es wegen der zweckungebundenen und schnellen Entwicklungen zunehmend schwierig, umfassende, systematische Reflexionsprozesse vorzunehmen. Selbst wenn es Gremien und Instanzen dafür gibt, die auf geeignete Theorien und Modelle zur Reflexion zurückgreifen können, wirken diese Prozesse oft zu langsam und zu weit weg von den Nutzenden, die solche Systeme bereits in ihren Alltag integriert haben oder zumindest vor der Frage stehen, ob sie dies tun wollen. Es kann darum sinnvoll sein, den Blick nicht nur auf einzelne Technologien und die Vielzahl der möglichen Nutzungsszenarien zu richten, sondern darüber hinaus auf grundsätzlichere Fragen, um damit eine Basis für ethische Entscheidungen im Alltag zu bilden. So zeigt Paganini (2025) z. B. auf, dass eine ethische Betrachtung der Digitalisierung im Gesundheitswesen zunächst einmal die Klärung der Frage erfordert, was ein gutes Gesundheitssystem ausmacht, welche Chancen und Risiken hier in der Digitalisierung liegen und welche Ziele damit verfolgt werden sollen. Dabei sollte der Blick sowohl auf die Perspektiven der individuellen Nutzenden als auch auf die Strukturen gelenkt werden (Paganini, 2025, S. 20).

Als grundlegendes Ziel des Einsatzes digitaler Systeme im Sozial- und Gesundheitswesen könnte definiert werden, dass sie **lebensdienlich** und somit einem guten Leben der Nutzenden zuträglich sind. Der Begriff der Lebensdienlichkeit wird vor allem in der Wirtschaftsethik verwendet, um zu veranschaulichen, dass Unternehmen nicht nur einer ökonomischen Sachlogik folgen sollten, sondern auch ethischen Zwecken zugunsten von Kundinnen und Kunden sowie der Gesellschaft (Ulrich, 2008, S. 218–219). Im Kontext der Digitalisierung im Sozial- und Gesundheitswesen kann der Begriff ebenfalls eine ethische Perspektive aufzeigen, die mit dem Einsatz von Technologien über wirtschaftliche Zwecke hinaus verfolgt werden sollte (Henne, 2025, S. 77). Damit würde der Einsatz von Technologien erst durch die Lebensdienlichkeit legitimiert. Wird diese durch die Systeme nicht befördert, wäre ein Einsatz also abzulehnen. Hilft einer Patientin z. B. der Einsatz einer KI-basierten App beim täglichen Umgang mit ihrer chronischen Erkrankung, oder verliert sie dadurch eher Kompetenzen im Bereich der Krankheitsbewältigung und des eigenverantwortlichen Umgangs mit der Erkrankung? Was unterstützt sie dabei, ein Leben zu führen, das sie selbst als „gut" empfindet?

3 Der Capabilities Approach als Basis für die Reflexion von Kriterien eines guten Lebens

Ein solcher Fokus auf die Lebensdienlichkeit erfordert wiederum die Klärung, was ein gutes Leben konkret ausmacht (eine der Kernfragen der Ethik). Ein Ansatz, der sich dieser Frage nach einem guten bzw. konkreter einem menschenwürdigen Leben widmet, ist der **Capabilities Approach** (deutsch: Fähigkeiten- oder Befähigungsansatz). Dieser Ansatz wurde ursprünglich durch Amartya Sen und Kolleginnen und Kollegen entwickelt, um damit die Lebensqualität zwischen verschiedenen Ländern und Regionen vergleichen zu können (Sen, 2002, zitiert nach Nussbaum, 2015, S. 26). Von Martha C. Nussbaum wurde er in einer moralphilosophischen Perspektive weiter ausgearbeitet (Nussbaum, 2015, S. 26–28). Sie postuliert, dass Menschen zehn **zentrale Fähigkeiten** benötigen, um ein menschenwürdiges Leben führen zu können. Diese Fähigkeiten beinhalten, was eine Person befähigt ist zu tun und zu sein. Dabei geht es sowohl um personale Fähigkeiten als auch um die nötigen strukturellen Rahmenbedingungen zu deren Umsetzung (Nussbaum, 2020, S. 29). Was nützt es einer Person sonst, wenn sie z. B. persönlich ihren Geist einsetzen, lesen und schreiben kann, ihr auf struktureller Ebene jedoch der Zugang zu Literatur, Informationen und Wissen fehlt?

Die von Nussbaum geforderten zehn Fähigkeiten sind in gekürzter Form (Nussbaum, 2015, S. 41–42):

1. **Leben:** Fähig sein, ein Leben von normaler Dauer zu führen.
2. **Körperliche Gesundheit:** Über eine gute Gesundheit, ausreichende Ernährung und angemessene Unterkunft zu verfügen.
3. **Körperliche Unversehrtheit:** Fähig sein, sich frei bewegen zu können, vor Gewalt geschützt zu sein, Sexualität frei leben und über Fortpflanzungsfragen frei entscheiden zu können.
4. **Sinne, Vorstellungskraft und Denken:** Die Sinne zu benutzen, eigene Vorstellungen zu entwickeln und argumentieren zu können; lesen, schreiben und rechnen zu können; den Geist zu künstlerischen/musikalischen Zwecken einsetzen zu können.
5. **Gefühle:** Fähig zu sein, Bindungen zu Personen und Dingen eingehen zu können, eigene Gefühle wahrnehmen und ausdrücken zu können.
6. **Praktische Vernunft:** Fähig sein, eine Vorstellung vom Guten und eine eigene Lebensplanung zu entwickeln.
7. **Zugehörigkeit:** Zur gesellschaftlichen Interaktion fähig zu sein, mit und für andere Menschen zu leben, sich um andere zu kümmern sowie mit Würde und diskriminierungsfrei behandelt werden zu können.
8. **Andere Gattungen:** In Beziehung mit und unter Rücksicht auf Tiere, Pflanzen und Natur leben zu können.
9. **Spiel:** Lachen, spielen und sich an Freizeitaktivitäten erfreuen zu können.
10. **Kontrolle über die eigene Umwelt:** Auf politischer Ebene fähig zu sein, sich eine freie Meinung zu bilden und an politischen Entscheidungsprozessen mitzuwirken; auf materieller Ebene fähig zu sein, über Eigentum in gleicher Weise wie andere Menschen zu verfügen und einer Beschäftigung nachzugehen.

Diese Liste der zentralen Fähigkeiten kann laut Nussbaum universell für alle Kulturen und Regionen der Welt als Basis eines menschenwürdigen Lebens dienen. Zugleich stellt sie eine offene Liste dar, die einlädt, darüber in Diskurs zu gehen, Ergänzungen und Konkretisierungen vorzunehmen (Nussbaum, 2020, S. 287).

Aufgabe der Gesellschaft bzw. des Staates ist es, dafür zu sorgen, dass die Entwicklung dieser zehn zentralen Fähigkeiten für jede einzelne Person angestrebt wird. Dabei muss jeweils ein bestimmter Schwellenwert definiert werden, d. h. es muss beispielsweise festgelegt werden, ab wann die Fähigkeit der Gesundheit oder der Zugehörigkeit als gegeben gewertet wird. Das Erreichen dieses Schwellenwerts muss allen Mitgliedern der Gesellschaft ermöglicht werden (Nussbaum, 2010, S. 105). Ob die Person diese Fähigkeiten schließlich nutzt und in Tätigkeiten umsetzt, ist ihr selbst überlassen. Sie kann ein eigenes Bild eines guten Lebens entwickeln und hat die Wahlfreiheit, welche der Fähigkeiten sie dabei einsetzen möchte oder nicht (Nussbaum, 2015, S. 33).

Zur Entwicklung und zum Erhalt dieser zehn Fähigkeiten benötigen Menschen ggf. Unterstützung. Dies geschieht im Rahmen von **Fürsorge**, die Nussbaum als ein grundlegendes Bedürfnis aller Bürgerinnen und Bürger sieht, welches durch die Gesellschaft gewährleistet werden muss (Nussbaum, 2003, S. 190). Dabei brauchen manche Menschen mehr Unterstützung als andere. So kann es z. B. sein, dass Menschen mit Behinderungen mehr Hilfe zur Erreichung des Schwellenwerts einzelner Fähigkeiten oder bei der Umsetzung dieser Fähigkeiten benötigen als andere (Nussbaum, 2015, S. 33).

Durch die staatlich organisierten bzw. finanzierten Angebote des Sozial- und Gesundheitswesens wirkt der Staat auf die Förderung und Unterstützung der zentralen Fähigkeiten hin. Mit Blick auf den Einsatz digitaler Technologien im Sozial- und Gesundheitswesen kann der Capabilities Approach darum eine grundlegende Orientierung bieten, mit der jede einzelne Person für sich klären kann, was für sie ein gutes, menschenwürdiges Leben ausmacht und in welchen Bereichen bzw. in Bezug auf welche Fähigkeiten dabei Technologien zum Einsatz kommen sollen. Zudem kann damit gezeigt werden, worauf das Sozial- und Gesundheitswesen grundsätzlich hinwirken sollte, und es kann geprüft werden, wo hierbei der Einsatz von Technologien hilfreich und wo er ggf. hinderlich wäre. Assistive Technologien und Robotik können z. B. im Rahmen von Altenpflege durch die Unterstützung von medizinischen Leistungen, Ernährung und Haushaltsführung auf die körperliche Gesundheit hinwirken. Im soziokulturellen Bereich können u. a. Fähigkeiten wie Sinne, Vorstellungskraft und Denken oder das Spiel gefördert werden, indem Geschichten vorgelesen werden und Musik gespielt oder bei der Nutzung des Internets geholfen wird (Coeckelbergh, 2008, S. 73–75).

4   Digitale Souveränität

Der Capabilities Approach postuliert, dass Menschen die strukturellen Rahmenbedingungen und die persönliche Unterstützung erhalten sollten, um diese zentralen Fähigkeiten und damit die Voraussetzungen für ein menschenwürdiges Leben zu entwickeln. Sie sollten befähigt werden, ein eigenes Bild davon zu entwickeln, wie sie leben möchten und ihre Fähigkeiten ggf. zum Einsatz bringen wollen (ein Teil der Fähigkeit der praktischen Vernunft), und sie sollten diesbezüglich **Wahlfreiheit** haben. Das bildet die Basis für eine grundlegende Souveränität in Bezug auf die Gestaltung der eigenen Lebensführung, die in der heutigen Zeit auch den Zugang zu digitalen Informationen sowie die Nutzung digitaler und ggf. KI-gestützter Systeme beinhaltet. Lob-Hüdepohl (2020) spricht in diesem Kontext von einer **digitalen Souveränität**, mit der Menschen selbstständig in der Lage sind, für sich zu entscheiden, ob und in welchem Umfang sie ggf. digitale Systeme in ihre alltägliche Lebensführung integrieren wollen. Teil dieser Souveränität ist es, Ambivalenzen wahrnehmen und aushalten zu können. Damit ist gemeint, dass die Bewertung des Einsatzes eines Systems stark kontextabhängig ist und von der Situation abhängen kann (Görder, 2024, S. 188). Dies gilt insbesondere für die heute oft komplexen Systeme mit einer Vielzahl von Funktionen und Einsatzmöglichkeiten. Für den einen Lebensbereich kann ein System als lebensdienlich, in anderen Kontexten als hinderlich erscheinen.

In Zeiten, in denen der Einsatz solcher Technologien zunehmend selbstverständlich wird, ist zur Entwicklung einer digitalen Souveränität unter Umständen eine Form des Empowerments erforderlich. Es geht also nicht nur um die Befähigung, sondern ggf. auch darum, dass die Menschen in der Lage sein müssen, sich gegen mögliche Widerstände zu behaupten, um ihre eigenen Vorstellungen eines guten Lebens durchzusetzen (Lob-Hüdepohl, 2020).

Solche Widerstände können z. B. in der Auseinandersetzung mit Sozialversicherungen, wie der Kranken- oder Pflegekasse, liegen. Viele Krankenkassen bieten ihren Mitgliedern beispielsweise im Rahmen von Bonussystemen digitale Unterstützungssysteme, wie Gesundheitsapps oder virtuelle Präventionskurse an. Wie Crepaz (2025, S. 42) aufzeigt, könnte sich dies auch zu Malussystemen ausweiten, bei denen die Nichtnutzung solcher Angebote oder digital detektiertes gesundheitsschädliches Verhalten zu Nachteilen für die Mitglieder führen könnte. Bisher sind solche Malussysteme im deutschen Gesundheitswesen unüblich, doch bestehen inzwischen viele technische Möglichkeiten, um solche Ansätze zukünftig ggf. umsetzen zu können. Für die Mitglieder würde dies eine Einschränkung ihrer Wahlfreiheit zur freien Umsetzung der Fähigkeiten im Bereich der Gesundheit bedeuten und soziale Ungleichheiten könnten sich weiter verstärken. Hier gilt es dauerhaft abzusichern, dass die Wahlfreiheit in Bezug auf den Einsatz von Technologien nicht beschränkt und eine Nichtnutzung nicht sanktioniert werden darf.

Ein weiteres Beispiel ist der Einsatz von KI im Bereich von Diagnostik und Therapie. Hier muss darauf geachtet werden, dass KI-basierte Entscheidungsempfehlungen grundsätzlich nachvollziehbar sind, sowohl für Ärztinnen und Ärzte als auch für Patientinnen und Patienten. Nur so sind die Grundlagen für Entscheidungen transparent und können souverän, in Folge von individuellen Abwägungen getroffen werden (Crepaz, 2025, S. 42).

Wenn Menschen also dazu befähigt werden sollen, souverän über den Einsatz von Technologien zu entscheiden, benötigen sie, wie Crepaz (2025) aufzeigt, einerseits **Digital Health Literacy**, d. h. die Kompetenz, mit aktuellen digitalen Systemen umgehen und ihre Mechanismen zumindest in Grundzügen verstehen zu können. Wer nicht weiß, welche Technologien es gibt, was technisch möglich ist und was digitale Systeme (z. B. im Hinblick auf die Nutzung von Daten) tun, kann in diesem Bereich keine souveränen Nutzungsentscheidungen treffen (Crepaz, 2025, S. 39).

Andererseits benötigen Menschen aber auch eine grundlegende Vorstellung davon, wie sie ihr Leben gestalten möchten und was für sie ein gutes Leben ausmacht. Ansonsten fehlen die Kriterien, an denen der Einsatz von Technologien bemessen werden kann. Man benötigt also Räume, in denen solche Vorstellungen eines guten, menschenwürdigen Lebens, wie der Capabilities Approach sie aufzeigt, diskutiert und auf das eigene Leben übertragen werden können. Gesamtgesellschaftlich kann es dafür viele Orte geben, z. B. in Schulen und anderen Bildungseinrichtungen, im Rahmen von Kulturveranstaltungen, am Arbeitsplatz etc. Da die aktuellen technologischen Veränderungen große Auswirkungen auf die Lebenswelt haben, sollte die Auseinandersetzung mit der Frage, was ein gutes Leben ausmacht, aktuell einen besonders hohen Stellenwert in der Gesellschaft erhalten.

5   Reflexionsprozesse im Gesundheitswesen

Spezifisch im Gesundheitswesen gibt es eine Reihe von Ansätzen und Methoden, mit denen solche ethischen Fragen reflektiert werden und die hier als Anknüpfungspunkt und als Orte des Empowerments dienen können. Ein wachsendes Feld ist z. B. die **Ethikberatung**, ein umfassendes Angebot, das in immer mehr Kliniken, aber auch zunehmend im außerklinischen Bereich etabliert wird. Die Ethikberatung übernimmt drei Aufgaben: die Organisation und Moderation ethischer Fallgespräche, die Entwicklung von Empfehlungen und ethischen Leitlinien sowie die Durchführung von Informations- und Fortbildungsveranstaltungen zu Fragen der Ethik im medizinischen und pflegerischen Bereich (Simon, 2022, S. 878–879). Hier lassen sich Fragen eines menschenwürdigen Lebens, der Gestaltung eines guten Gesundheitswesens sowie der Nutzung von Technologien in diesem Kontext sehr gut verorten. Das gilt auch für die sogenannten **Ethikcafés**, offene Bildungsangebote in Diensten und Einrichtungen des Sozial- und Gesundheitswesens, in denen bei Kaffee und Kuchen ein Austausch über ethische Themen erfolgt, um reflexive Kompetenzen und interdisziplinäre Sichtweisen zu befördern (Riedel & Lohmeyer, 2022, S. 920). Im Rahmen von Ausbildung und Studium sollten solche Diskurse ebenfalls aufgegriffen werden. Seit Einführung der generalistischen Pflegeausbildung sind z. B. Ethikbildung und die Beförderung von Ethikkompetenz als Teil des Lehrplans gesetzlich vorgesehen (Linde, 2022, S. 941). Zum Lerngegenstand werden dabei Phänomene, die sich in Situationen des pflegerischen Handelns zeigen. Linde (2022, S. 946) macht dies am Beispiel der Scham in der Pflege deutlich. In ähnlicher Weise könnte mit Auszubildenden diskutiert werden, was ein gutes, menschenwürdiges Gesundheitswesen ausmacht und welche ethischen Fragen sich durch den Einsatz von digitalen und KI-gestützten Technologien stellen. In der Begleitung von Patientinnen und Patienten können diese Kompetenzen später genutzt werden, um sie in ihrer Entscheidungsfindung zu unterstützen. Wenn es z. B. um den Einsatz von Gesundheitstechnologien geht, könnte deutlich gemacht werden, dass dieser sich an den persönlichen Lebensvorstellungen der jeweiligen Person ausrichten sollte. Dies kann an die Biografiearbeit in der Pflege oder in therapeutischen Settings anknüpfen und so die Wünsche der Person in den Mittelpunkt stellen.

Wenn ein Empowerment gelingt, kann die Ohnmacht verringert und das Selbstbewusstsein gestärkt werden (Brandes & Stark, 2021). Die Entwicklung einer digitalen Souveränität, ausgehend von der Kombination aus Digital Health Literacy und klaren Vorstellungen von einem guten Leben, kann sowohl bei Mitarbeitenden des Gesundheitswesens als auch bei den einzelnen Bürgerinnen und Bürgern bewirken, dass die Dynamik der Transformationsprozesse im Sozial- und Gesundheitswesen weniger überwältigend erscheint und über die (Nicht-)Nutzung von Systemen selbstbestimmt entschieden werden kann.

Literatur

Brandes, S., & Stark, W. (2021). Empowerment/Befähigung. In Bundeszentrale für gesundheitliche Aufklärung (BZgA) (Hrsg.), *Leitbegriffe der Gesundheitsförderung und Prävention. Glossar zu Konzepten, Strategien und Methoden.*

Coeckelbergh, M. (2008). *Robots, Elderly Care and Capabilities.* International Applied Ethics Conference, Hokkaido University, Sapporo, Japan, 21–23 November 2008. https://coeckelbergh.net/wp-content/uploads/2015/03/30a.pdf.

Crepaz, K. (2025). Diversität und Gesundheit – Digitalisierungsprozesse als Herausforderung und Chance. In P. Grimm & O. Zöllner (Hrsg.), *Ethik der Digitalisierung in Gesundheitswesen und Pflege. Analysen und ein Tool zur integrierten Forschung* (S. 33–46). Franz Steiner Verlag.

Henne, M. (2019a). *Technik, die begeistert!? Ethische Reflexion technischer Unterstützung in der Diakonie ausgehend vom Capabilities Approach nach Martha Nussbaum.* Nomos.

Henne, M. (2019b). Die Komplexität verantwortungsvoll gestalten – Anforderungen an das Ethikmanagement in der Diakonie. In B. Görder & J. Zeyher-Quattlender (Hrsg.), *Daten als Rohstoff – Die Nutzung von Daten in Wirtschaft, Diakonie und Kirche aus ethischer Perspektive.* LIT.

Henne, M. (2025). Neue Technologien lebensdienlich einsetzen. In *Teilhabe* (2/2025), S. 74–78.

Görder, B. (2024). Ethische Fragen beim Einsatz von KI in sozialen Dienstleistungen. In Kreidenweis, H. (Hrsg.), *KI in der Sozialwirtschaft – Eine Orientierungshilfe für die Praxis* (S. 175–190). Nomos.

Grimm, P., & Zöllner, O. (Hrsg.). (2025). *Ethik der Digitalisierung in Gesundheitswesen und Pflege. Analysen und ein Tool zur integrierten Forschung.* Franz Steiner Verlag.

Linde, A.-C. (2022). Ethisch fundierte Ausbildungsbegleitung in der generalistischen Pflegeausbildung am Lernort Schule– mit exemplarischen Vertiefungen anhand des Phänomens der Scham. In A. Riedel & S. Lehmeyer (Hrsg.), *Ethik im Gesundheitswesen* (S. 941–954). Springer.

Lob-Hüdepohl, A. (2020). Digitales Empowerment. In *Neue Caritas*, 17/2020. www.caritas.de/neue-caritas/heftarchiv/jahrgang2020/artikel/digitales-empowerment.

Manzeschke, A., Weber, K., Rother, E., & Fangerau, H. (2013). *Ergebnisse der Studie »Ethische Fragen im Bereich Altersgerechter Assistenzsysteme«.* VDI/VDE.

Nussbaum, M. C. (2003). Langfristige Fürsorge und soziale Gerechtigkeit: Eine Herausforderung der konventionellen Ideen des Gesellschaftsvertrages. *Deutsche Zeitschrift Für Philosophie, 51*(2), 179–198.

Nussbaum, M. C. (2010). *Die Grenzen der Gerechtigkeit: Behinderung, Nationalität und Spezieszugehörigkeit.* Suhrkamp.

Nussbaum, M. C. (2015). *Fähigkeiten schaffen – Neue Wege zur Verbesserung menschlicher Lebensqualität.* Suhrkamp.

Nussbaum, M. C. (2020). Frauen und Arbeit – Der Fähigkeitenansatz. In T. Beschorner, A. Brink, B. Hollstein, M.C. Hübscher, & O. Schumann (Hrsg.), *Wirtschafts- und Unternehmensethik.* Springer Fachmedien Wiesbaden.

Paganini, C. (2025). Neuer Wein in alten Schläuchen? Ethische Fragen zur Digitalisierung im Gesundheitswesen. In P. Grimm & O. Zöllner (Hrsg.), *Ethik der Digitalisierung in Gesundheitswesen und Pflege. Analysen und ein Tool zur integrierten Forschung* (S. 17–31). Franz Steiner Verlag.

Riedel, A., & Lehmeyer, S. (2022). Das Ethik-Café - eine geeignete lernortübergreifende Methode der Ethikbildung im Pflege- und Gesundheitswesen. In Riedel, A. & Lehmeyer, S. (Hrsg.), *Ethik im Gesundheitswesen* (S. 917-940). Springer.

Schweidler, W. (2018). *Kleine Einführung in die Angewandte Ethik.* Springer.

Simon, A. (2022). Ethikberatung im Gesundheitswesen. In A. Riedel & S. Lehmeyer (Hrsg.), *Ethik im Gesundheitswesen* (S. 877–886). Springer.

Ulrich, P. (2008). *Integrative Wirtschaftsethik – Grundlagen einer lebensdienlichen Ökonomie* (4. Aufl.) Haupt.

Weber, K. (2015). MEESTAR: Ein Modell zur ethischen Evaluierung sozio-technischer Arrangements in der Pflege- und Gesundheitsversorgung. In K. Weber, D. Frommeld, A. Manzeschke, & H. Fangerau (Hrsg.), *Technisierung des Alltags. Beitrag für ein gutes Leben?* (S. 252–252). Franz Steiner Verlag.

Prof. Dr. Melissa Henne ist Gerontologin und Professorin für Pflegemanagement an der IU Internationalen Hochschule und leitet dort den Bachelorstudiengang Pflegemanagement im Fernstudium. Sie verfügt über langjährige Erfahrungen in Fach- und Führungspositionen in der Altenpflege, Eingliederungshilfe und der Unternehmensentwicklung. Ihr Forschungsschwerpunkt liegt auf der Reflexion ethischer Fragen der Digitalisierung im Sozial- und Gesundheitswesen.

Digital Empowerment und Ethik – Handlungsfelder und Wirkungsquellen der Kliniken

Ethische Herausforderungen bei der professionellen Nutzung von E-Health (Hintergrund und Implementierung in die Praxis)

Jan Appel

You always worry when things look very, very powerful and you don't understand why they are, which is to say you don't understand how to control them, or if control is an issue, or what their potential is. If you don't really understand and can't explain how they work without saying, if you go deeply enough in the mathematics they'll work. That's not a satisfactory answer. I would like to have more understanding of how the microscopic physics gives rise to the interesting properties of the larger system.
(John J. Hopfield, Okt. 2024.
nach der Bekanntgabe des Nobelpreises für Physik für seine Arbeiten zu Grundlagen des maschinellen Lernens).

Zusammenfassung

Die Digitalisierung im deutschen Gesundheitswesen bringt weitreichende ethische Herausforderungen mit sich, insbesondere durch den Einsatz von künstlicher Intelligenz (KI). Der Beitrag analysiert praxisnahe ethische Spannungsfelder in der klinischen Anwendung digitaler Systeme – etwa Bias in Trainingsdaten, den Schutz von Persönlichkeitsrechten sowie den Verlust von Entscheidungshoheit. Zusätzlich werden Auswirkungen auf Inklusion, Nachhaltigkeit und Patientensouveränität diskutiert. Ausgehend von einer kritischen Reflexion der technischen Entwicklungen werden individuelle und institutionelle

J. Appel (✉)
IU Internationale Hochschule, Münster, Deutschland
E-Mail: jan.appel@iu.org

© Der/die Autor(en), exklusiv lizenziert an Springer-Verlag GmbH, DE, ein Teil von Springer Nature 2026
H. Schwendemann et al. (Hrsg.), *Digitales Empowerment im Gesundheitswesen*,
https://doi.org/10.1007/978-3-662-72469-9_15

Handlungsoptionen aufgezeigt. Ziel ist es, ethisches Handeln in einer digitalisierten Versorgung zu stärken und Voraussetzungen für eine gemeinwohlorientierte Digitalisierung zu schaffen. Der Beitrag schließt mit Handlungsempfehlungen für Forschung, Selbstverwaltung und Träger.

Schlüsselwörter

Künstliche Intelligenz (KI) im Krankenhaus · Praktische Ethik im Gesundheitswesen · E-Health · Patientensouveränität · Digitalisierung im Krankenhaus

1   Einleitung

Das Medizinwesen war jeher ein Anwendungsfeld für neue Technologien und Forschung. Dabei haben sich immer wieder ethische Herausforderungen unterschiedlichen Ausmaßes ergeben; dies gilt auch für die sich in den letzten zwei Jahrzehnten massiv ausbreitenden digitalen Lösungen im deutschen Gesundheitswesen, die im wissenschaftlichen und medialen Diskurs stark, auf Lösungen der KI fokussiert, thematisiert werden.

In diesem Beitrag werden die wesentlichen Herausforderungen im klinischen Arbeitsalltag erläutert und den individuellen sowie organisatorischen Handlungsoptionen aus der Praxis gegenübergestellt, die sich aus der ethischen Dimension von E-Health-Anwendungen ergeben. Ein besonderer Fokus liegt dabei auf KI-Anwendungen, da sich in diesem Bereich viele ethische Probleme besonders klar herausarbeiten lassen.[1]

Digitalisierung durchdringt das deutsche Gesundheitswesen spätestens seit Wirkung des Krankenhauszukunftsgesetzes in den 20er Jahren des 21. Jahrhunderts umfänglich, und auch KI kommt in den letzten Jahren vermehrt in den praktischen Einsatz (Dirks, 2025). KI wird jedoch bereits seit den 1970er Jahren in der Medizin erprobt[2] und seit den 1990er Jahren in der Radiologie, Kardiologie, Psychotherapie, Physiotherapie, Demenzbehandlung, Dermatologie und Telemedizin eingesetzt (Kuhn, 1999; Schmücker et al., 1991; Vyborny & Giger, 1994; Buchgraber-Schnalzer & Neumayer, 2024).

Der verstärkte Einsatz digitaler Lösungen, insbesondere von KI, im deutschen Gesundheitswesen führt zu einer deutlichen Zunahme potenzieller ethischer Entscheidungen. Daraus ergibt sich die Notwendigkeit, dass sich ethisch handelnde

---

[1]Für eine reine Fokussierung und umfassende Diskussion der ethischen Implikationen in der praktischen Umsetzung von KI im Gesundheitswesen sei auf Goldschmidt et al. (2025) verwiesen, welches im Weiteren die Grundlage der KI-bezogenen Textstellen bildet.

[2]Ein frühes Beispiel für die Anwendung digitaler Lösungen im Gesundheitswesen ist MYCIN, ein Expertensystem, das 1972 an der Stanford University in der Programmiersprache Lisp entwickelt wurde. Es diente zur Diagnose und Behandlung von Infektionskrankheiten mit Antibiotika (Shortliffe et al., 1975; Shortliffe, 1977).

Personen im Gesundheitswesen mit den ethischen Implikationen der Digitalisierung auseinandersetzen. Im weiteren Text werden zunächst die wesentlichen ethischen Herausforderungen im Zusammenhang mit der Digitalisierung analysiert (Lekadir et al., 2022; Gerke et al., 2020; Li et al., 2022; Baumgartner & Ernst, 2023; Rohde et al., 2021; Wehkamp et al., 2023; Arshad et al., 2021; Morley et al., 2020), um diese anschließend mit möglichen Handlungsoptionen für die einzelnen Akteure des Gesundheitswesens abzugleichen. Darauffolgend wird aufgezeigt, wie auch Institutionen, insbesondere Leistungserbringern, in der Praxis handeln können, um sich diesen ethischen Fragen zu stellen und Antworten zu finden, die sowohl den eigenen Unternehmenswerten dienen als auch der Mitarbeiterbindung und den Ansprüchen neuer Generationen gerecht werden. Der Beitrag schließt mit einem Fazit, das die Implikationen für die zukünftige Forschung enthält.

2　　Wenn der Computer (systematische) Fehler macht

Programme und Anwendungssysteme können fehlerhaft sein. Im Gesundheitswesen können Fehler in Informationen, Daten oder Programmen jedoch schwerwiegende Folgen für die betroffenen Personen haben. Daher werden im Gesundheitswesen höchste Anforderungen an die dort implementierten Lösungen gestellt. Software, die in der Patientenbehandlung zum Einsatz kommt, fällt beispielsweise unter das Medizinproduktegesetz (MPG) und muss entsprechende Vorgaben erfüllen. Die Implementierung von KI in medizinische Anwendungen, insbesondere bei sogenannten Black-Box-Verfahren wie neuronalen Netzen, führt dazu, dass diese Kontrolle der impliziten Fehlermöglichkeit erschwert wird. Die Nachvollziehbarkeit des Algorithmus bzw. der KI und damit die Verifizierung der Ergebnisse stellen eine Herausforderung für die Anwendenden dar.

Im klinischen Alltag besteht die Gefahr, dass ein unreflektiertes Vertrauen in die Ergebnisse einer solchen KI zu medizinischen Fehlentscheidungen führen kann. Diese Fehlentscheidungen sind letztlich auf eine Anwendung, oder präziser: auf eine Vielzahl an Personen, die das System programmiert, zusammengebaut, parametriert und installiert haben, zurückzuführen.

In den nachfolgenden Abschnitten werden die Implikationen, die sich aus potenziellen Fehlern von KI-Anwendungen in der medizinischen Praxis ergeben, entlang der folgenden drei Bereiche diskutiert:

- Klassische Bias
- Datenschutzes und die Gefährdung der Persönlichkeitsrechte
- Entscheidungshoheit und der Transfer der Entscheidungsbefugnis von behandelnden Personen zu Maschinen bzw. Programmen

2.1　　Bias

In den letzten Jahren wurden in der Medizin zunehmend digitale Lösungen zur Entscheidungsunterstützung eingesetzt (Dirks, 2025). Dies geschieht zum Teil subtil durch Textbausteine in Dokumentationssystemen, durch Interaktionschecks und Datenbanken, zum Teil jedoch auch progressiv in Form von Diagnoseunterstützung, basierend auf KI.

KI basiert häufig auf neuronalen Netzen, beispielsweise im Fall großer Sprachmodelle. In diesem Zusammenhang besteht die Gefahr, dass die trainierten Datenmengen auch diskriminierende Elemente enthalten. Im Bereich der großen Sprachmodelle konnte dies für verschiedene Modelle bereits nachgewiesen werden, insbesondere im Hinblick auf Geschlecht, Ethnie, Hautfarbe, Alter und soziale Herkunft (Obermeyer et al., 2019).

Es ist jedoch zu berücksichtigen, dass auch in klassischen Datenbanken und statistischen Auswertungen, die nicht auf KI-Modellen basieren, aufgrund der anfänglichen Datenauswahl Diskriminierungsmerkmale enthalten sind. Als Beispiele sind hier die Diagnose von Hautkrebs bei People of Color sowie die Erkennung von Herzerkrankungen bei Frauen zu nennen. In beiden Fällen sind die genannten Personengruppen in den Forschungsdaten unterrepräsentiert, was eine schlechtere Prognosegenauigkeit sowie eine höhere Wahrscheinlichkeit von Fehldiagnosen zur Folge hat (Baumgartner & Ernst, 2023; Larrazabal et al., 2020).

Diese Problematik ist sicherlich nicht der Digitalisierung inhärent, da medizinische Entscheidungen des Fachpersonals häufig auf Erfahrungswerten beruhen. Zudem ist auch die Gruppe des Fachpersonals nicht repräsentativ für den Durchschnitt der Gesellschaft. Somit kann auch hier gezeigt werden, dass nicht alle Personengruppen die gleiche Behandlungsqualität erhalten und Fehldiagnosen bei bestimmten Bevölkerungsgruppen häufiger auftreten. Dies führt zu der ethischen Frage, ob die objektive Gleichheit der Behandlung durch die behandelnden Personen oder das System gewährleistet werden muss. Dabei darf nicht unberücksichtigt bleiben, dass Algorithmen und digitale Lösungen gerade die oben genannten erfahrungsbasierten und systemischen Diskriminierungen auch durch geeignete Programmierung überwinden können.

2.2 Gefährdung der Persönlichkeitsrechte

Ziel der Datenschutzgrundverordnung und des Datenschutzes im Allgemeinen ist der Schutz der individuellen Persönlichkeitsrechte. Es herrscht in der Gesellschaft ein breiter Konsens darüber, dass personenbezogene Gesundheitsdaten besonders schützenswert sind. Allerdings geht die Zunahme an gespeicherten Informationen und die Durchlässigkeit der beteiligten Systeme durch die geforderte Interoperabilität mit einem erhöhten Risiko von Cyberangriffen einher. Zum einen, weil die Anzahl der Angriffsvektoren steigt, zum anderen, weil insbesondere Ransomwareattacken sowie ähnliche Fälle von Cyberkriminalität an wirtschaftlicher Attraktivität gewonnen haben und die Ausführung solcher Attacken mithilfe moderner Algorithmen, insbesondere durch KI, deutlich einfacher geworden ist.

Für die handelnden Personen im Gesundheitswesen wird es immer schwieriger nachzuvollziehen, zu welchem Zweck welche Daten der Betroffenen erfasst werden. Das Prinzip der Zweckbindung aus dem Datenschutz scheint schnell verloren oder verallgemeinert zu werden. Im Rahmen von lernenden Programmen und Lernen im Sinne des maschinellen Lernens ist ein spezifischer Zweck im Vorhinein kaum einzugrenzen. Hier ergeben sich ganz praktische Probleme für die Behandelnden bei der Aufklärung bezüglich der konkreten Verarbeitung für Forschung bzw. des Anlernens von Modellen. Aber natürlich auch in der Programmierung, die diese Daten gegebenenfalls zum Training von Modellen nutzt. Eine nachträgliche Entfernung der Daten(-effekte) aus dem trainierten Modell ist meist nicht möglich. Dies steht im Widerspruch zu den Betroffenenrechten der Datenschutz-Grundverordnung (DSGVO).

2.3   Entscheidungshoheit

Das Risiko von Fehlern, die durch KI-Anwendungen verursacht werden, hängt wesentlich davon ab, inwieweit KI-Anwendungen die Möglichkeit haben, Entscheidungen im Gesundheitswesen direkt oder indirekt zu beeinflussen. Für die Behandelnden stellt sich an jeder Stelle des digital unterstützten Behandlungsprozesses – also zu jedem Zeitpunkt – die Frage, inwieweit den Informationen der digitalen Systeme vertraut werden soll und inwieweit die Entscheidungshoheit bei der behandelnden Person oder bei der Software liegt. Die Herausforderungen für das medizinische Personal beginnen bereits bei der digitalen Patientendokumentation: Ist die Akte vollständig? Sind die Informationen fehlerfrei? Sind die Dokumente aktuell und verifiziert? Dies beginnt bei den Ergebnissen von Interaktionschecks im Bereich der Arzneimitteltherapiesicherheit und endet bei medizinischen Empfehlungen für die Patienten auf Grundlage von KI.

3   Technik im Einsatz entlang normativer Fragen

Den oben beschriebenen Beispielen ist gemeinsam, dass sie auf ein Fehlverhalten der Software in Bezug auf gewünschte Funktionalitäten hinweisen. Es gibt jedoch auch digitale Anwendungen, die zwar korrekt programmiert sind, aber dennoch ein Verhalten an den Tag legen, welches als ethisch fragwürdig bezeichnet werden kann. Dies betrifft vor allem Anwendungen, die Auswirkungen auf Grundwerte wie Freiheit, demokratische Legitimation, und ökologische sowie soziale Nachhaltigkeit haben.

3.1   Der Verlust der Inklusionshoheit

Digitale Lösungen stellen die Nutzer vor die Herausforderung, mit digitalen Endgeräten umzugehen und sich in den Benutzeroberflächen zurechtzufinden. Insbesondere älteren Personen kann es schwerfallen, moderne digitale Lösungen und Angebote zu nutzen. Patientenportale und die Telematikinfrastruktur sind nur zwei Beispiele für starke Eingriffe in die Interaktion zwischen Behandelten und

Gesundheitsorganisationen. Dort, wo zugunsten dieser neuen digitalen Lösungen alternative analoge Prozesse und Zugänge zum Gesundheitswesen eingeschränkt werden, stellt sich die Frage, ob die Digitalisierung dazu führt, dass das Fachpersonal die Möglichkeit der Inklusion von digital aversiven Menschen verliert. Aber auch aufseiten des medizinischen und pflegerischen Personals kann der Einsatz neuer digitaler Lösungen zu Exklusion führen.

3.2　Modern, nachhaltig, digital?

Demografischer Wandel, Fachkräftemangel, Landflucht und Strukturreform – all diese Themen prägen die Transformation im Gesundheitswesen. Telemedizinische Lösungen werden als eines der möglichen Instrumente gesehen, sich diesen Herausforderungen zu stellen. Im ländlichen Raum können so Behandlungen ermöglicht werden, die sonst nicht oder nur mit sehr langen Anfahrtswegen möglich wären. Ein positiver, nachhaltiger Effekt ist hier nicht von der Hand zu weisen.

Allerdings sind nicht alle Aspekte der Digitalisierung im Sinne der ökologischen und sozialen Nachhaltigkeit positiv zu bewerten. Die Studienlage zu solchen Nachhaltigkeitsproblemen, die mit der Digitalisierung im Gesundheitswesen einhergehen, ist relativ dünn. Es gibt jedoch eine ganze Reihe von ethischen Problemfeldern, die zumindest grundlegend benannt werden können. Die Problematik erstreckt sich von der Herstellung der Hardware bis hin zur Entsorgung der Elektronikabfälle. Insbesondere Elektronikabfälle weisen eine äußerst geringe Recyclingquote auf. Die Herstellung der meisten Computer und digitalen Endgeräte ist von der Nutzung seltener Rohstoffe und deren Förderung, meist unter schlechten ökologischen und menschlichen Bedingungen, abhängig (Rohde et al., 2021).

Unfaire Arbeitsbedingungen, sowohl bei der Herstellung von Hardware als auch bei der Software oder gar beim Training von KI, sind weitere Aspekte. Ein Beispiel, das internationale Bekanntheit erlangt hat, sind die Klickarbeiterinnen in Kenia, die für die Kategorisierung und Überprüfung von Inhalten mit einem sehr geringen Lohn bezahlt werden. Für die einzelnen Akteure im Gesundheitswesen ist es nahezu unmöglich, diese ethischen Probleme den einzelnen Lösungen und Systemen zuzuordnen (Kretschmer, 2023).

3.3　Gemeinwohlorientierte Digitalisierung

Der Weltärztebund hat 1948 in Genf ein Berufsgelöbnis verabschiedet. Darin heißt es unter anderem, dass die Gesundheit und das Wohlergehen der Patienten oberstes Anliegen sein sollen. Konkret wird betont: „Ich werde nicht zulassen, dass Erwägungen von Alter, Krankheit oder Behinderung, Glaube, ethnischer Herkunft, Geschlecht, Staatsangehörigkeit, politischer Zugehörigkeit, Rasse, sexueller Orientierung, sozialer Stellung oder jeglichen anderen Faktoren zwischen meine Pflichten und meine Patienten treten." Diesen Eid sprechen viele Behandelnde oder fühlen sich einem ähnlichen Wertekanon verpflichtet (Deutscher Ärztetag, 2019).

Die Idee, dass auch Maschinen und Roboter einer solchen normativen Konvention unterliegen sollten, besteht seit vielen Jahren.[3] Dieser Ansatz findet graduell auch in der Regulatorik und in Leitlinien Anwendung, beispielsweise in Bezug auf die Regulierung von KI.

4   Werteerziehung für Maschinen?

Neben fehlerhaftem Verhalten und solchem Verhalten, das einen normativen Konsens erfordert und als Leitmotiv für ethisches Handeln im Gesundheitswesen dienen kann, gibt es eine Kategorie ethischer Fragestellungen, bei denen selbst bei einem elaborierten Werteverständnis nicht offensichtlich ist, wie die Handelnden entscheiden sollen.

4.1   Darf der Algorithmus entscheiden?

Juristisch ist diese Frage sicherlich noch nicht geklärt. Medial und gesamtgesellschaftlich wird vor allem das Beispiel des autonomen Fahrens viel diskutiert. In Deutschland ist es noch nicht erlaubt, dass eine Software darüber entscheidet, wie im Zweifelsfall bei der Gefährdung mehrerer Personen im Straßenverkehr vorzugehen ist und zu wessen Gunsten das Fahrverhalten entsprechend angepasst wird.

Im medizinischen Kontext ist es in deutschen Krankenhäusern bereits praktischer Alltag, dass Software zumindest indirekt an Entscheidungen über die Behandlungsqualität und sogar über Leben und Tod beteiligt wird. Dies geschieht häufig indirekt, das heißt durch die dem medizinischen Personal zur Verfügung gestellten Informationen, beispielsweise im Bereich der Arzneimitteltherapiesicherheit oder der automatisierten Dokumentation. Schon bei einfachen Programmen zur Erzeugung von Textbausteinen kann es durch blindes Vertrauen oder aufgrund der Berufsroutine und des Stresses zu Vernachlässigung der Qualitätskontrolle und damit zu Fehlentscheidungen kommen.

Im Bereich der KI und der Entscheidungsunterstützung wird diese Problematik nochmals verschärft. In der Medizininformatik gibt es deswegen bereits einen intensiven Diskurs darüber, inwiefern auch die Algorithmen beziehungsweise die dahinterstehenden Entwickler von IoT-Systemen und deren Anbieter ethisch wie rechtlich in Haftung genommen werden können. Darüber hinaus wird die Frage der Patientensouveränität diskutiert und die Anpassbarkeit patientenindividueller Programme und Tools hinterfragt.

---

[3]Als erste Formulierung gelten häufig die Asimovschen Gesetze aus seiner Kurzgeschichte „Runaround" von 1942, die als „Grundregeln des Roboterdienstes" beschrieben werden.

4.2   Artikel 1, Grundgesetz im Klinikalltag

„Die Würde des Menschen ist unantastbar. Sie zu achten und zu schützen ist Verpflichtung aller staatlichen Gewalt." (Artikel 1 des Grundgesetzes)

Artikel 1 des Grundgesetzes ist den meisten Menschen in Deutschland und vielen Behandelnden in Krankenhäusern bekannt. Die Frage, inwiefern bei der Anwendung digitaler Lösungen das Wohl der Patienten sowie mögliche Interessenkonflikte zwischen den verschiedenen Beteiligten politisch und wirtschaftlich zu berücksichtigen sind, ist Gegenstand des aktuellen Diskurses. Die zunehmende Digitalisierung verursacht bei einigen Akteuren im Gesundheitswesen, insbesondere in der Pflege, die Sorge vor einer Entmenschlichung der Behandlung und dem Rückgang des Respekts vor Menschenrechten und individueller Freiheit. Hier bleibt unklar, wie dies in zunehmend automatisierten klinischen Prozessen technisch verlässlich umgesetzt werden kann.

4.3   Von ELIZA zur Empathie und zurück

Einer der ersten bekannten Chatbots, Eliza, wurde in den 1980er Jahren im medizinischen Bereich eingesetzt (Weizenbaum, 1966). Dabei trat der nach diesem Programm benannte „Eliza-Effekt" auf, obwohl dieser Chatbot – zumindest im Vergleich zu heutigen Chatbots – nur über rudimentäre sprachliche Fähigkeiten verfügte. Menschliche Gesprächspartner fühlten sich schnell verstanden und schrieben Eliza menschliche Eigenschaften zu. Menschen projizieren menschliche Eigenschaften auf Maschinen, insbesondere auf solche, die mit KI ausgestattet sind. Dort, wo eine menschliche Interaktion durch Mensch-Maschine-Interaktion ersetzt wird, ist ein Verlust an Empathie in der Patientenversorgung zu befürchten. Inwieweit dies zu einem Mangel an individueller Anpassung, Beratung und Behandlung führen kann und ob dies zu einer Verzerrung des Rollenverständnisses des medizinischen Personals führt, ist eine offene Frage, die derzeit noch weiterer Forschung bedarf.

5   Individuelle Handlungsoptionen im Rahmen der Gesundheitsorganisation (Fragestellung und Zielsetzung/Chancen und Herausforderungen)

Die handelnden Personen im deutschen Gesundheitswesen können an verschiedenen Stellen auf die zuvor genannten ethischen Fragestellungen reagieren und diese durch ihr Handeln beantworten. Dies beginnt beim Erwerb digitaler Lösungen, setzt sich fort über deren konkrete Ausgestaltung bei der Implementierung und reicht bis hin zur konkreten Nutzung, insbesondere bei der Berücksichtigung von Entscheidungen in Diagnose, Therapie und Behandlung.

5.1   Ethische Vorsicht

An den Einsatz digitaler Lösungen im Gesundheitswesen werden hohe Anforderungen gestellt. Gesetzliche Vorgaben sowohl auf nationaler als auch auf europäischer Ebene geben beispielsweise im Bereich der Medizinprodukte, insbesondere im Bereich „Software as a medical device", klare Richtlinien vor. Die DSGVO und die europäische KI-Verordnung (AI Act) stellen strenge Anforderungen an die Hersteller hinsichtlich der Umsetzung im Sinne der Sicherheit sowie der Versorgungsqualität und Fehlerreduzierung. Die meisten deutschen Krankenhausträger verfügen über Checklisten und Prüfverfahren, die vor der Einführung einer neuen Software systematisch abgearbeitet werden müssen (Nebeker et al., 2019). In der praktischen Umsetzung wird dem ethischen Aspekt jedoch aus betriebswirtschaftlichen Gründen meist wenig Beachtung geschenkt.

5.2   Ethisch gestalten

Im Bereich der Implementierung, insbesondere beim Customizing und bei der Parametrierung von Lösungen, ist die Verantwortung der Projektleitung beziehungsweise der fachlich umsetzenden Personen deutlich höher als bei der Auswahl eines Produkts. Auch hier müssen Leitlinien und die Interessen des Unternehmens berücksichtigt werden. Dennoch können durch eine risikoaverse und sicherheitsbewusste Implementierung ethische Problematiken deutlich gemindert werden.

5.3   Ethisch handeln

Als praktische Umsetzung ethisch fragwürdigen Handelns, insbesondere im Bereich der medizinischen Aufklärung, kommt den behandelnden Personen eine Schlüsselrolle zu. Mit zunehmender Komplexität der an der Behandlung beteiligten, digitalen Systeme, wird diese Rolle immer anspruchsvoller.

Transparenz gegenüber den Patienten ist von großer Bedeutung, um deren Souveränität zu gewährleisten. Dies stellt die Behandelnden vor die Herausforderung, die eingesetzten Systeme sowie Algorithmen grundlegend zu verstehen und den Patienten die damit verbundenen Risiken und Gefahren adäquat zu erklären.

6   Gestaltungsnotwendigkeiten für Träger und Selbstverwaltung und Politik (Implikationen für die Versorgung)

Träger von Gesundheitseinrichtungen sowie die Politik und Selbstverwaltung müssen sich verstärkt mit dem Thema Ethik im Bereich digitaler Lösungen, insbesondere der KI, auseinandersetzen. Patienten und Mitarbeitende fordern praktische

Antworten auf die umfassenden ethischen Herausforderungen, die im Text bereits diskutiert wurden. Zudem beeinflussen die fließenden Grenzen zwischen Ethik und Regulierung den politischen und gesetzgeberischen Diskurs.

Konkrete Empfehlungen bezüglich des Einsatzes von KI in der Medizin gibt beispielsweise der Deutsche Ethikrat. Gefordert werden unter anderem:

- Die Sicherstellung von Qualität und Transparenz
- Der gleichberechtigte Zugang und die ethische Nutzung
- Die Förderung von Kompetenz und Weiterbildung

Zur Sicherstellung von Qualität und Transparenz wird die Zusammenarbeit bei der Entwicklung und Zertifizierung von Zulassungsbehörden und Fachverbänden gefordert. Zudem wird die sorgfältige Gestaltung der Datensätze empfohlen, um Verzerrungen zu vermeiden. In diese Kategorie fällt auch die Durchsetzung strenger Datenschutzanforderungen.

Beim gleichberechtigten Zugang und der ethischen Nutzung stehen Überlegungen zur Chancengleichheit im Vordergrund. Hierzu gehören der Zugang zu überlegenen KI-Anwendungen, die Aufklärung und Transparenz gegenüber den Patienten sowie die Begrenzung der vollständigen Ersetzung menschlicher Fachkräfte durch KI.

Die Förderung von Kompetenzen und Weiterbildung umfasst die Integration ethischer Aspekte in die medizinische Ausbildung sowie die Schulung und Qualitätssicherung bei der routinemäßigen Nutzung. Argumente und Forderungen aus allen drei Kategorien lassen sich in abgeschwächter Form auch auf die Digitalisierung im Gesundheitswesen im Allgemeinen übertragen (Deutscher Ethikrat, 2023).

7   Fazit (Implikation für die Forschung/Forschungsansätze und -bedarfe)

Die Forschung zu praktischen, ethischen Herausforderungen und einem möglichen Umgang im beruflichen Alltag im deutschen Gesundheitswesen steht erst am Anfang (Li et al., 2022; Morley et al., 2020; Arshad et al., 2021; Wiegerling & Heil, 2019). Nur wenige Forschungsarbeiten analysieren aktuell die konkreten praktischen Möglichkeiten und deren Wirksamkeit bezüglich des Handelns der Akteure, sowohl auf individueller als auch auf organisatorischer Ebene.

Heute gibt es nur wenig Transparenz darüber, inwiefern ethisches Handeln die digitale Transformation in Einrichtungen des deutschen Gesundheitswesens beeinflusst. Mit Blick auf die zugesprochenen erhöhten moralischen und ethischen Maßstäbe jüngerer Generationen und den akuten Fachkräftemangel ist es wahrscheinlich, dass sowohl Leistungserbringer als auch die Forschung diesen Feldern in den nächsten Jahren mehr Aufmerksamkeit schenken werden und gegebenenfalls auch den Zusammenhang zwischen Personalbindung und Zufriedenheit mit den Möglichkeiten des ethischen Handelns der Einzelnen untersuchen (Abb. 1).

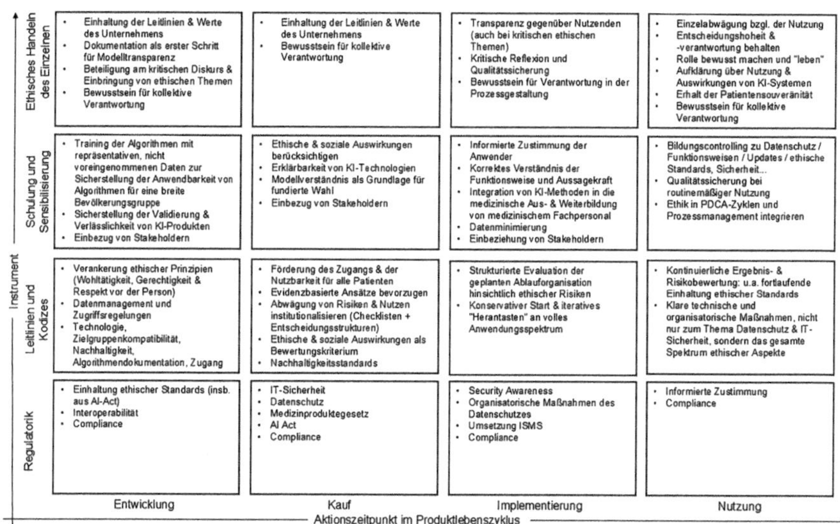

Abb. 1 Mögliche Maßnahmen zur Stärkung ethischen Handelns im Gesundheitswesen (Goldschmiedt, 2025)

Literatur

Arshad, K., Schreiweis, B., Strodthoff, C., & Bergh, B. (2021). Überblick über ethische und soziale Herausforderungen im Kontext der klinischen Nutzung von KI-Systemen. *Zeitschrift für medizinische Ethik, 67*(3), 297–308.

Deutscher Ärztetag. (2019). *Berufsordnung für die in Deutschland tätigen Ärztinnen und Ärzte.* https://doi.org/10.3238/arztebl.2019.mbo_daet2018b.

Baumgartner, R., & Ernst, W. (2023). Künstliche Intelligenz in der Medizin? Intersektionale queerfeministische Kritik und Orientierung. *GENDER Zeitschrift für Geschlecht, Kultur und Gesellschaft, 15*(1), 11–25.

Buchgraber-Schnalzer, & Neumayer, B. (2024). Aktuelle Anwendungsszenarien und -beispiele von KI-Systemen in Diagnostik und Therapie. In *Health Care und Künstliche Intelligenz: Ethische Aspekte verstehen.* Narr Francke Attempto Verlag.

Dirks, C. (2025). DigitalRadar Krankenhaus: Die IT hat sich ihren Wert erarbeitet. *kma – Klinik Management aktuell, 30*(02/03), 30–33.

Deutscher Ethikrat. (2023). *Mensch und Maschine – Herausforderungen durch Künstliche Intelligenz.* Deutscher Ethikrat.

Gerke, S., Minssen, T., & Cohen, G. (2020). Ethical and legal challenges of artificial intelligence-driven healthcare. In *Artificial Intelligence in Healthcare* (S. 295–336). Academic Press.

Goldschmiedt, A., Deserno, T., & Winter, A. (2025). *KI in der Medizin – Folgenabschätzung für die Forschung und Praxis.* Medhochzwei Verlag.

Bundesministerium der Justiz. (2025, März 31). *Gesetz über Medizinprodukte (MPG).* https://www.gesetze-im-internet.de/mpg/BJNR196300994.html.

Kretschmar, C. (2023, August 24). Wie Klickarbeiter in Kenia ausgebeutet werden. *Tagesschau.* https://www.tagesschau.de/wissen/technologie/ki-klickarbeiter-trainingsdaten-100.html.

Kuhn, F.-P. (1999). Einfluß von Digitalisierung, Vernetzung und Teleradiologie auf radiologische Strukturen. *Der Radiologe, 39*(7), 126–128.

Larrazabal, A. J., Nieto, N., Peterson, V., & Ferrante, E. (2020). Gender imbalance in medical imaging datasets produces biased classifiers for computer-aided diagnosis. *Proceedings of the National Academy of Sciences, 117*(23), 12592–12594.

Lekadir, K., Quaglio, G., Tselioudis Garmendia, A., & Gallin, C. (2022). *Artificial intelligence in healthcare – Applications, risks, and ethical and societal impacts*. European Parliament.

Li, F., Ruijs, N., & Lu, Y. (2022). Ethics & AI: A systematic review on ethical concerns and related strategies for designing with AI in healthcare. *AI, 4*(1), 28–53.

Morley, J., Machado, C. C. V., Burr, C., Cowls, J., Joshi, I., Taddeo, M., & Floridi, L. (2020). The ethics of AI in health care: A mapping review. *Social Science & Medicine, 260,* Article 113172.

Nebeker, C., Bartlett Ellis, R. J., & Torous, J. (2019). *Digital Health Checklist for Researchers (DHC_R)*. ReCODE Health. https://recode.health/tools/.

Obermeyer, Z., Powers, B., Vogeli, C., & Mullainathan, S. (2019). Dissecting racial bias in an algorithm used to manage the health of populations. *Science, 366*(6464), 447–453.

Rohde, F., Wagner, J., Reinhard, P., Petschow, U., Meyer, A., Voß, M., & Mollen, A. (2021). *Nachhaltigkeitskriterien für künstliche Intelligenz – Entwicklung eines Kriterien- und Indikatorensets für die Nachhaltigkeitsbewertung von KI-Systemen entlang des Lebenszyklus*. Institut für ökologische Wirtschaftsforschung.

Schmücker, P., Dujat, C., Herp, A., Schaefer, D. O., & Stecking, L. (1991). Optische Archivierung – das Verfahren zur Lösung der Archivprobleme im Krankenhaus. In *Quantitative Methoden in der Epidemiologie: 35. Jahrestagung der GMDS Berlin, September 1990* (S. 334–340). Springer.

Shortliffe, E. H., Davis, R., Axline, S. G., Buchanan, B. G., Green, C., & Cohen, S. N. (1975). Computer-based consultations in clinical therapeutics: Explanation and rule acquisition capabilities of the MYCIN system. *Computers and Biomedical Research, 8*(4), 303–320.

Shortliffe, E. H. (1977). Mycin: A knowledge-based computer program applied to infectious diseases. *Proceedings of the Annual Symposium on Computer Applications in Medical Care, 5,* 66–69. https://www.ncbi.nlm.nih.gov/pmc/articles/PMC2464549/.

Vyborny, C. J., & Giger, M. L. (1994). Computer vision and artificial intelligence in mammography. *AJR. American Journal of Roentgenology, 162*(3), 699–708.

Wehkamp, K., Krawczak, M., & Schreiber, S. (2023). The quality and utility of artificial intelligence in patient care. *Deutsches Ärzteblatt International, 120*(27–28), 463.

Weizenbaum, J. (1966). ELIZA – a computer program for the study of natural language communication between man and machine. *Communications of the ACM, 9*(1), 36–45.

Wiegerling, K., & Heil, R. (2019). Ethische Dimensionen der Digitalisierung im Gesundheitswesen. *G+G Wissenschaft, 19*(3), 15–21.

Prof. Dr. Jan Appel ist Professor für Wirtschaftsinformatik an der IU in Münster, Partner bei der Borchers & Kollegen Management Beratung GmbH und Vorstand der Decidely AG. Nach Universitätsabschlüssen in Mathematik, BWL, VWL und Informatik leitete er zunächst den Researchbereich bei einer mittelgroßen Wirtschaftsprüfungsgesellschaft. Seit einem halben Jahrzehnt berät er rund um die Digitalisierung im Gesundheitswesen. Seine Schwerpunkte liegen vor allem im Bereich von Business Intelligence, Digitalisierung und künstlicher Intelligenz (KI).

Digitales Empowerment im Gesundheitswesen am Beispiel digitaler Unterstützungsmöglichkeiten beim Selbstmanagement von Lipödembetroffenen

Sandra Mirbek und Anja Kreutz

Zusammenfassung

Digitales Empowerment im Gesundheitswesen bedeutet, digitale Technologien zu nutzen, um Patient:innen, Fachkräfte und Institutionen zu stärken, informierte Entscheidungen zu treffen und die Versorgung zu verbessern. Es fördert Autonomie, Informationszugang und aktives Selbstmanagement. Das Lipödem ist eine chronische Erkrankung des Fettgewebes, die fast ausschließlich Frauen betrifft und sich besonders in hormonellen Umbruchsphasen verschlechtert. Um eine Chronifizierung, Begleiterkrankungen, Mobilitätseinschränkungen und Stigmatisierung zu vermeiden, sind eine frühe Diagnose sowie die Förderung von Selbstmanagement entscheidend – insbesondere, da eine interdisziplinäre Versorgung im deutschen Gesundheitssystem noch nicht flächendeckend gewährleistet ist. Der Beitrag beleuchtet neben der aktuellen Versorgungssituation digitale Möglichkeiten zur Unterstützung von Patient:innen, z. B. digitale Gesundheitsanwendungen (DiGAs) wie LipoAlly, die ein 12-monatiges, leitlinienkonformes Therapieprogramm bietet. Weitere Apps, wie Curaflow, Ovia oder Lipocheck, fördern Ernährung, Bewegung, Kompression und den Umgang mit Diskriminierung. Auch psychosoziale Aspekte und digitale Beratungsangebote werden thematisiert. Neben den Stärken und Chancen dieser Technologien für das Empowerment der Zielgruppe werden zudem mögliche Herausforderungen und Risiken beleuchtet. Zum Schluss werden Implikationen für die weitere Versorgung dieser Zielgruppe bzw. weitere Forschungsbedarfe aufgezeigt.

S. Mirbek (✉)
Duale Hochschule Baden-Württemberg (DHBW), Villingen-Schwenningen, Deutschland
E-Mail: sandra.mirbek@dhbw.de

A. Kreutz
Meerbusch, Deutschland

H. Schwendemann et al. (Hrsg.), *Digitales Empowerment im Gesundheitswesen*,
https://doi.org/10.1007/978-3-662-72469-9_16

Keywords

Lipödem · Selbstmanagement · Digitale Gesundheitsanwendungen (DiGA) · Digital · Beratung

1   Einleitung

Unter einem Lipödem wird eine chronische Erkrankung des Fettgewebes verstanden, die fast ausschließlich Frauen betrifft und v. a. in Phasen hormoneller Veränderungen (z. B. Pubertät, Schwangerschaft, Menopause) auftritt bzw. sich verschlechtert. Eine frühzeitige Diagnose und Maßnahmen, einschließlich Selbstmanagement, sind entscheidend, um eine Chronifizierung und Folgeprobleme wie Mobilitätseinschränkungen, reduzierte Lebensqualität und Stigmatisierung zu vermeiden (Clarke et al., 2023, S. 127; Lindmann, 2023, S. 18–20). Da eine interdisziplinäre Versorgung im deutschen Gesundheitssystem noch nicht ausreichend gewährleistet ist, spielt die Eigenaktivität der Betroffenen eine zentrale Rolle (Bertsch et al., 2020, S. 32).

Dieser Praxisbeitrag gibt einen Überblick zur Erkrankung, aktuellen Versorgungslage und digitalen Selbstmanagementmöglichkeiten. Dazu zählen digitale Selbsthilfegruppen, Selbsthilfeapps, digitales Coaching und weitere Anwendungen zur Information, zum Austausch und zur Dokumentation (z. B. Messwerte, Schmerzskala). Die App *LipoAlly*, ein 12-monatiges digitales Versorgungsprogramm, wird bereits von ersten Krankenkassen übernommen. Weitere Apps wie *Curaflow* oder *Lipocheck* unterstützen in Bereichen wie Ernährung, Bewegung, Kompressionsversorgung, Stressbewältigung und Umgang mit Diskriminierung.

Besondere Aufmerksamkeit gilt der psychosozialen Beratung, etwa durch online- oder App-basierte Angebote (u. a. Bertsch et al., 2020, Falck, 2022, Mirbek & Kreutz, 2026, in Veröffentlichung). Der Beitrag beleuchtet Chancen und Risiken dieser Technologien für das Empowerment der Betroffenen und diskutiert Implikationen für die Versorgung und die Forschung.

2   Das Lipödem

Das Lipödem ist eine chronische, fortschreitende Fettverteilungsstörung, die etwa 10 % der Frauen betrifft (Clarke et al., 2023, S. 127). Typisch sind die symmetrische Vermehrung des Unterhautfettgewebes und die Disproportion zum Stamm. Laut S2k-Leitlinie sind Hände, Füße und Rumpf nicht betroffen, während das Lipödem meist symmetrisch an Hüften, Ober- und Unterschenkeln auftritt, seltener an den oberen Extremitäten (Faerber et al., 2024a, S. 22). Charakteristisch sind ein negatives Stemmer-Zeichen, Berührungs- und Druckschmerz, Neigung zu Hämatomen, Spannungs- und Schweregefühl sowie Kälteempfinden (Kruppa et al., 2020, S. 398).

Als mögliche Ursachen gelten eine Vermehrung und Vergrößerung der Fettzellen, hormonelle Einflüsse (Pubertät, Schwangerschaft, Menopause) sowie eine gestörte Kapillarpermeabilität (Herbst, 2012, S. 161). Das Lipödem kann mit Adipositas einhergehen, erfordert jedoch eine klare Abgrenzung (Schmeller & Meier-Vollrath, 2009, S. 517). Neuere Studien zeigen einen Zusammenhang zwischen chronischen Schmerzen, Stress und einer Entzündung des Fettgewebes (Bertsch et al., 2020, S. 35). Besonders bei sozialem Stress, Depressionen oder posttraumatischen Belastungsstörungen steigen die Entzündungswerte, was den Krankheitsverlauf verschlechtert (Bertsch et al., 2020, S. 36–37; Poojari et al., 2022, S. 1–3).

Die neue S2k-Leitlinie Lipödem betont die biopsychosoziale Dimension und die Notwendigkeit interdisziplinärer Therapieansätze (Faerber et al., 2024a, S. 59). 80 % der Betroffenen sind zusätzlich von psychischen Erkrankungen wie Essstörungen, Depressionen oder posttraumatischen Belastungsstörungen betroffen (Erbacher & Bertsch, 2020, S. 306, 314). Die psychische Belastung der Erkrankten mit der Diagnose Lipödem ist stark erhöht und ist genauso bedeutsam wie die körperlichen Symptome (Frambach et al., 2015, S. 248). Stigmatisierung, negative Selbstwahrnehmung und Bewegungseinschränkungen verstärken die Belastung und fördern einen Teufelskreis aus Schmerzfokus, erlernter Hilflosigkeit und mangelnder Fitness (Bertsch et al., 2020, S. 32, 35–37; Romeijn et al., 2018, S. 308).

Insbesondere junge Frauen erleben durch unrealistische Schönheitsideale einen hohen sozialen Druck, was Distress, Kontrollverlust und eine erfolglose Diätspirale begünstigt (Faerber et al., 2024a, S. 59–60). Die Lebensqualität ist durch physische und psychosoziale Belastungen erheblich eingeschränkt, was die Chronifizierung der Erkrankung fordert (Frambach et al., 2015, S. 248). Die neue Leitlinie Lipödem der Gesellschaft für Phlebologie und Lymphologie (DGPL) unterstreicht die Bedeutung einer ganzheitlichen Versorgung (Faerber et al., 2024a, S. 53). Im Folgenden werden Behandlungsmöglichkeiten und die Bedeutung des begleitenden Selbstmanagements thematisiert.

## 3	Behandlung und Selbstmanagement bei Lipödem

Die Behandlung des Lipödems basiert auf mehreren Säulen, darunter konservative Therapien wie komplexe physikalische Entstauungstherapie (KPE), manuelle Lymphdrainage (MLD) intermittierende pneumatische Kompressionstherapie (IPK), medizinische Kompressionsstrümpfe (MKS), medizinisch adaptive Kompressionssysteme (MAK) und Kompressionsverbände (KV), um eine Linderung der Symptome zu erzielen (Faerber et al., 2024a, S. 38, 48–49). Digitale Gesundheits-Apps können die Compliance, Mobilität und das Empowerment fördern sowie eine bessere Edukation ermöglichen (Wangler & Jansky, 2023, S. 483).

Die Liposuktion wird als vielversprechend zur Schmerzlinderung und Verbesserung der Lebensqualität diskutiert, jedoch fehlen valide Langzeitstudien (Hamatschek et al., 2022, S. 2). Psychosoziale Therapieansätze wie kognitive Verhaltenstherapie oder achtsamkeitsbasierte Methoden können helfen, Angstvermeidungsmuster zu durchbrechen und die psychische Flexibilität zu stärken (Faerber et al., 2024a, S. 60). Da psychische Störungen (Essstörungen, Depressionen, posttraumatische Symptome, Gewalt und Missbrauch) häufig mit einem Lipödem einhergehen, sind interdisziplinäre Therapieansätze essenziell (Faerber et al., 2024a, 2024b b, S. 1309). Digitale Gesundheitsanwendungen wie *Hello Better Chronische Schmerzen, deprexi* oder *Novego* bieten eine psychologische Unterstützung (BfArM, 2025). Selbstmanagement ist eine zentrale Säule der Therapie und umfasst Problemlösestrategien, Motivation und die Integration in den Alltag, etwa durch Hautpflege, Bewegung, gesunde Ernährung und Beratung (Faerber et al., 2024a, S. 64). Insbesondere sollten Schulungen zur Vermittlung fundierter, wissenschaftlicher Informationen bezüglich der Erkrankung Lipödem erfolgen. Die Integration eines individuellen Selbstmanagements in den Alltag, wie z. B. Hautpflege, Sport und Bewegung, Selbstliebe, Entspannung, antientzündliche Ernährung sowie Problemlösestrategien und Beratung, sind besonders zu beachten. Die S2k-Leitlinie weist auf den personenspezifischen Einfluss von definierten Behandlungserfolgen bei Lipödembetroffenen hin. Unterstützung erhalten Betroffene in verschiedenen Selbsthilfegruppen und in digitalen Gesundheits-Apps (Faerber et al., 2024a, S. 65). Die beschriebenen Therapie- und Motivationsziele, innerhalb des Selbstmanagements, lassen sich innerhalb digitaler Gesundheitsanwendungen effektiv platzieren, um die Lebensqualität zu steigern und einer Chronifizierung der Erkrankung entgegenzuwirken (Berger et al., 2024, S. 405). Bewegung und Sport sind essenziell. Sie wirken antidepressiv, entzündungshemmend und reduzieren Fettgewebe sowie Schmerzen (Bertsch et al., 2020, S. 39). Die Sport- und Bewegungstherapie für das Lipödem sollte dem ganzheitlichen biopsychosozialen Ansatz folgen, wobei digitale Programme als Unterstützung dienen können.

4 Lipödem und digitale Unterstützungsmöglichkeiten

Das Lipödem belastet Betroffene körperlich und psychisch. Neben chronischen Schmerzen und Bewegungseinschränkungen erschweren eine unzureichende medizinische Versorgung und lange Wartezeiten spezialisierte Behandlungen (Erbacher & Bertsch, 2020, S. 309–310). Digitale Gesundheitsanwendungen und Gesundheits-Apps können den Zugang zu Informationen, Therapien und Austausch erleichtern und „eine effizientere und strukturell besser verflochtene Gesundheitsversorgung ermöglichen" (Funer, 2021, S. 22).

Dieses Kapitel zeigt, wie digitale Technologien das Leben von Lipödembetroffenen verbessern, welche Chancen und Herausforderungen bestehen und welche Entwicklungen es in der digitalen Gesundheitsversorgung gibt.

4.1 Digitale Gesundheitsanwendungen (DiGA)/Apps

Digitale Gesundheitsanwendungen, die mit einem Rezept verordnungsfähig sind (Wangler & Jansky, 2023, S. 483), gewinnen zunehmend an Bedeutung im Selbstmanagement chronischer Erkrankungen. Zahlreiche Selbstmanagement-Apps, wie z. B. Curaflow, Ovia oder Lipocheck, unterstützen Lipödembetroffene (z. B. hinsichtlich der Ernährung, Bewegung, dem Abnehmen, der Kompressionsversorgung, Motivation, Stressbewältigung und dem Umgang mit Diskriminierungen). Spezialisierte Apps wie LipoCheck, LipoAlly und CuraFlow stellen Informationen bereit und ermöglichen eine Dokumentation der Symptome sowie eine strukturierte Begleitung im Alltag. Dadurch können die Betroffenen ihr Selbstmanagement verbessern und aktiv an ihrer Behandlung mitwirken. Insbesondere personalisierte digitale Lösungen ermöglichen eine kontinuierliche Überwachung von Symptomen, Messdaten, Ernährungsstrategien und Bewegungsempfehlungen. Diese generierten Daten ermöglichen einen „Wissensgewinn über sich und den eigenen Körper und der anzunehmenden dadurch erhöhten Entscheidungskompetenz im Sinne einer gesundheitlichen Selbstsorge" (Funer, 2021, S. 22). Dafür bedarf es jedoch neben der Datensammlung auch „einer individuellen wissensbasierten Anleitung und Begleitung" (ebd, S. 24).

Nachfolgend werden einige exemplarische Apps mit den zentralen Funktionen tabellarisch vorgestellt (Tab. 1).

Gesundheits-Apps wie LipoCheck, CuraFlow und LipoAlly unterstützen Betroffene in unterschiedlichen Bereichen des Selbstmanagements. *LipoCheck* bietet eine erste Einschätzung zu Lipödemsymptomen durch einen Fragebogen und eine Fotodokumentation. Sie hilft, Anzeichen zu erkennen, unterstützt die Vorbereitung auf den Arztbesuch und kann die Wartezeit auf eine medizinische Diagnose überbrücken. *CuraFlow* unterstützt Betroffene in verschiedenen Bereichen

Tab. 1 Lipödem-Apps und deren Funktionen

LipoCheck	CuraFlow	LipoAlly
• Selbsteinschätzung/Symptomcheck: Fragebogen zur Erkennung eines möglichen Lipödems • Bildbasierte Analyse: Nutzung von Algorithmen zur Körperformbewertung • Dokumentation (z. B. Befindlichkeit, Schmerzskala, Körperumfänge, Fotodokumentation zur Verlaufskontrolle) • Aufklärung: wissenschaftlich fundierte Informationen über Ursachen, Symptome und Therapiemöglichkeiten • Empfehlungen für den Arztbesuch: Unterstützung bei der Vorbereitung auf eine ärztliche Diagnose	• Geführte Lymphdrainageübungen: Anleitungen zur Selbstmassage zur Förderung des Lymphflusses • Individuelle Bewegungsprogramme: speziell angepasste Übungen zur Verbesserung der Lymphzirkulation • Trackingfunktion: Symptomtracking • Dokumentation von Schmerzen, Schwellungen und Therapiefortschritten • Ernährungsberatung: Empfehlungen zur entzündungshemmenden Ernährung zur Unterstützung der Therapie • Entspannung und Achtsamkeit: Anleitungen für Stressbewältigung	• Tagebuch: Symptome und Einflussfaktoren protokollieren, Auswertung der persönlichen Daten • Lipo-Guide: Führen durch individuelle und leitlinientreue Aufklärung • Interaktive Übungen: Verringerung der Symptome durch interaktive Übungen • Lernmodule: Verbesserung des Selbstmanagements durch wissenschaftlich fundierte Lerninhalte

der Therapie und des Selbstmanagements. Der Fokus liegt auf der Förderung eines gesunden Lebensstils durch Bewegung, Ernährung und Entspannungstechniken. *LipoAlly* bietet ein 12-monatiges digitales Versorgungsprogramm für eine leitliniengerechte Therapie und wird bereits von ersten Krankenkassen übernommen. Eine spezialisierte Lipödem-App mit Zulassung als DiGA fehlt jedoch.

Die dargestellten Apps erleichtern das Selbstmanagement, indem sie z. B. eine bessere Selbstbeobachtung, Informationsvermittlung und Motivation zur Umsetzung gesundheitsfördernder Maßnahmen bieten, sie ersetzen jedoch keine ärztliche Diagnostik und Therapie. Kritisch zu betrachten ist, dass einige Anwendungen von Herstellern entwickelt werden, deren Fokus auf bestimmten Aspekten liegt. Somit werden nicht alle relevanten Bereiche ganzheitlich abgedeckt. In Kombination mit einer medizinischen Betreuung können diese Apps jedoch ein entscheidender Baustein in der Behandlung von Lipödembetroffenen sein.

4.2 Psychosoziale Beratung und digitales Selbstmanagement

Kreutz (2024) konnte anhand eines digitalen Fragebogens den Wunsch und die Notwendigkeit einer gezielten Einführung von psychosozialer Beratung für Lipödembetroffenen nachweisen. Die Lipödembetroffenen würden sich zu 94 % für eine Beratung entscheiden, wenn sie angeboten würde, und würden eine Beratung in den Themenfeldern Edukation, Gesundheiterhaltung, Ernährung, Stressbewältigung, Umgang mit chronischem Schmerz und Bewegung im digitalen Setting, wie in Beratungs-Apps und in digitalen Livechats, bevorzugen. Der bestehende Beratungswunsch stellte sich unabhängig von dem Lipödemstadium dar und korrelierte mit der Lebensqualität (S. 45–46).

Der ausgeprägte Wunsch nach einer Beratung weist auf die Wichtigkeit der ganzheitlichen Betrachtung und die vorhandene Motivation, der Erkrankung aktiv zu begegnen, hin. Hierbei spielen das Erkennen der psychosomatischen Erkrankungen und die Möglichkeit einer digitalen psychosozialen Beratung für die Betroffenen eine wichtige Rolle, um eine weitere Chronifizierung zu unterbinden (Bertsch et al., 2020, S. 36–37) und die Lebensqualität der Betroffenen zu verbessern (Falck et al., 2022, S. 2). Allein die momentane herausfordernde Versorgungs- und Beratungslücke im Gesundheitsmarkt sowie die mangelhafte Koordination der multidisziplinären Therapie- und Beratungsbedürfnisse machen eine barrierefreie und digitale psychosoziale Beratungsform nötig.

Die Untersuchung von Kreutz (2024) macht ebenfalls deutlich, dass die ganzheitliche Sicht im Umgang mit der Erkrankung Lipödem unabdingbar ist und die Beratungslücke aufzulösen ist. Die Komplexität der Erkrankung mit den vielfältigen psychosomatischen Störungen und individuellen, sozialen, psychischen und physischen Herausforderungen macht ein personenspezifisch digitales ausgerichtetes Gesundheitsmanagement, neben den konservativen ärztlichen Diagnostiken und Therapien, unabdingbar (S. 46).

Eine ganzheitliche Versorgung und ein digitales Selbstmanagement von Lipödembetroffenen können durch spezialisierte, verordnungsfähige DiGAs und Gesundheits-Apps unterstützt werden, die biopsychosoziale Aspekte der Psychosomatik und das Salutogenesekonzept integrieren. Der Schritt in die digitale psychosoziale Beratung kann einen weiteren Beitrag zur Gesunderhaltung bedeuten und einen möglichen Lösungsweg darstellen, um die bestehende Beratungslücke zu schließen. Dabei kann eine psychosoziale Onlineberatung in schriftlicher Form als Chat, E-Mail oder als Video, Internettelefonie, Avatare, Sprach- oder Videonachrichten stattfinden (Engelhardt, 2019, S. 163–164).

5 Chancen und Herausforderungen digitaler Unterstützungsmöglichkeiten für Lipödembetroffene

Durch digitale Anwendungen wie Gesundheits-Apps, telemedizinische Beratungen und Onlineselbsthilfegruppen können Betroffene ihr Selbstmanagement verbessern und aktiv an ihrer Behandlung mitwirken. Neben den vielfältigen Chancen gibt es jedoch auch einige Risiken bzw. Herausforderungen, die im Folgenden tabellarisch aufgelistet werden (Tab. 2).

Digitale Unterstützungsmöglichkeiten können Lipödembetroffenen wertvolle Hilfestellung bieten, ersetzen jedoch keine ärztliche Diagnose oder Therapie. Besonders problematisch sind Fehldiagnosen und Verzögerungen notwendiger Behandlungen, die durch unsichere digitale Anwendungen oder Fehleinschätzungen in sozialen Medien entstehen können (Funer, 2021, S. 25; Wangler & Jansky, 2023, S. 488). Zudem ersetzen digitale Angebote keine psychotherapeutische Begleitung, was angesichts der häufigen psychischen Belastungen von Betroffenen relevant ist. Neben Zugangshürden und einer mangelnden digitalen Gesundheitskompetenz bleibt der Datenschutz eine weitere Herausforderung, da unsichere Apps sensible Gesundheitsdaten gefährden können (Funer, 2021, S. 26; Wangler & Jansky, 2023, S. 484–485.). Betroffene sollten auf zertifizierte Apps mit hohen Datenschutzstandards (z. B. DSGVO-Konformität) achten und sich vorab über die Speicherung und die Verarbeitung ihrer Daten informieren. Die Listung der Anwendungen in dem vom Bundesinstitut für Arzneimittel und Medizinprodukte (BfArM) geführten Verzeichnis für verordnungsfähige DiGA sichert, u. a. durch das Evaluationsverfahren des BfARM, einen Mindeststandard an Sicherheit (Funer, 2021, S. 25; Wangler & Jansky, 2023, S. 486).

Trotz dieser Risiken bieten digitale Gesundheitslösungen Chancen, indem sie z. B. nicht nur eine medizinische Unterstützung bieten und neue Gruppen von Betroffenen erreichen, sondern auch das Empowerment von Lipödembetroffenen sowie ihre Gesundheitskompetenzen stärken (Wangler & Jansky, 2023, S. 486). Sie ermöglichen einen besseren Zugang zu evidenzbasierten Informationen und erleichtern die Früherkennung. Zudem können Betroffene eine aktivere Rolle in der eigenen Behandlung und im Selbstmanagement einnehmen, z. B. durch eine bessere Vorbereitung auf Arztgespräche durch verstärkte Informationen (z. B. durch Apps wie LipoCheck oder Curaflow, Onlineblogs, Onlineforen, Onlineselbsthil-

Tab. 2 Herausforderungen, Risiken und Chancen für das Empowerment für Lipödembetroffene

Herausforderungen und Risiken	Chancen für das Empowerment von Lipödem-Betroffenen
• Fehlende ärztliche Kontrolle: Apps bieten Orientierung, ersetzen aber keine Diagnose oder Therapie • Risiko von Fehldiagnosen: Verzögerung notwendiger Behandlungen oder falsche Therapieentscheidungen möglich • Unsicherheiten durch soziale Medien: Unwissenschaftliche Inhalte können Fehleinschätzungen, Stress und Unsicherheit verursachen • Psychische Belastungen: Digitale Angebote ersetzen keine psychotherapeutische Begleitung • Datenschutz und Sicherheit: Risiken durch unsichere Apps, fehlende Transparenz bei der Datenverarbeitung • DiGA-Listung: Mindeststandards für Sicherheit durch BfArM-Zertifizierung • Zugangshürden: Fehlende digitale Gesundheitskompetenz kann Nutzung erschweren, v. a. für ältere oder sozial benachteiligte Gruppen	• Verbesserte Aufklärung und Information: wissenschaftlich fundierte Inhalte, Onlinekurse, Webinare, Selbstdiagnosetools • Personalisierte Therapie: KI-gestützte Bewegungsprogramme, Gamification zur Motivation • Psychosoziale Unterstützung: Onlinecommunities, Selbsthilfegruppen, Onlinecoaching • Eigenverantwortung und Selbstmanagement: Arztgesprächvorbereitung, Symptomtracking, individuelle Therapiepläne • Telemedizin und Forschung: Onlinesprechstunden reduzieren Wartezeiten, anonyme Daten fördern Forschung • Verbesserte Patientenversorgung: Unterstützung bei Facharztmangel, Ergänzung zu medizinischen Angeboten

fegruppen) sowie dokumentierte Symptome und Fortschritte. Spezialisierte Apps bieten individuelle Therapiepläne, die beispielsweise Bewegungsempfehlungen, (antientzündliche) Ernährungsstrategien und Anleitungen zur Lymphdrainage enthalten. Weiterhin können anonymisierte Daten aus digitalen Anwendungen die Forschung vorantreiben und langfristig zu verbesserten Behandlungsmöglichkeiten beitragen. Personalisierte Therapieansätze durch KI-gestützte Programme und Gamification fördern die Motivation und Eigenverantwortung der Betroffenen. Onlineselbsthilfegruppen und Coachingangebote bieten psychosoziale (Peer-)Unterstützung und stärken die soziale Teilhabe. Besonders vorteilhaft ist die telemedizinische Beratung, die Wartezeiten reduziert und den Zugang zu Fachärztinnen bzw. -ärzten erleichtert, indem sie z. B. ortsunabhängige Unterstützung bietet, sodass auch Betroffene in abgelegeneren Gegenden bzw. mit stärkeren körperlichen Einschränkungen durch virtuelle Gruppen bzw. Onlineberatungs- und Coachingangebote psychosoziale Unterstützung und soziale Teilhabe erfahren können.

Gerade aufgrund der unzureichenden Versorgungslage und des Fachärztemangels können digitale Angebote ein wichtiger Baustein sein, um das Empowerment zu stärken und die Patientenversorgung zu optimieren (Wangler & Jansky, 2023, S. 486).

6   Fazit

Derzeit fehlt eine ganzheitliche und personenzentrierte digitale Gesundheitsanwendung, die gezielt auf die vielfältigen Bedürfnisse und Komorbiditäten von Lipödembetroffenen zur Verbesserung der Lebensqualität ausgerichtet ist. Es besteht ein erheblicher Forschungsbedarf für die Entwicklung einer digitalen Lipödem-Gesundheits-App, die die zentralen Selbstmanagementthemen der S2k-Leitlinie integriert. Die Einbindung der Expertise Betroffener sowie interdisziplinärer Fachgesellschaften sollte dabei eine zentrale Rolle spielen. Eine spezialisierte Lipödem-DiGA könnte wesentlich zur Gesundheitsförderung, Steigerung der Selbstwirksamkeit und der Prävention beitragen. Dafür sind ein ganzheitlicher, personenspezifischer Ansatz sowie definierte Qualitätsstandards erforderlich, da in dem dynamischen und wachsenden mHealth-App-Markt Unsicherheiten bestehen (Wangler & Jansky, 2023, S. 489). Eine vielversprechende Strategie könnte in der Kombination einer Lipödem-DiGA mit bereits existierenden Gesundheits-Apps liegen.

Neben Bewegungs- und Ernährungsprogrammen sollten auch die psychosoziale Beratung und motivationsfördernde Elemente wie beispielsweise Gamification eingesetzt werden, um das Selbstmanagement nachhaltig zu stärken. Zudem müssen Komorbiditäten wie Essstörungen, Depressionen und chronische Schmerzen berücksichtigt werden. Da 94 % der Betroffenen eine psychosoziale Beratung oder Therapie wünschen, könnte ein KI-gestützter Chatbot oder eine chatbasierte Onlineberatung eine sinnvolle Ergänzung sein. Auch digitale Interventionen, wie die virtuelle Realität (VR) und Avatare, könnten das Nutzererlebnis verbessern (Meisenzahl & Sprick, 2023, S. 42–45).

Die Entwicklung einer Lipödem-DiGA könnte nicht nur die Selbstwirksamkeit und das Selbstmanagement der Betroffenen erhöhen, sondern auch einen wichtigen Beitrag zur interdisziplinären digitalen Versorgung leisten. Digitale Gesundheitsanwendungen eröffnen neue Wege zur Krankheitsbewältigung und fördern die Motivation, die Compliance, das Empowerment sowie das Gesundheitsbewusstsein (Wangler & Jansky, 2023, S. 487). Entscheidend ist jedoch, dass sie wissenschaftlich fundiert, datenschutzkonform und medizinisch begleitet sind, um die Lebensqualität der Betroffenen nachhaltig zu verbessern.

Literatur

Berger, T., Bielinski, L., & Philipp Klein, J. (2024). Digitale Interventionen in der Psychotherapie. *PPmP – Psychotherapie Psychosomatik Medizinische Psychologie, 74*(09/10), 403–414. https://doi.org/10.1055/a-2018-2250.

Bertsch, T., Erbacher, G., Corda, D., Damstra, R. J., Van Duinen, K., Elwell, R., Van Esch-Smeenge, J., Faerber, G., Fetzer, S., Fink, J., Fleming, A., Frambach, Y., Gordon, K., Hardy, D., Hendrickx, A., Hirsch, T., Koet, B., Mallinger, P., Miller, A., … Zähringer, T. Lipoedema – myths and facts, Part 5: European Best Practice of Lipoedema – Summary of the European Lipoedema Forum consensus. *Phlebologie 2020; 49* (01): 31–50. https://doi.org/10.1055/a-1012-7670.

Bundesinstitut für Arzneimittel und Medizinprodukte (BfArM) (2025). *Diga-Verzeichnis.* https://diga.bfarm.de/de/verzeichnis.

Clarke, C., Kirby, J. N., Smidt, T., & Best, T. (2023). Stages of lipoedema: Experiences of physical and mental health and health care. *Quality of Life Research, 32*(1), 127–137. https://doi.org/10.1007/s11136-022-03216-w.

Engelhardt, E. M. (2019). Onlineberatung – Digitales Beratungsangebot für Alle? In H. Angenent, B. Heidkamp, & D. Kergel (Hrsg.), *Digital Diversity* (S. 161–173). Wiesbaden: Springer. https://doi.org/10.1007/978-3-658-26753-7_10.

Erbacher, G., & Bertsch, T. (2020). Lipoedema and Pain: What is the role of the psyche? – Results of a pilot study with 150 patients with Lipoedema. *Phlébologie, 49*(05), 305–316. https://doi.org/10.1055/a-1238-6657.

Faerber, G., Brenner, E., Cornely, M., Daubert, C., Hirsch, T., Mendoza, E., Miller, A., Rabe, E., Reich-Schupke, S., & Stücker, M. (2024a). *S2k-Leitlinie Lipödem* (5.0). Deutsche Gesellschaft für Phlebologie und Lymphologie e. V. https://register.awmf.org/de/leitlinien/detail/037-012.

Faerber, G., Cornely, M., Daubert, C., Erbacher, G., Fink, J., Hirsch, T., Mendoza, E., Miller, A., Rabe, E., Rapprich, S., Reich-Schupke, S., Stücker, M., & Brenner, E. (2024b). S2k-Leitlinie Lipödem. *JDDG: Journal der Deutschen Dermatologischen Gesellschaft, 22*(9), 1303–1316. https://doi.org/10.1111/ddg.15513_g.

Falck, J., Rolander, B., Nygårdh, A., Jonasson, L.-L., & Mårtensson, J. (2022). Women with lipoedema: A national survey on their health, health-related quality of life, and sense of coherence. *BMC Women's Health, 22*(1), 457. https://doi.org/10.1186/s12905-022-02022-3.

Frambach, Y., Baumgartner, A., & Schmeller, W. (2015). *Lipedema and quality of life. Vasomed, 27,* 248–249.

Funer, F. (2021). Auf dem Weg zum digitalen homo vitruvianus? Medizinisches Selftracking und digitale Gesundheitsanwendungen (DiGA) zwischen Empowerment und Kontrollverlust. *Ethik in der Medizin, 33,* 13–30. https://doi.org/10.1007/s00481-020-00602-1.

Hamatschek, M., Knors, H., Klietz, M.-L., Wiebringhaus, P., Aitzetmueller, M., Hirsch, T., & Kueckelhaus, M. (2022). Characteristics and Patient Reported Outcome Measures in Lipedema Patients – Establishing a Baseline for Treatment Evaluation in a High-Volume Center. *Journal of Clinical Medicine, 11*(10), 2836. https://doi.org/10.3390/jcm11102836.

Herbst, K. L. (2012). Rare adipose disorders (RADs) masquerading as obesity. *Acta Pharmacologica Sinica, 33*(2), 155–172. https://doi.org/10.1038/aps.2011.153.

Mirbek S. (2026, in Veröffentlichung). Psychosoziale Beratung für Lipödem PatientInnen als innovativer Ansatz – Ergebnisse aus der Online Befragung „Beratung für Lipödem PatientInnen". *Phlebologie.*

Kreutz, A. (2024). Neue Wege in der psychosozialen Beratung für psychosomatisch erkrankte Lipödem PatientInnen. Unveröffentlichte BA.

Kruppa, P., Georgiou, I., Biermann, N., Prantl, L., Klein-Weigel, P., & Ghods, M. (2020). Lipedema – Pathogenesis, Diagnosis, and Treatment Options. *Deutsches Ärzteblatt international, 117*(22–23), 396–403. https://doi.org/10.3238/arztebl.2020.0396.

Lindmann, L. (2003). Woran erkannt man ein gutes Lipödem-Coaching. *Lympholife, 58*(3), 18–20.

Meisenzahl, E., & Sprick, U. (2023). Systematik E-Mental-Health-Interventionen. In E. Meisenzahl & U. Sprick, *E-Mental-Health in Psychiatrie und Psychotherapie* (S. 37–52). Springer Berlin. https://doi.org/10.1007/978-3-662-64457-7_3.

Poojari, A., Dev, K., & Rabiee, A. (2022). Lipedema: Insights into Morphology, Pathophysiology, and Challenges. *Biomedicines, 10,* 3081.

Romeijn, J. R. M., De Rooij, M. J. M., Janssen, L., & Martens, H. (2018). Exploration of Patient Characteristics and Quality of Life in Patients with Lipoedema Using a Survey. *Dermatology and Therapy, 8*(2), 303–311. https://doi.org/10.1007/s13555-018-0241-6.

Schmeller, W., & Meier-Vollrath, I. (2009). Lipödem: Moderne Diagnostik und Therapie. *Gefässchirurgie, 14*(6), 516–522. https://doi.org/10.1007/s00772-009-0747-4.

Wangler, J., & Jansky, M. (2023). Digitale Gesundheitsanwendungen (DiGA) in der Primärversorgung – Erfahrungen und Beobachtungen von Hausärzt*innen hinsichtlich der Anwendung von DiGA. *Prävention und Gesundheitsförderung, 18*(4), 483–491. https://doi.org/10.1007/s11553-022-00988-4.

Prof. Dr. Sandra Mirbek ist Professorin für Soziale Arbeit – Gesundheitswissenschaftliche und psychologische Grundlagen an der Dualen Hochschule Baden-Württemberg (DHBW) am Standort Villingen-Schwenningen. Weiterbildungen u. a. in Systemischer Beratung, Rehabilitationssport, Gesundheitspsychologie, Lymphgymnastik und als Aquafitness-Trainerin. Ihre Schwerpunkte sind: Inklusion, Behinderung, Sport/Bewegung, Körper/Leib und Gesundheitsorientiere Soziale Arbeit.

Anja Kreutz ist Gesundheitspsychologin (B. Sc.)., Handelsvertreterin für Medizinprodukte, Pharmaberaterin, Handelsfachwirtin und biologisch-technische Assistentin. Ihre Schwerpunkte sind Lymphologie, Phlebologie, Beratung, Schulung und Vernetzungen von Patientinnen, Sanitätshäusern, Selbsthilfegruppen, medizinischer Versorgungszentren (MVZs), Fachärzt:innen und Krankenhäusern, Beratung von Krankenkassen, Ernährungs- und Bewegungsberatung sowie Motivationscoaching.

Digitales Empowerment für Gesundheitsfachberufe: Erfolgsfaktoren und Zukunftsfähigkeit in Physiotherapie, Pflege und Rettungsdienst (Praxisbeitrag)

Caroline Heil, Thomas Druyen und Daniel Preuß

Zusammenfassung

Angesichts des wachsenden Mangels an Ärztinnen und Ärzten rücken Gesundheitsfachberufe zunehmend ins Zentrum der Versorgung. In diesem Kontext gewinnen zudem Digitalisierung und künstliche Intelligenz (KI) an Bedeutung, da sie das Potenzial bieten, Fachkräfte gezielt zu entlasten, Versorgungslücken zu schließen und die Qualität der Patientinnen- und Patientenversorgung zu erhöhen. Die opta data Zukunfts-Stiftung untersucht diese beiden Aspekte in drei empirischen Studien zu den Gesundheitsfachberufen Pflege, Rettungsdienst und Physiotherapie. Die Ergebnisse zeigen: Digitale Tools können administrative Prozesse optimieren, Zeit für Patientinnen und Patienten schaffen und die Vernetzung im Gesundheitswesen stärken. Herausforderungen liegen im Implementierungsaufwand und in der Akzeptanz durch die Adressatinnen und Adressaten sowie im befürchteten Verlust zwischenmenschlicher Interaktion. Die Zukunftsfähigkeit der Gesundheitsfachberufe erfordert ein digitales Mindset – also eine Offenheit für digitale Lösungen –, interdisziplinäre Zusammenarbeit und gezielte Forschung, um diese Berufsgruppen nachhaltig weiterzuentwickeln.

C. Heil (✉)
IU – Internationale Hochschule, Düsseldorf, Deutschland
E-Mail: caroline.heil@iu.org

T. Druyen · D. Preuß
opta data Zukunfts-Stiftung, Essen, Deutschland
E-Mail: t.druyen@optadata-gruppe.de

D. Preuß
E-Mail: d.preuss@optadata-gruppe.de

© Der/die Autor(en), exklusiv lizenziert an Springer-Verlag GmbH, DE, ein Teil von Springer Nature 2026
H. Schwendemann et al. (Hrsg.), *Digitales Empowerment im Gesundheitswesen*,
https://doi.org/10.1007/978-3-662-72469-9_17

Keywords

Gesundheitsfachberufe · Physiotherapie · Pflege · Rettungsdienst · Digitalisierung

1 Die gesellschaftliche Bedeutung von Gesundheitsfachberufen im digitalen Wandel – ein zentrales Forschungsfeld der opta data Zukunfts-Stiftung

Die Gesundheitsfachberufe haben in den letzten Jahren gesamtgesellschaftlich massiv an Bedeutung gewonnen. Dies liegt vor allem an der gesellschaftlichen Relevanz dieser Berufsgruppen und an den stetig wachsenden Herausforderungen, vor denen das Gesundheitswesen steht. Beispielhaft lassen sich an dieser Stelle der immer größer werdende Fachkräfte- bzw. Ärztinnen- und Ärztemangel sowie der demografische Wandel und die damit verbundene, immer älter werdende Gesellschaft aufführen. Diese Herausforderungen zeigen exemplarisch auf, warum die Gesundheitsfachberufe parallel zur ärztlichen Versorgung eine immer wichtigere und aus dem Gesundheitswesen nicht mehr wegzudenkende Rolle einnehmen. Diese für die Versorgung entscheidende Rolle kann jedoch nur dann ausgefüllt werden, wenn die Weiterentwicklung und Zukunftsfähigkeit der Gesundheitsfachberufe in den Fokus des Gesundheitswesens, aber auch der Wissenschaft und der Gesamtgesellschaft rücken. Um den Gesundheitsfachberufen eine tragende Rolle in der zukünftigen Versorgung zu ermöglichen, bedarf es einer strukturellen Aufwertung dieser Berufe, unter anderem durch eine umfassende Akademisierung. Dies würde nicht nur die Attraktivität der Berufe steigern, sondern auch die Qualität der Versorgung verbessern und den Fachkräftemangel adressieren. Internationale Beispiele zeigen, dass eine hochschulische Ausbildung in Berufen wie Physiotherapie, Ergotherapie und Logopädie zu einer besseren Patientinnen- und Patientenversorgung und höheren Berufszufriedenheit führt. In Deutschland ist eine flächendeckende Akademisierung dieser Berufe daher dringend erforderlich (vgl. Wissenschaftsrat, 2023; CHE Centrum für Hochschulentwicklung, 2023; Bündnis Therapieberufe, 2025). Darüber hinaus sind eine systemische Kompetenzentwicklung und auch -nutzung erforderlich. Ein Beispiel dafür ist die Vergabe von Schmerzmitteln, die je nach Region unterschiedlich reglementiert ist. Rettungsfachkräfte dürfen heute bereits viele ihrer in der Ausbildung erlernten Kompetenzen nutzen, jedoch bei weitem nicht alle. Je nach Bundesland variieren Anforderungen und Richtlinien, was zu unterschiedlichen Handlungsspielräumen führt. Auf politischer Ebene steht der unmittelbaren Kompetenzanwendung oder -ausweitung bei den Gesundheitsfachberufen eine Auseinandersetzung mit dem Handlungsspielraum der Ärztinnen und Ärzte gegenüber. Gesundheitsfachberufe könnten mehr medizinische Aufgaben von den Ärztinnen und Ärzten übernehmen, wie es in großen Teilen im europäischen Ausland bereits der Fall ist (vgl. Deutscher Bundestag, 2022), und so das System entlasten.

Aufgrund der sich stetig wandelnden externen Einflüsse, der voranschreitenden Digitalisierung und insbesondere der neuen Möglichkeiten durch die (generative) künstliche Intelligenz (KI) müssen diese Entwicklungen auch in Bezug auf die hier dargestellten Berufsgruppen gänzlich neu betrachtet werden. Eine der zentralen Überlegungen ist hierbei, inwiefern digitale Tools und Hilfsmittel Fachkräften im Gesundheitswesen das Arbeiten erleichtern, die unterschiedlichen Berufsgruppen dieses Arbeitsfeldes miteinander vernetzen und Synergien schaffen können. All das hat zum Ziel, Patientinnen und Patienten eine bessere Grundversorgung und Betreuung zu bieten und die Zukunftsfähigkeit der Gesundheitsfachberufe zu erhalten.

Dieser Beitrag befasst sich daher, sowohl aus Sicht der Praxis als auch aus Sicht der Wissenschaft, mit der Frage, inwieweit digitale Tools die Arbeit von Fachkräften in Gesundheitsfachberufen erleichtern, die Vernetzung fördern und die Patientinnen- und Patientenversorgung verbessern können. Hierbei steht die Analyse der psychologischen und sozialen Auswirkungen der Digitalisierung und der KI auf das berufliche und persönliche Handeln in den Gesundheitsfachberufen im Vordergrund.

Gesundheitsfachberufe sind all jene Berufe im Gesundheitswesen, die neben der Tätigkeit von Ärztinnen und Ärzten die Prophylaxe, Diagnostik, Therapie oder Rehabilitation von Erkrankungen bzw. die Gesundheitsförderung im Allgemeinen unterstützen. Nachfolgend wird der Fokus auf die drei Gesundheitsfachberufe Physiotherapie, Pflege und Rettungsdienst gelegt. Die opta data Zukunfts-Stiftung hat bisher exemplarisch zu diesen drei Berufen umfassende Studien durchgeführt, die im Folgenden genauer dargestellt und erläutert werden. Studien zu weiteren Gesundheitsfachberufen sind in Planung.

Für die Wissenschaft stellt sich in diesem Zusammenhang vor allem die Frage nach der Zukunftsfähigkeit. Dies beinhaltet die Auseinandersetzung damit, wie der aktuelle Stand bezüglich der Digitalisierung im Gesundheitswesen einzuschätzen ist und wo ein sinnvolles Entwicklungspotenzial identifiziert werden kann.

Der Begriff der Zukunftsfähigkeit lässt sich aus der Zukunftspsychologie (Druyen & Mangel, 2023) ableiten. Die Zukunftspsychologie befasst sich grundlegend mit Individuen und ihren subjektiven Zukunftsperspektiven. Hierbei steht im Vordergrund, die Wechselwirkung zwischen diesen individuellen Zukunftsbildern und persönlichen Denkweisen und Einstellungen, welche sich aus neuronalen, mentalen und emotionalen Vorgängen zusammensetzen, zu analysieren.

Das persönliche Zukunftsmanagement stellt hierbei die Ableitung eines Instrumentariums zur Generierung konkreter Handlungsoptionen für bewusste individuelle Zukunftsgestaltung dar. Inwiefern ein solches Mindset und eine solche konkrete Umsetzung zukunftsorientierter Handlungsgestaltungen in den Gesundheitsfachberufen angewendet werden, zeigt auf, wie zukunftsfähig die Individuen innerhalb dieser Gruppe sind. Eine solche Zukunftsfähigkeit und wie diese erlangt werden kann, sind Grundlage und Gegenstand der nachfolgend aufgeführten Studien.

Die opta data Zukunfts-Stiftung wurde im Jahr 2022 mit dem Ziel gegründet, die Belange und Perspektiven der Gesundheitsfachberufe wissenschaftlich zu untersuchen und deren zentrale gesellschaftliche Bedeutung zu analysieren. Die Stiftung stellt ihre Ergebnisse der Öffentlichkeit durch Fachpublikationen, Vorträge und Medienarbeit zur Verfügung. Ein besonderer Fokus liegt auf der essenziellen Funktion der Leistungserbringenden im Gesundheitswesen, die als systemrelevante Akteurinnen und Akteure eine tragende Rolle für die Versorgung der Bevölkerung spielen. Die Forschungsarbeiten der Stiftung konzentrieren sich insbesondere auf die Auswirkungen der Arbeit dieser Berufsgruppen auf das Gesundheitssystem sowie die Gesellschaft und damit auf alle Patientinnen und Patienten.

Ein weiterer Schwerpunkt der wissenschaftlichen Arbeit der opta data Zukunfts-Stiftung liegt auf den psychologischen und gesellschaftlichen Implikationen exponentieller Entwicklungen, insbesondere im Zusammenhang mit Digitalisierung und KI. Dabei werden die tiefgreifenden Veränderungen im beruflichen und privaten Leben untersucht, die durch technologische Innovationen hervorgerufen werden. Ziel der Stiftung ist es, transformatorische Prozesse zu begleiten und Fachkräfte im Gesundheitswesen dabei zu unterstützen, sich den Herausforderungen dieser Entwicklungen erfolgreich zu stellen. Dazu bietet die Stiftung gezielte Workshops, Weiterbildungen sowie systemanalytische Untersuchungen an, um Gesundheitsfachberufe nachhaltig zukunftsfähig zu gestalten und Strategien für den Umgang mit dynamischen Veränderungen zu entwickeln.

Die Bedeutung dieser wissenschaftlichen Arbeit spiegelt sich in mehreren zentralen Studienprojekten wider. Die empirischen Untersuchungen[1] „WeCare4Us" (2022), „Wer rettet die Rettung?" (2023) und „PhysioStudie 2025–2035" (2025) analysieren jeweils spezifische Gesundheitsfachberufe in Deutschland hinsichtlich ihrer Zukunftsfähigkeit, ihrer Rolle im Kontext der Digitalisierung sowie ihrer systemischen Bedeutung für das Gesundheitswesen. Diese Studien wurden in Kooperation mit dem universitären Institut für Zukunftspsychologie und Zukunftsmanagement der Sigmund Freud PrivatUniversität in Wien durchgeführt. Die in diesen Studien gewonnenen Erkenntnisse liefern wissenschaftlich fundierte Grundlagen für eine evidenzbasierte Weiterentwicklung der jeweiligen Berufsfelder und tragen zur Optimierung der Versorgungsstrukturen bei. Die Ergebnisse dieser drei jeweils sehr umfangreichen Studien werden hier nur punktuell in den nachfolgenden Abschnitten aufgegriffen und in Bezug auf die Praxis der jeweiligen Gesundheitsfachberufe gesetzt.

Durch die interdisziplinäre Herangehensweise und den engen Austausch mit Fachkräften, Wissenschaft und Politik leistet die opta data Zukunfts-Stiftung einen wesentlichen Beitrag zur Gestaltung eines zukunftsfähigen Gesundheitswesens. Die wissenschaftlichen Erkenntnisse und praxisnahen Empfehlungen der Stiftung unterstützen Gesundheitsberufe dabei, ihre professionelle Handlungsfähigkeit

---

[1] Die Datenerhebungen in den drei benannten Studien erfolgten durch hunderte qualitative, leitfadengestützte Interviews mit anschließender Auswertung in Anlehnung an die qualitative Inhaltsanalyse nach Philipp Mayring (2015). Zudem wurden weitere Daten quantitativ in Form geschlossener Fragebögen auf Basis der Erkenntnisse der vorangestellten qualitativen Daten erhoben. Hierbei wurden insgesamt, also über alle drei Studien hinweg, über 5000 Fragebögen ausgewertet.

auch in einem sich stetig wandelnden Umfeld zu bewahren und innovative Lösungen für die Herausforderungen der kommenden Jahrzehnte zu entwickeln.

Vor diesem Hintergrund widmet sich der Beitrag der Frage, wie digitales Empowerment konkret in den drei Gesundheitsfachberufen wirkt – auf Basis der drei oben aufgeführten empirischen Studien der opta data Zukunfts-Stiftung.

2 Darstellung der empirischen Studien und ihrer Implikation für die Praxis der Gesundheitsfachberufe

Um zu bewerten, wie digitales Empowerment in den drei genannten Berufsgruppen wirkt, muss zunächst geklärt werden, was digitales Empowerment ausmacht. Empowerment zielt darauf ab, Individuen in die Lage zu versetzen, ihr Leben und ihr soziales Umfeld eigenständig zu gestalten, indem sie ihre persönlichen und gemeinschaftlichen Ressourcen aktiv nutzen. In diesem Prozess werden hierarchische oder bevormundende Strukturen überwunden, während vorhandene Stärken sowohl von Individuen als auch von Gruppen identifiziert und gefördert werden. Ein erfolgreiches Empowerment führt zur Überwindung von Ohnmachtsgefühlen und zur Stärkung des Selbstbewusstseins (Brandes & Stark, 2021). Digitales Empowerment wird anlehnend an diese Definition ergänzt durch die digitale Komponente, die Personen durch technische Hard- oder Software befähigt, ihr Leben eigenständig zu gestalten. Im Gegensatz zu dem allgemeinen Digitalisierungsdiskurs geht es bei dem digitalen Empowerment nicht um eine grundsätzliche Verschiebung von Aufgaben und Handlungsweisen von analogen auf digitale Tools, sondern vor allem um die Stärkung selbstständigen Handelns und der Eigenverantwortung. Im Kontext der drei Gesundheitsfachberufe wird das Konzept auf die jeweilige Berufsgruppe und ihre Individuen abstrahiert.

Allen drei Studien („WeCare4Us" 2022; „Wer rettet die Rettung?" 2023; „PhysioStudie 2025–2035" 2025) liegt ein ähnliches methodisches Vorgehen zugrunde. Zunächst wurden qualitative, leitfadengestützte Interviews mit den unterschiedlichen Akteurinnen und Akteuren in den entsprechenden Berufsgruppen durchgeführt. Anhand des Interviewfragebogens wurden durch die Mitarbeiterinnen und Mitarbeiter der opta data Zukunfts-Stiftung offene Fragen zu verschiedenen Lebensbereichen[2] gestellt, um ein möglichst großes Spektrum an Antworten zu erhalten. Alle Fragen richteten sich dabei mit Blick auf Situationen und Grundbedingungen mehrere Jahre in der Zukunft. Es wurde z. B. erfragt: „Wie werden Digitalisierung und Künstliche Intelligenz Ihren Beruf im Jahr 2033 verändert haben?" Diese zukunftspsychologische Methode soll die Befragten ins Imaginieren versetzen, sodass sie sich von aktuellen emotionalen Befindlichkeiten distanzieren können und

---

[2] Der Begriff Lebensbereich wird in der Forschung unterschiedlich definiert. In den hier aufgeführten Studien wurde eine offene Definition gewählt, bei der sämtliche Bereiche, die das Leben eines Individuums tangieren (hier der befragten Personen aus den Gesundheitsfachberufen), eine Rolle spielen können. Zum Beispiel der Lebensbereich Beruf, Privatleben, Digitalisierung etc.

offener für innovative Zukunftsvisionen sind. Nach der Auswertung der Interviews durch Bildung von übergeordneten Kategorien in Anlehnung an die qualitative Inhaltsanalyse nach Mayring (2015) wurde auf Basis der Ergebnisse ein Onlinefragebogen mit geschlossenen Fragen erstellt, der online breit[3] gestreut wurde.

In der Studie „WeCare4Us" (ODZ, 2022) wurden 135 Pflegefachkräfte qualitativ mit einem leitfadengestützten Fragebogen interviewt sowie anschließend 200 Pflegefachkräfte mit besagtem Onlinefragebogen erreicht. In der quantitativen Auswertung des Onlinefragebogens zeigte sich, dass über 70 % der Befragten die Entwicklungen ihres Berufs in der Zukunft als eher negativ beurteilten. In diesem Zusammenhang wurden im qualitativen Studienteil verschiedene Belastungsfaktoren wie fortlaufende Überstunden, Schichtarbeit und Schlafstörungen sowie zu wenig „Menschlichkeit" genannt. 14 % der Befragten fürchteten eine Abnahme der Menschlichkeit durch den Einsatz von mehr Digitalisierung. Der Großteil sah jedoch Vorteile, wie beispielsweise entspannteres Arbeiten und mehr Zeit für Patientinnen und Patienten durch die Digitalisierung (44 %). 22 % wünschten sich aktiv mehr Digitalisierung, sahen aber fehlendes Equipment und technische Ausstattung als Hürden. 36 % erwarteten zunächst eine anfängliche Überforderung und einen Mehraufwand durch die Digitalisierung. Eine schrittweise Einführung und Schulungen der Mitarbeitenden könnten laut den Befragten die Implementierungsphase verbessern. Das größte Potenzial wurde in innovativen, smarten Schichtsystemen und im digitalen Erfassen von Patientinnen- und Patientendaten gesehen.

Die Studie „Wer rettet die Rettung?" (ODZ, 2023) wurde in einem analogen Verfahren durchgeführt. Im qualitativen Studienteil wurden über 50 Akteure des Rettungswesens interviewt, vornehmlich Notfallsanitäterinnen und Notfallsanitäter. Im anschließend durchgeführten quantitativen Studienteil wurden zusätzlich mehr als 4000 Akteure des Rettungswesens via Onlinefragebogen befragt. Die Studie zeigte deutliche Widersprüche in der aktuellen technologischen Nutzung auf, die es zu überwinden gilt. Zum Beispiel klagten die Befragten über Überforderung, gingen aber von einer Erleichterung ihrer Prozesse durch die Digitalisierung aus. Es wird sichtbar, dass der technologische Fortschritt durch die menschliche Gewohnheit beeinflusst wird und in einer Zeit schneller Veränderung belastend wirkt. Das zeigt sich vor allem beim Thema Datenschutz. Die befragten Rettungsfachkräfte wiesen darauf hin, dass der Datenschutz häufig ein Hindernis im Rettungswesen ist. Patientinnen und Patienten würden im Falle eines Notfalls aber bereitwillig alle Daten preisgeben, wenn dies ihr Leben retten würde – anders als in unkritischeren Situationen. Eine emotionale Offenheit aller Beteiligten für die Digitalisierung – damit sind zwangsläufige Einflüsse auf bestehende Prozesse wie zum Beispiel die Freigabe von Daten zur Verbesserung der Systeme gemeint

---

[3]Die Streuung erfolgte über verschiedene Kanäle: Zunächst über die bereits in den Interviews erworbenen Kontakte. Daneben über kooperierende Verbände, Innungen und weitere Partnerinnen und Partner aus der Wirtschaft, aber auch aus der Forschung und Bildung. Zuletzt wurden auch eigene Newsletter und Social-Media-Aktivitäten zur Ausweitung der Befragung genutzt.

– und die sich immer schneller entwickelnde KI müssen vorliegen, damit deren Chancen und Vorteile genutzt werden können. Menschlichkeit und KI können, sofern dies zugelassen wird, Synergien schaffen, die eine neue Dimension erreichen und von denen Menschen profitieren können (vgl. Europäisches Parlament, 2025; Cardoso et al., 2024). Zu betonen ist, dass es in Bezug auf den Umgang mit KI und Digitalisierung in den verschiedenen Altersklassen unterschiedliche Wahrnehmungen gibt. So fällt es älteren Personen häufig schwerer, mit neuen Technologien umzugehen, wohingegen jüngere bereits durch den spielerischen Umgang in Kindheit und Jugend ein natürliches Verständnis dafür entwickelt haben (vgl. Bundesministerium für Familie, Senioren, Frauen und Jugend, 2024; Institut der deutschen Wirtschaft Köln e. V, 2025). Diese Tatsache muss auch im Implementationsprozess von Hard- und Software berücksichtigt werden, um alle Generationen gleichermaßen zu erreichen. Darauf aufbauend sind die Vernetzung aller an der Rettung beteiligten Institutionen und einsehbarer Patientinnen- und Patientendaten wichtig, um eine abgestimmte Behandlung durchzuführen. Rund 67 % der Befragten sprachen sich für einen verstärkten Datenaustausch über Patientinnen- und Patientendaten zwischen den Leistungserbringern im Gesundheitswesen aus. Als zukunftsträchtiges Konzept wird der sogenannte Telenotarzt[4] betrachtet. Hier gaben in der Befragung 40 % an, dass sie sich eine Verbesserung ihrer eigenen Arbeit erhoffen. Auch sollten standardisierte Abfragesysteme die differenzierte Patientinnen- und Patientenweitervermittlung in Leitstellen verbessern, so 42 % der Befragten. Innovative Konzepte, die von den Rettungsfachkräften im qualitativen Studienteil vorgeschlagen wurden, sind unter anderem der Einsatz von Mixed-Reality-Brillen,[5] der Einbezug von smarten Health-Tracking-Systemen,[6] die digitale Abrechnung und der Drohneneinsatz, um Einsätze mit digitaler Unterstützung zu professionalisieren. Viele Systeme gibt es schon vereinzelt oder in anderen Branchen, ein flächendeckender Einsatz im deutschen Rettungswesen ist jedoch bisher nicht vorgesehen. Trotz dieser noch bestehenden Herausforderungen sahen 76 % der Rettungsfachkräfte die zukünftigen Entwicklungen ihres Berufs positiv.

Die Ergebnisse der „PhysioStudie 2025–2035" (ODZ, 2025) wiesen grundsätzlich ähnliche Tendenzen auf, die in der vorher beschriebenen Studie erläutert wurden. Befragt wurden hier 61 Physiotherapeutinnen und Physiotherapeuten durch einen leitfadengestützten Fragebogen sowie über 1900 Physiotherapeutinnen und Physiotherapeuten in einem ähnlich konzipierten, wie bereits in den anderen Studien erläuterten, geschlossenen Fragebogen. 95 % der Befragten erwarteten durch die Digitalisierung eine Verbesserung der administrativen Prozesse. Im Umgang

---

[4]Der Telenotarzt ist nach der Definition von Schröder et al. (2023) „ein im rettungsdienstlich qualifizierter, erfahrener und speziell geschulter Notarzt, der mithilfe von Telekommunikation, Echtzeitvitaldatenübertragung, Sprach- sowie ggf. Sichtkontakt das Rettungsfachpersonal vor Ort unterstützt und so Patienten im Regelrettungsdienst versorgt".

[5]Mit Mixed-Reality-Brillen können Fachkräfte beispielsweise in der Ausbildung virtuell einen Notfall durchspielen, ohne dass echte Patientinnen oder Patienten benötigt werden. Der Vorteil der Brillen ist die Immersion und das haptische Feedback.

[6]Zum Beispiel Wearables wie smarte Uhren oder Ringe.

mit Patientinnen und Patienten wurden digitale Apps (89 %) und Teletherapie (82 %) als Schlüssel zukünftiger Behandlungen betrachtet. Auch gaben die Befragten an, dass KI zum Erstellen von Behandlungsplänen (72 %) und in der Diagnostik (59 %) als vielversprechende Zukunftslösung eingeschätzt wird. 62 % der Befragten waren überzeugt, dass ihnen digitale Schulungen in den Themen Compliance und Adhärenz[7] für ein besseres Verständnis nützen. Genau wie bei Pflegefachkräften plädierten auch die Physiotherapeutinnen und Physiotherapeuten (34 %) für einen einfachen und schnellen Zugriff auf Patientinnen- und Patientendaten, um die Behandlung zu optimieren. Neben den Vorteilen der Digitalisierung wurden in der gesamten Studie auch zahlreiche Herausforderungen genannt, wie zum Beispiel die Akzeptanz digitaler Lösungen bei älteren Physiotherapeutinnen und Physiotherapeuten. Fehlendes Verständnis und Skepsis sorgen bislang für Unsicherheit, die durch Aufklärung abgebaut werden kann. Wie bei den Rettungsfachkräften stellt auch bei den Physiotherapeutinnen und Physiotherapeuten die Gewährleistung des Datenschutzes eine große Hürde dar. In der Gesamtbewertung der zukünftigen Entwicklung der Berufsgruppe in zehn Jahren zeigte sich ein spannendes Bild: In den qualitativen Interviews bewerteten 81 % die Zukunft als positiv, im geschlossenen Fragebogen hingegen nur 48 %. Dennoch zeichnete sich ein eher positiver Trend ab, da 39 % mit „negativ" und 13 % mit „keine Angabe" antworteten.

2.1 Zusammenfassende Diskussion der Studienergebnisse

Zusammenfassend können in allen drei Studien verschiedene Faktoren festgehalten werden, die das digitale Empowerment begünstigen: Zum einen herrscht eine gewisse Skepsis gegenüber digitalen Technologien, da die ersten implementierten Tools häufig zu Mehraufwand statt Entlastung geführt haben, weil Papier- und digitale Prozesse weiterhin stattfinden, ehe ein System das andere ablöst. Dennoch erkennt der Großteil der befragten Gesundheitsfachkräfte die Chancen der Digitalisierung, jedoch nur bei vollständiger Implementierung und Ablösung der bestehenden Systeme. So können administrative Prozesse beschleunigt und mehr Zeit in die Patientinnen und Patienten investiert werden. Zudem sollten Datenschutzbedenken abgewogen werden, wenn es um die medizinisch beste Versorgung von Patientinnen und Patienten geht. Aus Sicht der qualitativen und quantitativen Studiendaten erscheint eine Vernetzung (Integration) der Systeme der unterschiedlichen Gesundheitsdienstleister notwendig, sodass Schnittstellen nahtlos ineinandergreifen. Zuletzt weisen die Ergebnisse darauf hin, dass der Aspekt der Aufklärung beziehungsweise Schulungen im Umgang mit digitalen Systemen für Gesundheitsfachkräfte sowie für Patientinnen und Patienten von großer Bedeutung ist, um eine komplikationsfreie Nutzung zu gewährleisten und Ängste im Umgang zu reduzieren.

---

[7] Compliance und Adhärenz meint hier die Bereitschaft, Anweisungen von Vorgesetzten oder anderem medizinischen Personal zu verstehen und zu befolgen.

In puncto Zukunftsfähigkeit spielen vor allem die gesammelten Erfahrungen und die Bewertung der Chancen eine große Rolle. So scheinen Pflegefachkräfte von digitalen Tools bisher weniger profitiert zu haben, als sie es sich erhofft haben. Im Rettungswesen und in der Physiotherapie stehen digitale Anwendungen noch ganz am Anfang, weshalb die Hoffnungen noch groß sind. Trotz der eher negativen Erfahrungen bei Pflegefachkräften, die in der Studie deutlich wurden, kann in allen drei Berufsgruppen beobachtet werden, dass die Digitalisierung als unerlässlich für die Zukunft bewertet wird und die Chancen gesehen werden, einerseits die Berufsgruppen zu entlasten und andererseits die Patientinnen- und Patientenbehandlung effizienter zu gestalten.

3   Die Zukunft der Gesundheitsfachberufe

Die aufgeführten Studien, die dahinterstehende Theorie sowie die Interpretation und die Diskussion rund um die Gesundheitsfachberufe zeigen auf, in welcher Form sich – aus Sicht der Befragten – die Praxis verändern muss, um zukunftsfähig bleiben zu können. Es wird deutlich, wie wichtig der Fortschritt und das Empowerment der Fachberufe durch die Digitalisierung sind. Die Studienteilnehmerinnen und Studienteilnehmer haben in den drei Befragungen der opta data Zukunfts-Stiftung unterschiedliche Visionen beschrieben, wie ihre praktische Arbeit erleichtert und die Versorgung der Patientinnen und Patienten verbessert werden könnte. Zu diesen möglichen Visionen gehören den Studienergebnissen zufolge beispielsweise KI-gestützte Patientinnen- und Patientenverteilungssysteme, KI-Unfall-Vorhersagesysteme, eine Cloud mit Gesundheitsdaten und der Ausbau der Telemedizin, der Telematikinfrastruktur und der Teletherapie. Auch besteht die Erwartung, KI für die Erstellung von Handlungsplänen zu nutzen oder aber innovative smarte Schichtsysteme erstellen zu können (ODZ, 2022, 2023, 2025).

Anhand der Studienergebnisse wird deutlich, dass sich die Gesundheitsfachberufe durch mehr digitale Tools eine Arbeitserleichterung, weniger Zeitverlust durch Dokumentation und mehr Zeit für die Patientinnen und Patienten im direkten Kontakt versprechen. Doch nicht nur die Versorgung und das Wohl der Patientinnen und Patienten werden durch solche digitalen Tools und Unterstützungsleistungen langfristig verbessert. Das gesamte Gesundheitssystem kann entsprechend (auch finanziell) entlastet sowie ein Weg gefunden werden, den Ärztinnen- und Ärztemangel auszugleichen.

Die Digitalisierung birgt jedoch neben all diesen Chancen auch Risiken und bringt Bedenken mit sich: Es muss grundlegend abgewogen werden, welche Herausforderungen den aufgeführten Potenzialen gegenüberstehen und wie sich diese auf die Praxis des Gesundheitssystems auswirken. Als grundsätzliche Hürden wurden in den Studien die Abnahme von „Menschlichkeit" und direktem persönlichem Kontakt sowie die Doppelbelastung in der Übergangszeit genannt, die durch das gleichzeitige Nutzen des digitalen und nicht-digitalen Systems entsteht. Hohe Kosten und die Veränderung der Arbeitsplätze bzw. der Arbeitsbedingungen oder gar der Arbeitsplatzabbau bergen Risiken für Arbeitgeberinnen und Arbeitgeber sowie für ihre Angestellten. Zum jetzigen Zeitpunkt fehlen zudem Schulungen zu Technik und Inhalten sowohl für Leistungserbringerinnen und Leistungserbringer als auch für Patientinnen und Patienten, sodass das Gefühl von Überforderung und die Angst vor Neuem vorhanden sind. Vor allem wenig technikaffine Menschen, beispielsweise Menschen in höherem Alter oder auch Menschen mit einer kognitiven Beeinträchtigung, stehen teilweise vor nicht überwindbaren Hürden – der Inklusionsgedanke wird hierbei nicht berücksichtigt. Zusätzlich ist die Skepsis der Patientinnen und Patienten gegenüber neuen Technologien nicht zu unterschätzen. Schließlich lassen sich zusätzlich auch Risiken im Bereich des Datenschutzes sowie in Form von elektronischen Störungen oder gänzlichen Ausfällen benennen. Zur Sicherheit muss aktuell noch ein analoges Sicherungssystem geführt werden, das wiederum zu den bereits benannten Doppelbelastungen führen kann.

Zusammenfassend kann festgehalten werden, dass die Gesundheitsfachberufe durch den stetig wachsenden Mangel an Ärztinnen und Ärzten eine immer größer werdende gesellschaftliche Relevanz erlangen und zunehmend an praktischer Bedeutung gewinnen. Somit müssen Gesundheitsfachberufe – vor allem durch die Digitalisierung – ihre eigenen Kompetenzen ausweiten, um Versorgungslücken zu schließen. Das digitale Empowerment spielt für die Zukunftsfähigkeit dieser Berufe somit eine zentrale Rolle. Neben den hier beschriebenen praktischen Veränderungen, die im Gesundheitswesen nötig sind, wird auch die Forschung rund um die Gesundheitsfachberufe immer bedeutsamer. Nur mit gezielter Forschung können Entwicklungsperspektiven erarbeitet und eine wissenschaftliche Grundlage geschaffen werden. Im Zentrum einer solchen Forschung sollte stehen, welche praktischen Veränderungen für eine zielführende Anpassung des Gesundheitswesens hin zu einer optimalen Versorgung und Betreuung der Patientinnen und Patienten relevant sind. Schwerpunktmäßig sollte in Wissenschaft und Forschung vor allem die Digitalisierung innerhalb der Gesundheitsfachberufe empirisch beleuchtet werden.

Die opta data Zukunfts-Stiftung setzt genau diese Fokussierung auf die Gesundheitsfachberufe um. Aufgrund der Tatsache, dass bisher wenig in diesem Bereich geforscht wird, kann anhand der Studienarbeit die wissenschaftliche Evidenz für Gesundheitsfachberufe aufgezeigt und ihre Ergebnisse der Praxis zur Verfügung gestellt werden. Ziel ist es, die Reputation der Gesundheitsfachberufe in Deutschland zu erhöhen, da in der Gesellschaft nur wenig über diese Berufsgruppen bekannt ist und sich mit der Thematik rund um die Gesundheitsversorgung meist nur dann beschäftigt wird, wenn Personen beispielsweise in einem Notfall unmittelbar selbst betroffen sind. Grundlegend ist es schwierig, konkrete Handlungsempfehlungen zu geben, weil es nicht die eine Handlungsempfehlung für alle Berufsgruppen gibt und diese einzeln mit ihren systemischen sowie rechtlichen Voraussetzungen betrachtet werden müssen. Am Beispiel der Finanzierung wird ersichtlich, dass die Voraussetzungen ganz unterschiedlich sind. Da der Rettungsdienst aktuell nur als Transportdienstleistung betrachtet wird, würde z. B. eine Implementierung im SGB V zu weitreichenden Folgen für die Abrechnung mit Krankenkassen und das föderalistische System führen. Im Gegensatz dazu muss bei Pflege und Physiotherapie grundlegend unterschieden werden zwischen ambulanter und stationärer Tätigkeit sowie selbstständiger und angestellter Position. Daraus ergeben sich auch hier allein in einer Berufsgruppe unterschiedliche Rahmenbedingungen. Im Fokus der Stiftungsarbeit steht schließlich das Ziel, die Gesundheitsfachberufe zukunftsfähig zu machen.

Literatur

Brandes, S. & Stark, W. (2021). Empowerment/Befähigung. In: Bundeszentrale für gesundheitliche Aufklärung (BZgA) (Hrsg.). Leitbegriffe der Gesundheitsförderung und Prävention. Glossar zu Konzepten, Strategien und Methoden. Verfügbar unter: https://doi.org/10.17623/BZGA:Q4-i010-2.0 [letzter Zugriff am: 16.02.2025].

Bundesministerium für Familie, Senioren, Frauen und Jugend (2024). Ältere Menschen und Digitalisierung. Erkenntnisse und Empfehlungen des Achten Altersberichts, S. 13. Verfügbar unter: https://www.bmfsfj.de/resource/blob/159704/31d38e4cfca1d0757dba7bd09315aa78/achter-altersbericht-aeltere-menschen-und-digitalisierung-data.pdf [letzter Zugriff am 22.05.2025].

Bündnis Therapieberufe (2025). Reform der Berufsgesetze – Koalitionsvertrag nicht mehr als eine Absichtserklärung (Meldung vom 07.05.2025). Verfügbar unter: https://buendnis-therapieberufe.de/aktuelles/ [letzter Zugriff am: 19.05.2025].

Cardoso, H. d. S., Kusser, N. & Kieselstein, J. (2024). Einsatz von Künstlicher Intelligenz bei der wissenschaftlichen Literaturrecherche: Ein Überblick. In: Universitätsbibliothek Augsburg (Hrsg.). Verfügbar unter: https://opus.bibliothek.uni-augsburg.de/opus4/frontdoor/deliver/index/docId/113159/file/113159.pdf [letzter Zugriff am 22.05.2025].

CHE Centrum für Hochschulentwicklung (2023) Akademisierung der Therapieberufe: Deutschland droht, den Anschluss zu verlieren. Verfügbar unter: AerzteZeitung.de+6Che.de+6Physio Deutschland+6 [letzter Zugriff am 22.05.2025].

Deutscher Bundestag (2022). Direktzugang zu Heilmittelerbringern. Studien zu Auswirkungen auf Therapieerfolg und Behandlungskosten. Verfügbar unter: https://www.bundestag.de/resource/blob/896080/19d394bf114570e8a78c69a7291f90b4/WD-9-009-22-pdf-data.pdf [letzter Zugriff am 19.05.2025].

Druyen, T., & Mangel, V. (2023) *Aus der Zukunft lernen. Der Leitfaden für konkrete Veränderungen.* Berlin: Medizinisch Wissenschaftliche Verlagsgesellschaft.

Europäisches Parlament (2025). Künstliche Intelligenz: Chancen und Risiken. Verfügbar unter: https://www.europarl.europa.eu/topics/de/article/20200918STO87404/kunstliche-intelligenz-chancen-und-risiken [letzter Zugriff am 22.05.2025].

Institut der deutschen Wirtschaft Köln e.V. (2025). Wie Jugendliche künstliche Intelligenz nutzen. Verfügbar unter: https://www.iwd.de/artikel/wie-jugendliche-kuenstliche-intelligenz-nutzen-645347/ [letzter Zugriff am 22.05.2025].

Mayring, P. (2015). *Qualitative Inhaltsanalyse. Grundlagen und Techniken. 12* (überarb). Weinheim: Beltz.

ODZ – opta data Zukunfts-Stiftung (2022). WeCare4Us – Studie zur Zukunft der stationären Pflege. Verfügbar unter: https://www.zukunftsstiftung.optadata.de/forschung/studien/wecare4us-studie-2022/ [letzter Zugriff: 30.10.2024].

ODZ – opta data Zukunfts-Stiftung (2023). Wer rettet die Rettung? Studie über die Zukunft des Rettungswesens. Verfügbar unter: https://www.zukunftsstiftung.optadata.de/forschung/studien/rettungsdienststudie-2023/ [letzter Zugriff: 30.10.2024].

ODZ – opta data Zukunfts-Stiftung (2025). PhysioStudie 2025–2035. Studie zur Zukunft der Physiotherapie. Verfügbar unter: https://www.zukunftsstiftung.optadata.de/forschung/studien/physiostudie-2024/ [letzter Zugriff: 30.10.2024].

Schröder, H., Beckers, S. K., Borgs, C., Rossaint, R. & Felzen, M. (2023). Update Telenotfallmedizin: Status quo und Ausblick. Anaesthesiologie. 2023 Jul;72(7):506–517. Verfügbar unter: https://pmc.ncbi.nlm.nih.gov/articles/PMC10322968/ [letzter Zugriff: 01.07.2025].

Wissenschaftsrat (2023). Perspektiven für die Weiterentwicklung der Gesundheitsfachberufe. Wissenschaftliche Potenziale für die Gesundheitsversorgung erkennen und nutzen. Verfügbar unter: Wissenschaftsrat+3Thieme+3Zahnärztliche Mitteilungen+3 [letzter Zugriff am 22.05.2025].

Prof. Dr. Caroline Heil ist Professorin für soziale Arbeit an der IU Internationale Hochschule. Zudem ist sie Mitarbeiterin der opta data Zukunfts-Stiftung mit dem Fokus Gesundheit und Soziales sowie Senior Research Fellow des Wittener Instituts für Familienunternehmen. Sie ist Sozialpädagogin (B. A.) mit dem Schwerpunkt psychosoziale Beratung und Mediation (M. A.) und arbeitete als sozialpädagogische Familienhilfe im Bereich der Kinder- und Jugendhilfe.

Prof. Dr. Thomas Druyen ist Direktor des Instituts für Zukunftspsychologie und Zukunftsmanagement sowie des Instituts für Vermögenspsychologie und Vermögensmanagement an der Sigmund Freud PrivatUniversität in Wien. Zudem ist er Gastprofessor für transgenerationales Vermögensmanagement am Wittener Institut für Familienunternehmen. Neben weiteren Tätigkeiten in zahlreichen Beiräten bringt er seine Forschung auch in die opta data Zukunfts-Stiftung ein, deren Präsident und Geschäftsführer er ist. Verbunden mit seinen wissenschaftlichen Aktivitäten wirkt er als Autor, Redner, Manager und Publizist und ist seit mehr als 30 Jahren medial präsent.

Daniel Preuß (M. Sc. Business Administration) ist Projektmanager und Teamleiter in der opta data Zukunfts-Stiftung, in der er alle bisherigen Studienprojekte betreut hat. Daneben ist er wissenschaftlicher Mitarbeiter und Assistent von Prof. Dr. Thomas Druyen am Institut für Zukunftspsychologie und Zukunftsmanagement der Sigmund Freud PrivatUniversität in Wien. Er setzt sich seit Beginn seines Werdegangs mit den Veränderungen im Gesundheitswesen und der digitalen Transformation in Unternehmen auseinander.

Rasanter digitaler Wandel im Gesundheitsmarkt – Nutzung von Gesundheitsapps (DiGA) zur strategischen Ausrichtung in rehamedizinischen Praxen und Kliniken

Sonja Funcke

Zusammenfassung

Der digitale Transformationsprozess im Gesundheitswesen verändert grundlegend die Bereitstellung rehabilitativer Dienstleistungen. Die vorliegende empirische Studie untersucht, wie Rehabilitationseinrichtungen strategisch auf diesen Wandel reagieren können und inwiefern digitale Anwendungen – insbesondere Reha-Apps – zur Sicherstellung einer qualitativ hochwertigen Patientenversorgung beitragen. Ein besonderer Schwerpunkt liegt auf den praxisbezogenen Herausforderungen, die mit der Implementierung digitaler Technologien in rehabilitative Versorgungskonzepte einhergehen. Die Ergebnisse verdeutlichen, dass die Integration von Reha-Apps sowohl die Effektivität therapeutischer Maßnahmen als auch die Zufriedenheit der Patient:innen steigern kann. Dabei ersetzen digitale Anwendungen nicht die fachliche Anleitung durch Therapeut:innen, sondern fungieren als unterstützende Instrumente im Rehabilitationsprozess. Einrichtungen, die frühzeitig digitale Innovationen adaptieren und sich an die veränderten Marktbedingungen anpassen, sind besser positioniert, um sich langfristig erfolgreich zu etablieren. Die digitale Weiterentwicklung rehabilitativer Dienstleistungen birgt das Potenzial, die Versorgungslandschaft nachhaltig zu transformieren.

Keywords

Reha-Apps · Transformationsprozess · Strategie · Patientenversorgung

S. Funcke (✉)

IU Internationale Hochschule, Gesundheitsmanagement, Dortmund, Deutschland

E-Mail: sonja.funcke@iu.org

H. Schwendemann et al. (Hrsg.), *Digitales Empowerment im Gesundheitswesen,*
https://doi.org/10.1007/978-3-662-72469-9_18

1   Einleitung

In der Einleitung wird auf die Herausforderung des Themas, die Zielsetzung der Studie und die wissenschaftliche Fragestellung eingegangen.

1.1   Problemstellung

Der digitale Wandel im Gesundheitsmarkt hat die Art und Weise, wie Gesundheitsdienstleistungen bereitgestellt werden, revolutioniert. Diese Fortschritte haben sich in den letzten Jahren rasant entwickelt und Auswirkungen auf das gesamte Gesundheitssystem. In Zukunft werden sich die Gesundheitseinrichtungen etablieren, die jetzt schon die neuen Regeln des Marktes beherrschen und offen sind für neue Technologien (Biegert & Seiler, 2022, S. 2). Dabei sind digitale Anwendungen (DiGA) ein wichtiges Element zur Modernisierung der Gesundheitsversorgung in Deutschland. DiGAs werden mit weiteren digitalen Elementen, wie der elektronischen Patientenakte (ePA), zusammenwirken und sind Teil der zukünftigen E-Health-Infrastruktur (Bundesinstitut für Arzneimittel und Medizinprodukte, 2025).

In der Praxis stellt die Umsetzung der Digitalisierung die Gesundheitseinrichtungen vor neue Herausforderungen. Das medizinische Personal muss sich auf diesen Wandel einstellen. Für Patient:innen bieten digitale Gesundheitsanwendungen (DiGA) eine Erweiterung der Gesundheitskompetenz (Bundesministerium für Gesundheit, 2025a). Es werden unterschiedliche Gesundheits-Apps, bezogen auf spezielle Krankheitsbilder, angeboten. Nach einer Einweisung können Patient:innen die Apps eigenständig nutzen. Die Digitalisierung kann zu einer verbesserten Kommunikation zwischen Patient:innen und dem medizinischen Personal verhelfen (Bundesministerium für Gesundheit, 2025b). Die Voraussetzungen dafür müssen in den niedergelassenen ärztlichen Praxen und Kliniken geschaffen werden.

1.2   Zielsetzung und Forschungsfragen

In dieser Studie wird erarbeitet, welche Herausforderungen für niedergelassene ärztliche Praxen und Rehabilitationseinrichtungen erfüllt werden müssen, um digitale Anwendungen zu implementieren. Es wird der Fragestellung nachgegangen, welche Unterstützung Gesundheits-Apps bieten, um eine qualitativ hochwertige Versorgung der Patient:innen zu gewährleisten. Die Anwendbarkeit von DiGAs in der Nachsorge wird im Rahmen von Reha-Apps dargestellt. Es wird untersucht, welchen Einfluss Gesundheits-Apps auf die strategische Ausrichtung von Gesundheitseinrichtungen haben, und wie sie sich den digitalen Herausforderungen stellen, um sich zukünftig am Gesundheitsmarkt zu etablieren.

Die Verbindung von Wissenschaft und Praxis dient dazu, diese Fragestellungen kritisch zu betrachten, um Handlungsempfehlungen abzuleiten.

2   Anwendung und Nutzen von DiGA

Digitale Gesundheitsanwendungen werden als DiGA bezeichnet und sind CE-ge-kennzeichnete Medizinprodukte. Sie sollen Patient:innen bei der Behandlung von Erkrankungen unterstützen und bei Beeinträchtigungen helfen. Es gibt unterschiedliche Anwendungsfelder, wie z. B. Physiotherapie, Psychotherapie, Logopädie, Kardiologie, Diabetologie und Gynäkologie.

Versicherte haben seit 2019 einen Leistungsanspruch auf die Versorgung mit DiGA (§§ 33a, 139e SGB V). Über Gesundheits-Apps sind viele DiGAs für das Smartphone und Tablet geeignet, darüber hinaus gibt es Software zur Verwendung auf Desktoprechnern (Bundesministerium für Gesundheit, 2025c).

DiGA können von Ärzt:innen und Psychotherapeut:innen verordnet werden, wobei die Kosten von den Krankenkassen übernommen werden, wenn bestimmte Voraussetzungen erfüllt sind (Kassenärztliche Bundesvereinigung, 2025a). Versicherte können ihrer Krankenkasse auch direkt einen Nachweis ihrer Indikation vorlegen, um die gewünschte DiGA auch ohne ärztliche Verordnung zu erhalten (Bundesinstitut für Arzneimittel und Medizinprodukte, 2023). Diese Gesundheits-Apps dienen dazu, Krankheiten zu erkennen, sie zu überwachen, zu behandeln oder zu lindern (Kassenärztliche Bundesvereinigung, 2025a).

DiGA sollen „auf dem Weg zu einer selbstbestimmten gesundheitsförderlichen Lebensführung" unterstützen und sind „digitale Helfer" in der Hand von Patient:innen (Bundesinstitut für Arzneimittel und Medizinprodukte, 2025).

Den gesetzlichen Rahmen schafft das „digitale Versorgungsgesetz" als Grundlage für den Leistungsanspruch für Versicherte; eine weitere Komponente bietet die „digitale Gesundheitsanwendungenverordnung" und der Leitfaden „Das Fast-Track-Verfahren für digitale Gesundheitsanwendungen (DiGA) nach § 139e SGB V" des Bundesinstituts für Arzneimittel (Bundesministerium für Gesundheit, 2025b, 2025c, 2025a).

Damit soll die „App auf Rezept" möglichst schnell Bestandteil der Versorgung werden (Bundesministerium für Gesundheit, 2025b, 2025c, 2025a).

DiGAs unterliegen einem Prüfungsverfahren des Bundesinstituts für Arzneimittel und Medizinprodukte (BfArM). Dies muss erfolgreich verlaufen, damit sie im erstattungsfähigen DiGA-Verzeichnis geführt werden dürfen. Der Bewertungszeitraum liegt bei drei Monaten nach dem Eingang des vollständig ausgefüllten Antrags. Geprüft werden z. B. die Herstellerangaben zu den Produkteigenschaften, die Einhaltung der Datenschutzrichtlinien, die Benutzerfreundlichkeit und ein Nachweis über erreichbare positive Versorgungseffekte der DiGA, welcher durch den Hersteller erbracht werden muss. Dieses „Fast-Track-Verfahren" stellt ein umfangreiches Anforderungsprofil dar und soll die Verbindung zwischen Datenschutz, Datensicherheit und Leistungsfähigkeit, Nutzerfreundlichkeit herstellen (Bundesinstitut für Arzneimittel und Medizinprodukte, 2023).

Die Voraussetzungen für die Einführung von digitalen Gesundheitsanwendungen (DIGA) müssen in den niedergelassenen ärztlichen Praxen und in Kliniken geschaffen werden. Dazu gehört der Anschluss an die Telematikinfrastruktur für den sicheren Austausch von Gesundheitsdaten. Die technische Ausstattung, wie eine geeignete Software, muss vorliegen. IT-Sicherheit und der Schutz von Patient:innendaten haben oberste Priorität und müssen den gesetzlichen Vorgaben zum Datenschutz entsprechen. Intensive Schulungen des Personals sind für einen reibungslosen Ablauf erforderlich. Bei der Nutzung von Gesundheits-Apps muss eine Einführung der Patient:innen erfolgen; dabei sollten DiGAs in den Behandlungsprozess integriert werden. Hierbei spielt die Nutzerfreundlichkeit der Apps eine wichtige Rolle, um von dem medizinischen Personal und den Patient:innen akzeptiert zu werden (Bundesärztekammer, 2025).

Besonders im ambulanten Sektor sind DiGAs bekannt, es besteht jedoch die Möglichkeit, im stationären Bereich DiGAs zu verschreiben. Durch die „Änderungsvereinbarung des Rahmenvertrags Entlassmanagement nach § 39 Abs. 1a SGB V vom 01.03.2022" können DiGAs für einen eingeschränkten Zeitraum verschrieben werden.

Bei der Verordnung von DiGAs wird die rechtliche Grundlage differenziert zwischen einer ambulanten und einer stationären Versorgung. Während einer stationären oder teilstationären Behandlung ist eine Verordnung auf Kassenrezept nicht möglich. Möchte eine Klinik parallel zum stationären Aufenthalt eine DiGA anwenden, dann muss die DiGA auf eigene Kosten bei dem Hersteller beschafft werden. Während einer ambulanten Behandlung wie z. B. in einer psychiatrischen Institutsambulanz können DiGAs auf Kassenrezept verordnet werden. Dies gilt ebenfalls für die Behandlung in einem medizinischen Versorgungszentrum (Spitzenverband Digitale Gesundheitsversorgung e. V., 2025).

Nach Meskendahl und Bachmann (2023, S. 6) verbessern DiGAs nicht nur die Versorgung von Patient:innen, sondern werden auch als bedeutsamer Wirtschaftsfaktor für Deutschland gesehen. Die DiGA-Hersteller investieren in Forschung und Entwicklung, generieren innovative Technologien und schaffen Arbeitsplätze. Durch den Einsatz von DiGA können neue Therapieformen angeboten und Versorgungslücken geschlossen werden. Verbesserungsoptionen sehen die Autoren bei den Prozessen zur Integration von DiGA. Dazu gehören z. B. die übergreifende Aufklärung zu den digitalen Gesundheitsanwendungen mit möglichen Therapieoptionen und ein vereinfachter Zugang ohne Wartezeiten für Patient:innen. Unter dieser Voraussetzung können DiGAs zukünftig die Gesundheitsversorgung in Deutschland optimieren (Meskendahl & Bachmann, 2023, S. 6).

Die Autoren Schlieter et al. (2023, S. 109) sehen eine anwenderfreundliche Entwicklung und Gestaltung von DiGAs als Basis digitaler Innovationen. Auf der einen Seite sind die klinischen Parameter als Wirksamkeitsmaß, auf der anderen Seite spielen die Akzeptanz, die einfache Bedienbarkeit sowie die subjektiv wahrgenommene Nützlichkeit eine wichtige Rolle für einen langfristigen Nutzen. Die Akzeptanz von Patient:innen und Behandelnden ist bei der Anwendung der DiGA von Bedeutung. Die Überzeugung, dass sich die Verordnung von DiGAs positiv auf den Gesundheitszustand der Patient:innen auswirkt, ist ausschlaggebend. Die Autor:innen bezeichnen diese Akzeptanz als „ausbaufähig" (Schlieter et al., 2023, S. 111).

2.1   Gesundheits-Apps (DiGA)

Die Expert:innen dieser Studie haben teilweise umfangreiche Erfahrungen mit der Nutzung von Gesundheits-Apps (DiGA). Tab. 1 zeigt Beispiele für DiGAs auf Rezept, die von den Expert:innen genutzt werden:

Die aufgeführten Gesundheitsapps sind Medizinprodukte der Risikoklasse 1, sie sind BfArM-gelistet, unterliegen dem Datenschutz (ISO-27.001 zertifiziert), bieten Sicherheit für Patient:innen (ISO-13.485 zertifiziert) und können per Rezept verordnet werden. Wissenschaftliche Studien belegen die Wirksamkeit dieser Apps.

Caspar-App Sie ist eine multimodale Rehanachsorge-App. Nach einer stationären Phase trainieren die Patient:innen mit der Caspar-App unter Begleitung der Therapeut:innen der virtuellen Caspar-Clinic. Die App ist von der Deutschen Rentenversicherung (DRV) unbefristet anerkannt. Sie dient der digitalen Prävention, Rehabilitation und Nachsorge (www.caspar-health.com).

myReha-App Sie ist eine individuelle Neuroreha-App für Patient:innen mit Schlaganfall, Aphasie, Demenz und kognitiven Störungen. Sie ist angepasst an individuelle Bedürfnisse und beinhaltet ein tägliches Sprach- und Gehirntraining zur Wiederherstellung der neurologischen Fähigkeiten. Die Patient:innen erhalten ein persönliches Feedback zu ihren Leistungen, sie können ihre Fortschritte überwachen und bei Bedarf mit dem betreuenden Therapieteam teilen (www.nyra.health/app).

Selfapy-App Es geht um ein Onlinetherapieprogramm bei psychischen Erkrankungen. Sie wird bei Depressionen, generalisierter Angststörung, Binge-Eating, Bulimie, chronischen Schmerzen und Panikstörung angewendet (www.selfapy.com).

Zanadio-App Sie ist eine digitale Adipositastherapie, um nachhaltig abzunehmen. Dabei ist das Ziel, einen langfristigen Effekt einer Verhaltensänderung in den Alltag zu integrieren. Interaktive Lerninhalte sollen die Teilnehmer:innen unterstützen (www.zanadio.de).

Tab. 1 Beispiele für DiGAs. (Quelle: Eigene Darstellung)

DiGA	Anwendungsbereich	Internetquelle
Caspar-App	Digitale Rehanachsorge	https://caspar-health.com
myReha-App	Individuelle Neuroreha-App	https://www.nyra.health
Selfapy-App	Psychologische Onlinetherapieprogramme	https://www.selfapy.com
Zanadio-App	Abnehm-App (digitale Adipositastherapie)	https://www.zanadio.de
ViViRA-App	App gegen Rückenschmerzen Therapeutisches Training	https://www.vivira.com

ViViRA-App Es handelt sich um eine Trainings-App bei akuten und chronischen Rückenschmerzen. Sie bietet ein täglich angeleitetes Training, mit wöchentlichen Verlaufskontrollen und monatlichen Bewegungstests. Sie gilt als Alternative zur Physiotherapie und kann als Ergänzung zu anderen Therapien eingesetzt werden (www.vivira.com).

Für die Buchung von Onlineterminen werden in den Kliniken z. B. die Magicline-App (Terminbuchung für die Teilnahme an IRENA- und T-RENA-Programmen) verwendet (https://www.magicline.com) und in ambulanten Praxen z. B. Doctolib (Buchung von Arztterminen vor Ort oder Videosprechstunden) (https://www.doctolib.de).

Die Deutsche Rentenversicherung (DRV) bietet für die Rehanachsorge unterschiedliche digitale Angebote an. Je nach Indikation gibt es die multimodale Rehanachsorge (IRENA), die trainingstherapeutische Rehanachsorge (T-RENA) und die psychosomatische Rehanachsorge (Psy-RENA). Diese Angebote beziehen sich auf die Zeit nach der Rehabilitation und können unabhängig von der Rehaeinrichtung genutzt werden. Die Versicherten müssen nur die digitalen Möglichkeiten in Form eines Internetanschlusses und eines PCs, Tablets, Laptops oder Smartphones haben (Deutsche Rentenversicherung, 2025).

2.2 Elektronische Patientenakte (ePA)

Mit zunehmender Dynamik schreitet die Digitalisierung im Gesundheitswesen voran. Dabei werden die Einführung und Weiterentwicklung der elektronischen Patientenakte (ePA) als das zentrale Element der vernetzten Gesundheitsversorgung und der Telematikinfrastruktur bezeichnet. Die strukturierte Speicherung der gesundheitsbezogenen Daten soll eine Optimierung der Patient:innenversorgung gewährleisten und die Patient:innen besser in ihre eigene Gesundheitsversorgung einbinden. Seit 2021 haben alle gesetzlich Versicherten einen Anspruch auf einen strukturierten Zugang zu ihren persönlichen Gesundheitsdaten über die ePA (Kassenärztliche Bundesvereinigung, 2025b).

Die Einführung der ePA fördert die sektorenübergreifende Transparenz im Gesundheitswesen und erleichtert sowohl den digitalen Zugang zu medizinischen Informationen als auch deren strukturierte Auswertung (Bundesministerium für Gesundheit, 2025b).

Eine Vernetzung der elektronischen Patientenakte (ePA) mit den digitalen Gesundheitsanwendungen (DiGA) ist ein wichtiger Schritt für die Digitalisierung im Gesundheitswesen. Hauptkriterien sind die Datenübertragung der therapierelevanten Daten aus der DiGA in die ePA. (Bundesministerium für Gesundheit, 2025c). Die hohen Anforderungen an Interoperabilität und Datenschutz der DiGA ermöglichen einen sicheren und effizienten Datenaustausch. Alle Versicherten erhalten automatisch eine ePA, wenn sie nicht widersprechen; dies erleichtert die Nutzung und Vernetzung. Technologien wie Q-Codes und elektronische Gesundheitskarten vereinfachen die schnelle Integration der DiGA in die ePA (Medical Tribune, 2025).

3 Methodisches Vorgehen

In dieser Studie wurden Primär- und Sekundärdaten kombiniert. Der theoretische Teil basierte auf einer systematischen Literaturrecherche, bei der vorrangig Sekundärquellen wie wissenschaftliche Fachliteratur, Veröffentlichungen der Bundesministerien sowie Informationen von Internetseiten der App-Hersteller ausgewertet wurden.

Zur Analyse der Herausforderungen in der praktischen Umsetzung wurden im Rahmen einer empirischen Studie Primärdaten erhoben, die auf qualitativen Experteninterviews basieren.

Die qualitativen Daten wurden mittels halbstrukturierter Leitfadeninterviews sowie Fragebögen erhoben und anschließend einer qualitativen Auswertung unterzogen (Döring & Bortz, 2016, S. 358–360). Die ausgewählten Expert:innen stammten aus dem ärztlichen und therapeutischen Bereich. Sie verfügten über eine langjährige Erfahrung in rehabilitationsmedizinischen und orthopädischen Praxen und Kliniken. Die ärztlichen Expert:innen hatten eine Facharztausbildung im Bereich Orthopädie und physikalischer und rehabilitativer Medizin. Die therapeutischen Expert:innen waren in leitender Funktion und hatten eine physiotherapeutische Ausbildung. Diese Fachexpertise sollte dazu beitragen, persönliche Erfahrungen und Sichtweisen herauszustellen, um Lösungsansätze für die praxisorientierte Umsetzung von DiGA zu generieren und in der strategischen Ausrichtung zu berücksichtigen. Die Interviews wurden persönlich und digital durchgeführt, anschließend bereinigt und transkribiert.

Die qualitative Auswertung der Ergebnisse wurde von der Software MAXQDA unterstützt. Die Analyse erfolgte über die inhaltlich strukturierende qualitative Inhaltsanalyse nach Kuckartz (2018) und ermöglicht eine inhaltliche Strukturierung der Daten in Kategorien (S. 100–102).

4 Herausforderungen in der Praxis

Die Herausforderungen in der Praxis wurden anhand der folgenden Kategorien dargestellt.

4.1 Digitalisierung in der ärztlichen und therapeutischen Arbeit

Die Digitalisierung in der ärztlichen und therapeutischen Arbeit spielt nach der Aussage der Expert:innen eine wichtige Rolle. Die Digitalisierung „erleichtert, verkürzt und optimiert bzw. entzerrt die Praxisabläufe" (Experte:in A). In der niedergelassenen ärztlichen Praxis wird das Thema immer relevanter; positive Erfahrungen wurden durch die Einführung einer Onlineterminbuchungs-App gemacht. Nach einer Anschlussrehabilitation können Weiterbehandlungen mit klinikeigenen Apps stattfinden; darin wird ein großes Potenzial gesehen, das noch zu wenig genutzt wird (Experte:in B).

Die komplette digitale Dokumentation ermöglicht die Vernetzung mit allen Abteilungen in den Rehabilitationskliniken, wodurch eine umfassende Information durchführbar ist. Der Zeitaufwand für die Dokumentation wird jedoch kritisch gesehen. Diese Zeit muss bei Aufnahmen, Visiten und Abschlüssen abgezogen werden, was die ärztliche Untersuchung reduziert. Die Folgen sind „unvollständige Untersuchungsbefunde, falsche Diagnosen bei Komplikationen usw." (Experte:in C).

Das Thema Digitalisierung bzw. Nutzung von Therapie-Apps ist während und nach der Coronapandemie in der orthopädischen und neurologischen Rehabilitationsklinik interessant geworden. Die Therapieangebote in Präsenz waren größtenteils nicht mehr erlaubt; daraufhin musste sich die Therapieabteilung in der Rehaklinik neu organisieren. Im Bereich der Nachsorge wurden zu Beginn zwei Apps eingeführt. Eine Planungs-App, zur digitalen Buchung von Terminen, und als Therapie-App wurde die Caspar-App für das IRENA-Programm genutzt. Es ist eine hybride Nachsorgevariante, bei der die Patient:innen in Präsenz im Bereich der medizinischen Trainingstherapie oder Wassertherapie trainieren. Darüber hinaus werden Schulungen über Entspannungstechniken, Ernährung und Krankheitsbildung angeboten. Dazu werden von der App bereits vorhandene Videos und auch selbst erarbeitete Videoaufnahmen genutzt, um die Patient:innenschulungen durchzuführen.

Erst vor einem Jahr wurde die myReha-App in der Rehaklinik eingeführt. Besonders im Bereich der Logopädie wird sie genutzt und dient als ergänzendes Therapieangebot für die Patient:innen. Die myReha-App kann ebenfalls für den Bereich Neuropsychologie und Ergotherapie genutzt werden und hat den großen Vorteil, dass sie eine KI-gestützte App ist, die ein großes Portfolio an Übungen für Patient:innen aufweist, die durch Videos unterstützt werden und für Patient:innen leicht verständlich sind (Experte:in D).

4.2   Implementierung von Gesundheits-Apps in der Praxis

In den niedergelassenen rehamedizinischen und orthopädischen Praxen wurden folgende DiGA genutzt und implementiert:

Die Gesundheits-App Vivira wurde für die Patient:innen alternativ zum Erlernen und Durchführen von wirbelsäulenstabilisierenden Übungen und zur Rückenschule zu Hause eingesetzt. Besonders in der COVID-Pandemie wurde diese DiGA genutzt, als die Nutzbarkeit von Rehaabteilungen und Physio- und Ergotherapiepraxen oftmals eingeschränkt war (Experte:in A, B).

Die Selfapy-App beinhaltet psychologische Onlinetherapieprogramme (www.selfapy.com) und wird von den Expert:innen in Zusammenhang mit einem multimodalen Therapiekonzept zur psychologischen Unterstützung der Patient:innen empfohlen, „bei denen neben orthopädischen, körperlich begründbaren Krankheitsursachen zusätzlich, triggernde oder sich gegenseitig verstärkende psychische bzw. psychosomatische Krankheitsfaktoren vorliegen" (Experte:in A). Aufgrund der langen Wartezeiten bei Psycholog:innen und Psychotherapeut:innen von Monaten bis zu zwei Jahren, kann die Selfapy-App überbrückend sehr hilfreich sein.

Die Zanadio-App ist eine Abnehm-App für die digitale Adipositastherapie (www.zanadio.de). Viele Erkrankungen des orthopädischen Fachgebiets stehen ursächlich in engem Zusammenhang mit Übergewicht. Da Diäten häufig nicht nachhaltig helfen und die betroffenen Patient:innen „mit Übergewicht ab einem bestimmten BMI eine notwendige Gewichtsreduktion oft nicht mehr alleine schaffen, und beim konsequenten Abnehmen – auch zur Vermeidung von `Selbstbetrug´ – klare Strukturen, fachliche motivierende Unterstützung, aber auch regelmäßige Kontrollen mit direktem Feedback benötigen," wird diese Adipositas DiGA rezeptiert (Experte:in A).

Zur Einführung dieser Gesundheits-Apps ist ein persönlicher Besuch der entsprechenden Firmenmitarbeiter:innen erfolgt; zusätzlich wurde die Praxis über Schriftmaterial ausführlich informiert. Von der Firma Vivira gab es einen kostenlosen Verordnerprobezugang, über Zanadio konnten vertiefende Informationen durch eine Fortbildungsveranstaltung im Rahmen des Akupunktur-QM-Zirkels gewonnen werden. Wenn in der Praxissprechstunde der Eindruck gewonnen wurde, dass sich die Patient:innen für den therapeutischen Einsatz der DiGA eignen, dann wurde zunächst die telefonische Kontaktaufnahme und zusätzliche Beratung über die zugehörigen DiGA Servicenummern empfohlen. Entscheidet sich der oder die Patient:innen, die DiGA-Therapie in Anspruch zu nehmen, dann stellt der behandelnde Arzt bzw. die behandelnde Ärztin ein Rezept aus (Experte:in A).

Zur eigenständigen digitalen Buchung von Terminen wird in der ärztlichen Praxis Doctolib verwendet. Diese App erleichtert sehr stark die Terminbuchung und entlastet die Mitarbeitenden der Terminierung. Es reduziert die No-Show-Rate, d. h. Patient:innen, die sich telefonisch einen Termin geben lassen und dann nicht zum vereinbarten Termin erscheinen. Die Patient:innen haben durch die eigenständige Terminwahl eine größere Freiheit; damit entsteht eine Win–win-Situation (Experte:in B).

In der orthopädischen und neurologischen Rehabilitationsklinik wurden folgende DiGA genutzt und implementiert:

Zur Nutzung der myReha-App wird für die Patient:innen ein Account erstellt. In Zusammenarbeit mit den betreuenden Logopäd:innen wird ein spezielles Trainingsprogramm erstellt. Dies beinhaltet, je nach Indikation, Therapieschwerpunkte und ein individuelles Programm an Sprachübungen, Schluckübungen und Sprechübungen. Der Vorteil an dieser App ist die KI-Unterstützung für eine individuelle automatische Anpassung an das Leistungsniveau der Patient:innen. Bei zu anspruchsvollen Übungen kann die App dies über die Sprachentwicklung der Patient:innen erkennen und den Schwierigkeitsgrad herunterfahren. Sind die Übungen zu einfach und die Patient:innen sind immer bei voller Punktzahl, dann kann die App selbstständig den Schwierigkeitsgrad anpassen. Für die myReha-App gab es eine Erprobungsphase von drei Monaten. Es wurden Tablets gekauft, die Software aufgespielt und die Mitarbeitenden konnten die App mit den Patient:innen testen. Die Logopäd:innen haben die Möglichkeit, im Einzelsetting oder im Kleingruppensetting in Präsenz mit den Patient:innen zu üben. Dies kann wahlweise im Zimmer der Klinik geübt werden. Neben den fachtherapeutischen Terminen konnte die myReha-App das Angebot erweitern (Experte:in D).

Die Caspar-App wird in der Rehabilitationsklinik für die Nachsorge bei IRENA- und T-RENA- Programmen der DRV genutzt. Dieses Nachsorgeprogramm ist für Patient:innen mit einer positiven Erwerbsprognose vorgesehen und muss von der DRV befürwortet werden. Der Ablauf in der Klinik beginnt, wie auch bei der myReha-App, mit einem ärztlichen Aufnahmegespräch; es erfolgt eine Geräteeinweisung auf der Trainingsfläche mit Dokumentation und Erteilung von Zugangsdaten. Über die Magicline-App können die Patient:innen dann von zu Hause aus ihre Termine buchen. Die Anzahl der Termine ist von dem Nachsorgeprogramm der DRV vorgegeben. Die Trainingszeiten finden in Präsenz auf der Trainingsfläche oder im Wasser statt. Online werden Schulungen zu den Themen Gehschulung, Stressbewältigung, Ernährung und Krankheitslehre angeboten. Im Bereich Orthopädie sind es Aufklärungs- und Schulungsvideos für die Endoprothetik, wie Hüft- und Knie-TEP. Im Bereich der Neurologie finden die Schulungen über neurologische Krankheitsbilder wie z. B. Schlaganfall statt (Experte:in D).

Zur Vorbereitung auf die Einführung der Gesundheits-Apps sind umfangreiche Schulungen der Mitarbeitenden erfolgt. Ein Nachsorgeteam wurde gebildet und in Gruppen geschult. Die Apps konnten im Vorfeld erprobt werden. In der Pilotphase wurde die Caspar-App an wenigen Patient:innen getestet, als Prozess beschrieben und integriert (Experte:in D).

Die ePA wird in der Rehabilitationsklinik zur Patient:innendokumentation genutzt; dadurch ist ein interdisziplinärer Austausch möglich. Die Ärzt:innen, Therapeut:innen und Pfleger:innen nutzen die ePA, es besteht eine Dokumentationspflicht. Im Bereich der Pflege wird teilweise noch die Papierkurve verwendet, eine komplette digitale Umstellung ist das Ziel. Im Bereich der ärztlichen Visiten gibt es mobile Recheneinheiten; die Ärzt:innen haben die Möglichkeit, Änderungen direkt in das System einzutragen. Für den therapeutischen Bereich stehen noch keine Tablets zur Verfügung, es wurde jedoch kommuniziert.

4.3   Nutzerfeedback

In den beschriebenen ärztlichen Praxen und Rehabilitationskliniken gibt es bezogen auf DiGAs bisher keine systematische Erfassung der Patient:innenzufriedenheit. Es gibt einzelne Patient:innenrückmeldungen zu den Gesundheits-Apps und zu der digitalen Buchung der Termine.

Die myReha-App kommt bei Patient:innen „durchweg hervorragend" an, da die Patient:innen individuell die Möglichkeit haben, selbstständig zu üben (Experte:in D). Damit weisen die Patient:innen einen aktiveren Einfluss auf die Gestaltung ihrer Therapie auf. Bei den Mitarbeiter:innen in der Logopädie hat die myReha-App großen Anklang gefunden. Einerseits, weil die App neu ist, andererseits kann die Therapiedichte ohne Anwesenheit von Therapeut:innen erhöht werden, was sich direkt auf den Therapieerfolg auswirkt. Die Patient:innen können, wenn sie motiviert sind, viel länger und intensiver an ihrem Beschwerdebild arbeiten; das Programm ist individuell anpassbar.

Im Bereich der Nachsorge kommt die Terminbuchungs-App Medicline sehr gut an, da die Patient:innen sich individuell Termine buchen können. Selbstbestimmtheit ist ein wichtiger Faktor nach der Coronapandemie geworden. Die Caspar-App wurde in der Coronapandemie von den Patient:innen gut angenommen, da die Patient:innen zu Hause selbstständig Übungen durchführen konnten. Dieser Bedarf ist jetzt rückläufig, die Patient:innen fühlen sich in Präsenz wohler, sie müssen öfter daran erinnert werden, die Onlineschulungen zu absolvieren, die teilweise vernachlässigt werden. Der direkte Austausch mit Patient:innen in der Rehaklinik ist gefragt. Dies hat zur Folge, dass in der Klinik mehr Patient:innen an T-RENA- als an IRENA-Programmen teilnehmen. Einige Patient:innen empfinden es als störend, die vorgegebenen Minuten an Onlineschulungen im Rahmen des IRENA-Programms zu absolvieren. Ein nicht zu unterschätzender Teil der Patient:innen ist nicht EDV-affin, dies betrifft besonders die ältere Generation, d. h., intensive Schulungen sind sehr wichtig für die Nutzung der appgestützten Programme.

Das digitale Terminbuchungsprogramm „Doctolib wird fantastisch angenommen, es gibt nur positives Feedback" von den Patient:innen (Experte:in B). Bisher hat nur ein Patient die Benutzung der App abgelehnt. Bei den Mitarbeitenden führt Doctolib zu einer deutlich spürbaren Entlastung, Ressourcen werden eingespart. Die täglichen Telefonanrufe in der Praxis haben sich fast halbiert; dadurch können andere Praxisarbeiten erledigt werden (Experte:in B).

Zur Selfapy-App gibt es vereinzelte Rückmeldungen von Patient:innen. Die „Gesamtperformance der Selfapy-App" wird als gut empfunden (Experte:in A). Erlerntes wird regelmäßig zu Hause weitergeführt. Von der app- und verhaltensmedizinisch basierten Behandlung konnte die Patientin nachhaltig profitieren.

Bei den Ärzt:innen gibt es geteilte Meinungen zu der Selfapy-App, teilweise sind nervenärztlich-psychiatrische Ärzt:innen kritisch eingestellt (Experte:in B).

4.4   Wirkung und Nutzen von Gesundheits-Apps (DiGA)

Mit DiGAs wie Gesundheits-Apps, wird eine Veränderung im Bereich der Therapieeffektivität und Patient:innenzufriedenheit gesehen. Die Apps, die von einzelnen Rehakliniken angeboten werden, unterstützen die Patient:innen bei der Umsetzung der Therapie im Alltag. Es entsteht bei den Patient:innen eine Art Sicherheitsgefühl, da sich Fachleute regelmäßig weiter kümmern; das ist z. B. für die Nachsorge nach einer Operation enorm wichtig (Experte:in B).

Besonders im Bereich Logopädie wird ein schnellerer Therapieerfolg durch die Nutzung der myReha-App beobachtet, die schon während des Rehaaufenthalts genutzt wird. Durch die Therapiedichte haben die Patient:innen die Möglichkeit, an ihren Defiziten zu arbeiten. Es ist ein dynamischerer Rehaerfolg zu verzeichnen.

Die Reha-Apps haben im Bereich der Nachsorge viele Abläufe vereinfacht. Die Patient:innen werden aktiv in die Prozesse eingebunden und sind in der Handhabung ihrer Termine im Rahmen von vorgegebenen Zeiten flexibel. Dies hat für alle Beteiligten einen Nutzen (Experte:in A).

4.5   Herausforderungen und Risiken mit Gesundheits-Apps

Die Implementierung der Apps wurde in der Rehabilitationsklinik nicht als Herausforderung gesehen.

Die Schwierigkeit war, eine geeignete App für die Rehaklinik zu finden. Die Apps sollten bestimmte technische Anforderungen erfüllen und benutzerfreundlich sein. Die Hersteller boten lange Erprobungszeiten für die Apps an, um die Apps zu testen. Dadurch waren die Mitarbeitenden bereits geschult, als sich die Rehaklinik für bestimmte Apps entschieden hat (Experte:in D).

Der Datenschutz bei der Nutzung von Reha-Apps ist sichergestellt. Im Rahmen der AGBs und der Nutzungsverträge sind personenbezogene Daten besonders geschützt und vertraulich zu behandeln. Es können sich grundsätzlich keine externen Personen, nur Patient:innen der Klinik in die Reha-App einloggen. Durch das klinikinterne Datenschutzkonzept ist der Umgang mit sensiblen Patient:innendaten festgelegt.

Die Risiken zur Nutzung der Reha-Apps sind gering, theoretisch besteht die Gefahr, dass Patient:innen Übungen falsch durchführen oder sich im eigenen Umfeld durch Unachtsamkeit oder Stürze verletzen. Darauf haben die Therapeut:innen keinen Einfluss, weil es nicht in Präsenz passiert. Bisher wurde noch nicht von diesen Vorfällen berichtet (Experte:in D).

Die Herausforderung bei der Implementierung und Nutzung von DiGAs in der ärztlichen Praxis ist, dass sich relativ wenige Patient:innen für die Nutzung der DiGAs entscheiden und nach einem DiGA-Rezept, trotz vorheriger Beratung und Empfehlung, fragen. Das Verhältnis liegt schätzungsweise bei 1:5 (Experte:in A). In der flächendeckenden Anwendung bei älteren Patient:innen, die teilweise unsicher im Umgang mit digitalen Medien sind, fällt auf, dass sie eher auf „herkömmliche Methoden" zurückgreifen (Experte:in B).

Die gesetzlichen Kriterien des Datenschutzes sind bei den KV-rechtlich zugelassenen und verordnungsfähigen Gesundheits-Apps erfüllt (Experte:in D).

Die Apps sind zertifiziert. Bei der Nutzung von Doctolib müssen alle Patient:innen eine Datenschutzerklärung, die von der Firma bereitgestellt wird, ausfüllen und unterschreiben (Experte:in B).

Bei komplikationslosen Patient:innen können DiGAs angewendet werden, jedoch weisen Patient:innen postoperativ häufig medizinische Probleme auf, die untersucht werden müssen, um dann den Therapieplan an die individuellen Defizite anzupassen. Der Heilungsprozess unterliegt vielfältigen Variationen und möglichen Komplikationen, die berücksichtigt werden müssen (Experte:in C).

Die Risiken werden, solange die Ergebnisse von Fachpersonal überprüft werden, als unkritisch gesehen. Eine alleinige Patient:innenanwendung ohne ärztlich therapeutische Kontrolle kann jedoch gefährlich sein (Experte:in B).

4.6 Strategische Ausrichtung und Zukunftsperspektiven

Die Gesundheits-Apps in der ärztlichen Praxis erweitern das therapeutische Spektrum und können dazu beitragen, den zunehmenden Fachkräftemangel durch das „Aufbrechen" der bisher vorherrschenden persönlichen und 1:1-Leistungserbringung abzufedern, und helfen, zeitliche Freiräume zu schaffen (Experte:in A).

Die Gesundheits-Apps (DiGA) sollten eine bessere Bekanntheit und Patient:innenakzeptanz erhalten. Durch die Nutzung kann das Personal entlastet und therapeutische und personelle Kapazitäten in der Praxis frei werden (Experte:in B).

Eine sinnvolle Reha-App sollte durch wissenschaftlich orientierte Fachgremien erstellt und geprüft werden, um unnütze oder gefährliche Anwendungen auszuschließen (Experte:in C).

In der Rehabilitation ist aus Sicht der Therapeut:innen die Nutzung der KI-gestützten myReha-App ein großer Gewinn. Es ist noch ein sehr junges Themengebiet; in den nächsten Jahren wird es noch viele Veränderungen geben. Vielleicht werden sich dadurch die Fachbereiche nochmal erweitern. Die Coronapandemie hat den Bedarf geweckt, Training von zu Hause durchzuführen. Dadurch entstand ein grundsätzliches Interesse an diesem Bereich. In Zukunft wird die Digitalisierung für die strategische Ausrichtung von Rehakliniken eine wichtige Rolle spielen. Nicht nur im Gesundheitssektor, sondern in allen Bereichen, auch im Privaten, wird sich alles weiter Richtung Digitalisierung verlagern. Daher ist es wichtig, sich anzupassen und „up to date" zu sein (Experte:in D).

5 Fazit

Durch die Implementierung von DiGAs können Rehaeinrichtungen sowohl die Patient:innenversorgung verbessern als auch betriebliche Abläufe effizienter gestalten. Die Ergebnisse der vorliegenden Studie zeigen, dass die Implementierung von Gesundheits-Apps die Therapieeffektivität steigert und Einfluss auf die Patient:innenzufriedenheit nimmt. Voraussetzung dafür ist jedoch eine systematische Erfassung und Auswertung der Zufriedenheit der Patient:innen.

Gesundheits-Apps ersetzen nicht die professionelle therapeutische Anleitung der Patient:innen, können jedoch als unterstützendes Element im Rehabilitationsprozess sinnvoll integriert werden. Entscheidend für ihren erfolgreichen Einsatz sind eine hohe Benutzerfreundlichkeit sowie eine breite Akzeptanz bei Patient:innen und Fachpersonal. Um diese zu fördern, sollten Bekanntheit und Vertrauen in digitale Anwendungen gezielt verstärkt werden.

Für eine reibungslose Implementierung von DiGAs sind intensive Schulungen des medizinischen Personals und der Patient:innen erforderlich. Ein weiterer zentraler Aspekt ist die technische Integration: Die Vernetzung der ePA mit DiGAs zur Übertragung therapierelevanter Daten stellt einen wichtigen Schritt in Richtung einer vernetzten, digitalen Versorgungsstruktur dar.

Die strategische Ausrichtung rehamedizinischer Einrichtungen wird zunehmend durch digitale Entwicklungen geprägt. Zukünftig werden sich insbesondere jene Einrichtungen behaupten, die frühzeitig digitale Kompetenzen aufbauen, neue Technologien offen integrieren und die sich wandelnden Anforderungen des Gesundheitsmarktes aktiv mitgestalten. Die digitale Weiterentwicklung von Dienstleistungsangeboten hat das Potenzial, die Rehabilitationslandschaft nachhaltig zu verändern.

Literatur

Biegert, T. & Seiler, R. (2022). *Gesundheitsmarkt neu denken: Perspektiven Potenziale Prognosen.* Medizinisch Wissenschaftliche Verlagsgesellschaft. http://ebookcentral.proquest.com/lib/badhonnef/detail.action?docID=7014582.

Bundesinstitut für Arzneimittel und Medizinprodukte (BfArM). (2025*). DiGA und DiPA. Digitale Gesundheits- und Pflegeanwendungen.* https:, , www.bfarm.de, DE, Medizinprodukte, Aufgaben, DiGA-und-DiPA, _node.html.Zugegriffen am:17.02.2025., xxxx.

Bundesinstitut für Arzneimittel und Medizinprodukte (BfArM). (2023). *Das Fast-Track-Verfahren f digitale Gesundheitsanwendungen (DiGA) nach § 139e SGB V Ein Leitfaden f Hersteller, Leistungserbringer und Anwender.*https://www.bfarm.de/shareddocs/downloads/de/medizinprodukte/diga_leitfaden.pdf?_blob=publicationfile. *Zugegriffen: 18. Febr. 2025.*

Bundesärztekammer. (2025). *Digitalisierung in der Gesundheitsversorgung.*https://www.bundesaerztekammer.de/themen/aerzte/digitalisierung. *Zugegriffen: 17. Febr. 2025.*

Bundesministerium für Gesundheit. (2025a). *Digitalisierung im Gesundheitswesen.*https: //www.bundesgesundheitsministerium.de/themen/digitalisierung/digitalisierung-im-gesundheitswesen.html. Zugegriffen: 17. Febr. 2025.

Bundesministerium für Gesundheit. (2025b). *Digitalisierung im Gesundheitswesen: Ein Überblick.*https://gesund.bund.de/digitalisierung-im-gesundheitswesen. Zugegriffen: 17. Febr. 2025.

Bundesministerium für Gesundheit. (2025c). *Digitale Gesundheitsanwendungen (DiGA).* https://www.bundesgesundheitsministerium.de/themen/krankenversicherung/arznei-heil-und-hilfsmittel/digitale-gesundheitsanwendungen.html. Zugegriffen: 18. Febr. 2025.

CASPAR. (2025). https://caspar-health.com. Zugegriffen: 19. Febr. 2025.

Deutsche Rentenversicherung. (2025). *Digitale Reha-Nachsorge.*https://www.deutsche-rentenversicherung.de/drv//de/experten/infos-fue-reh-einrichtungen/nachsorge/telenachsorge_index.html. Zugegriffen: 21. Febr. 2025.

Doctolib (2025). https://doctolib.de. Zugegriffen: 18. Juni. 2025.

Döring, N. & Bortz, J. (2016). *Forschungsmethoden und Evaluation in den Sozial- und Humanwissenschaften* (5. Aufl.). Springer-Verlag. https://doi.org/10.1007/978-3-642-41089-5

Kassenärztliche Bundesvereinigung KBV. (2025a). *Digitale Gesundheitsanwendungen.*https://www.kbv.de/html/diga.php. *Zugegriffen: 17. Febr. 2025.*

Kassenärztliche Bundesvereinigung KBV. (2025b). *KBV-Elektronische Patientenakte-ePA.*https://www.kbv.de/html/epa.php. *Zugegriffen: 21. Febr. 2025.*

Kuckartz, U. (2018). *Qualitative Inhaltsanalyse. Methoden, Praxis; Computerunterstützung.* (4. Auflage). Beltz Juventa.

Magicline (2025). https://magicline.com. Zugegriffen: 18. Juni. 2025.

Medical Tribune. (2025). *Teil des digitalen Ökosystems. DiGA und ePA, DiGA und DMP – die Vernetzung beginnt.*https://www.medical-tribune.de/im-fokus/diga-digitale-gesundheitsanwendungen/diga-und-epa-diga-und-dmp-die-vernetzung-beginnt. *Zugegriffen: 21. Febr. 2025.*

Meskendahl, D. & Bachmann, T. (2023). *„Marktentwicklung digitaler Gesundheitsanwendungen (DiGA-Report)"*. Spitzenverband Digitale Gesundheitsversorgung e.V.https://digitalversorgt. de/wp-content/uploads/2024/01/diga-report-2023-svdgvZugegriffen: 17. Febr. 2025.

myReha. (2025). https://www.nyra.health. Zugegriffen: 19. Febr. 2025.

Schlieter, H., Kählig, M., Hickmann, E., Fürstenau, D., Sunyaev, A., Richter, P., Breitschwert, R., Thielscher, D., Gersch, M., Maaß, W., Reuter-Oppermann, M. & Wiese, L. (2023). *Digitale Gesundheitsanwendungen (DiGA) im Spannungsfeld von Fortschritt und Kritik. Diskussionsbeitrag der Fachgruppe „Digital Health" der Gesellschaft für Informatik e.V.* Bundesgesundheitsblatt, 2024 (67) S. 107–114. https://doi.org/10.1007/s00103-023-03804-2. Zugegriffen: 17. Febr. 2025.

Selfapy. (2025). https://www.selfapy.com. Zugegriffen: 19. Febr. 2025.

Spitzenverband Digitale Gesundheitsversorgung e.V. (2025). *Digitale Gesundheitsanwendungen im klinischen Umfeld*.https://www.digitalversorgt.de/wp-content/uploads/2023/08/diga-im-entlassmanagement.pdf. *Zugegriffen: 18. Febr. 2025.*

ViViRA. (2025). https://www.vivira.com. Zugegriffen: 19. Febr. 2025.

Zanadio. (2025). https://www.zanadio.de. Zugegriffen: 19. Febr. 2025.

Prof. Dr. Sonja Funcke arbeitet als Professorin für Gesundheitsmanagement im dualen Studium an der IU Internationalen Hochschule. Ihre Forschungsschwerpunkte sind Qualitätsmanagement, Qualitätscontrolling, strategisches Management, Leadership, Gesundheit und Prävention.

Digitales Empowerment durch Lehre und Fortbildung

Digitale Gesundheitskompetenz in der Ausbildung von Gesundheitsberufen – Anforderungen, Konzepte und didaktische Implikationen

Hanna Schwendemann und Stephanie Rupp

Zusammenfassung

In einer zunehmend digitalisierten Gesundheitswelt wird von Patient:innen wie auch Gesundheitsfachpersonen erwartet, sich sicher und reflektiert in digitalen Informations- und Versorgungsumgebungen zu bewegen. Die digitale Gesundheitskompetenz ist damit zu einer Schlüsselressource für Teilhabe, Selbstbestimmung und Chancengleichheit im Gesundheitswesen geworden. Der vorliegende Beitrag beleuchtet zunächst theoretische Grundlagen zu digitaler Gesundheitskompetenz. Diese wird dabei nicht nur als individuelle Fähigkeit verstanden, sondern auch als Bildungs- und Systemfrage. Gesundheitsfachpersonen müssen befähigt werden, evidenzbasierte Informationen korrekt einzuordnen, Fehlinformationen zu erkennen und digitale Angebote professionell zur Beratung und Aufklärung einzusetzen. Dies verlangt nach neuen Kompetenzprofilen und einer strukturellen Verankerung entsprechender Inhalte in Ausbildung und Studium.

Im zweiten Teil des Beitrags werden konkrete didaktische Ansätze und Lernsettings vorgestellt, mit denen eine digitale Gesundheitskompetenz systematisch gefördert werden kann. Der Beitrag schließt mit der Forderung, die digitale

H. Schwendemann (✉)
Gesundheit, IU Internationale Hochschule, Frankfurt, Deutschland
E-Mail: hanna.schwendemann@iu.org

S. Rupp
Gesundheit, IU Internationale Hochschule, Stuttgart, Deutschland
E-Mail: stephanie.rupp@iu.org

© Der/die Autor(en), exklusiv lizenziert an Springer-Verlag GmbH, DE, ein Teil von Springer Nature 2026
H. Schwendemann et al. (Hrsg.), *Digitales Empowerment im Gesundheitswesen*,
https://doi.org/10.1007/978-3-662-72469-9_19

Gesundheitskompetenz als Querschnittsthema curriculumsweit zu integrieren und Gesundheitsberufe im Sinne einer handlungs- und reflexionsorientierten Didaktik auf eine zunehmend komplexe Informationslandschaft vorzubereiten.

Keywords

Gesundheitskompetenz · Gesundheitsberufe · Didaktik

1   Einleitung

In einer zunehmend digitalisierten Welt wird von Patient:innen und Gesundheitsfachpersonen gleichermaßen erwartet, dass sie sich in komplexen digitalen Gesundheitsumgebungen zurechtfinden. Gesundheitsentscheidungen werden heute nicht mehr ausschließlich in direkten Gesprächen mit Ärzt:innen getroffen, sondern häufig durch digitale Informationen, Anwendungen und Plattformen beeinflusst. Die Fähigkeit, gesundheitsbezogene Informationen nicht nur zu finden, sondern auch zu verstehen, kritisch zu bewerten und anzuwenden – insbesondere im digitalen Raum – wird damit zu einer zentralen Voraussetzung für Teilhabe, Selbstbestimmung und Gesundheitskompetenz.

Die digitale Transformation hat das Gesundheitswesen in den letzten Jahren tiefgreifend verändert. Technologien, wie die elektronische Gesundheitsakte, digitale Gesundheits-Apps, Telemedizin und Anwendungen auf Basis künstlicher Intelligenz (KI), sind mittlerweile fester Bestandteil des Alltags vieler Menschen. Richtig eingesetzt, bieten sie erhebliche Potenziale für eine verbesserte Versorgung, Effizienzsteigerungen im Gesundheitssystem und eine vereinfachte Kommunikation zwischen Patient:innen und Leistungserbringenden (Del Arias López et al., 2023). Insbesondere für vulnerable Gruppen – etwa ältere Menschen oder Bewohner:innen ländlicher Regionen – können digitale Lösungen eine wertvolle Unterstützung sein. Paradoxerweise sind es jedoch oft gerade diese Gruppen, die aufgrund infrastruktureller oder sozialer Barrieren von der digitalen Teilhabe ausgeschlossen bleiben (Williger & Wojtech, 2018).

Damit alle Bevölkerungsgruppen von der digitalen Transformation im Gesundheitswesen profitieren können, bedarf es mehr als nur eines technologischen Zugangs: Es braucht auch spezifische Fähigkeiten – also eine digitale Gesundheitskompetenz. Neben dem Vorhandensein von Infrastruktur sind individuelle Kompetenzen entscheidend dafür, ob Menschen digitale Angebote sinnvoll nutzen können. Digitale Gesundheitskompetenz stellt damit eine Schlüsselressource dar, um gesundheitliche Chancengleichheit in einer digitalisierten Gesellschaft zu sichern.

Um die Rolle dieser Kompetenzen besser zu verstehen, lohnt ein Blick auf das zugrunde liegende Konzept der Gesundheitskompetenz, das als Grundlage für eine digitale Teilhabe im Gesundheitssystem gilt. Gesundheitskompetenz umfasst das Wissen, die Motivation und die Fähigkeit von Menschen, relevante Gesundheitsinformationen zu finden, zu verstehen, zu beurteilen und im Alltag anzuwenden. Sie spielt bei der Erhaltung der eigenen Gesundheit sowie bei der Bewältigung von Erkrankungen eine zentrale Rolle (Bundesministerium für Gesundheit, 2025).

Als relationales Konzept ist sie nicht nur eine individuelle Fähigkeit, sondern das Ergebnis eines Wechselspiels zwischen persönlichen Ressourcen und den Anforderungen eines hochkomplexen Gesundheitssystems (Parker, 2009; Parker & Ratzan, 2010). Daraus ergibt sich eine doppelte Handlungsaufforderung: Zum einen sollten Angebote geschaffen werden, die gezielt die Kompetenzen der Bevölkerung stärken, zum anderen sollten die strukturellen Anforderungen des Systems reduziert werden (Okan et al., 2024). Gesundheitskompetenz wird maßgeblich durch Kultur, Bildung und Erziehung geprägt und gilt als Bestandteil kulturbasierter Ressourcen. Der soziale Hintergrund der Menschen beeinflusst den Zugang zu diesen Ressourcen erheblich. Daher sind gesellschaftliche Rahmenbedingungen so zu gestalten, dass Gesundheitschancen gerechter verteilt und strukturelle Benachteiligungen verringert werden können. Aktuelle Studien zeigen, dass die Gesundheitskompetenz in der deutschen Bevölkerung insgesamt auf einem niedrigen Niveau liegt – mit spürbaren Auswirkungen auf die individuelle und kollektive Gesundheit (Jordan, 2023).

Eine zentrale Erweiterung dieses Konzepts stellt die digitale Gesundheitskompetenz dar. Sie wird als Fähigkeit verstanden, *„relevante Gesundheitsinformationen in unterschiedlicher Form zu finden, zu verstehen, zu beurteilen und anzuwenden"* (Schaeffer et al., 2023, 2023, S. 324), unter Nutzung digitaler Technologien zur Lösung gesundheitlicher Probleme oder zur Beantwortung gesundheitsbezogener Fragen (Del Arias López et al., 2023).

Norman und Skinner (2006) nutzen für die Beschreibung der digitalen Gesundheitskompetenz, auch E-Health Literacy, ein Lilienmodell. Dieses umfasst sechs zentrale Kompetenzbereiche, visualisiert als Blütenblätter: traditionelle Lese-, Schreib- und Rechenkompetenzen, Gesundheits-, Informations- und Medienkompetenz, wissenschaftliche Fähigkeiten sowie Computerkenntnisse (Bertschi et al., 2019). Dieses Modell wird durch Nørgaard et al. (2015) weiterentwickelt und bildet die Grundlage für das Rahmenmodell der digitalen Gesundheitskompetenz. Hier werden individuelle Fähigkeiten – etwa zur Informationsverarbeitung und Reflexion der eigenen Gesundheitsrolle im System – ebenso berücksichtigt, wie systemische Fähigkeiten, also die Fähigkeit, digitale Dienste kritisch zu bewerten, bewusst zu nutzen und an individuelle Bedürfnisse anzupassen. Besonderes Gewicht liegt dabei auf der aktiven Auseinandersetzung mit digitalen Gesundheitsangeboten, der Nutzungsmotivation und dem Zugang zu digitalen Services.

Digitale Gesundheitskompetenz kann somit als Fähigkeit verstanden werden, digitale Technologien kompetent zu nutzen und deren Chancen sowie Risiken einschätzen zu können. Neben technischen Kenntnissen sind vor allem kritisches Denken, medienbezogene Reflexionsfähigkeit und ein sicherer Umgang mit digitalen Informationsquellen essenziell. Dies umfasst auch die Navigation durch vielfältige Informationskanäle wie Webseiten, Social Media, Blogs oder Videos. Digitale Gesundheitskompetenz ist mehr als eine Schnittmenge aus digitaler Kompetenz und Gesundheitskompetenz, sie kann als eigener komplexer Interaktionsprozess betrachtet werden. Alternativ wird sie auch als Teil der allgemeinen Gesundheitskompetenz verstanden, deren Relevanz mit dem gesellschaftlichen Digitalisierungsgrad stetig zunimmt (Del Arias López et al., 2023; Schmidt-Kaehler et al., 2021).

„Digitale Gesundheitskompetenz ist eine zentrale Voraussetzung, um eine erfolgreiche digitale Transformation der Gesundheitssysteme zu gewährleisten und das Potenzial der Digitalisierung auszuschöpfen" (Dratva et al., 2024, S. 281).

2 Digitale Gesundheitskompetenz und deren Relevanz für die Gesundheitsversorgung

Dratva und Kolleg:innen 2024 beschreiben, dass die digitale Gesundheitskompetenz der deutschen Bevölkerung erhebliche Defizite aufweist: Rund drei Viertel der Menschen in Deutschland verfügen über geringe Kompetenzen im Umgang mit digitalen Gesundheitsinformationen und -anwendungen – sie haben große Schwierigkeiten, digitale Informationen zu verstehen, einzuordnen und anzuwenden. Besonders herausfordernd ist dabei die Bewertung der Vertrauenswürdigkeit und Neutralität von Gesundheitsinformationen im Internet. Diese Unsicherheiten werden auf das „unüberschaubare Nebeneinander von seriösen und unseriösen Informationsquellen" zurückgeführt, das eine kritische Einschätzung erschwert. Darüber hinaus zeigt sich ein ausgeprägter sozialer Gradient in der digitalen Gesundheitskompetenz: Bildungshintergrund, sozialer Status und finanzielle Ressourcen beeinflussen ebenso wie das Alter die Fähigkeit, sich in digitalen Gesundheitsumgebungen zurechtzufinden.

Del Arias Lopés und Kolleginnen (2023) beschreiben in einem Scoping-Review die vielfältigen negativen Auswirkungen geringer digitaler Gesundheitskompetenz auf die Gesundheit von Patient:innen. Menschen mit niedriger digitaler Gesundheitskompetenz zeigen eingeschränkte Fähigkeiten im Selbstmanagement und haben größere Schwierigkeiten bei medizinischen Entscheidungsprozessen. Zudem weisen sie im Vergleich zu Menschen mit höherer digitaler Gesundheitskompetenz eine geringere Lebensqualität auf, leiden häufiger unter chronischen oder psychischen Erkrankungen und berichten über einen insgesamt schlechteren Gesundheitsstatus.

Die Studienlage macht also deutlich, dass die digitale Gesundheitskompetenz ein bedeutsamer Einflussfaktor auf Gesundheitsoutcomes ist – und somit ein zentraler Baustein für eine gerechte Gesundheitsversorgung.

3   Förderung der digitalen Gesundheitskompetenz als eine wesentliche Aufgabe der Gesundheitsprofessionen

Die Chancen und der Mehrwert digitaler Gesundheitsangebote sind durch die zuvor beschriebenen Befunde gut belegt. Seit 2020 ist die Förderung der digitalen Gesundheitskompetenz in Deutschland auch gesetzlich verankert: In § 20 SGB V wird festgelegt, dass Krankenkassen verpflichtet sind, Leistungen zur Förderung des selbstbestimmten und gesundheitsorientierten Einsatzes digitaler oder telemedizinischer Anwendungen durch die Versicherten bereitzustellen. Ziel ist es, den Nutzer:innen die Fähigkeiten zu vermitteln, digitale Anwendungen selbstbestimmt und kompetent einsetzen zu können (Bundesamt für soziale Sicherung, 2024).

Diese Aufgabe ist komplex und vielschichtig: Zum einen müssen digitale Gesundheitsinformationen zielgruppenspezifisch, verständlich und barrierearm bereitgestellt werden. Zum anderen sollten digitale Anwendungen intuitiv nutzbar sein und so gestaltet werden, dass sie eine selbstbestimmte und bedarfsorientierte Nutzung ermöglichen. Grundlegende Voraussetzungen für einen kompetenten Umgang mit digitalen Gesundheitsinformationen entstehen bereits in frühen Bildungsbiografien (Renninger et al., 2025). Van der Vaart und Drossaert (2017) identifizieren hierzu zentrale Fähigkeiten: operative Kompetenzen, Navigations- und Gestaltungskompetenzen, Strategien zur Informationssuche, Datenschutzbewusstsein sowie Bewertungskompetenz zur Einordnung von Informationen. Erste Lehrmaterialien für den Einsatz in primären Bildungseinrichtungen existieren bereits, eine systematische curriculare Integration steht jedoch noch aus (Renninger et al., 2025).

Vor dem Hintergrund der fortschreitenden Digitalisierung im Gesundheitswesen muss die Förderung digitaler Gesundheitskompetenz auch aus der Perspektive der Gesundheitsprofessionen betrachtet werden. Nørgaard et al. (2015) beschreiben in ihrem Rahmenmodell die notwendigen professionellen Fähigkeiten für diese Aufgabe. Gesundheitsfachpersonen müssen in der Lage sein, Informationen gezielt zu verarbeiten und zu verstehen, Patient:innen zur Förderung der eigenen Gesundheit zu motivieren und sie beim Navigieren im Gesundheitssystem zu unterstützen. Darüber hinaus sind technische Kompetenzen erforderlich – etwa, um digitale Anwendungen souverän zu nutzen, kritisch zu reflektieren, bewerten zu können und Patient:innen darin zu schulen, die Kontrolle über ihre Daten und den Umgang mit dem System zu behalten.

Schaeffer und Kolleg:innen (2023) erweitern diesen Kompetenzrahmen und beschreiben vier zentrale Bereiche professioneller Gesundheitskompetenz: (1) Informations- und Wissensmanagement, (2) Informations- und Wissensvermittlung, (3) patientenzentrierte Kommunikation sowie (4) professionelle digitale Gesundheitskompetenz. Die Aufgabe der Gesundheitsprofessionen besteht unter anderem darin, Patient:innen bei der Einordnung von Informationen zu unterstützen, insbesondere dann, wenn Unsicherheiten durch zuvor selbst recherchierte, ggf. fehlerhafte Gesundheitsinformationen entstehen. Ziel ist es, evidenzbasierte Informationen bereitzustellen, Einordnungen zu ermöglichen und Missverständnisse aufzuklären.

Allerdings zeigt die aktuelle Studienlage zur professionellen Gesundheitskompetenz in Deutschland, dass bei Gesundheitsfachpersonen ein erheblicher Entwicklungsbedarf besteht: Zwar verfügen Ärzt:innen und Pflegekräfte über eine grundlegende digitale Gesundheitskompetenz, doch bestehen Schwierigkeiten insbesondere bei der Einschätzung der Vertrauenswürdigkeit digitaler Informationen und bei der Unterstützung von Patient:innen bei der Informationssuche (Schaeffer et al., 2023).

Schaeffer und Kolleg:innen (2023) fordern, dass alle relevanten Akteure in der Ausbildung von Gesundheitsberufen mit dem notwendigen Know-how ausgestattet werden. Dies betrifft das Informations- und Wissensmanagement, die Vermittlungskompetenz sowie die Fähigkeit zur patientenzentrierten Kommunikation und zur Bewertung digitaler Inhalte. Studiengänge und Ausbildungsordnungen – insbesondere in Pflege, Physiotherapie und Medizin – sollten deshalb auf den Prüfstand gestellt und an den gesellschaftlichen Wandel angepasst werden. Dazu bedarf es entsprechender struktureller Rahmenbedingungen und curricularer Freiräume.

Betrachtet man die Rahmenlehrpläne der Pflegeberufe (2018), zeigt sich, dass Beratung und Begleitung im Kontext von Prävention, Gesundheitsförderung und Kuration bereits verankert sind. Auch das Erschließen und Anwenden von Gesundheitsinformationen auf individuelle Situationen ist als Ausbildungsziel festgelegt. Wulfhorst (2023) hebt im Kompetenzprofil für Pflegeberufe hervor, dass für Schulung und Beratung didaktische Prinzipien angewendet, neue Informationen selbstständig erschlossen und gezielt an Patient:innen, Angehörige und weitere Beteiligte vermittelt werden sollten. In den heilmitteltherapeutischen Berufen Ergotherapie, Logopädie und Physiotherapie wird Gesundheitskompetenz wenig thematisiert (Rupp & Schwendemann, 2024; Schwendemann et al., 2024; Schwendemann et al., 2023). Die Notwendigkeit der stärkeren Berücksichtigung dieses Themas in der Ausbildung wird jedoch deutlich benannt (HLS-PROF Konsortium, 2023; Hochschulverbund Gesundheitsfachberufe e. V., 2024; Schwendemann & Thieme, 2023).

Vor diesem Hintergrund erscheint es geboten, Gesundheitsprofessionen gezielt auf diese Aufgaben vorzubereiten. Dies umfasst den Ausbau professioneller Gesundheits- und Beratungskompetenz im Rahmen von Ausbildung und Studium. Gesundheitsfachpersonen sollten dazu befähigt werden, die Verlässlichkeit von Onlinegesundheitsinformationen zu beurteilen und wissenschaftliche Evidenz einschätzen zu können.

Dabei stellt sich die zentrale Frage, wie diese Forderungen konkret in die Ausbildung der verschiedenen Gesundheitsberufe implementiert werden können. Je nach Profession gelten unterschiedliche Berufsgesetze und aufgrund der föderalen Zuständigkeiten gelten landesspezifische Curricula (Bundesministerium für Bildung und Forschung, o. J.). Ärzt:innen, Apotheker:innen und Hebammen werden hochschulisch, Pflegekräfte und Therapieberufe vorwiegend fachschulisch ausgebildet, wobei inzwischen eine Vielzahl additiver oder ausbildungsintegrierender Hochschulstudiengänge existiert.

4 Digitale Gesundheitskompetenz als Impuls für Akademisierungsprozesse in den Gesundheitsberufen

Die beschriebenen Anforderungen an digitale Gesundheitskompetenz gehen weit über die reine Anwendungskompetenz hinaus – sie erfordern ein wissenschaftlich fundiertes, reflektiertes und evidenzbasiertes Handeln. Gesundheitsfachpersonen müssen in der Lage sein, digitale Gesundheitsinformationen nicht nur zu recherchieren und zu verstehen, sondern auch deren Qualität kritisch zu prüfen und im interprofessionellen wie auch patientennahen Kontext einzuordnen.

Diese Kompetenzen setzen ein hohes Maß an wissenschaftlicher Methodenkenntnis, Argumentationsfähigkeit und ethischer Reflexion voraus – Fähigkeiten, die traditionell im Rahmen hochschulischer Ausbildung vermittelt und systematisch aufgebaut werden. Damit wird deutlich, dass die digitale Transformation im Gesundheitswesen auch ein Treiber für die Akademisierung von Gesundheitsberufen sein muss. Der professionelle Umgang mit digitalen Informationen – etwa im Rahmen evidenzbasierter Entscheidungsfindung oder patientenzentrierter Beratung – verlangt ein vertieftes Verständnis von Wissenschaftlichkeit, Datenvalidität und interdisziplinärer Kommunikation. Digitale Gesundheitskompetenz umfasst somit nicht nur technische oder mediale Fertigkeiten, sondern auch akademische Schlüsselkompetenzen, wie sie im Kontext evidenzbasierten Arbeitens zentral sind. Dies unterstreicht die Notwendigkeit, Curricula gesundheitsfachlicher Ausbildungen so weiterzuentwickeln, dass sie wissenschaftliches Denken und digitales Handeln gleichermaßen fördern.

In diesem Zusammenhang kann eine digitale Gesundheitskompetenz auch als integratives Bildungskonzept verstanden werden, das eine Brücke schlägt zwischen Fachlichkeit, pädagogischer Vermittlung und gesellschaftlicher Teilhabe – und damit eine zentrale Rolle in der professionellen Weiterentwicklung der Gesundheitsberufe spielt.

5 Evidenzbasierte (digitale) Gesundheitsinformationen

In einer Welt, in der Gesundheitsinformationen jederzeit online verfügbar sind, kommt der Qualität dieser Informationen eine zentrale Bedeutung zu. Menschen suchen heute nicht nur bei Ärzt:innen, sondern auch auf Suchmaschinen, Chat-Bots und KI, Gesundheitsportalen oder in sozialen Medien nach Antworten auf gesundheitliche Fragen. Diese Entwicklung birgt Chancen, aber auch erhebliche Risiken – insbesondere dann, wenn Informationen nicht auf wissenschaftlicher Evidenz beruhen oder irreführend sind. Für eine informierte, selbstbestimmte und gesundheitlich kompetente Bevölkerung ist daher der Zugang zu evidenzbasierten Gesundheitsinformationen unerlässlich.

Gesundheitsinformationen begegnen Menschen im Alltag nahezu überall – in Printmedien wie Broschüren oder Magazinen, aber vor allem im digitalen Raum über das Smartphone oder andere Endgeräte. Evidenzbasierte Informationen können Menschen dabei unterstützen, mit chronischen Erkrankungen umzugehen, medizinische Entscheidungen zu treffen und gesundheitsförderliche Maßnahmen im Alltag umzusetzen. Sie gelten als Schlüsselressource für gesundheitliche Chancengleichheit und leisten gleichzeitig einen Beitrag zur Entlastung des Gesundheitssystems (Österreichische Plattform Gesundheitskompetenz, 2025).

„Evidenzbasierte Gesundheitsinformationen haben das Ziel, Menschen in gesundheitlichen Entscheidungen zu unterstützen. Sie sollen Individuen dazu befähigen, ihren Alltag auch unter gesundheitlichen Aspekten zu gestalten, ihre Erkrankungen gut zu verstehen und die Vor- und Nachteile von Interventionen realistisch einzuschätzen". Entsprechend sollten Informationsangebote an den Bedürfnissen der Nutzenden ausgerichtet sein und Empowerment fördern, also zu selbstbestimmtem Handeln befähigen (Koch, 2021).

Das Internet ist inzwischen die wichtigste Quelle für Gesundheitsinformationen (Horch, 2021). Allerdings können die dort gefundenen Inhalte oft intransparent, nicht evidenzbasiert oder sogar potenziell schädlich sein. Die Qualität der Informationen, die über kommerzielle Suchmaschinen angeboten werden, weist erhebliche Defizite auf. *„Gutes und Schlechtes, Evidenzbasiertes und auf Behauptungen Beruhendes liegen häufig nur einen Klick auseinander. Verlässliche Angebote werden so überlagert von nutzlosen oder sogar schädlichen Informationen, die bis zur Scharlatanerie reichen"* (Koch & Steckelberg, 2023, S. 48).

Auch in sozialen Medien zeigt sich ein ähnliches Bild: Eine Analyse ausgewählter Influencer:innen aus dem Bereich Ernährungskommunikation verdeutlicht, dass Nähe, Verständlichkeit und emotionale Ansprache die Reichweite fördern – gleichzeitig besteht jedoch ein kommerzielles Eigeninteresse und die Gefahr für Fehlinformationen ist hoch (Schrieder et al., 2024).

Um Patient:innen bei der Beurteilung von Gesundheitsinformationen, vor allem im digitalen Kontext, Unterstützung bieten zu können, ist es somit notwendig, Kriterien der evidenzbasierten Gesundheitsinformation zu kennen und anzuwenden.

Verlässliche Gesundheitsportale beispielsweise bieten evidenzbasierte Gesundheitsinformationen. Für diese Portale werden Kriterien der Qualität aufgestellt (siehe Tab. 1). Es gilt zu überprüfen, welche Interessen die Anbietenden der Seite verfolgen, welche Ziele und Zwecke mit dem Gesundheitsportal verfolgt und in welchem Geltungsbereich die Informationen dargestellt werden. Darüber hinaus ist es essenziell, dass die Überprüfbarkeit von Aussagen gewährleistet ist und Nutzende die Quellen einsehen können. Wenn eine Finanzierung der Website durch z. B. ein Pharmaunternehmen oder anderes Sponsoring unterstützt wird, sollte dies auf der Seite transparent dargestellt werden, und die redaktionelle Unabhängigkeit und Werbefreiheit sollten sichergestellt sein. Darüber hinaus sollte die Qualität der Informationen oder des Angebots dargelegt werden (Deutsches Netzwerk Evidenzbasierte Medizin, 2015; Ollenschläger & FB Verlässliches Gesundheitswissen, 2023; Steckelberg, 2017). Weiterhin ist es wichtig, dass Gesundheitsinformationen sachlich, objektiv und verständlich mithilfe von wissenschaftlichen Bele-

Tab. 1 Kriterien für verlässliche Gesundheitsinformationen. (Deutsches Netzwerk Evidenzbasierte Medizin., 2015; DNGK, 2025; Ollenschläger & FB Verlässliches Gesundheitswissen, 2023; Schwendemann & Thieme, 2024; Steckelberg, 2017)

Transparente Zielsetzung	Die Intention, Zielgruppe und Verantwortlichkeiten sollten offengelegt werden
Zielgruppenorientierung	Die Gesundheitsinformation sollte auf die spezifischen Bedürfnisse und das Verständnisniveau der Zielgruppe zugeschnitten sein. Dabei sollte ein angemessenes sprachliches Niveau (es wird das Niveau der 5.Klasse empfohlen) verwendet werden, oder sie sollte in einfacher Sprache formuliert sein
Unabhängigkeit und Finanzierung	Angaben zur Finanzierung, zum Sponsoring und zur redaktionellen Unabhängigkeit sollten klar formuliert werden
Inhaltliche Anforderungen, Quellenangaben und Nachprüfbarkeit	Bei der Erstellung müssen nachvollziehbare, wissenschaftlich belegte Informationen verwendet werden. Diese sollten dem aktuellen und wissenschaftlichen Stand entsprechen
Objektive und sachliche Darstellung	Die Inhalte sollten neutral dargestellt sein und wertende Sprache soll vermieden werden
Verständlichkeit	Klare, adressatengerechte Sprache und übersichtliche Darstellung. Sie sollten klar und effektiv gestaltet sein
Darstellung von Nutzen, Risiken und Alternativen	Die Inhalte sollten einschließlich z. B. Nichtbehandlungsoptionen und damit verbundener Unsicherheiten dargestellt werden
Darstellung von Häufigkeiten	Statistische Maßzahlen sollten klar und verständlich dargestellt werden. Hier können beispielsweise absolute Zahlen (1 von 100 Personen) verständlicher sein als relative Zahlen (0,1 %)
Einsatz von Grafiken	Komplexe Informationen können durch Grafiken visuell verständlich dargestellt werden
Einsatz von Bildern und Zeichnungen	Bilder können unterstützend eingesetzt werden, um das Verständnis für die Inhalte zu verbessern
Einsatz von Narrativen	Erfahrungsberichte erleichtern es, Informationen zu verstehen
Einsatz von Instrumenten zur Klärung der persönlichen Werte und Präferenzen	Fragebögen können helfen, die Präferenzen der Nutzenden zu ergründen und zu berücksichtigen. Hier kann zum Beispiel eine online-Entscheidungshilfe genutzt werden, um die Präferenzen der Patient:innen zu ergründen und die Entscheidungsfindung zu unterstützen
Hinweise zur Aktualität	Veröffentlichungs- und Überarbeitungsdatum sollten sichtbar sein
Unterschiedliche Formate	Die Informationen sollten in unterschiedlichen Formaten angeboten werden, um unterschiedliche Bedürfnisse von Zielgruppen zu berücksichtigen (Website, Flyer etc.)
Einbeziehung der Zielgruppe in den Erstellungsprozess	Partizipative Entwicklung von Materialien ermöglicht es, dass die Nutzenden die Materialien besser verstehen und als sinnvoll ansehen
Bereitstellen von weiterführenden Informationsquellen	Möglichkeiten darstellten, wie Zugang zu weiteren Gesundheitsinformationen geschaffen werden kann

gen kommuniziert werden. Im Kontext einer medizinischen Entscheidungsfindung sollten ein realistisches Bild von Gesundheit und Krankheit vermittelt und weitere Behandlungsoptionen dargestellt werden. Ebenfalls ist in diesem Kontext wichtig, über Schaden und Nutzen sowie Konsequenzen einer Nichtbehandlung aufzuklären. Risiken sollten verständlich kommuniziert und Unsicherheiten geäußert werden. Wichtig ist es, Angaben zur Aktualität zu treffen, eine verständliche Sprache und Darstellung zu wählen (Deutsches Netzwerk Gesundheitskompetenz e. V. [DNGK], 2025). Verlässliche Gesundheitsinformationen werden beispielsweise auf der Seite www.gesundheitsinformation.de des IQWIG bereitgestellt.

6 Vermittlung von Kompetenzen in der Lehre – Schlussfolgerungen für Ausbildung und Praxis

Die bisherigen Ausführungen zeigen deutlich: Die Förderung digitaler Gesundheitskompetenz und der Umgang mit evidenzbasierten Gesundheitsinformationen gehören zu den zentralen Zukunftsaufgaben der Gesundheitsprofessionen. Um diesen Anforderungen gerecht zu werden, bedarf es einer systematischen Verankerung entsprechender Inhalte und Methoden in der Aus- und Weiterbildung.

In der Lehre sollten Studierende und Auszubildende befähigt werden, digitale Gesundheitsinformationen kritisch zu beurteilen und gezielt in Beratungssituationen einzusetzen. Dies bedeutet auch, dass sie lernen, geeignete Quellen zu erkennen, Falschinformationen zu entlarven und Patient:innen gezielt bei der Navigation durch digitale Angebote zu begleiten. Insbesondere in den pflegerischen und heilmitteltherapeutischen Ausbildungen können solche Fähigkeiten gezielt angebahnt werden, um auf spätere Beratungssituationen vorbereitet zu sein – etwa bei der Aufklärung zu Krankheitsbildern oder der Auswahl verlässlicher Informationsportale.

Ein bewährter Ansatz zur Beurteilung der Qualität von Patienteninformationen ist das DISCERN-Instrument. Dabei handelt es sich um ein standardisiertes Bewertungsinstrument mit 15 Fragen, die auf einer Skala von 1 („Nein") bis 5 („Ja") beantwortet werden können und die wichtigsten Qualitätskriterien evidenzbasierter Informationen abbilden. Der Fragebogen umfasst drei Abschnitte: die Beurteilung der Zuverlässigkeit, die Bewertung von Informationen zu Behandlungsoptionen sowie eine abschließende Gesamtbeurteilung. Das Instrument eignet sich sowohl zur Analyse bestehender Inhalte als auch zur Erstellung neuer patientenorientierter Informationen (Lerch & Dierks, 2005).

Darüber hinaus können Angehörige der Gesundheitsberufe selbst aktiv in den Erstellungsprozess von evidenzbasierten Gesundheitsinformationen eingebunden werden – sei es als Autor:innen, Reviewer:innen oder Multiplikator:innen. Das erfordert neben fachlichem Know-how auch didaktische Kompetenzen und ein tiefes Verständnis für adressatengerechte Kommunikation (Buschner & Denysiuk, 2023). Evidenzbasierte Gesundheitsinformationen zu erstellen und zu kommunizieren, kann also als ein mehrstufiger und vielschichtiger Prozess verstanden werden (siehe Tab. 1).

Ausgangspunkt sind die Prinzipien der evidenzbasierten Praxis. Zunächst muss der aktuelle Wissensstand durch eine systematische Literaturrecherche ermittelt und anschließend kritisch analysiert werden. Die so gewonnenen Inhalte sollen didaktisch fundiert und zielgruppenspezifisch aufbereitet werden – unter Berücksichtigung einer einfachen Sprache, verständlicher Risikokommunikation, gesundheitskompetenzsensibler Gestaltung und empathischer Kommunikation. Bei der professionellen Erstellung, insbesondere schriftlicher Informationsmaterialien, ist ein transparentes Vorgehen im Sinne des wissenschaftlichen Arbeitens unabdingbar: Quellen und methodische Schritte müssen nachvollziehbar dokumentiert und potenzielle Interessenkonflikte offengelegt werden. Die Materialien sollten zudem in einem partizipativen Prozess mit zukünftigen Nutzer:innen entwickelt, pilotiert und hinsichtlich ihrer Verständlichkeit sowie Wirksamkeit evaluiert werden (Deutsches Netzwerk Evidenzbasierte Medizin, 2015; Koch, 2021; Rupp & Schwendemann, 2024; Schwendemann & Thieme, 2023; Schwendemann & Thieme, 2024; Steckelberg, 2017).

Um diese Aufgaben systematisch übernehmen zu können, ist es jedoch notwendig, dass Gesundheitsberufe komplexe Aufgaben- und Problemstellungen eigenverantwortlich steuern und in Teilbereichen des wissenschaftlichen Fachs eigenverantwortlich arbeiten können. Dies ist im Deutschen Qualifikationsrahmen auf Niveau 6 verortet und mit einem Studienabschluss verbunden (Bundesministerium für Bildung und Forschung, o. J.). Vor diesem Hintergrund wird die Akademisierung der heilmitteltherapeutischen und pflegerischen Berufe noch dringlicher, sodass in der Gesundheitsversorgung zielgerichtet gesundheitskompetentsensibel gearbeitet werden kann.

Auch unter den aktuellen Gegebenheiten gilt es jedoch, das Thema evidenzbasierte Gesundheitsinformationen und digitale Gesundheitskompetenz thematisch in die Lehre einzubinden, um angehende Gesundheitsberufe auf diese komplexen Aufgaben vorzubereiten (Hochschulverbund Gesundheitsfachberufe e. V., 2024; Schaeffer & Gille, 2022; Schaeffer, Haarmann & Griese, 2023). Lehrkräfte sollten demnach ihre aktuellen Lehr-Lern-Szenarien so anpassen, dass sie den Lernenden entsprechen und sich dazu eignen, bei der raschen Transformation im Gesundheitswesen handlungsfähig zu bleiben.

7 Didaktische Implikationen und Perspektiven für die Lehre

Die Vermittlung digitaler Gesundheitskompetenz und der souveräne Umgang mit evidenzbasierten Gesundheitsinformationen eröffnen vielfältige didaktisch-methodische Ansatzpunkte für die Lehre in den Gesundheitsberufen. Die im Theorieteil dargelegten Anforderungen machen deutlich, dass es in der Ausbildung nicht nur um Wissensvermittlung geht, sondern um den gezielten Aufbau von Handlungskompetenz, kritischer Reflexion und kommunikativer Sensibilität.

Um diese Ziele zu erreichen, bieten sich folgende didaktisch-methodische Vorgehensweisen an:

- Digitale Gesundheitsinformationen beurteilen: kritische Analyse und Bewertung von Gesundheitsinformationen, z. B. mit dem DISCERN-Instrument. Dabei setzen sich Lernende anhand realer Beispiele mit Qualitätskriterien auseinander, stärken ihre Urteilsfähigkeit und trainieren die Anwendung strukturierter Bewertungsinstrumente.
- Gestaltung eigener Informationsmaterialien: In praxisnahen Lernsettings entwickeln Lernende evidenzbasierte Gesundheitsinformationen für unterschiedliche Zielgruppen und erhalten ein formatives Peerfeedback im Rahmen von Kleingruppenarbeit oder Lernstationen.
- Forschendes Lernen durch partizipative Projekte: Die Einbindung von Patient:innen oder Bürger:innen in die Materialentwicklung fördert Partizipationskompetenz und vertieft das Verständnis für adressatengerechte Gesundheitskommunikation.
- Umgang mit Desinformation trainieren: Über simulationsgestützte Szenarien oder Fallvignetten können Lernende Falschinformationen identifizieren, adäquat auf Unsicherheiten reagieren und ein kommunikativ sensibles Vorgehen im Umgang mit fehlinformierten Patient:innen üben, ohne Widerstände zu erzeugen.
- Stärkung kommunikativer und beratender Kompetenzen: Durch kommunikationsdidaktische Methoden wie Rollenspiele, Fallbesprechungen oder interprofessionelles Lernen kann gezielt die Fähigkeit zur evidenzbasierten Beratung und zum Empowerment von Patient:innen aufgebaut werden.

Ziel ist eine didaktische Gestaltung, die kognitiv aktivierend, problemorientiert, arbeitsweltbasiert und patientenzentriert zugleich ist – und dabei digitale und evidenzbasierte Kompetenzen als integralen Bestandteil professionellen Handelns in den Gesundheitsberufen vermittelt. Lernende sollen, angepasst an das jeweilige Ausbildungsniveau, befähigt werden, eigenverantwortlich, kritisch und ethisch reflektiert in digitalen Informationswelten zu agieren und ihre Kompetenzen aktiv in die Versorgungspraxis einzubringen. Die didaktische Herausforderung besteht darin, Theorie und Praxis, digitale Medienkompetenz und partizipative Gesundheitsbildung sinnvoll zu verbinden – mit Blick auf eine zukunftsorientierte, gesundheitskompetenzfördernde Versorgung.

8　　Fazit und Ausblick

Die digitale Gesundheitskompetenz ist weit mehr als ein technisches Fertigkeitenset – sie ist Ausdruck einer professionellen Haltung, wissenschaftlich fundierten Praxis und patientenzentrierten Kommunikation. Die Integration dieser Querschnittskompetenz in die Ausbildung von Gesundheitsberufen ist daher keine optionale Ergänzung, sondern eine zentrale Voraussetzung für eine zukunftsfähige, chancengerechte Gesundheitsversorgung.

Die digitale Transformation des Gesundheitswesens erfordert, dass Gesundheitsfachpersonen nicht nur selbst kompetent mit digitalen Informationen umgehen, sondern auch als Vermittler:innen zwischen komplexen Informationswelten und

Patient:innen agieren. Dafür braucht es Curricula, die sowohl digitale als auch evidenzbasierte und kommunikativ-empathische Kompetenzen systematisch fördern.

Gleichzeitig sind Bildungsinstitutionen gefordert, innovative didaktische Konzepte zu entwickeln, die Theorie und Praxis, Wissenschaft und Alltagserleben verbinden. Projekte zur partizipativen Materialerstellung, der reflektierte Umgang mit Desinformation sowie die Stärkung der Beratungskompetenz sollten dabei ebenso selbstverständlich sein wie eine kritische Auseinandersetzung mit ethischen Fragen digitaler Gesundheitskommunikation.

Ziel muss es sein, Lernende zu reflexionsfähigen, evidenzorientierten und digital kompetenten Fachpersonen auszubilden, die nicht nur informieren, sondern befähigen und empowern. So kann digitale Gesundheitskompetenz zum Motor für mehr Teilhabe, Orientierung und Qualität in einer zunehmend komplexen Gesundheitswelt werden.

Literatur

Bertschi, I., Islertas, Z., & Bröder, J. (2019). EHealth Literacy: Aktuelle Befunde und Herausforderungen. In C. Dockweiler & F. Fischer (Hrsg.), *EPublic Health* (S. 279–292). Hogrefe; Verlag Hans Huber.

Bundesamt für soziale Sicherung. (2024). *Digitalisierung in der gesetzlichen KV und der sozialen PV: Förderung der digitalen Gesundheitskompetenz.* https://www.bundesamtsozialesicherung.de/de/themen/digitalausschuss/fitness-und-gesundheits-apps-digitale-gesundheitsanwendungen/foerderung-der-digitalen-gesundheitskompetenz/#:~:Text=Krankenkassen%20sind%20verpflichtet%2C%20in%20der%20Satzung%20Leistungen%20zur,durch%20die-%20Versicherten%20vorzusehen%20%28%C2%A7%2020k%20SGB%20V%29.

Bundesministerium für Bildung und Forschung. (o.J.). Der Deutsche Qualifikationsrahmen für lebenslanges Lernen., xxxx Bundesministerium für Bildung und Forschung. (o.J.). *Der Deutsche Qualifikationsrahmen für lebenslanges Lernen.* https://www.dqr.de/dqr/de/home/home_node.html.

Bundesministerium für Gesundheit. (2025). *Gesundheitskompetenz.* https://www.bundesgesundheitsministerium.de/gesundheitskompetenz.html.

Buschner, S. & Denysiuk, E. (2023). Professionelle Gesundheitskompetenz in der Ausbildung verankern. *Therapie Lernen*, 93–97.

Del Arias López, M. P., Ong, B. A., Borrat Frigola, X., Fernández, A. L., Hicklent, R. S., Obeles, A. J. T., Rocimo, A. M., & Celi, L. A. (2023). Digital literacy as a new determinant of health: A scoping review. *PLOS digital health, 2*(10), Article e0000279. https://doi.org/10.1371/journal.pdig.0000279.

Deutsches Netzwerk Evidenzbasierte Medizin. (2015). *Gute Praxis Gesundheitsinformation.* http://www.ebm-netzwerk.de/gpgi.

Deutsches Netzwerk Gesundheitskompetenz e.V. (2025). *Verlässliches Gesundheitswissen.* https://dngk.de/verlaessliches-gesundheitswissen/.

Dratva, J., Schaeffer, D., & Zeeb, H. (2024). Digitale Gesundheitskompetenz der Bevölkerung in Deutschland: Aktueller Stand, Konzepte und Herausforderungen [Digital health literacy in Germany: Current status, concepts, and challenges]. *Bundesgesundheitsblatt, Gesundheitsforschung, Gesundheitsschutz, 67*(3), 277–284. https://doi.org/10.1007/s00103-024-03841-5.

HLS-PROF Konsortium. (2023). Professionelle Gesundheitskompetenz ausgewählter Gesundheitsprofessionen/-berufe.: Ergebnisse einer Pilotstudie in der Schweiz, Deutschland und Österreich. Careum, Hertie School/Universität Bielefeld/Stiftung Gesundheitswissen und Gesundheit Österreich. https://oepgk.at/website2023/wp-content/uploads/2024/01/hls-prof-teil-1-final.pdf.

Hochschulverbund Gesundheitsfachberufe e.V. (2024). *HVG-Positionspapier für Therapiewissenschaften*. HVG. https://www.hv-gesundheitsfachberufe.de/wp-content/uploads/Positionspapier_Forschung_HVG_v2.pdf.

Horch, K. (2021). Suche von Gesundheitsinformationen im Internet – Ergebnisse der KomPaS-Studie. https://doi.org/10.25646/7143.

Jordan, S. (2023). *Gesundheitskompetenz/Health Literacy*. https://doi.org/10.17623/BZGA:Q4-i065-3.0.

Koch, K. (2021). Eckpunkte evidenzbasierter Gesundheitsinformationen [Cornerstones of evidence-based health information]. *Bundesgesundheitsblatt, Gesundheitsforschung, Gesundheitsschutz, 64*(5), 568–572. https://doi.org/10.1007/s00103-021-03321-0.

Koch, K. & Steckelberg, A. (2023). Gesundheitsinformationen im Internet – Status quo, Qualität und Ausblick. In A. Baumeister, C. Schwegler & C. Woopen (Hrsg.), *Schriften zu Gesundheit und Gesellschaft: Band 6. Facetten von Gesundheitskompetenz in einer Gesellschaft der Vielfalt* (47–). Springer.

Lerch, M. & Dierks, K.-L. (2005). *DISCERN: Qualitätskritierien für Patienteninformationen*. http://discern.de/index.htm.

Nørgaard, O., Furstrand, D., Klokker, L., Karnoe, A., Batterham, R., Kayser, L., & Osborne, R. H. (2015). The e-health literacy framework: A conceptual framework for characterizing e-health users and their interaction with e-health systems. *Knowledge Management & E-Learning: An International Journal, 7*(4), 522–540.

Norman, C. D., & Skinner, H. A. (2006). EHealth Literacy: Essential. *Journal of medical Internet research, 8*(2), Article e9. https://doi.org/10.2196/jmir.8.2.e9

Okan, O., Rauschmayr, S. & Krudewig, C. (2024). *Organisationale Gesundheitskompetenz*. https://doi.org/10.17623/BZGA:Q4-i163-1.0.

Ollenschläger, G. & FB Verlässliches Gesundheitswissen. (2023). *Bericht: Qualitätsinitiative „Verlässliches Gesundheitswissen" des DNGK*. https://dngk.de/wp-content/uploads/2023/02/portale.dngk_.de-bericht23-20230123.pdf.

Österreichische Plattform Gesundheitskompetenz. (2025). *Gute Gesundheitsinformation Österreich*. https://oepgk.at/schwerpunkte/gute-gesundheitsinformation-oesterreich/.

Parker, R. (2009). Measuring of Health Literacy. Workshop summary: What? So what? Now what. In L. M. Hernandez (Hrsg.), *Measures of Health Literacy. Workshop Summary* (S. 91–98). National Academies Press.

Parker, R., & Ratzan, S. C. (2010). Health literacy: A second decade of distinction for Americans. *Journal of health communication, 15*(Suppl 2), 20–33. https://doi.org/10.1080/10810730.2010.501094.

Renninger, D., Stauch, L., Fischer, L., Hartmann, A., Rangnow, P., Dadaczynski, K., & Okan, O. (2025). Das Erlernen digitaler Gesundheitskompetenz im schulischen Kontext: Ergebnisse einer repräsentativen Befragung von Schülerinnen und Schülern in Deutschland [Learning digital health literacy in school: Results of a representative survey of pupils in Germany]. *Bundesgesundheitsblatt, Gesundheitsforschung, Gesundheitsschutz, 68*(3), 293–301. https://doi.org/10.1007/s00103-024-03991-6.

Rupp, S. & Schwendemann, H. (2024). Gesundheitskompetenz – Impulse für die Logopädie. *Logos Online*, 174–183.

Schaeffer, D., & Gille, S. (2022). Gesundheitskompetenz im Zeitalter der Digitalisierung. *Prävention und Gesundheitsförderung, 17*(2), 147–155. https://doi.org/10.1007/s11553-021-00872-7.

Schaeffer, D., Gille, S., Berens, E.-M., Griese, L [Lennert], Klinger, J., Vogt, D. & Hurrelmann, K. (2023). Digitale Gesundheitskompetenz der Bevölkerung in Deutschland: Ergebnisse des HLS-GER 2 [Digital Health Literacy of the Population in Germany: Results of the HLS-GER 2]. *Gesundheitswesen (Bundesverband der Arzte des Offentlichen Gesundheitsdienstes (Germany), 85*(4), 323–331. https://doi.org/10.1055/a-1670-7636.

Schaeffer, D., Haarmann, A. & Griese, L [L.]. (2023). *Professionelle Gesundheitskompetenz aus gewählter Gesundheitsprofessionen in Deutschland.: Ergebnisse des HLS-PROF-GER.* https://www.stiftung-gesundheitswissen.de/sites/default/files/2023-06/2023_06_20_Ergebnisbericht_Studie_professionelle_Gesundheitskompetenz.pdf.

Schmidt-Kaehler, S., Dadaczynski, K., Gille, S., Okan, O., Schellinger, A., Weigand, M. & Schaeffer, D. (2021). Gesundheitskompetenz: Deutschland in der digitalen Aufholjagd Einführung technologischer Innovationen greift zu kurz [Health Literacy: Germany in the Digital Race to Catch Up Introduction of Technological Innovations is not Sufficient]. *Gesundheitswesen (Bundesverband der Arzte des Offentlichen Gesundheitsdienstes (Germany), 83*(5), 327–332. https://doi.org/10.1055/a-1451-7587.

Schrieder, A., Pahr-Hosbach, S. & Schwendemann, H. (2024). Social Media und der Einfluss auf die Gesundheitskompetenz. *Ernährungsumschau, 4,* M196–197. https://www.ernaehrungs-umschau.de/print-news/15-04-2024-social-media-und-der-einfluss-auf-die-gesundheitskompetenz/.

Schwendemann, H., Kaufmann, S., Olmos, I. & Glässel, A. (2024). Gesundheitskompetenz in Praxis, Lehre und Forschung in Deutschland verorten. *physioaustria, 1,* 24–27.

Schwendemann, H., Silke, M., Glässel, A., Kaufmann, S., Olmos, I. & Warnke, A. (2023). Physiotherapie und Gesundheitskompetenz. *Zeitschrift für Physiotherapie*(August), 71–75.

Schwendemann, H. & Thieme, H [H.] (2023). Health literacy and the role of therapeutic professionals: A scoping review/Gesundheitskompetenz und die Rolle der Therapieberufe: Ein scoping Review. *International Journal of Health Professions, 10*(1), 161–172. https://doi.org/10.2478/ijhp-2023-0012.

Schwendemann, H. & Thieme, H [Holm] (2024). Schlüsselrolle einnehmen – Gesundheitskompetenz fördern. *ergopraxis, 17*(05), 18–21. https://doi.org/10.1055/a-2281-8175.

Steckelberg, A. (2017). *Leitlinie evidenzbasierte Gesundheitsinformation.* Martin-Luther-Universität Halle-Wittenberg. https://www.leitlinie-gesundheitsinformation.de/.

van der Vaart, R. & Drossaert, C. (2017). Development of the Digital Health Literacy Instrument: Measuring a Broad Spectrum of Health 1.0 and Health 2.0 Skills. *Journal of medical Internet research, 19*(1), e27. https://doi.org/10.2196/jmir.6709.

Williger, B. & Wojtech, A. (2018). *Digitalisierung im ländlichen Raum. Status Quo & Chancen für Gemeinden.*

Wulfhorst, B. (2023). Gesundheitspädagogik und Pädagogik – Pflege – Therapie– Gesundheit. In: I. Darmann-Finck & K.-H. Sahmel (Hrsg.), *Pädagogik im Gesundheitswesen* (S. 573–586). Berlin, Heidelberg: Springer (Springer Reference Pflege – Therapie – Gesundheit).

Prof. Dr. Hanna Schwendemann ist seit 2021 Professorin und Studiengangsleitung für Gesundheits- und Pflegepädagogik an der IU Internationalen Hochschule im Fernstudium. Sie ist seit 2008 Ergotherapeutin (WFOT) in Praxis und Lehre und promovierte 2018 zum Thema evidenzbasierte Prävention. Thematisch beschäftigt sie sich u.a. mit Gesundheitskompetenz im Kontext von Bildungs- und Versorgungsforschung.

Prof. Dr. Stephanie Rupp studierte nach ihrer Ausbildung zur Logopädin Lehr- und Forschungslogopädie an der RWTH Aachen. Währen des Studiums war sie als klinische Sprachtherapeutin tätig und arbeitete nach abgeschlossenem Studium als Diplom-Lehrlogopädin an der SRH Karlsruhe und als freie Dozentin. Sie promovierte an der Universität Mannheim und der PH Heidelberg im Fach Sprache und Kommunikation. Seit 2020 ist sie Studiengangleiterin für den Studiengang und Professorin für Logopädie an der IU Internationale Hochschule. Ihre Forschungsschwerpunkte sind die kindliche Sprachentwicklung und Modelle und Theorien in der Anwendung. Außerdem befasst sie sich mit Professionalisierungsprozessen, Gesundheitskompetenz und innovativen sowie interdisziplinären Lehrformaten.

Wie werden Lehrkräfte an Schulen des Gesundheitswesens auf die Steuerung von digitalen Lehr- und Lernprozessen im berufsbegleitenden Studium vorbereitet?

Ulrike Morgenstern und Meggi Khan-Zvornicanin

Zusammenfassung

Lehrkräfte müssen an beruflichen Schulen des Gesundheitswesens auf die Steuerung von digitalen Lehr- und Lernprozessen vorbereitet werden. Im berufsbegleitenden Studium erleben sie selbst, wie Hochschullehrende digitale Lehr- und Lernprozesse steuern. Dabei sind die zukünftigen Lehrkräfte in der Verantwortung, am Vorbild zu lernen und in kompetenzorientierten Prüfungsformaten eine mediendidaktische Kompetenz zu zeigen. Mithilfe von zehn Interviews mit Studierenden der Pädagogik im Gesundheitswesen sollte eruiert werden, welche Gelingensfaktoren für den Theorie-Praxis-Transfer aus Sicht der Befragten dazu beitragen. Im Ergebnis zeigten sich drei zentrale Ansätze für die Qualifikation von Lehrkräften. Diskutiert wird insbesondere die Mitwirkung und Selbstverantwortung im Studium.

Keywords

Digitalisierung · Lehrlernprozesse · Qualifikation · Lehrkräfte

U. Morgenstern (✉)
Pädagogik im Gesundheitswesen, Akkon- Hochschule, Potsdam, Deutschland
E-Mail: dr@ulrikemorgenstern.de

M. Khan-Zvornicanin
Berlin, Deutschland
E-Mail: meggi.khan-zvornicanin@akkon-hochschule.de

© Der/die Autor(en), exklusiv lizenziert an Springer-Verlag GmbH, DE, ein Teil von Springer Nature 2026
H. Schwendemann et al. (Hrsg.), *Digitales Empowerment im Gesundheitswesen*,
https://doi.org/10.1007/978-3-662-72469-9_20

1   Einleitung

Aufgrund einer zunehmenden Digitalisierung von Lehre und Unterricht sind die Hochschulen zur Qualifikation der Lehrkräfte und die Bildungseinrichtungen im Gesundheitswesen zunehmend in der Verpflichtung, die digitale Transformation mitzugestalten (Zinger et al., 2021). Die empirische Bildungsforschung ist ein wichtiges Instrument, um Weiterentwicklungen im pädagogischen Kontext für Hochschulen und Schulen im Gesundheitswesen vorzubereiten, zu begleiten und zu evaluieren (Toth, 2021). Durch die Veränderungen der letzten Jahre und den rasanten Wechsel von reiner Präsenzlehre hin zu digitalen Lehrformaten ist es notwendig geworden, diesen Prozess forschungsgestützt zu optimieren. Berufsbegleitend studierende Lehrkräfte haben ein großes Interesse daran, ihre Kompetenz, die Lehr- und Lernprozesse digital zu steuern, in der Hochschullehre aufzubauen und zu festigen (Schwabl & Vogelsang, 2021).

Der hier vorgestellte Beitrag veranschaulicht die Perspektive von berufsbegleitend Studierenden und zukünftigen Lehrkräften, die einen pflege- oder gesundheitspädagogischen Master anstreben, auf Lehr- und Lernarrangements und die Herausforderung der Digitalisierung. Die generalistische Pflegeausbildung, inklusive des Theorie-Praxis-Transfers sowie der veränderten Determinanten im Umgang mit digitalen Medien, erfordert gut qualifizierte Lehrkräfte (Rakow, 2022).

2   Hintergrund und Zielsetzung

Um die Lehrkräfte für ihre Lehrtätigkeit an Schulen für Gesundheitsberufe optimal zu qualifizieren, nutzen Hochschulen verstärkt hybride Lehrformate. Das bedeutet, dass diese Form der digitalen Lehre die Präsenz- und Onlinelehre in unterschiedlicher Weise kombiniert (Reinmann, IMPACT FREE 37, 2021).

Auch berufliche Schulen haben verschiedene Formen der digitalen Lehrformate für sich entdeckt und nutzen Blended-Learning-Konzepte. So sehen sich die zukünftigen Lehrkräfte in einer doppelten Rolle: Einerseits sind sie berufsbegleitende Studierende, andererseits arbeiten sie schon an beruflichen Schulen als Lehrkräfte (Thillosen & Kehrer, 2023). Daher schauen sie aus der Perspektive Studierender mit pädagogischem Vorwissen kritisch auf die Gestaltung der Lehre an ihrer Hochschule (Getto & Buntins, 2021). Und sie gestalten selbst den Unterricht an den beruflichen Schulen des Gesundheitswesens mittels digitaler Tools (Jadin et al., 2022). Diese besondere Art des Lehrens und Lernens macht ein didaktisches Umdenken hin zu einem verstärkt selbstorganisierten Lernen notwendig, welches nicht für alle berufsbegleitend studierenden Lehrkräfte gleichermaßen gut umzusetzen ist. Die Herausforderung für die Lehrenden an Hochschulen besteht darin, die Studierenden in der Steuerung von Lernprozessen mithilfe von geeigneten digitalen Medien und Methoden vor allem praxisnah auszubilden (Jadin et al., 2022). Die mediendidaktische Kompetenz der berufsbegleitend studierenden

Lehrkräfte kann zum Beispiel durch kompetenzorientierte Prüfungsformate aufgebaut werden (Ortmann-Welp, 2020). Dabei lernen die Studierenden, wie eine mediendidaktische Gestaltung von lernförderlichen Lernangeboten unter Einsatz von (digitalen) Medien erfolgen kann. Die Lehrkräfte können mediendidaktische Kompetenzen aufbauen, indem sie in Form einer Simulation üben, Lernprozesse ihrer Studiengruppe in einem geschützten Raum mit digitalen Medien zu steuern (Bonse-Rohmann et al., 2015). Die mediendidaktischen Kompetenzen können schrittweise geübt und praxisnah in der Lehre durch Zuschauen und Ausprobieren aufgebaut werden. Eine der wichtigsten Voraussetzungen für den Aufbau einer mediendidaktischen Kompetenz ist es, dass Studierende sich auch in virtuellen Räumen in Breakout-Sessions an kollaborativen Lernprozessen beteiligen (Schön et al., 2021). Dazu gehört ebenfalls, sich an die Onlineetikette zu halten und Verantwortung dafür zu übernehmen, dass Online- und Präsenzteilnehmende miteinander kommunizieren (Müller, 2021). Diesen Prozess gilt es, auf mehreren Ebenen zu optimieren. Hierzu gehören die Bereitstellung einer geeigneten technischen Infrastruktur, die Sicherung der Personalentwicklung (Hochschullehrende) zum Umgang mit digitalen Tools und Medien, die weitere Entwicklung und Anwendung einer digitalen Didaktik sowie die Berücksichtigung der individuellen Rahmenbedingungen und Voraussetzungen der Studierenden beim Aufbau einer Kompetenz für die Steuerung von digitalen Lehr- und Lernprozessen im berufsbegleitenden Studium (Neuber & Göbel, 2021). Auch die zunehmend heterogenen Lerngruppen stellen an Hochschulen und beruflichen Schulen mit einer größeren Vielfalt der individuellen Lernbedürfnisse und -voraussetzungen eine größere Herausforderung bei der Steuerung von Lehr-Lern-Prozessen dar, sodass der Aufbau einer (digitalen) mediendidaktischen Kompetenz stärker im Fokus steht (Reich-Stiebert et al., 2022).

3   Methoden

Um die Perspektive berufsbegleitend studierender Lehrkräfte auf die Entwicklung einer mediendidaktischen Kompetenz zu erfassen, wurde ein qualitativ ausgerichtetes Forschungsdesign eingesetzt (Kuckartz & Rädiker, 2022).

Konkret wurden 10 Expert*inneninterviews mit Studierenden der Pädagogik im Gesundheitswesen an einer Berliner Hochschule durchgeführt und mithilfe der qualitativen Inhaltsanalyse nach Kuckartz und Rädiker (2022) ausgewertet (Kuckartz & Rädiker, 2022). Der Interviewleitfaden wurde deduktiv aus dem theoretischen Hintergrund abgeleitet. Die thematischen Haupt- und Subkategorien wurden in einem Kategorienhandbuch dargelegt (Kuckartz & Rädiker, 2022). Für alle Schritte der Interviewdurchführung und Auswertung erfolgte die Orientierung an den Gütekriterien Transparenz, Intersubjektivität und Reichweite (Kuckartz & Rädiker, 2022).

4   Ergebnisse

Optimierung der Voraussetzungen für die Anwendung digitaler Lehrformate
Die interviewten Studierenden sind insgesamt mit den technischen Voraussetzungen für das Angebot der hybriden Lehre zufrieden. Dennoch gibt es Vorschläge zur Optimierung der technischen Voraussetzungen, insbesondere die Gewährleistung eines wirklich stabilen WLANs und die Empfehlung, die technischen Voraussetzungen für die hybride Lehre an der Akkon Hochschule weiterhin anzupassen und auf den aktuellen Stand zu bringen.

> *„Es funktioniert (…), aber es ist eben nicht der beste Weg. (…) Die Hochschule ist da noch mit ihren Angeboten da auf einem Stand, der entspricht nicht mehr den heutigen, sagen wir mal, üblichen Funktionalitäten." (I8 Z.300–304)*

BigBlueButton als Open-Source-Webkonferenzsystem wird in der Einfachheit seiner Bedienung als positiv wahrgenommen, dennoch sollte nach Alternativen gesucht werden.

> *„Und was ich gut finden würde, ist, dass man vielleicht auch andere Tools einfach benutzen könnte… Es gibt (…) Onlinetools, die man als Gruppe bearbeiten kann, Etherpad." (I7 Z.18–22). „Dass man die wirklich nochmal durchgeht, bespricht und nicht erst, wenn es so weit ist." (I7 Z.33–235).*

Insbesondere wird die Aktualisierung des Hochschulmanagementsystems CampusWeb empfohlen oder zumindest, dass das CampusWeb für den Austausch von Informationen und Dateien für Studierende untereinander besser nutzbar gemacht wird.

> *„Dieses Mailprogramm im CampusWeb ist, ja, dermaßen langsam. Also, das entspricht nicht dem heutigen Stand der Technik." (I 8 Z 43–47) „Es ist nicht so komfortabel. Also gut, man kann seine Materialien runterladen, es ist aber sehr umständlich und dauert immer entsprechend lange, da immer drauf zu klicken und dann (auf) Download." (I8 Z.37–40)*

Ein Schwerpunkt der Empfehlungen war, die Perspektive der Onlineteilnehmenden am hybriden Lehrformat durch technische Voraussetzungen zu verbessern. Insbesondere wird angemerkt, dass die Kameras und auch die Mikrofone dahingehend zu verbessern sind, dass die Lehrkräfte, die Präsenzgruppe und auch die Arbeitsmaterialien, wie zum Beispiel ein Flip-Chart, besser zu erkennen sind.

> *„Ich finde, die Onlineteilnehmer, die sind eben so klein zu sehen, dadurch, dass der Bildschirm so weit oben hängt. (…)Das müsste man irgendwie anders gestalten, dass die Online-Teilnehmer präsenter sind." (I7 Z.63–64)*

Hinweise zur Optimierung des hybriden Lehrformats betrafen auch eine Ausgewogenheit im Angebot der Präsenz-, Online- und hybriden Teilnahme an der Lehre.

Dabei war es den interviewten Studierenden wichtig, einerseits die Flexibilität zu haben, zwischen den verschiedenen Formaten zu wählen und damit eine Vereinbarkeit zwischen Beruf und Studium sowie Familie zu gewährleisten, andererseits scheint es aber auch sehr wichtig zu sein, dass sich die Studiengruppe inklusive der Lehrkräfte im Sinne der Sozialhygiene kennenlernt und zu strategisch wichtigen Zeitpunkten als gesamte Gruppe in Präsenz an der Lehre teilnimmt.

> *„Ich würde (…) im Minimum 50 % in Präsenz machen." (I3 Z.311–312) „Man muss es mixen, (…) zum Beispiel (…) vier Tagen verpflichtend, drei Tage Präsenz und einen Tag als Onlinemöglichkeit." (I3 Z.274–275) „Ergänzend ja, aber den Kern der Pädagogik, diese Interaktionen von Menschen, kann man nicht voll ersetzen durch Hybrid(lehre). " I3 Z.211–215)*

> *„Die Sozialhygiene kommt zu kurz, (…) (ist) in dem Studium so wichtig." (I3 Z.63–64)*

> *„Bestimmte Prüfungsleistungen kann oder machen darf man nur in Präsenz machen. Und (…), dann muss ich (das) vorher auch in der Präsenz geübt haben. " (I3 Z.316–317)*

Gerade, weil die Teilnahme der Studierenden am hybriden Lehrformat zu einem großen Teil online stattfindet, gilt es, die Bedingungen und technische Voraussetzungen für Onlineteilnehmende zu verbessern. Dabei geht es im Wesentlichen darum, dass Onlineteilnehmende sich als zugehörig empfinden, sich an Diskussionen und Arbeitsaufträgen beteiligen können und dafür motiviert werden. Lehrkräfte sollten auf die Beiträge von Onlineteilnehmenden mehr eingehen, ihnen auch private Gespräche oder einen privaten Austausch via Chat ermöglichen, und ihnen ein gutes Feedback geben.

> *„Du konntest dich nicht gut beteiligen, hast manchmal akustisch die Sachen nicht mitgekriegt. Also das war (…) Teilnahme zweiter Klasse (…) im Vergleich zu den Leuten, die dann auch im Unterrichtsraum gesessen haben und in direkter Interaktion waren mit dem Lehrenden." (I4 Z.337–341) "Dass man (…) einen festen Ansprechpartner (hat), und mit dem kann ich halt alle Fragen klären, (…), und auch zeitnahes Feedback (bekomme)." (I6 Z.167–169)*

Die folgende Tab. 1 fasst die Ergebnisse der Auswertung der Interviews zusammen:

Tab. 1 Zusammenfassung der Ergebnisse für 4.1

Optimierung der Voraussetzungen der Hybridlehre	
Technische Voraussetzungen	*Optimierungen des Hybridformats*
Erprobung und Ergänzung der Systeme: grundsätzliches Funktionieren, aber nicht mit den heute üblichen Funktionalitäten	Ausgewogenheit im Angebot von Präsenz- und Onlinelehre, um eine Balance zwischen der Flexibilität und Zugehörigkeit zur Studierendengruppe zu erreichen
Nutzbarmachen des Austauschs der Studierenden untereinander im Hochschulmanagementsystem	

Medienkompetente Steuerung des Lehr-Lern-Prozesses durch die Hochschullehrenden

Die Empfehlungen zur Optimierung der hybriden Lehrformate für die Lehrenden beinhalten, alle Lehrmedien, wie Präsentationen, Artikel und Links, im Campus-Web rechtzeitig einzustellen und damit auch die Selbststudienzeit zu strukturieren. Auch wird vorgeschlagen, Studienbriefe zu erstellen und zu Semesterbeginn einzustellen, um die Verbindlichkeit der Prüfungsmodalitäten und des Semesterplans für die jeweiligen Module zu sichern.

> *„Studienbriefe finde ich gut. Weil, also die werden ja meistens zu Beginn des Semesters verteilt... Weil, die geben dir einen Überblick über den Studiengang, (...) über den Verlauf des Semesters. Und helfen dir(..), ein bisschen zu organisieren." (I10 Z.61–63)*

Ein ebenso wichtiges Anliegen der interviewten Studierenden ist es, den Hochschullehrenden nahezulegen, die Onlineteilnehmenden verstärkt in die hybride Lehrveranstaltung einzubinden. Dabei sollte die Zuwendung der Lehrkraft zu beiden Gruppen gleichmäßig verteilt sein und auch die kollaborative Zusammenarbeit der in Präsenz Teilnehmenden und der Onlineteilnehmenden stärker gefördert werden.

> *„Die Interaktion des Lehrenden ist (...) viel intensiver zu denen, die vor ihm sitzen." (I3 Z.147–148). „Wenn man online teilnimmt, (ist es), dass da die Onlineleute so ein bisschen hinten runterfallen. Es ist schwierig, das Gefühl zu haben, dass man nicht nur so Zuschauer ist, sondern dass wirklich teilnimmt." (I1 Z.115–118)*

Die Lehrkräfte sollten den Austausch der Studierenden in der hybriden Lehre untereinander mehr fördern. Dies kann zum Beispiel gelingen, indem auch unter den bestehenden, noch nicht optimalen technischen Bedingungen Studierende miteinander über ihre eigenen Laptops kommunizieren und eine Beteiligung der Onlinestudierenden explizit eingefordert wird.

> *„ch finde es (...) wichtig dass man immer die Chance hat, sich (...) verbal auszutauschen" (I1 Z.145–148) „Auch die Gruppen (...) zu durchmischen. (...)„und eher die Onlineleute dann noch mehr mit abzuholen oder auch einzufangen. Und das dann aber auch gleichzeitig für die Leute in der Präsenz dann irgendwie integrativ, ja, umzusetzen." (I2 Z.69–71)*

> *„Die meisten sagen auch gleich (...) zu Beginn der Lehre: (..) Bitte beteiligen Sie sich und fordern uns da durchaus auch aktiv dazu auf. Und das ist auch, glaube ich, gut und richtig so." (I9 Z.2564–156)*

Eine Förderung der Kommunikation und Zusammenarbeit der Studierenden untereinander wird auch durch eine Methodenvielfalt erreicht. Dabei sollten die Redeanteile und frontalen Vorträge der Lehrkräfte auf ein Minimum begrenzt und durch interaktive Formate der Zusammenarbeit und passende Sozialformen ersetzt werden. So kommen die Studierenden in den Genuss kollaborativer Zusammenarbeit, gemeinsame Produkte entstehen und durch eigenverantwortliches Handeln können Kompetenzen aufgebaut werden.

> *„Ein Methodenmix (…), wo die Teilnehmenden selber auch aktiv werden müssen, sei das, dass sie irgendwie eine Umfrage machen, dass sie etwas kurz erarbeiten müssen und das in Kleingruppen dann vorstellen oder in Einzelarbeit (…) und dann wieder ein Dozentenvortrag und dann wieder (…) Diskussion. Einen Mix in relativ kurzen Abständen, das ist auf jeden Fall hilfreich." (I4 Z.41–245)*

Den Lehrkräften wird empfohlen, eine mediale Vielfalt zu nutzen, um die hybride Lehre abwechslungsreich zu gestalten. Dabei sollte auf jeden Fall die Möglichkeit bestehen, dass auch die Studierenden sich mit Wortbeiträgen. äußern können bzw. auf ihre Redebeiträge eingegangen wird. Es können Online-Tools und digitale Medien dabei ergänzend genutzt werden, sollten aber nicht den Schwerpunkt bilden, wenn die Anwendung zu zeitintensiv wird.

> *„Ein guter Mix aus allem (…), dass man (…) verschiedene Angebote kennenlernt, das fände ich (…) cool, um das interessant zu gestalten" (I1Z.153–154) „Die haben mich motiviert weiterzumachen. Und die haben auch dafür gesorgt, dass mein Fokus quasi länger dabei war, als wenn den ganzen Tag der Professor online ist und seinen Frontalvortrag hält." (I1 Z. 170–172)*

Ein wichtiger Schwerpunkt besteht darin, die Medienkompetenz der Studierenden zu fördern, damit sie in ihrem eigenen Unterricht gut mit digitalen Tools umgehen können. Dazu gehört, dass sie sich im Rahmen der Lehrveranstaltungen zum Beispiel bei passenden Prüfungsformaten selbst ausprobieren können. Auch sollte thematisiert und erprobt werden, welche digitalen Tools für den Unterricht geeignet sind.

> *„Dass eben diese Kompetenzen, diese Digitalisierungskompetenzen, auch nochmal gelehrt werden." (I3 Z.163–164) „Fortbildungen, (…), wo man (…) anwendungsbezogen (lernt), (…) was gibt es für Tools, und was können die überhaupt und in welchem Unterricht kann ich die überhaupt anwenden?" (I6 Z.97–100) „Mit Refresher Medienmodul (…) dann kann man (…) vielleicht die Lehre ein bisschen optimieren." (I2 Z.145–147)*

Die Lehrkräfte sollten die Studierenden zur aktiven Mitarbeit mit der Präsenzgruppe, insbesondere bei einer Onlineteilnahme, motivieren. Als hilfreich werden dabei Auflockerungsübungen in Form von spannenden Aufgaben, herausfordernden Ergebnissicherungen, von Bewegungsübungen, kurzen Bewegungspausen oder didaktisch passenden spielerischen Elementen im Sinne von Serious Games empfunden.

> *„Ich mag (…) kleine Auflockerungsübungen, (…) Kahoot und die ganzen Padlets." (I6 Z.72–74). „Könnte ich mir gut vorstellen, (…), dass halt Lernende die Thematik (…) abfragen, auf eine spielerische Art und Weise in Form dieses Quizzes." (I5 Z.263–264). „In den Austausch gehen, mal eine Einzelarbeit, mal eine Gruppenarbeit, mal auch wirklich digital an Tests oder an kleinen Überprüfungen teilnehmen, dass man halt immer wieder irgendwie gefordert wird." (I5 Z.112–144)*

Die folgende Tab. 2 fasst die Ergebnisse der Auswertung der Interviews zusammen:

Tab. 2 Zusammenfassung der Ergebnisse für 4.2

Kategorie medienkompetente Steuerung des Lehr-Lern-Prozesses durch Hochschullehrende

Aktive Förderung des Austausches der Studierenden untereinander	*Förderung der Medienkompetenz der Studierenden*	*Strukturierung der Selbststudienzeit*
Verstärkte Einbindung der Onlineteilnehmenden durch gleichmäßige Aufmerksamkeit für beide Gruppen	Erproben digitaler Lehr- und Prüfungsformate für die eigene Unterrichtsgestaltung: Fokus wird gelegt auf die digitalen Tools zur Förderung der Kommunikation, Ergebnissicherung, Auflockerung, Bewegungsübungen und spielerische Elemente	Erstellen von Studienbriefen und rechtzeitiges Einstellen aller Lehrmedien
Förderung der Zusammenarbeit durch Methodenvielfalt, wie kollaborative Methoden, Festlegung von Redeanteilen		Verbindlicher Semesterplan und Prüfungsmodalitäten

Mitwirkung der berufsbegleitend studierenden Lehrkräfte bei der Steuerung des Lehr-Lern-Prozesses

Studierende sollten die Etikette in der Onlinelehre einhalten, um den Austausch der Studiengruppe auch in den Breakout-Sessions untereinander möglich zu machen und die Motivation, sich aktiv an der Lehre zu beteiligen und aufmerksam zu bleiben, zu steigern.

> *„Es sind nur wenige, die (…) aktiv mitarbeiten. Außer immer wieder zu betonen, wie wichtig das ist, die Kamera einzuschalten (…) oder teilzunehmen oder (…) einen Satz zu sagen, kannst du eigentlich nicht viel machen." (I10 Z.128–132) „Und in Gruppenarbeiten selber strukturieren sich ja die Teilnehmer, wie sie es für richtig halten..." (I5 Z.121–124)*

Empfohlen wird, dass Studierende ihre Selbstverantwortung wahrnehmen und die Lehre aktiv mitgestalten, indem sie den eigenen Anspruch an den Lernerfolg stärker fokussieren und das Lehrangebot ausschöpfen. Dabei spielen Kompetenzen, wie Methodenkompetenz, Selbstkompetenz und Sozialkompetenz eine große Rolle. In der Erwachsenenbildung wird vorausgesetzt, dass die Lernenden zur Selbststrukturierung in der Lage sind und Kompetenzen für eine gelungene Gruppenarbeit weitestgehend mitbringen.

> *„Grundsätzlich finde ich, ist es im Rahmen der Erwachsenenbildung auch weniger (…) in Verantwortung der Lehrkräfte (…), sondern eher auch in Verantwortung der Studierenden." (I5 Z.152–254)*

Empfohlen wird, dass Studierende die Lehrangebote, Übungen und praktischen Prüfungsformate sowie die Einzel- und Gruppenarbeiten optimal nutzen, um die Fähigkeit zur Selbstreflexion und zum Selbstmanagement weiterzuentwickeln und die eigenen pädagogischen Kompetenzen selbstverantwortlich weiter aufzubauen,

Tab. 3 Zusammenfassung der Ergebnisse für 4.3

Kategorie Mitwirkung der berufsbegleitend studierenden Lehrkräfte bei der Steuerung des Lehr-Lern-Prozesses	
Wahrnehmung der Selbstverantwortung in der aktiven Gestaltung der Lehre	*Einhalten der Online- Etikette*
Voraussetzung: stärkeres Fokussieren des Lernerfolges und Ausschöpfen des Lehrangebotes	Durch aktive und aufmerksame Beteiligung Einschalten der Kamera, Teilnahme und Strukturierung der Gruppenarbeiten
Kompetenzen: Methodenkompetenz, Selbstkompetenz und Sozialkompetenz; konkret in der Lage zu sein, sich als Lernender selbst zu strukturieren und Gruppenarbeiten gelingen zu lassen	

indem das Lehrangebot als wichtiger Impuls in die Selbststudienzeit mitgenommen und mit der pädagogischen Praxis verbunden wird.

> *„Sich selber zu motivieren, ist natürlich in der Erwachsenenbildung (...) eine Grundvoraussetzung, um (durch) das Studium zu kommen." (I5 Z.142–143)*

> *„Man besucht ja nicht mehr (das) Gymnasium, wo Lehrer permanent (...) fragen: ‚Mensch, was ist denn los? Du warst da heute gar nicht mental anwesend?' " (I5 Z.143–146)*

Die folgende Tab. 3 fasst die Ergebnisse der Auswertung der Interviews zusammen.

5   Diskussion

Zusammenfassend kann gesagt werden, dass sich drei zentrale Aspekte zur Vorbereitung der berufsbegleitend studierenden Lehrkräfte auf die Anwendung digitaler Lehrformate extrahieren ließen.

Das betrifft erstens die **Optimierung der Voraussetzungen für die Anwendung digitaler Lehrformate.** Es liegt in der Verantwortung der Hochschulleitung, die technischen Voraussetzungen zur Anwendung für digitale Lehrformate beständig an die neuen Herausforderungen anzupassen. Nur so gelingt der Spagat, in einem hybriden Format Präsenz- und Onlinegruppe zusammenzubringen und die gesamte Lerngruppe zum kollaborativen Lernen anzuregen (Morgenstern & Rustemeier-Holtwick, 2022). Eine Ausgewogenheit der Online- und Präsenzanteile in der Planung der hybriden Lehrveranstaltungen ist hilfreich. Nur so kommen die Studierenden dazu, soziale Kontakte mit anderen Studierenden zu pflegen und das Studium neben der Berufstätigkeit erfolgreich zu bewältigen (Morgenstern & Rustemeier-Holtwick, 2024). Die Lehrkoordination sollte sich an den Schwerpunkten der Lehrveranstaltungen orientieren, sodass zum Beispiel praktische Prüfungen mit einem hohen Präsenzanteil geplant werden.

Hier kommen die Studierenden selbst in die Verantwortung, ein hybrides Lehrformat zu steuern, und können sich so in ihrer Rolle als Lehrkraft an beruflichen Schulen in einem geschützten und fehlertoleranten Raum ausprobieren. Ein gegenseitiges Feedback im Anschluss an die praktischen Prüfungen kann helfen, die eigene Medienkompetenz einzuschätzen und den Verbesserungsbedarf zu erkennen (Morgenstern & Rustemeier-Holtwick, 2023). **Eine zweite Voraussetzung dafür ist die medienkompetente Steuerung des Lehr-Lern-Prozesses durch die Hochschullehrenden.** Da zwei Lerngruppen zusammengebracht werden müssen, braucht es seitens der Lehrenden eine hohe medienpädagogische Kompetenz, um auf die unterschiedlichen Bedürfnisse der in Präsenz und der online teilnehmenden Gruppe eingehen zu können. Sind die beiden Lerngruppen, was die Teilnehmeranzahl betrifft, ausgewogen, so gelingt eine Zusammenführung der Lerngruppen leichter. Hier ist vorab ein Aushandeln der Regeln wichtig, wie zum Beispiel die Einhaltung einer Onlineetikette und auch, wie online und in Präsenz Teilnehmende miteinander kommunizieren. Eine wichtige Voraussetzung hierfür ist es, dass die Hochschullehrenden in der Anwendung digitaler Tools und auch in den Anforderungen einer digitalen Didaktik sicher in ihrer Vorbildfunktion für die zukünftigen Lehrkräfte sind (Ortmann-Welp, 2020). So können die Studierenden Anregungen in der Anwendung digitaler Lehrformate in ihre pädagogische Praxis mitnehmen. Die Hochschullehrenden und die zukünftigen Lehrkräfte sind gefordert, im Sinne der Innovation in Orientierung an den Standards der Lehrer*innenbildung eigene Kompetenzen ständig weiterzuentwickeln, Fortbildung wahrzunehmen, Selbst- und Fremdevaluation zu nutzen in der ständigen beruflichen Selbstreflexion (Kultusministerkonferenz [KMK], 2014). Eine Steuerung des Lehr-Lern-Prozesses bei sehr heterogenen Gruppen gelingt am besten durch eine ausgewogene Auswahl an Sozialformen und durc Methodenvielfalt, wobei der aktive Part bei den Lernenden liegen sollte, sodass sie durch eigenverantwortliches Handeln ihrerseits mediendidaktische Kompetenzen aufbauen können. Hier bieten sich Formate wie Projektarbeit oder forschendes Lernen an, welche das selbstorganisierte und kollaborative Lernen anregen (Morgenstern, 2018). **Die Mitwirkung der berufsbegleitend studierenden Lehrkräfte bei der Steuerung des Lehr-Lern-Prozesses ist eine dritte Gelingensbedingung für die Vorbereitung auf die Anwendung digitaler Lehrformate.** Prinzipiell bedarf es bei der Steuerung des Lehr-Lern-Prozesses auch der Mitwirkung der Studierenden. Diese wird erleichtert, wenn die Hochschullehrenden die Kommunikation und die Zusammenarbeit der Studierenden untereinander fördern, sodass sie die Verantwortung für ihren Lernprozess übernehmen. Zwar können Hochschullehrende ein gutes Lehrangebot machen, dennoch sind die Aktivitäten der Lernenden und deren Interpretation des Lernstoffes entscheidend für den Lernerfolg, d. h. wie effizient sie das Lehrangebot nutzen (Helmke, 2007). Die Nutzung des Lehrangebotes durch die Studierenden wird erleichtert, indem die Selbststudienzeit durch Studienbriefe und anwendungsbezogene Aufgaben vorstrukturiert wird und die Materialien rechtzeitig bereitgestellt werden. Die Hochschullehrenden sind in der Verantwortung, die Gruppenprozesse zu steuern und sich in analogen sowie digitalen Räumen präsent zu zeigen und den Lernprozess zu begleiten. Dennoch liegt es auch in der Selbstverantwortung der Studierenden, Motivation, Selbstdisziplin und Interesse für die Lehre aufzubringen. Es gilt auch hier, einen Perspektivenwechsel vorzunehmen, da sie parallel selbst in der Rolle sind, bei ihren Auszubildenden das selbstorganisierte Lernen anzuregen (Helmke, 2017).

6 Fazit und Ausblick

Konkret werden folgende Empfehlungen zur Optimierung digitaler Lehrformate gegeben:

- Die **Bereitstellung einer geeigneten Infrastruktur und Dienstleistung:** Es ist erforderlich, den Prozess der technischen Aufrüstung entsprechend den neuen Bedingungen und Möglichkeiten anzupassen und dabei die Bedarfe der Studierenden zu berücksichtigen.
- Die **Sicherung der weiteren Personalentwicklung für die optimale Gestaltung von Unterricht und Lehre.** Hochschullehrende können hier Vorbild sein, und gleichzeitig müssen studierende Lehrkräfte im selbstorganisierten und kollaborativen Lernen die Verantwortung dafür übernehmen, die eigene mediendidaktische Kompetenz auszubilden.
- Die **Weiterführung der didaktischen Reform zum optimierten Einsatz digitaler Methoden und Medien in der Hybridlehre.** Interaktive Formen des Lehrens und Lernens mit Bewegungspausen und einer Vielfalt an digitalen Tools begeistern studierende Lehrkräfte und regen sie dazu an, diese Formate in ihrem eigenen Unterricht anzuwenden. Die Steuerung der Lerngruppe in der Hybridlehre sollte die Bedarfe von präsenten und online Teilnehmenden berücksichtigen, vielfältige und abwechslungsreiche Kontakte ermöglichen, um kollaboratives Lernen anzuregen. Die Optimierung der Interaktion mit Lehrenden und Lernenden gilt es, auch in der Selbstlernphase zu initiieren.
- Die **Berücksichtigung der individuellen Rahmenbedingungen und Voraussetzungen studierender Lehrkräfte:** Dazu gehört die Gewährleistung eines individuellen Lernprozesses unter den Bedingungen der Hybridlehre.

Literatur

Bonse-Rohmann, M., Hüntelmann, I. & Nauerth, A. (Hrsg.). (2015). *Kompetenzorientiert prüfen: Lern- und Leistungsüberprüfungen in der Pflegeausbildung* (Print-on-Demand Ausgabe der 1. Auflage). Urban & Fischer.
Getto, B. & Buntins, K. (2021). Zur Bedeutung von Strategien der Digitalisierung von Studium und Lehre für die Hochschulentwicklung an deutschen Hochschulen: Nur Papiere? In C. Bohndick (Hrsg.), *Research. Hochschullehre im Spannungsfeld zwischen individueller und institutioneller Verantwortung: Tagungsband der 15. Jahrestagung der Gesellschaft für Hochschulforschung* (S. 63–81). Springer VS. https://doi.org/10.1007/978-3-658-32272-4_6
Helmke, A. (2007). *Was wissen wir über guten Unterricht? Wissenschaftliche Erkenntnisse zur Unterrichtsforschung und Konsequenzen für die Unterrichtsentwicklung.* http://www.bil-

dung.koeln.de/imperia/md/content/selbst_schule/downloads/andreas_helmke_.pdf?PHPSES-SID=e07c6eda3770573d680fe2cea77dfde2

Helmke, A. (2017). *Unterrichtsqualität und Lehrerprofessionalität: Diagnose, Evaluation und Verbesserung des Unterrichts : Franz Emanuel Weinert gewidmet* (7. Auflage). *Schule weiterentwickeln, Unterricht verbessern Orientierungsband.* Klett/Kallmeyer.

Jadin, T., Prinz, K., Kovacs, C., Wetzelhütter, D. & Rami, U. (2022). Nachhaltige Effekte aus der COVID-bedingten Online-Lehre?! Didaktik-Boost für die Digitalisierung der Lehre. *Digitale Lehre nachhaltig gestalten, Medien in der Wissenschaft.* https://doi.org/10.25656/01:26796

Kuckartz, U. & Rädiker, S. (2022). *Qualitative Inhaltsanalyse – Methoden, Praxis, Computerunterstützung* (5. Auflage). *Grundlagentexte Methoden.* Beltz Juventa.

Kultusministerkonferenz. (2014). *Standards für die Lehrerbildung: Bildungswissenschaften: Beschluss der Kultusministerkonferenz vom 16.12.2004 i. d. F. vom 12.06.2014.* Sekretariat der Kultusministerkonferenz. http://www.kmk.org/fileadmin/veroeffentlichungen_beschluesse/2004/2004_12_16-Standards-Lehrerbildung-Bildungswissenschaften.pdf

Morgenstern, U. (2018). Lehrerbildung in der Medizinpädagogik forschungsorientiert und interprofessionell: Ein Erfahrungsbericht. *Pädagogik der Gesundheitsberufe, 5. Jahrgang*(1), 8–16.

Morgenstern, U. & Rustemeier-Holtwick, A. (2022). Hybride Lehre: Der Blick der Studierenden auf Rahmenbedingungen, Medien und Medienkompetenz der Lehrenden. *Pädagogik der Gesundheitsberufe, 9. Jahrgang*(3), 149–157.

Morgenstern, U., & Rustemeier-Holtwick, A. (2023). Wie gelingt eine hybride Lehre, um Lehrkräfte im Gesundheitswesen zu befähigen, Gesundheitsberufe gut auszubilden? In C. Kreuzenbeck, H. Schwendemann, & M. Thiede (Hrsg.), *Die Herausforderungen der Generation Babyboomer für das Gesundheitswesen* (S. 81–91). Springer.

Morgenstern, U. & Rustemeier-Holtwick, A. (2024). Hybride Lehre im Studium Pflegemanagement und Pflegepädagogik: Die Perspektive der Studierenden auf die eigenen digitalen Kompetenzen. *Pädagogik der Gesundheitsberufe, 11. Jahrgang*(1), 49–56.

Müller, S. (2021). Workload in Zeiten digitaler Lehre. *MedienPädagogik: Zeitschrift für Theorie und Praxis der Medienbildung, 40,* 177–205. https://doi.org/10.21240/mpaed/40/2021.11.16.X

Neuber, K. & Göbel, K. (2021). Zuhause statt Hörsaal. *MedienPädagogik: Zeitschrift für Theorie und Praxis der Medienbildung, 40,* 56–76. https://doi.org/10.21240/mpaed/40/2021.11.10.X

Ortmann-Welp, E. (2020). *Digitale Lernangebote in der Pflege: Neue Wege der Mediennutzung in der Aus-, Fort- und Weiterbildung* (1st ed. 2020). Springer; Imprint: Springer.

Rakow, C. (2022). Digitalisierung als relevante Schnittstelle zwischen Theorie & Praxis: Ein möglicher Ansatz für die Implementierung in der Ausbildung zum Pflegefachmann/-frau. *GMS Medizin – Bibliothek – Information, 22.* https://doi.org/10.3205/mbi000523

Reich-Stiebert, N., Raimann, J., Thorbrügge, C. & Schäfer, L. O. (2022). Editorial: Digitalisierung als Katalysator für Diversität an Hochschulen et vice versa. *MedienPädagogik: Zeitschrift für Theorie und Praxis der Medienbildung, 48,* i-x. https://doi.org/10.21240/mpaed/48/2022.06.01.X

Reinmann, G. (IMPACT FREE 37 (Juli 2021). *PRÄSENZ-, ONLINE- ODER HYBRID-LEHRE? AUF DEM WEG ZUM POST-PANDEMISCHEN TEACHING AS DESIGN.* Universität Hamburg. https://gabi-reinmann.de/wp-content/uploads/2021/06/Impact_Free_37.pdf

Schön, S., Wieser, V., Dennerlein, S. & Ebner, M. (2021). Gute Online-Lehrpraxis aus Studierendensicht in den ersten Wochen der CoViD-19-Krise. *MedienPädagogik: Zeitschrift für Theorie und Praxis der Medienbildung, 40,* 411–429. https://doi.org/10.21240/mpaed/40/2021.11.26.X

Schwabl, F. & Vogelsang, C. (2021). CoViD-19 als Katalysator für die digitale Professionalisierung angehender Lehrpersonen? *MedienPädagogik: Zeitschrift für Theorie und Praxis der Medienbildung, 40,* 253–281. https://doi.org/10.21240/mpaed/40/2021.11.19.X

Thillosen, A. & Kehrer, M. (2023). Hochschulbildung seit Corona – ein (erneutes) Plädoyer für Vernetzung, Zusammenarbeit und Diskurs. In U. Dittler & C. Kreidl (Hrsg.), *Wie Corona die Hochschullehre verändert: Erfahrungen und Gedanken aus der Krise zum zukünftigen Einsatz von eLearning* (2. Auflage 2023, S. 55–76). Springer Fachmedien; Springer Gabler. https://doi.org/10.1007/978-3-658-40163-4_4

Toth, C. (2021). Lernkulturen und Persönlichkeit. *MedienPädagogik: Zeitschrift für Theorie und Praxis der Medienbildung, 42*, 134–151. https://doi.org/10.21240/mpaed/42/2021.04.08.X

Zinger, B., Bröker, T., Lehmann, R., Haberkern, C. & Lipot, S. (2021). Vom Krisenmodus zum Change-Prozess. *MedienPädagogik: Zeitschrift für Theorie und Praxis der Medienbildung, 40*, 326–345. https://doi.org/10.21240/mpaed/40/2021.11.22.X

Dr. Ulrich Arnold ist CEO der gkv informatik, Senior IT-Executive sowie Brückenbauer und Innovator zwischen Business und Informationstechnologie.

Prof. Dr. Meggi Khan-Zvornicanin ist Diplom-Pflegepädagogin, examinierte Krankenschwester und Professorin für Pflegewissenschaften sowie Studiengangsleitung im Fachbereich Erweiterte Klinische Pflege an der Akkon Hochschule für Humanwissenschaften.

„Hallo, ich bin Patient Karl von Hausen" – Entwicklung von KI-basierten Patientenmodellen für das interprofessionelle und digitale Lernen in den Gesundheitsstudiengängen

Klaus Schliz, Katharina Rädel-Ablass, Cornelia Schlick, Sandra Pahr-Hosbach, Hanna Schwendemann, Stephanie Rupp, Marion Roddewig und Claudia Miersch

Zusammenfassung

Die Entwicklung von auf künstlicher Intelligenz (KI) basierenden Patient:innenmodellen ist ein vielversprechendes Konzept, um dynamische Lernumgebungen zu schaffen, in denen Studierende die Möglichkeit erhalten, Anamnesegespräche zu trainieren. Ein Pretest mit Studierenden aus verschiedenen Gesundheitsstudiengängen untersuchte die Eignung eines Anamnesechatbots. Die Ergebnisse zeigen, dass die sprachlichen Fähigkeiten und die Präzision der Antworten des

K. Schliz · K. Rädel-Ablass · C. Schlick · S. Pahr-Hosbach · H. Schwendemann · S. Rupp ·
M. Roddewig · C. Miersch (✉)
IU Internationale Hochschule GmbH, Erfurt, Deutschland
E-Mail: claudia.miersch@iu.org

K. Schliz
E-Mail: klaus.schliz@iu.org

K. Rädel-Ablass
E-Mail: katharina.raedel-ablass@iu.org

C. Schlick
E-Mail: cornelia.schlick@iu.org

S. Pahr-Hosbach
E-Mail: sandra.pahr-hosbach@iu.org

S. Rupp
E-Mail: stephanie.rupp@iu.org

M. Roddewig
E-Mail: marion.roddewig@iu.org

Chatbots durchweg positiv bewertet wurden. Über 60 % der Testpersonen sahen eine starke Ähnlichkeit zu realen Gesprächen. Eine qualitative Inhaltsanalyse der offenen Fragen deutet darauf hin, dass die Studierenden großes Interesse an der Integration eines solchen Tools in ihre Lehrpraxis haben. Der realistische Ansatz und die Übungsmöglichkeiten werden als Stärken gesehen, während Verbesserungspotenziale für technische und methodische Aspekte bestehen. Zukünftige Schritte umfassen die Evaluierung des Kompetenzzugewinns und die Entwicklung eines menschenähnlichen Avatars.

Keywords

Anamnesegespräch · Gesundheitsfachkräfte · künstliche Intelligenz · Lehre · Chatbot

1 Hintergrund und Stand der Forschung

Die Integration moderner Informations- und Kommunikationstechnologien (IKT) in die Ausbildung von Gesundheitsfachkräften ist ein wichtiger Aspekt des Digital Empowerments. Unter anderem bieten KI-Patient:innenmodelle neue Möglichkeiten, um diagnostische und kommunikative Fähigkeiten in einer interaktiven Umgebung zu trainieren. Sie tragen nicht nur dazu bei, die berufliche Handlungskompetenz angehender Fachkräfte zu erweitern, sondern auch selbstgesteuertes Lernen zu fördern und den souveränen Umgang mit digitalen Technologien zu stärken – Aspekte, die für eine zunehmende Autonomie und Entscheidungsfähigkeit im Gesundheitswesen von zentraler Bedeutung sind.

KI-Patient:innenmodelle bieten besonders vielversprechende Möglichkeiten, Anamnesegespräche zu trainieren, die eine grundlegende Kompetenz für Gesundheitsfachkräfte darstellen. Durch den Einsatz von KI-gesteuerten Patient:innen können angehende Fachkräfte in einer sicheren und flexiblen Umgebung lernen, gezielt Fragen zu stellen und die relevanten Informationen zu sammeln. Diese interaktiven Modelle ermöglichen es, eine Vielzahl von Szenarien zu simulieren, die auf unterschiedliche Patient:innentypen und Krankheitsbilder abgestimmt sind. So wird nicht nur die Fähigkeit zur präzisen Diagnose gefördert, sondern auch die kommunikativen Fähigkeiten, die für den Aufbau einer vertrauensvollen Beziehung zu den Patient:innen unerlässlich sind. Darüber hinaus bieten KI-Patient:innenmodelle die Möglichkeit, eine interprofessionelle Zusammenarbeit zu üben, indem sie die koordinierte Kommunikation zwischen verschiedenen Gesundheitsberufen simulieren und so das Verständnis für die Zusammenarbeit im Team stärken.

Die aktuelle Forschung zeigt, dass das Lernen mit KI-gestützten Simulationspatient:innen zentrale Kompetenzen der Gesundheitsfachkräfte fördert. Systematische Übersichtsarbeiten wie die von Nagi et al. (2023) und Stamer et al. (2023) betonen, dass KI-basierte Simulationen die Kommunikationsfähigkeiten und das klinische Denken von Studierenden verbessern, indem sie flexible und individualisierte Lernumgebungen ermöglichen. Einschränkungen bestehen vor allem in der Authentizität der Dialoge und der natürlichen Sprachverarbeitung. Plackett et al.

(2022) kommen zu dem Schluss, dass virtuelle Patient:innen insbesondere spezifische klinische Fähigkeiten wie Datenanalyse und Diagnosestellung fördern, während allgemeinere Problemlösungsfähigkeiten seltener verbessert werden.

Empirische Studien belegen zudem die Wirksamkeit von KI-gestützten Simulationen für die klinische Entscheidungsfindung. Brügge et al. (2024) fanden heraus, dass Medizinstudierende durch simulierte Patient:innengespräche mit strukturiertem KI-Feedback signifikante Fortschritte erzielten. Ähnlich zeigten Holderried et al. (2024), dass KI-basierte Simulationen in der Lage sind, realistische Patient:inneninteraktionen abzubilden und so die klinische Ausbildung zu bereichern.

Angesichts der vielversprechenden Ergebnisse der aktuellen Forschung ist es von Interesse, die Perspektive der Studierenden auf den Einsatz von KI-Patient:innenmodellen zu untersuchen, insbesondere aus der Sicht verschiedener Gesundheitsberufe. Vor dem Hintergrund interprofessioneller Ausbildung stellt sich die Frage, wie diese Modelle die Zusammenarbeit zwischen Disziplinen, beispielsweise der Pflege und der Therapieberufe, fördern können. Ein weiterer relevanter Aspekt ist, ob es gelingt, einen KI-Patienten so zu konstruieren, dass er inhaltlich und sprachlich adäquate Antworten liefert – und dies für die unterschiedlichen Anforderungen der jeweiligen Disziplinen. Zudem bleibt zu klären, wie sich KI-Patient:innenmodelle in Onlinestudienformaten bewähren. Durch ihre Flexibilität und ortsunabhängige Nutzung könnten sie neue innovative Wege eröffnen, um auch im Onlinestudium kommunikative und praktische Kompetenzen zu erlernen und zu trainieren.

2   Fragestellung und Zielsetzung

Das Ziel der hier vorgestellten Studie war es, zu untersuchen, inwiefern der KI-Patient „Karl von Hausen", ein auf GPT-4 basierender, virtueller Patient, die Schulung von Anamnesegesprächen in Onlinestudiengängen des Gesundheitswesens unterstützen kann, insbesondere im Hinblick auf die Realitätsnähe des Gesprächs, die fachliche Präzision des virtuellen Patienten sowie die persönliche Lernerfahrung der Studierenden.

Die Fragestellungen lauteten:

Wie bewerten die Studierenden einen KI-basierten virtuellen Patienten?

Was wünschen sich Studierende zukünftig zum Training von Anamnesegesprächen?

Wie empfinden die Studierenden die Gesprächserfahrung und welche Vor- und Nachteile sehen sie in diesem Trainingstool?

3   Methodik

In diesem Pilotprojekt wurde die Zufriedenheit der Studierenden mit einem GPT-4-gestützten, digitalen Lernassistenten untersucht, der in einem Anamneseszenario sowohl den virtuellen Patienten mit einer Gehirnblutung („Karl von

Hausen") als auch seine Ehefrau spielte. Die Studierenden übernahmen die Rolle von medizinischen Fachkräften, die über ein Anamnesegespräch eine umfassende Einschätzung zur Gesundheitssituation des Patienten gewinnen sollten. Die Eingabeaufforderung enthielt umfassende Angaben zu verschiedenen Symptomen des Patienten, seinen Alltagsgewohnheiten, Ernährungspräferenzen und seiner Bereitschaft zur Veränderung sowie genaue Anweisungen für die Rolle der Ehefrau. Der Chatbot wurde von einem interdisziplinären Team aus Professor:innen verschiedener Gesundheitsstudiengänge und IT-Spezialisten entwickelt und den Studierenden über den internen KI-Studienassistenten Syntea zur Verfügung gestellt (Syntea, 2024, Möller et al., 2024). Die Eingabeaufforderung kann der Originalpublikation entnommen werden (Rädel-Ablass et al., 2025).

Die Studienteilnehmenden wurden aus verschiedenen Gesundheitsstudiengängen über offizielle Kommunikationskanäle der Hochschule rekrutiert. Über 50 Teilnehmende nutzten den virtuellen Patienten in einer 26-tägigen Testphase, und 28 von ihnen füllten anschließend einen Evaluationsbogen aus. Mehr als die Hälfte der Befragten studierte Pflege, während die übrigen in anderen nichtärztlichen, medizinischen Berufen tätig waren (Abb. 1a). Zudem hatten bereits 86 % der Nutzer:innen Vorerfahrung mit Anamnesegesprächen (Abb. 1b).

Der Evaluierungsbogen wurde im interdisziplinären Team in Microsoft-365-Forms entwickelt und intern validiert. Die Antworten der Studienteilnehmenden wurden in Microsoft-365-Excel übertragen und quantitativ sowie qualitativ ausgewertet (Rädel-Ablass et al., 2025). Der Fragebogen umfasste quantitative Fragen zu den sprachlichen Fähigkeiten des virtuellen Patienten (A), zur fachlichen und inhaltlichen Präzision der Antworten (B) und zur Nähe zu einem realen Anamnesegespräch (C, siehe Abb. 2). Zusätzlich wurde nach der Präferenz für zukünftige Anamnesetrainingssettings gefragt. Offene Fragen wurden zur Gesprächserfahrung und zur Bewertung der Chatbotnutzung gestellt. Die Antworten zur Verständlichkeit und Antwortfähigkeit des virtuellen Patienten wurden als mittlere Zufriedenheitsrate ausgegeben, wobei das Verhältnis aus Ist- zu Sollwerten ermittelt wurde. Die fachliche und inhaltliche Präzision des virtuellen Patienten sowie die

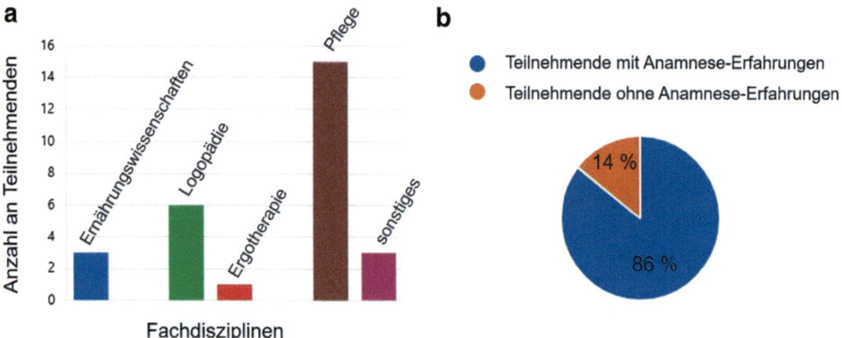

Abb. 1 Fachdisziplin und Anamneseerfahrung der Studienteilnehmenden

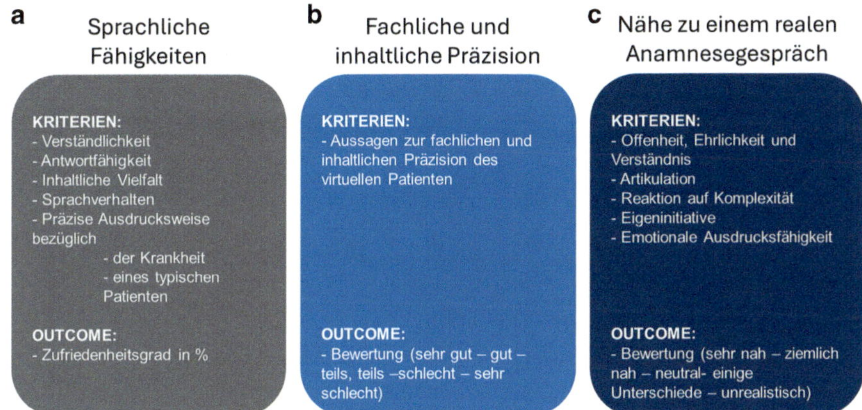

Abb. 2 Kriterien und Outcome für die Studierenden-Bewertung

Nähe zu einem realen Anamnesegespräch wurden über vorformulierte Aussagen bzw. Eigenschaften bewertet und als Mittelwert über die einzelnen Bewertungskriterien ausgegeben. Die Antworten auf die offenen Fragen wurden über eine qualitative Inhaltsanalyse und strukturierte Kategorienanwendung nach Philipp Mayring (2022) analysiert. Zunächst wurden die Analyseeinheiten definiert, Kategorien basierend auf den Antworten der Studierenden deduktiv-induktiv abgeleitet und die häufigsten Antworten der Studienteilnehmenden extrahiert.

4   Ergebnisse

Um ein effektives Training sicherzustellen und Missverständnisse zu vermeiden, die die Lernqualität beeinträchtigen könnten, ist die Beurteilung der sprachlichen Fähigkeiten eines virtuellen Patienten von grundlegender Bedeutung. Die Testpersonen bewerteten diese Fähigkeiten des virtuellen Patienten einheitlich positiv. Die mittlere Zufriedenheitsrate lag bei 81,1 % (Abb. 3a). Bei allen abgefragten Kriterien äußerten sich mehr als 72 % der Teilnehmenden zufrieden, wobei Verständlichkeit und Antwortfähigkeit mit Zufriedenheitsraten von über 90 % besonders gut abschnitten. Um sicherzustellen, dass die medizinischen Informationen und Szenarien vom virtuellen Patienten realistisch dargestellt werden, wurden die Teilnehmenden gebeten, die fachliche und inhaltliche Präzision des virtuellen Patienten zu beurteilen. Bei allen Aussagen zur Präzision des Chatbots bewerteten mehr als 78,6 % der Befragten diese als gut bis sehr gut, weniger als 4 % bewerteten die Präzision in zwei der fünf abgefragten Aussagen als schlecht (Abb. 3b). Die Testpersonen wurden ebenfalls dazu befragt, ob der virtuelle Patient bereits ein realitätsnahes Anamnesegespräch ermöglichen kann. Ein hoher Grad an Übereinstimmung mit echten Erfahrungen würde die Validität des Systems bestätigen und seine Fähigkeit, zuverlässige und verwertbare Daten zu liefern, unterstreichen.

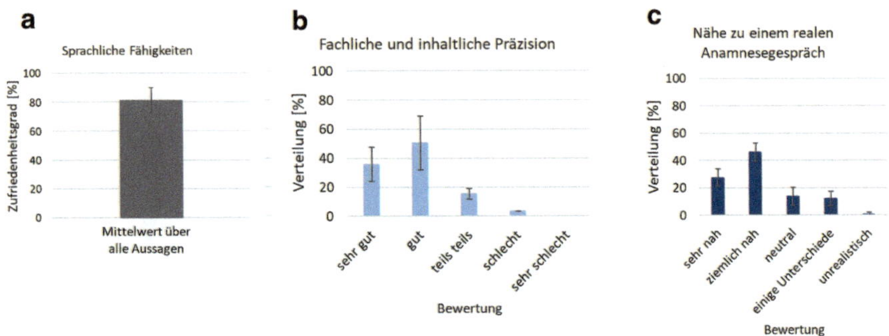

Abb. 3 Bewertung des KI-basierten Chatbots durch die Studienteilnehmenden

Trotz der technischen Einschränkungen bei der Beurteilung von Emotionen und Artikulation aufgrund der Nutzung eines textbasierten Bots empfanden 73,6 % der Teilnehmenden diese Version bereits als ziemlich bis sehr realitätsnah im Vergleich zu echten Anamnesegesprächen (Abb. 3c).

Die Testpersonen wurden außerdem nach ihrer bevorzugten Trainingsmethode zum Üben von Anamnesegesprächen befragt. Die Ergebnisse zeigen, dass sie sich KI-basierte Trainingssettings (79,3 %) gegenüber traditionellen Trainingsmethoden wie reale Patienten oder Schauspielpatienten (20,3 %, Abb. 4) wünschen.

Im Rahmen der qualitativen Inhaltsanalyse nach Mayring wurden offene Fragen zur Gesprächsführung und zu den Vor- und Nachteilen des Trainingstools systematisch ausgewertet und in fünf zentrale Themenbereiche gegliedert: Realitätsnähe und Authentizität, Gesprächsführung und Kommunikation, technische Einschränkungen, Lernmöglichkeiten sowie Verbesserungsvorschläge (Tab. 1).

Die Studierenden lobten die Realitätsnähe und die detaillierten Antworten des virtuellen Patienten (Tab. 2). Positiv bewertet wurden zudem die Präzision und

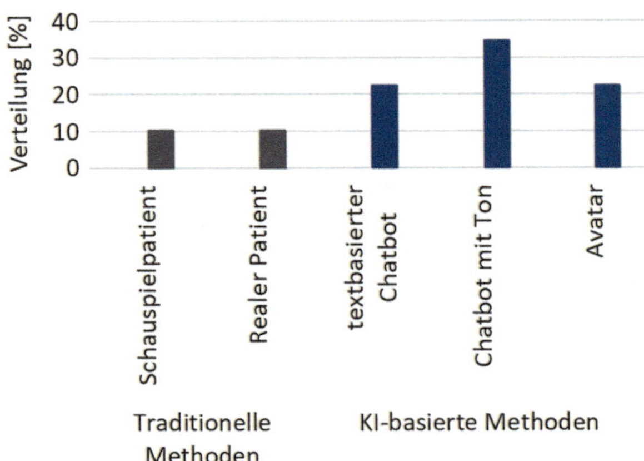

Abb. 4 Studierendenpräferenzen bezüglich des Anamnesetrainingstools

Tab. 1 Themenschwerpunkte der offenen Fragen und Zuordnung zu den Kategorien

Themenschwerpunkt	Kategorien
Realitätsnähe und Authentizität	Realistische Darstellung der Gesprächssituation, authentisches Verhalten der KI, Einbeziehung der Ehefrau, realistische Emotionen und Symptome
Gesprächsführung und Kommunikation	Qualität und Präzision der Antworten, Übungsmöglichkeiten der Gesprächsführung, Herausforderung der gezielten Fragestellung, wechselnde Gesprächspartner
Technische und methodische Einschränkungen	Fehlende audiovisuelle Elemente, Einschränkungen durch schriftliche Kommunikation, Verzögerungen und unnatürliche Gesprächsdynamik, begrenzte Informationsbasis
Lern- und Übungsmöglichkeiten	Fehlerfreiheit beim Üben, zeitliche und örtliche Flexibilität, Förderung von Sicherheit und Selbstreflexion, Vorbereitungsmöglichkeit für Anfänger
Verbesserungsvorschläge und Wünsche	Feedback und Diagnoseauflösung, Einbindung zusätzlicher Informationen, Erweiterung der Simulation durch audiovisuelle Elemente, komplexere Gesprächssituationen

Ausführlichkeit der Antworten des virtuellen Patienten sowie die Anwesenheit und aktive Rolle der Ehefrau, welche die Komplexität und Realitätsnähe der Gesprächssituation erhöhten. Diese offenen Antworten der Testpersonen bestätigen die Resultate der quantitativen Auswertung. Darüber hinaus schätzten sie die Möglichkeit zum wiederholten Üben und die zeitliche Flexibilität. Kritikpunkte waren die fehlende Natürlichkeit der Interaktion und technische Einschränkungen, wie das schriftliche Format und das Fehlen von unmittelbarem Feedback. Das Trainingstool bot für die Studierenden Vorteile zur Verbesserung der Gesprächsführungskompetenz und ermöglichte eine flexible Vorbereitung auf reale Gespräche. Nachteile waren die fehlende nonverbale Kommunikation und die eingeschränkte Individualität des virtuellen Patienten.

5 Diskussion

Die Ergebnisse des Pilotprojekts belegen, dass ein GPT-4-gestützter, digitaler Lernassistent eine innovative Methode zur Vermittlung sozialer Interaktionen im Unterricht darstellt. Die Teilnehmer:innen bewerteten die sprachlichen Fähigkeiten und die Reaktionsfähigkeit des Chatbots positiv. Trotz der fehlenden Darstellung komplexer Emotionen empfanden die Studierenden die virtuellen Anamnesegespräche als realitätsnah. Eine hohe Zufriedenheitsrate und die hohe fachliche Genauigkeit legen nahe, dass dieses Anamnesetool effektiv die Kommunikations- und Anamnesefähigkeiten der Studierenden verbessern kann.

Wesentliche Vorteile des virtuellen Lerntools sind seine Skalierbarkeit, Zugänglichkeit und Flexibilität, da es rund um die Uhr ein Training ermöglicht. Dies könnte den Zugang zur hochwertigen Bildung demokratisieren und die interdisziplinäre Ausbildung in Gesundheitsberufen fördern. Zudem ist der Einsatz

Tab. 2 Kategorien der Antworten aus den offenen Fragen

Frage	Kategorien
Was hat den Teilnehmenden an der Gesprächserfahrung mit dem virtuellen Patienten besonders gefallen?	Realitätsnähe und Authentizität
	Präzision und Ausführlichkeit der Antworten
	Anwesenheit und Rolle der Ehefrau
	Freundlichkeit und Kooperationsbereitschaft des Patienten
	Möglichkeit zum Üben und Trainieren
	Herausforderung und Konzentration bei der Gesprächsführung
	Technische und praktische Vorteile
Welche Kritikpunkte oder negativen Erfahrungen wurden bei der Nutzung des virtuellen Patienten genannt?	Fehlende Realitätsnähe und Natürlichkeit
	Technische Einschränkungen (Schreiben statt Sprechen)
	Fehlende oder unzureichende Informationen seitens des virtuellen Patienten
	Fehlendes Feedback oder fehlende Auflösung
	Keine negativen Erfahrungen
Welche Vorteile bietet das Üben mit einem Chatbot im Vergleich zu realen Gesprächspartnern?	Zeitliche Flexibilität und Ortsunabhängigkeit
	Fehlerfreundlichkeit und angstfreies Üben
	Realitätsnähe und authentische Gesprächssimulation
	Vielfältige Übungsmöglichkeiten und Wiederholbarkeit
	Verbesserung der Gesprächsführung und Formulierungsfähigkeit
	Vorbereitung und Sicherheit für Anfänger
	Keine Vorteile erkennbar
Welche Nachteile werden bei der Kommunikation mit einem Chatbot wahrgenommen?	Fehlende nonverbale Kommunikation
	Fehlende emotionale Ebene
	Mangelnde Realitätsnähe und Komplexität
	Einschränkungen durch schriftliche Kommunikation
	Fehlende Spontanität und Authentizität
	Begrenzte Individualität und Variabilität des Chatbots
	Keine Nachteile wahrgenommen
Welche thematischen Schwerpunkte und Rückmeldungen ergeben sich aus den Nutzerantworten zur Nutzung des virtuellen Patienten?	Vorschläge zur Erweiterung der Funktionalität und Interaktivität
	Wunsch nach visueller Darstellung des virtuellen Patienten
	Technische Probleme und Schwierigkeiten bei der Nutzung
	Wunsch nach Feedback und Diagnoseinformationen
	Allgemeine positive Rückmeldungen und Zufriedenheit
	Bedeutung und Potenzial virtueller Patienten für Ausbildung und Training
	Keine weiteren Anmerkungen

kosteneffizient, da die virtuellen Patienten nach einmaliger Programmierung vielfach genutzt werden können. Obwohl die bisherigen Ergebnisse vielversprechend sind, erfordert die vollständige Nutzung des Potenzials des digitalen Assistenten kontinuierliche Verbesserungen und Erweiterungen seiner Fähigkeiten.

Zudem sollte vor dem flächendeckenden Einsatz von KI in der Lehre eine ethische Auseinandersetzung bzw. Überprüfung erfolgen, denn die Entwicklung und Einbindung von KI im Gesundheitswesen bietet Potenzial, bringt jedoch ethische und rechtliche Herausforderungen mit sich. Zentrale ethische Prinzipien wie Transparenz, Nachvollziehbarkeit und der Schutz sensibler Daten sind essenziell, um Risiken wie algorithmische Verzerrungen oder potenzielle Diskriminierungen zu vermeiden. Auf rechtlicher Ebene stehen Fragen des Datenschutzes, der Haftung, der Regulierung von KI-Systemen sowie der fairen Zugänglichkeit im Fokus (Gerke et al., 2020; Rubeis, 2024; Zikmundová, 2022).

Insbesondere in kritischen oder lebensentscheidenden klinischen Situationen spielt die Transparenz eine wichtige Rolle, und klare Kriterien könnten das Vertrauen von Patient:innen und Ärzt:innen in KI-Systeme stärken (Luhmann, 2020). Die Nachvollziehbarkeit von ärztlichen Entscheidungsprozessen sowie verständliche Algorithmen sind ebenfalls wesentlich für die ethische Akzeptanz (O'Brien, 2019). Noch ist jedoch unklar, wer im Schadensfall die Verantwortung trägt – seien es Entwickler:innen, Fachkräfte oder Betreiber:innen der Systeme (Zuchowski & Zuchowski, 2022). In der aktuellen Forschung werden insbesondere Fragen der Voreingenommenheit (z. B. geschlechtsspezifische Bias), der möglichen Verdrängung menschlicher Fachkräfte sowie der Auswirkungen auf die Autonomie der Lernenden diskutiert (Gaud, 2023; Han et al., 2023; Slimi & Villarejo Carballido, 2023). Zudem besteht eine Uneinigkeit darüber, wer für die Validierung und kontinuierliche Überwachung von KI-Systemen verantwortlich ist und in welchen Intervallen entsprechende Überprüfungen erfolgen sollten (Youssef et al., 2023).

Eine zusätzliche Herausforderung liegt in der dynamischen Natur von KI-Modellen, die kontinuierlich weiterentwickelt werden. Dies kann dazu führen, dass identische Anfragen zu unterschiedlichen Zeitpunkten abweichende Antworten generieren. Während dies einerseits als problematisch für die Konsistenz medizinischer Empfehlungen angesehen werden kann, bietet es gleichzeitig die Möglichkeit, realistische Szenarien zu simulieren. So spiegelt die Variation von Antworten durch KI-gestützte virtuelle Patient:innen reale Gegebenheiten wider, in denen auch menschliche Patient:innen inkonsistente oder unvollständige Angaben machen können. Dies kann eine wertvolle Lernerfahrung für Studierende darstellen, erfordert jedoch gleichzeitig einen reflektierten Umgang mit KI-generierten Informationen, um Fehlinformationen und Missverständnisse zu vermeiden (Gaud, 2023; Slimi & Villarejo Carballido, 2023).

Zukünftige Projektaktivitäten sollen eine Spracherkennung und visuelle Elemente integrieren sowie die Interaktivität und Vielfalt der Szenarien erweitern. Es sind zudem weitere Studien erforderlich, um die Lernergebnisse und Verbesserungen der Soft Skills umfassend zu evaluieren.

6   Praxisrelevanz

Die Ergebnisse deuten darauf hin, dass virtuelle Patienten in der medizinischen Ausbildung wertvolle, flexible und zugängliche Trainingsmöglichkeiten bieten, die zur Verbesserung der Kommunikationsfähigkeiten und des professionellen Verhaltens der Studierenden beitragen. KI-Technologien im Gesundheitswesen bieten sowohl Chancen als auch Herausforderungen. Sie können die Qualität der

Diagnostik und Entscheidungsfindung erheblich verbessern, erfordern jedoch einen klaren ethischen Rahmen. Wichtig sind dabei die Sicherstellung von Transparenz, die Klärung von Verantwortlichkeiten und die kontinuierliche Überprüfung der zugrunde liegenden Algorithmen und Datenquellen.

Die Studie wurde durch Mittel des IU International University Incubator unterstützt (Ref.-ID: KI-Patient IPL) und vom Ethikkomitee der IU International University genehmigt. Von allen Teilnehmenden wurde eine Einverständniserklärung eingeholt, und die Vertraulichkeit personenbezogener Daten wurde in allen Phasen der Studie gewährleistet.

Literatur

Brügge, E., Ricchizzi, S., Arenbeck, M., Keller, M. N., Schur, L., Stummer, W., Holling, M., Lu, M. H., & Darici, D. (2024Nov 28). Large language models improve clinical decision making of medical students through patient simulation and structured feedback: A randomized controlled trial. *BMC Medical Education, 24*(1), 1391. https://doi.org/10.1186/s12909-024-06399-7.PMID:39609823;PMCID:PMC11605890

Gaud, D. (2023). Ethical Considerations for the Use of AI Language Model. *International Journal for Research in Applied Science and Engineering Technology*, 11(7), 6–14. https://doi.org/10.22214/ijraset.2023.54513

Gerke, S., Minssen, T., & Cohen, G. (2020). Chapter 12 – Ethical and legal challenges of artificial intelligence-driven healthcare. In A. Bohr & K. Memarzadeh (Hrsg.), *Artificial Intelligence in Healthcare* (S. 295–336). Academic Press. https://doi.org/10.1016/B978-0-12-818438-7.00012-5

Han, B., Nawaz, S., Buchanan, G., & McKay, D. (2023). Ethical and Pedagogical Impacts of AI in Education. In N. Wang, G. Rebolledo-Mendez, N. Matsuda, O. C. Santos, & V. Dimitrova (Hrsg.), *Artificial Intelligence in Education* (Bd. 13916, S. 667–673). Springer Nature Switzerland. https://doi.org/10.1007/978-3-031-36272-9_54

Holderried, F., Stegemann-Philipps, C., Herschbach, L., Moldt, J.-A., Nevins, A., Griewatz, J., et al. (2024). A Generative Pretrained Transformer (GPT)-Powered Chatbot as a Simulated Patient to Practice History Taking: Prospective. *Mixed Methods Study. JMIR Med Educ., 10*, Article e53961.

Luhmann, N. (2020). 7. Medien der Kommunikation und Systemvertrauen. In Vertrauen (S. 69–87). UVK Verlag. https://doi.org/10.36198/9783838540047-69-87

Mayring P. Qualitative Inhaltsanalyse [electronic resource] : Grundlagen und Techniken. 2022.

Möller M, Nirmal G, Fabietti D, Stierstorfer Q, Zakhvatkin M, Sommerfeld H, et al. Revolutionising Distance Learning: A Comparative Study of Learning Progress with AI-Driven Tutoring. 2024.

Nagi, F., Salih, R., Alzubaidi, M., Shah, H., Alam, T., Shah, Z., & Househ, M. (2023Jun). Applications of Artificial Intelligence (AI) in Medical Education: A Scoping Review. *Stud Health Technol Inform., 29*(305), 648–651. https://doi.org/10.3233/SHTI230581. PMID: 37387115.

O'Brien, B. C. (2019). Do You See What I See? Reflections on the Relationship Between Transparency and Trust. *Academic Medicine, 94*(6), 757–759. https://doi.org/10.1097/ACM.0000000000002710

Plackett, R., Kassianos, A. P., Mylan, S., et al. (2022). The effectiveness of using virtual patient educational tools to improve medical students' clinical reasoning skills: A systematic review. *BMC Medical Education, 22*, 365. https://doi.org/10.1186/s12909-022-03410-x

Rädel-Ablass, K., Schliz, K., Schlick, C., et al. (2025). Teaching opportunities for anamnesis interviews through AI based teaching role plays: A survey with online learning students from health study programs. *BMC Medical Education, 25*, 259. https://doi.org/10.1186/s12909-025-06756-0

Rubeis, G. (2024). *Ethics of Medical AI* (Bd. 24). Springer International Publishing. https://doi.org/10.1007/978-3-031-55744-6

Slimi, Z., & Villarejo Carballido, B. (2023). Navigating the Ethical Challenges of Artificial Intelligence in Higher Education: An Analysis of Seven Global AI Ethics Policies. *TEM Journal*, 590–602. https://doi.org/10.18421/TEM122-02

Stamer, T., Steinhäuser, J., & Flägel, K. (2023Jun). Artificial Intelligence Supporting the Training of Communication Skills in the Education of Health Care Professions: Scoping Review. *Journal of Medical Internet Research, 19*(25), Article e43311. https://doi.org/10.2196/43311. PMID:37335593;PMCID:PMC10337453

Syntea: The AI Tutor I IU International. IU International University of Applied Sciences. https://www.iu.org/how-online-studies-work/syntea/. Accessed 24 Jul 2024.

Youssef, A., Abramoff, M., & Char, D. (2023). Is the Algorithm Good in a Bad World, or Has It Learned to be Bad? The Ethical Challenges of "Locked" Versus "Continuously Learning" and "Autonomous" Versus "Assistive" AI Tools in Healthcare. *The American Journal of Bioethics, 23*(5), 43–45. https://doi.org/10.1080/15265161.2023.2191052

Zikmundová, K. (2022). Artificial intelligence in healthcare: Threats to the fundamental values of our society. *European Studies, 9*(2), 181–196. https://doi.org/10.2478/eustu-2022-0019

Zuchowski, M. L., & Zuchowski, L. (2022). Ethische Aspekte von KI-Anwendungen in der Medizin. In M. A. Pfannstiel (Hrsg.), *Künstliche Intelligenz im Gesundheitswesen* (S. 285–310). Springer Fachmedien Wiesbaden. https://doi.org/10.1007/978-3-658-33597-7_12

Prof. Dr. Klaus Schliz Ausbildung zum Krankenpfleger und Rettungsassistenten, ein Studium der Humanmedizin (Vorklinik) in Heidelberg, ein Studium im Pflegemanagement sowie ein Studium der medizinischen Wissenschaften mit Promotion zum Dr. scient. med. absolviert. Ferner blickt er auf eine Ausbildung zum Algesiologischen Fachassistenten (DGSS) zurück und ist Multiplikator zum Thema „Entbürokratisierung in der Pflege - Das Strukturmodell". Er hat diverse Referententätigkeiten übernommen und ist Multiplikator für „Indikator zur Beurteilung der Ergebnisqualität in der stationären Pflege". Ferner ist er Professor für Pflegemanagement an der IU Internationalen Hochschule.

Prof. Dr. Katharina Rädel-Ablass Ausbildung zur Krankenschwester, ein berufsbegleitendes Studium in der Pflegewissenschaft/dem Pflegemanagement sowie eine Promotion (Dr. rer. cur.) zum Thema der Pflegeübernahme durch Angehörige an der IIU Berlin absolviert. Sie ist freiberufliche Beraterin in der Pflege, Vertretungsprofessorin für klinische Pflege an der EAH Jena und Studiengangsleitung B. Sc. Pflege an der IU Internationalen Hochschule.

Prof. Dr. Cornelia Schlick Bachelorstudium in der Physiotherapie an der Hochschule Fresenius und Hogeschool Utrecht/NL, absolvierte das Masterstudium Public Health und war wissenschaftliche Mitarbeiterin an der Ludwig-Maximilians-Universität München. Ihre Promotion hat sie zum Themengebiet Sturzprävention geschrieben. Sie war Honorardozentin an mehreren Hochschulen in interprofessionellen Studierendengruppen, Clinical Applications Specialist bei h/p/cosmos sports & medical GmbH und Academic Director Content Creation (Gesundheit & Therapie) an der IU Internationalen Hochschule. Sie ist Professorin für Physiotherapie an der IU.

Prof. Dr. Sandra Pahr-Hosbach Ausbildung zur Hotelfachfrau, ein Diplomstudium in der Ökotrophologie an der Justus-Liebig-Universität Giessen und eine Promotion zum Thema Dietary Acculturation in Singapur absolviert. Sie übernahm die Leitung der Abteilung Ernährung und Qualität der WISAG, das Projektmanagement in Seniorenheimen, Krankenhäusern sowie Schulen und Kitas. Sie arbeitete als freiberufliche Ernährungsberaterin und Konzeptentwicklerin und ist Studiengangleitung B.Sc. Diätetik an der IU Internationalen Hochschule.

Prof. Dr. Hanna Schwendemann ist seit 2021 Professorin und Studiengangsleitung für Gesundheits- und Pflegepädagogik an der IU Internationalen Hochschule im Fernstudium. Sie ist seit 2008 Ergotherapeutin (WFOT) in Praxis und Lehre und promovierte 2018 zum Thema evidenzbasierte Prävention. Thematisch beschäftigt sie sich u. a. mit Gesundheitskompetenz im Kontext von Bildungs- und Versorgungsforschung.

Prof. Dr. Stephanie Rupp studierte nach ihrer Ausbildung zur Logopädin Lehr- und Forschungslogopädie an der RWTH Aachen. Während des Studiums war sie als klinische Sprachtherapeutin tätig und arbeitete nach dem abgeschlossenen Studium als Diplom-Lehrlogopädin an der SRH Karlsruhe und als freie Dozentin. Sie promovierte an der Universität Mannheim und der PH Heidelberg im Fach Sprache und Kommunikation. Seit 2020 ist sie Studiengangleiterin für den Studiengang und Professorin für Logopädie an der IU Internationale Hochschule. Ihre Forschungsschwerpunkte sind die kindliche Sprachentwicklung und Modelle und Theorien in der Anwendung. Außerdem befasst sie sich mit Professionalisierungsprozessen, Gesundheitskompetenz und innovativen sowie interdisziplinären Lehrformaten.

Prof. Dr. Marion Roddewig hat eine Ausbildung zur Krankenschwester absolviert. Sie studierte Pädagogik, Wirtschafts- und Sozialpsychologie und Kulturanthropologie/Europäische Ethnologie und schloss ihr Promotionsstudium an der Georg-August-Universität Göttingen ab. Ihre Promotion zum Dr. disc. pol. befasste sich mit dem Thema „Die Wirkung von kollegialer Beratung auf das emotionale Befinden von Schülerinnen und Schülern in der Gesundheits- und Krankenpflegeausbildung - Untersuchung von Effekten eines für die Gesundheits- und Krankenpflegeausbildung konzipierten Anleitungs- und Trainingsprogramms zur kollegialen Beratung auf die emotionale Befindlichkeit". Sie ist Professorin für Gesundheits- und Pflegepädagogik an der IU Internationalen Hochschule.

Prof. Dr. Claudia Miersch absolvierte ihr Bachelor- und Masterstudium in Ökotrophologie an der Christian-Albrechts-Universität zu Kiel. Sie promovierte im Themengebiet Nahrungsrestriktion. Sie war wissenschaftliche Mitarbeiterin am Leibniz-Institut für Nutztierbiologie und Wissenschaftsredakteurin. Sie ist freiberufliche Dozentin, Ernährungsberaterin und Professorin für Ernährungsphysiologie und Diätetik an der IU Internationalen Hochschule.

Studieren mit Lese-Rechtschreib-Störung: digitale Strategien für Chancengleichheit im Studium

Nicole Ramacher-Faasen und Josephine Marie Faasen

Zusammenfassung

Der Artikel beleuchtet die spezifischen Herausforderungen, denen Studierende mit Lese-Rechtschreib-Störung (LRS) im akademischen Umfeld begegnen. Diese beinhalten etwa Schwierigkeiten bei schriftlichen Aufgaben, Prüfungssituationen und dem Lesen wissenschaftlicher Texte. Der Artikel stellt zudem digitale Technologien vor, die dazu beitragen können, diese Hürden zu überwinden bzw. zu erleichtern. Zu den vorgeschlagenen Lösungen gehören Text-to-Speech-Anwendungen, Rechtschreib- und Grammatiküberprüfungen, Strukturierungstools sowie barrierefreie Lernmaterialien und digitale Peernetzwerke. Diese Technologien bieten eine individuelle Unterstutzung und fördern die Chancengleichheit, wobei ihre Wirksamkeit von der Verfügbarkeit und der richtigen Anwendung abhängt. Wissenschaftliche Untersuchungen zeigen, dass Studierende mit LRS stark von barrierefreien digitalen Angeboten profitieren können (Benedetti et al., Scientific Reports 12:9010, 2022; Cameron, Disability & Society 1–18, 2016; Kroher, M., Beuße, M., Isleib, S., Becker, K., Ehrhardt, M.-C., Gerdes, F., Koopmann, J., Schommer, T., Schwabe, U., Steinkühler, J., Völk, D., Peter, F., & Buchholz, S., 2023. Die Studierendenbefragung in Deutschland: 22. Sozialerhebung, PDF, 6 MB, Datei ist barrierefrei/barrie-

N. Ramacher-Faasen (✉)
IU Internationale Hochschule, Kindheitspädagogik, Moers, Deutschland
E-Mail: nicole.ramacher-faasen@iu.org

J. M. Faasen
Universität Duisburg-Essen, Kognitionswissenschaft, Moers, Deutschland

H. Schwendemann et al. (Hrsg.), *Digitales Empowerment im Gesundheitswesen,*
https://doi.org/10.1007/978-3-662-72469-9_22

rearm–BMBF. Bundesministerium für Bildung und Forschung. https://www.bmbf.de/SharedDocs/Publikationen/DE/4/31790_22_Sozialerhebung_2021.html).

Keywords

Studierende · Lese-Rechtschreib-Störung (LRS) · Chancengleichheit

1   Studieren mit Lese-Rechtschreib-Störung (LRS)

Das Studium stellt für viele junge Menschen eine aufregende und prägende Lebensphase dar. Für Studierende mit LRS ist dieser Weg jedoch oft mit besonderen Hindernissen verbunden. Knapp 20 % der Grundschulkinder verfehlen die Mindeststandards in Deutsch und Mathematik (Stanat et al., 2023), während 4 bis 5 % der Kinder und Jugendlichen an einer manifesten LRS leiden (Schulte-Körne, 2017). Schätzungsweise 4 % aller deutschen Studierenden – etwa 112.000 Personen – sind von einer LRS oder ähnlichen Teilleistungsstörungen betroffen (Kroher et al., 2023; REHADAT, 2023). Während LRS im Schulkontext anerkannt ist, bleibt ihre Relevanz im Hochschulbereich oft unbeachtet. Doch was passiert, wenn begabte Studierende auffällig viele Rechtschreibfehler machen oder Texte mehrfach lesen müssen, um sie zu verstehen? LRS gehört zu den unsichtbaren Herausforderungen. Viele Betroffene entwickeln Strategien, um ihre Schwierigkeiten zu verbergen (Poskowsky et al., 2018).

1.1   Das Störungsbild

Die Lese-Rechtschreib-Störung zählt nach der ICD-11 zu den Lernentwicklungsstörungen (6A03.Z) und betrifft spezifisch den Schriftsprachbereich. Eine Diagnose erfordert, dass die Schwierigkeiten nicht durch Hör- oder Sehbeeinträchtigungen, neurologische oder psychosoziale Erkrankungen, Intelligenzminderung oder mangelnde Beschulung erklärbar sind (World Health Organization, 2019). Typische Merkmale von LRS sind das Verwechseln von Buchstaben, ein langsames Lesetempo, Schwierigkeiten beim Worterkennen und eine hohe Fehlerquote beim Schreiben. Oft wirkt sich LRS auch auf das Selbstbewusstsein aus, sodass Betroffene sich in diesen Bereichen häufig überfordert fühlen und das Lesen und Schreiben zunehmend meiden. Ebenso zeigen sich bei vielen Betroffenen negative Auswirkungen auf das Selbstwertgefühl und die soziale Integration (Lauth et al., 2014; Ramacher-Faasen & Lauth, 2011).

1.2 Chancengleichheit durch Nachteilsausgleich

Die LRS wird hochschulrechtlich als Behinderung anerkannt (Eichert et al., 2016a, 2016b). Gemäß § 2 Abs. 4 des Hochschulrahmengesetzes sind Hochschulen verpflichtet, sicherzustellen, dass Studierende mit Behinderungen oder chronischen Erkrankungen keine Benachteiligung im Studium erfahren. Nachteilsausgleiche sind essenziell, um Chancengleichheit für Studierende mit LRS zu gewährleisten. Sie ermöglichen faire Leistungsbewertungen durch Maßnahmen wie zusätzliche Prüfungszeit, den Einsatz technologischer Hilfsmittel oder alternative Prüfungsformate (Deutsches Studierendenwerk, 2023). Trotz ihrer Bedeutung sind Nachteilsausgleiche oft mit bürokratischen Hürden verbunden. Die Beantragung ist aufwendig, die Akzeptanz variiert zwischen Hochschulen und Mitstudierende nehmen sie teils als Bevorzugung wahr. Zudem erschweren uneinheitliche Regelungen und hohe Anforderungen den Zugang. Eine transparente und einheitliche Umsetzung wäre nötig, um gleiche Bildungschancen sicherzustellen (Kroher et al., 2023).

Studierende mit LRS stehen vor besonderen Herausforderungen im Hochschulbereich, da ihre Schwierigkeiten oft übersehen werden, obwohl die Störung weitverbreitet ist; eine bessere Anerkennung, gezielte Unterstützung und transparente Nachteilsausgleiche sind daher essenziell, um ihnen gleiche Bildungschancen zu ermöglichen.

2 Herausforderungen im Studienalltag

Studierende mit LRS stehen im Hochschulalltag vor vielfältigen Herausforderungen, die sich auf verschiedene Bereiche ihres Studiums auswirken. Neben den primären Schwierigkeiten im Lesen und Schreiben beeinflussen psychosoziale Faktoren, digitale Barrieren und institutionelle Hürden ihren Studienverlauf erheblich.

2.1 Lese-Rechtschreib-Bereich

Studieren mit LRS bedeutet, unter erschwerten Bedingungen zu lernen und zu arbeiten. Primäre Schwierigkeiten betreffen vorrangig das Lesen, Schreiben und Verstehen von Texten. Das Rezipieren wissenschaftlicher Literatur und das Verfassen akademischer Arbeiten sind für sie mit einem hohen Zeitaufwand verbunden. Besonders in Prüfungen kann es durch Schreibfehler oder Verständnisschwierigkeiten zu Punktabzügen kommen. Zudem lesen viele Betroffene langsamer, wodurch die Bearbeitung von Lehrmaterialien und Fachliteratur im Vergleich zu ihren Mitstudierenden erheblich länger dauert. Oft ist es für sie nicht möglich, den gesamten Stoff vollständig zu erfassen, was zusätzliche Hürden im Studienalltag schafft (Pino & Mortari, 2014). Diese Herausforderungen wirken sich auch auf das Lern- und Arbeitsverhalten aus. Betroffene Studierende müssen deutlich mehr Zeit für die Vor- und Nachbereitung von Veranstaltungen sowie für die Prüfungsvorbereitung einplanen. Sie greifen häufig auf alternative Strategien zurück, etwa das Hören von Audiomaterial oder den Einsatz digitaler Hilfsmittel, um Inhalte effizienter zu verarbeiten. Dennoch kann der erhöhte Zeitaufwand dazu führen, dass sich ihre durchschnittliche Studiendauer verlängert.

2.2 Psychosozialer Bereich

Studierende mit LRS stehen vor erheblichen psychosozialen Herausforderungen, die ihre soziale Integration und ihr Selbstwertgefühl beeinträchtigen. Aus Angst, ihre Lese- und Schreibprobleme könnten sichtbar werden und als Unfähigkeit wahrgenommen werden, ziehen sich viele aus dem sozialen Umfeld zurück (Eichert et al., 2016a, 2016b; Grünke et al., 2023). Prüfungsängste sind weitverbreitet, da schriftliche Leistungsnachweise oft nicht ihr tatsächliches Potenzial widerspiegeln. Um ihre Schwierigkeiten zu kompensieren, greifen Betroffene auf Gedächtnistechniken und andere Strategien zurück, doch diese erfordern einen hohen Aufwand und sind nicht immer erfolgreich (Bergey et al., 2017; Middendorff et al., 2017). Der permanente Druck, zusätzliche Zeit und Energie in das Studium zu investieren, führt zu Stress und Selbstzweifeln. Besonders in digitalen Kommunikationsformen erleben betroffene Studierende Ausgrenzungen, da schriftbasierte Diskussionen und Gruppenarbeiten für sie eine besondere Hürde darstellen. Dies kann zur sozialen Isolation führen, da sie sich seltener an Lesegruppen, Schreibworkshops oder studentischen Projekten beteiligen.

2.3 Digitale Teilhabe

Als Grundvoraussetzungen für digitale Kompetenzen werden die Lese- und Schreibkompetenz betrachtet (Wicht et al., 2019). Die digitale Teilhabe ist für Studierende mit LRS oft eingeschränkt und stellt in mehreren Bereichen eine Herausforderung dar (Aktion Mensch, 2019). Viele Betroffene verfügen über eine geringere digitale Kompetenz, da sie Situationen meiden, in denen ihre schriftsprachlichen Schwierigkeiten sichtbar werden könnten. Dies kann dazu führen, dass sie weniger sicher im Umgang mit digitalen Plattformen sind und sich seltener aktiv in Onlineforen oder Gruppenarbeiten einbringen. Zudem haben sie oft Schwierigkeiten, digitale Lernressourcen effektiv zu nutzen, insbesondere wenn diese stark textbasiert sind. E-Books, elektronische wissenschaftliche Artikel oder Onlinevorlesungen, die primär auf schriftlichen Inhalten beruhen, stellen für sie eine Hürde dar. Auch die Teilnahme an Onlinekursen gestaltet sich problematisch, da viele dieser Formate überwiegend textbasiert sind und die betroffenen Studierenden dadurch benachteiligt werden. Ein weiteres Hindernis sind digitale Prüfungen, die häufig das Verfassen von Essays oder schriftlichen Antworten erfordern. Da LRS-Betroffene für das Schreiben mehr Zeit benötigen und eine höhere Fehleranfälligkeit aufweisen, stellen solche Prüfungsformate eine erhebliche Herausforderung dar. Um eine gleichberechtigte digitale Teilhabe zu ermöglichen, sind daher gezielte Unterstützungsmaßnahmen erforderlich (Grotlüschen & Buddeberg, 2020).

2.4 Institutionelle Herausforderungen

Studierende mit LRS stoßen im Hochschulsystem auf zahlreiche institutionelle Hürden, die ihre Chancengleichheit erschweren. Besonders der Nachteilsausgleich, der ihre besonderen Bedürfnisse berücksichtigen soll, ist mit großen Herausforderungen verbunden (Deutsches Studierendenwerk, 2023). Die Regelungen für dessen Gewährung sind nicht einheitlich und unterscheiden sich sowohl zwischen Hochschulen als auch innerhalb einzelner Bundesländer. Dadurch entsteht ein hoher bürokratischer Aufwand, der für Betroffene oft schwer zu bewältigen ist (Poskowsky et al., 2018). Viele müssen zusätzliche Gutachten oder Diagnosen vorlegen, die teilweise mit erheblichen Kosten verbunden sind. Zudem fehlt es an einer ausreichenden Aufklärung darüber, dass Studierende mit LRS überhaupt einen Anspruch auf Nachteilsausgleich haben und wie dieser beantragt werden kann. Dies führt dazu, dass viele Betroffene ihre Rechte nicht kennen und dadurch keine entsprechenden Anträge stellen. Auch die didaktische Gestaltung von Lehrmaterialien und Prüfungen trägt zur Benachteiligung bei. Einige Lehrende verwenden stark textlastige Folien oder stellen Materialien nicht barrierefrei zur Verfügung, wodurch Studierende mit LRS Schwierigkeiten haben, den Stoff effizient aufzunehmen. Zudem zeigen nicht alle Lehrkräfte Verständnis für die besonderen Herausforderungen der Betroffenen und setzen Maßnahmen, wie verlängerte Prüfungszeiten oder alternative Prüfungsformate, nicht konsequent um (Deutsches Studierendenwerk, 2023). Digitale Barrieren kommen hinzu, etwa durch schlecht strukturierte Lernplattformen oder Prüfungsformate, die wenig Rücksicht auf Studierende mit LRS nehmen. Viele digitale Inhalte sind nicht an ihre Bedürfnisse angepasst, beispielsweise durch fehlende Vorlesefunktionen oder schlecht formatierte Skripte, die das Lesen zusätzlich erschweren.

Studierende mit LRS stehen im Studienalltag vor zahlreichen Herausforderungen, die sich auf das Lesen und Schreiben, die soziale Integration, die digitale Teilhabe und institutionelle Rahmenbedingungen auswirken; um eine Chancengleichheit zu gewährleisten, sind daher eine gezielte Unterstützung und barrierefreie Strukturen erforderlich.

3 Digitale Lösungen für die Herausforderungen

Durch den gezielten Einsatz technologischer Hilfsmittel, sozialer Netzwerke, barrierefreier Lernangebote und institutioneller Anpassungen können diese Herausforderungen effektiv bewältigt und Chancengleichheit im Studium gefördert werden.

3.1 Lösungen für Herausforderungen im Lese-Rechtschreib-Bereich

Moderne Technologien erleichtern nicht nur den Alltag von Studierenden mit LRS, sondern eröffnen auch neue Möglichkeiten, um effektiv zu lernen und den Studienerfolg zu sichern. Die folgenden Werkzeuge sind eine Auswahl an effektiven Unterstützungsmaßnahmen:

Text-to-Speech-Software: Tools wie ClaroRead (Claro Software, 2010) oder Speechify (Speechify Inc, 2016) ermöglichen es, Texte vorlesen zu lassen. Dies spart Zeit und hilft Studierenden, sich stärker auf die Inhalte als auf die Leseleistung zu konzentrieren. Besonders bei einer komplexen Fachliteratur ist diese Funktion von unschätzbarem Wert.

Rechtschreib- und Grammatiküberprüfung: Programme wie LanguageTool (LanguageTooler GmbH, 2024), Grammarly (Grammarly Inc., 2009) oder die integrierten Funktionen moderner Textverarbeitungsprogramme unterstützen bei der Korrektur von Rechtschreibung und Grammatik. Sie bieten wertvolle Hilfe, um Defizite auszugleichen und die Textqualität zu verbessern.

Audioliteratur und Vorlesungsaufzeichnungen: Viele Hochschulen stellen Aufzeichnungen von Vorlesungen oder digitalisierte Skripte zur Verfügung. Diese Materialien sind nicht nur barrierefrei, sondern erlauben auch ein flexibles Lernen. Audioliteratur über Plattformen wie Audible oder Bibliotheken ergänzt diese Ressourcen.

Strukturierungstools: Programme wie MindMeister (MeisterLabs GmbH, 2007) unterstützen die visuelle Organisation von Gedanken und Lerninhalten. Für Studierende mit LRS bieten solche Tools eine wertvolle Hilfe, um komplexe Themen verständlich aufzubereiten.

Diese Hilfsmittel ermöglichen es Studierenden, wissenschaftliche Texte durch Text-to-Speech-Software zu hören, während sie gleichzeitig mit Mindmappingtools die wichtigsten Punkte zusammenfassen. Solche Ansätze fördern nicht nur die Effektivität, sondern auch das Selbstvertrauen im Umgang mit anspruchsvollen Aufgaben.

3.2 Lösungen für Herausforderungen im psychosozialen Bereich

Neben technologischen Hilfsmitteln spielen soziale Ressourcen eine entscheidende Rolle für den Studienerfolg. Digitale Plattformen ermöglichen es Studierenden, sich zu vernetzen, voneinander zu lernen und sich gegenseitig zu unterstützen. Dazu gehören zum Beispiel:

Peernetzwerke und Lerngruppen: Plattformen wie Discord (Discord Inc., 2015), Slack (Slack Technologies, 2009) oder spezialisierte Foren bieten Studierenden mit LRS einen geschützten Raum, in dem sie ihre Erfahrungen teilen können. In solchen Gruppen lassen sich zudem Lernmaterialien austauschen. Durch den Austausch erhalten sie wertvolle Unterstützung.

Onlinecoaching: Schreibzentren oder akademische Beratungsstellen nutzen zunehmend digitale Kanäle, um Studierende zu unterstützen. Angebote wie Schreibcoachings über Onlinetools ermöglichen eine flexible und ortsunabhängige Beratung und Unterstützung.

Digitale Schreibberatung: Viele Hochschulen bieten Tools und Beratungsangebote speziell für Betroffene an, z. B. durch Chats, E-Mail-Support oder interaktive Plattformen. Diese Angebote erleichtern es, spezifische Herausforderungen wie wissenschaftliches Schreiben zu meistern.

Die Wirksamkeit dieser Plattformen liegt in der Kombination von fachlicher Unterstützung und persönlichem Austausch. Studierende profitieren nicht nur von den geteilten Ressourcen, sondern auch vom Gemeinschaftsgefühl, das ihnen Sicherheit und Motivation gibt.

3.3 Lösungen für Herausforderungen in der digitalen Teilhabe

Die barrierefreie digitale Teilhabe ist für Studierende mit LRS oft eingeschränkt und stellt in mehreren Bereichen eine Herausforderung dar. Um eine gleichberechtigte digitale Teilhabe zu ermöglichen, sind gezielte Unterstützungsmaßnahmen erforderlich:

Förderung der Barrierefreiheit in IT-Systemen und Studienmaterialien: Hochschulen sollten Lernmanagementsysteme wie Moodle (Moodle. org, 2002) oder ILIAS (ILIAS open source e-Learning e. V., 1998) so gestalten, dass sie eine einfache Navigation, Vorlesefunktionen sowie Optionen zur Anpassung von Schriftarten und größen bieten. Zudem könnten Hochschulen Text-to-Speech-Tools und Rechtschreibprogramme direkt in ihre digitalen Plattformen integrieren, um eine umfassende Unterstützung zu gewährleisten.

Digitale Prüfungen anpassen: Digitale Prüfungsformate sollten so gestaltet werden, dass sie Studierenden mit LRS entgegenkommen. Mögliche Maßnahmen sind z. B. die Bereitstellung von Vorlesefunktionen für Fragen oder die Möglichkeit, Antworten per Spracheingabe zu formulieren (Deutsches Studierendenwerk, 2025).

Zugang zu digitalen Lernressourcen verbessern: Um Studierende mit LRS nicht zu benachteiligen, sollten digitale Materialien zusätzlich in Formaten bereitgestellt werden, die eine individuelle Anpassung ermöglichen, z. B. über Audioversionen oder farblich hervorgehobene Texte zur besseren Orientierung (Apel et al., 2023).

Diese Maßnahmen können dazu beitragen, digitale Barrieren abzubauen und den Studierenden eine gleichberechtigte Teilnahme am Hochschulalltag zu ermöglichen.

3.4　Lösungen für institutionelle Herausforderungen

Studierende mit LRS stoßen im Hochschulsystem auf zahlreiche institutionelle Hürden, die ihre Chancengleichheit erschweren. Folgende Hilfestellungen fördern die Chancengleichheit.

Einheitliche Regelungen für Nachteilsausgleiche: Derzeit unterscheiden sich die Regelungen für Nachteilsausgleiche sowohl zwischen Hochschulen als auch innerhalb einzelner Bundesländer (Aichele et al., 2019). Eine Vereinheitlichung der Prozesse würde den Zugang zu Nachteilsausgleichen erleichtern.

Frühzeitige Aufklärung für Betroffene: Hochschulen sollten gezielte Informationskampagnen durchführen, beispielsweise durch Infoveranstaltungen, leicht zugängliche Leitfäden und gut sichtbare Hinweise auf den Hochschulwebseiten (Aichele et al., 2019).

Barrierefreie Lehrmaterialien und digitale Unterstützung: Einige Lehrende verwenden stark textlastige Folien oder stellen Materialien nicht barrierefrei zur Verfügung, wodurch Studierende mit LRS Schwierigkeiten haben, den Stoff effizient aufzunehmen (Voß-Nakkour et al., 2023). Hochschulen sollten Lehrende dabei unterstützen, ihre Materialien zugänglicher zu gestalten, indem sie Schulungen zur barrierefreien Didaktik anbieten.

Sensibilisierung von Lehrenden: Lehrende spielen eine Schlüsselrolle bei der Unterstützung von Studierenden mit LRS. Ihr Wissen über LRS und ihre Bereitschaft, auf die besonderen Bedürfnisse dieser Zielgruppe einzugehen, können den Unterschied zwischen Erfolg und Scheitern ausmachen. Hochschulen sollten daher gezielt Fortbildungen für Lehrende anbieten, um ein Bewusstsein für die Herausforderungen dieser Studierenden zu schaffen. Durch diese strukturellen Anpassungen könnten Hochschulen ein inklusiveres Umfeld schaffen und Studierenden mit LRS eine faire Chance auf einen erfolgreichen Studienabschluss bieten.

Der gezielte Einsatz digitaler Lösungen, sozialer Netzwerke und institutioneller Anpassungen kann Studierenden mit LRS helfen, ihre Herausforderungen im Lesen, Schreiben, psychosozialen Bereich und der digitalen Teilhabe zu bewältigen, wodurch Chancengleichheit und ein barrierefreies Studium gefördert werden.

4　Der lrs:hub – ein Modellprojekt für digitale und soziale Teilhabe

Im Folgenden wird der lrs:hub[1] vorgestellt – ein innovatives digitales Unterstützungsprojekt für Studierende mit LRS. Der lrs:hub bot gezielte Hilfestellung in den Bereichen schriftsprachliche Herausforderungen, psychosoziale Unterstützung, digitale Teilhabe und Umgang mit institutionellen Barrieren. Durch digitale Selbsthilfegruppen, individuelle Beratung, interaktive Workshops und eine

---

[1] Die Autorinnen dieses Artikels waren u. a. an der Konzeption und Umsetzung des Projekts beteiligt (Apel et al., 2023; Grünke et al., 2023; Ramacher-Faasen et al., 2025).

Community-Plattform förderte der lrs:hub die Chancengleichheit und ermöglichte Betroffenen eine gleichberechtigte akademische Teilhabe. Durch gezielte Vernetzungsarbeit setzte das Projekt Impulse für langfristige strukturelle Verbesserungen. Die digitale Transformation eröffnete neue Möglichkeiten für eine barrierefreie Hochschulbildung – der lrs:hub nutzte diese gezielt, um digitale und soziale Barrieren abzubauen.

Ein Modellprojekt für soziale und technologische Integration
Der lrs:hub wurde als digitale Plattform speziell für Studierende mit LRS entwickelt. Gefördert von der Techniker Krankenkasse NRW, lief das Projekt von 2021 bis 2024 und wurde in Zusammenarbeit mit dem NRW-Landesverband Studieren mit LRS e. V. realisiert. Wissenschaftlich begleitet wurde es von Prof. Dr. Nicole Ramacher-Faasen und Prof. Dr. Matthias Grünke. Ziel des Projekts war es, Studierende mit LRS zu vernetzen und ihnen einen geschützten Raum zum Austausch, zur Selbsthilfe und gegenseitigen Unterstützung zu bieten. Neben praktischen Hilfestellungen lag der Fokus auf der Förderung von Motivation, Gemeinschaft und Empowerment. Über die Plattform konnten sich Studierende über ihre Erfahrungen austauschen, Fragen klären und wertvolle Ressourcen nutzen. Regelmäßige digitale Treffen boten eine verlässliche Unterstützung im Studienalltag und halfen Betroffenen, ihre Herausforderungen besser zu bewältigen. Erfahrungsberichte zeigten, dass die Teilnahme am lrs:hub nicht nur die Studienzufriedenheit, sondern auch das Gemeinschaftsgefühl und die persönliche Motivation stärkte.

Digitale Selbsthilfe als Schlüssel zur Chancengleichheit
Studien belegen, dass digitale Peernetzwerke und interaktive Lernplattformen eine soziale Isolation verringern können (Daley & Rappolt-Schlichtmann, 2018). Gleichzeitig bestehen oft Hemmschwellen für den offenen Austausch in digitalen Räumen – insbesondere bei Angst vor Stigmatisierung. Dies unterstreicht die Bedeutung fachlich begleiteter digitaler Selbsthilfeformate, die mehr als nur technische Unterstützung bieten, denn sie schaffen einen sicheren Raum für den persönlichen Austausch, die gegenseitige Ermutigung und das gemeinsame Lernen. Der lrs:hub setzte genau hier an und ermöglichte eine offene, inklusive Umgebung, in der sich Studierende mit LRS sicher und unterstützt fühlten (Ramacher-Faasen et al., 2025).

Vom lrs:hub zum studi:hub – Nachhaltigkeit über das Projekt hinaus
Nach dem Ende der Projektlaufzeit 2024 wurden die gesammelten Inhalte und Ressourcen in den studi:hub überführt (Ramacher-Faasen, 2024). Diese neue Plattform wird ehrenamtlich von Prof. Dr. Nicole Ramacher-Faasen und Josephine Faasen verwaltet. Sie bietet weiterhin Zugang zu Hilfsangeboten, Informationsmaterialien, Videos und Tipps für Studierende mit LRS. Allerdings ist der soziale Austausch in der ursprünglichen Form nicht mehr möglich, da der hohe Moderationsaufwand für digitale Selbsthilfegruppen und interaktive Foren eine geschützte Umgebung erforderlich macht. Während der lrs:hub durch moderierte Gruppen und digitale Treffen einen aktiven Peeraustausch ermöglichte, liegt der Fokus des

studi:hub nun auf der Bereitstellung von Informationen und Ressourcen. Trotz dieser Anpassungen bleibt der studi:hub eine zentrale Anlaufstelle für Studierende mit LRS, die sich über Nachteilsausgleiche, digitale Hilfsmittel und Lernstrategien informieren möchten. Die Erfahrungen aus dem lrs:hub zeigen, dass digitale Unterstützungsangebote einen entscheidenden Beitrag zur Chancengleichheit leisten können. Sie verdeutlichen, wie digitale Technologien soziale Barrieren abbauen und individuelle Hürden im Studium überwinden helfen.

4.1 Lösungen für Herausforderungen im Lese-Rechtschreib-Bereich

Der lrs:hub bot gezielte Unterstützung für Studierende mit LRS, um ihre Herausforderungen im Bereich derSchriftsprache zu bewältigen. Ein zentrales Element war der Zugang zu digitalen Ressourcen, die das Lesen und Schreiben erleichterten. Durch die Bereitstellung von Informationen über geeignete assistive Technologien, darunter Text-to-Speech-Programme, Spracherkennungssoftware und digitale Rechtschreibhilfen, half der lrs:hub, den Studienalltag für Betroffene zu erleichtern. Ebenso wurden im Rahmen von digitalen Meetings Strategien vermittelt, um Fachliteratur effizienter zu rezipieren und wissenschaftliche Texte zu verfassen. In Peer-to-Peer-Austauschformaten hatten Studierende die Möglichkeit, sich über bewährte Methoden zur Bewältigung von Herausforderungen beim Schreiben auszutauschen. Gleichzeitig erhielten sie Unterstützung beim Umgang mit akademischen Anforderungen, etwa durch Tipps zur Nutzung barrierefreier Lernmaterialien oder zur Organisation des Lernprozesses. Ein besonderer Vorteil des lrs:hubs lag in der orts- und zeitunabhängigen Nutzung der Angebote. Studierende konnten auf Onlineressourcen zugreifen und sich flexibel über ihre spezifischen Schwierigkeiten und Lösungsansätze informieren. Dies trug dazu bei, dass sie ihre schriftsprachlichen Fähigkeiten kontinuierlich verbesserten und effizientere Lernstrategien entwickelten.

4.2 Lösungen für Herausforderungen im psychosozialen Bereich

Viele Studierende mit LRS litten unter psychosozialen Belastungen wie Prüfungsangst, Selbstzweifeln oder sozialer Isolation. Der lrs:hub setzte gezielt an diesen Problembereichen an, indem er eine digitale Selbsthilfegruppe in Form eines „digitalen Stuhlkreises" anbot. In regelmäßigen Videokonferenzen konnten sich Betroffene – auf Wunsch auch anonym – über ihre Erfahrungen austauschen, gegenseitig unterstützen und gemeinsam Lösungsstrategien entwickeln. Diese moderierten Treffen schufen einen geschützten Raum, in dem sich Studierende verstanden fühlten und ihr Selbstwertgefühl gestärkt wurde. Ein weiteres zentrales Angebot war die digitale Sprechstunde, in der Studierende individuelle Beratung zu psychosozialen und akademischen Herausforderungen erhielten. Diese Eins-zu-eins-

Gespräche mit einer Fachperson ermöglichten eine gezielte Unterstützung bei persönlichen Anliegen und konnten helfen, Ängste und Unsicherheiten zu reduzieren. Zusätzlich stärkte der Peer-to-Peer-Chat im lrs:hub die soziale Vernetzung unter den Studierenden. Dieser Austausch trug dazu bei, das Gefühl der Isolation zu verringern, indem Betroffene erlebten, dass sie mit ihren Herausforderungen nicht alleine waren. Die Möglichkeit, eigene Erfahrungen zu teilen und von anderen zu lernen, förderte das Selbstbewusstsein und die Motivation, sich aktiv im Studium zu engagieren.

4.3 Lösungen für Herausforderungen in der digitalen Teilhabe

Die digitale Teilhabe war für Studierende mit LRS oft eingeschränkt, da viele digitale Angebote primär auf textbasierte Inhalte setzten. Der lrs:hub adressierte diese Problematik durch verschiedene Maßnahmen, die den Zugang zu digitalen Lernressourcen erleichterten. Ein wichtiger Bestandteil war die Bereitstellung von Informationen zu digitalen Hilfsmitteln, mit denen Studierende ihre schriftsprachlichen Herausforderungen ausgleichen konnten. In den digitalen Workshops des lrs:hubs lernten sie unter anderem den Umgang mit der Vorlesesoftware, Sprachsteuerungstools und Rechtschreibprogrammen, die ihnen den Zugang zu digitalen Lehrmaterialien erleichterten. Darüber hinaus ermöglichte der lrs:hub die flexible Nutzung digitaler Unterstützungsangebote. Die Plattform selbst war so konzipiert, dass Studierende orts- und zeitunabhängig auf Inhalte zugreifen konnten. Dies reduzierte die Abhängigkeit von textlastigen Lernplattformen und gab Betroffenen die Möglichkeit, auf barrierefreie Ressourcen zurückzugreifen. Ein weiteres zentrales Element war die digitale Community, die den Austausch über Strategien zur besseren Nutzung digitaler Medien förderte. Durch die Möglichkeit, sich mit anderen Studierenden mit LRS zu vernetzen, erhielten Betroffene praxisnahe Tipps zur Nutzung digitaler Plattformen im Studium. Dies erleichterte ihnen nicht nur die akademische Teilhabe, sondern stärkte auch ihre digitalen Kompetenzen.

4.4 Lösungen für institutionelle Herausforderungen

Studierende mit LRS standen im Hochschulbetrieb vor institutionellen Hürden, insbesondere im Bereich der Nachteilsausgleiche und der Barrierefreiheit digitaler Systeme. Der lrs:hub setzte sich aktiv dafür ein, diese Herausforderungen zu adressieren und Hochschulen für die Bedürfnisse von betroffenen Studierenden zu sensibilisieren. Ein zentraler Ansatz war die Vernetzung mit Hochschulen, Fachverbänden und Initiativen, um ein Bewusstsein für ihre spezifischen Bedürfnisse zu schaffen. Das lrs:hub-Team hielt Vorträge an Hochschulen, arbeitete mit dem kombabb-Kompetenzzentrum NRW sowie dem Deutschen Studierendenwerk zusammen und trat in Medien wie Radiointerviews auf, um über die Situation aufzuklären. Ebenso stellte der lrs:hub Studierenden umfangreiche Informationsressourcen zu Nachteilsausgleichen bereit. Viele Betroffene wussten nicht, dass sie Anspruch auf bestimmte Unterstützungsmaßnahmen hatten oder fanden sich in den bürokratischen Prozessen nicht zurecht. Der lrs:hub bot Orientierungshilfen, um den Zugang zu Nachteilsausgleichen zu erleichtern und betroffenen Studierenden die notwendigen Schritte zu erklären. Ein weiteres zentrales Ziel des lrs:hubs war die Förderung einer barrierefreien digitalen Infrastruktur. Die Plattform setzte sich dafür ein, dass Hochschulen ihre digitalen Lernumgebungen so gestalteten, dass Studierende mit LRS gleichberechtigt daran teilhaben konnten. Dies umfasste beispielsweise die Bereitstellung von barrierefreien Skripten, die Nutzung einer einfachen Sprache und die Integration von Vorlesefunktionen in Lernplattformen.

Durch seine umfassende Vernetzung und Aufklärungsarbeit trug der lrs:hub dazu bei, strukturelle Barrieren abzubauen und Hochschulen für eine inklusivere Gestaltung ihres Lehrbetriebs zu sensibilisieren. Der lrs:hub war ein wegweisendes Modellprojekt für digitale Inklusion und soziale Teilhabe. Durch die Kombination aus technologischer Unterstützung und sozialer Vernetzung zeigte das Projekt, wie digitale Räume Studierende mit LRS stärken konnten. Während der lrs:hub nicht mehr aktiv ist, lebt seine Vision im studi:hub weiter. Die digitale Selbsthilfe bleibt ein wichtiger Baustein der inklusiven Hochschulbildung und ein Beweis dafür, dass digitale Technologien nicht nur Lernprozesse erleichtern, sondern auch soziale Barrieren abbauen und Chancengleichheit aktiv fördern können.

5 Gemeinsam Chancengleichheit gestalten – auf dem Weg zu einer inklusiven Hochschullandschaft

Wie in den vorherigen Abschnitten dargestellt, bieten digitale Technologien vielfältige Chancen zur Förderung einer Inklusion im Hochschulbereich, insbesondere für Studierende mit LRS. Gleichzeitig wurden zentrale Herausforderungen deutlich, die einer vollständigen Umsetzung digitaler Barrierefreiheit entgegenstehen. Aufbauend auf diesen Erkenntnissen soll dieser Abschnitt Lösungsansätze und notwendige Maßnahmen skizzieren, um eine chancengerechte Hochschullandschaft zu gestalten.

Digitale Technologien, insbesondere KI-gestützte Systeme, eröffnen neue Möglichkeiten für personalisierte Lernumgebungen, adaptive Prüfungsformate und assistive Tools. Anwendungen wie Text-to-Speech-Software, Rechtschreibüberprüfungprüfer oder sprachgesteuerte Systeme erleichtern Studierenden mit LRS den Zugang zu Lernmaterialien und fördern selbstbestimmtes Lernen. Interaktive Plattformen unterstützen betroffene Studierende zusätzlich durch leicht zugängliche Informationen zu Nachteilsausgleichen, ermöglichen den Austausch mit Lehrenden sowie unter Studierenden. Diese digitale Vernetzung stärkt soziale Netzwerke und fördert die Sichtbarkeit und Akzeptanz unterstützender Maßnahmen.

Dennoch bestehen finanzielle, technische und soziale Hürden. Hochschulen stehen oft unter einem erheblichen Budgetdruck, wodurch Investitionen in barrierefreie Systeme erschwert werden. Auch fehlen häufig Expertise und standardisierte Konzepte, was den effektiven Einsatz digitaler Hilfsmittel behindert. Studierende mit LRS profitieren deshalb nicht immer im vollen Umfang von bestehenden Technologien. Des Weiteren besteht gesellschaftlich wie hochschulintern ein Akzeptanzproblem, da Nachteilsausgleiche teils als ungerechte Bevorzugung missverstanden werden und Lehrende nicht immer ausreichend geschult sind, um didaktisch adäquat zu reagieren.

Ein inklusives Hochschulsystem kann nur durch ein Zusammenspiel technologischer, institutioneller und sozialer Maßnahmen entstehen. Hochschulen sollten barrierefreie Materialien in digitale Lernplattformen integrieren, Lehrende gezielt sensibilisieren und flexible Prüfungsformate etablieren. Die Politik ist gefordert, verbindliche Standards für eine digitale Barrierefreiheit zu setzen, bürokratische Hürden beim Beantragen von Nachteilsausgleichen abzubauen und die Forschung zu innovativen Lösungen zu fördern. Eine Chancengleichheit für Studierende mit LRS bedeutet, individuelle Herausforderungen anzuerkennen und systematisch abzubauen – nicht durch privilegierende Maßnahmen, sondern durch faire Rahmenbedingungen. Die Technologie kann dabei ein Schlüssel sein, reicht aber allein nicht aus. Entscheidend ist eine Kultur der Offenheit und Anerkennung, in der Vielfalt als Stärke verstanden wird.

Nur durch Zusammenarbeit aller Beteiligten – Hochschulen, Politik, Forschung und Studierendenschaft – kann eine Hochschullandschaft entstehen, in der alle Studierenden ihr Potenzial entfalten können.

Literatur

Aichele, V., Bernot, S., Hübner, C., Kroworsch, S., Leisering, B., Litschke, P., Palleit, L., Pöllmann, K., & Striek, J. (with Deutsches Institut für Menschenrechte & Deutsches Institut für Menschenrechte). (2019). *Wer Inklusion will, sucht Wege: Zehn Jahre UN-Behindertenrechtskonvention in Deutschland*. Deutsches Institut für Menschenrechte.

Aktion Mensch. (2019). *Digitale Teilhabe: Trendstudie*. https://www.aktion-mensch.de/. https://www.aktion-mensch.de/inklusion/barrierefreiheit/studie-digitale-teilhabe

Apel, K., Faasen, J. M., & Stallmann, T. (2023). *Mit Lese-Rechtschreib-Störung (LRS) durchs Studium – Der lrs:Hub unterstützt dich!* HD@DH.nrw. https://hd.dh.nrw/termine/news/artikel/2023/05/22/mit-lese-rechtschreib-stoerung-lrs-durchs-studium-der-lrshub-unterstuetzt-dich

Benedetti, I., Barone, M., Panetti, V., Taborri, J., Urbani, T., Zingoni, A., & Calabrò, G. (2022). Clustering analysis of factors affecting academic career of university students with dyslexia in Italy. *Scientific Reports, 12*(1), 9010. https://doi.org/10.1038/s41598-022-12985-w

Bergey, B. W., Deacon, S. H., & Parrila, R. K. (2017). Metacognitive Reading and study strategies and academic achievement of university students with and without a history of reading difficulties. *Journal of Learning Disabilities, 50*(1), 81–94. https://doi.org/10.1177/0022219415597020

Cameron, H. E. (2016). Beyond cognitive deficit: The everyday lived experience of dyslexic students at university. *Disability & Society, 1–18,*. https://doi.org/10.1080/09687599.2016.1152951

Claro Software. (2010). *ClaroRead* [Software].

Daley, S. G., & Rappolt-Schlichtmann, G. (2018). Stigma Consciousness Among Adolescents With Learning Disabilities: Considering Individual Experiences of Being Stereotyped. *Learning Disability Quarterly, 41*(4), 200–212. https://doi.org/10.1177/0731948718785565

Deutsches Studierendenwerk. (2023). *DSW: Prüfungen + Studienleistungen: Nachteilsausgleiche*. Deutsches Studierendenwerk. https://www.studierendenwerke.de/themen/studieren-mit-behinderung/studium-und-pruefungen/nachteilsausgleiche-1

Deutsches Studierendenwerk. (2025). *DSW: Legasthenie – Technische und personelle Unterstützung*. Deutsches Studierendenwerk. https://www.studierendenwerke.de/themen/studieren-mit-behinderung/studium-und-pruefungen/technische-hilfsmittel-assistenzen/legasthenie-technische-und-personelle-unterstuetzung

Discord Inc. (2015). *Discord* [Software].

Eichert, H.-C., Schabmann, A., & Ramacher-Faasen, N. (2016). *Studieren mit LRS – Ergebnisse einer Lehrenden- und Studierendenbefragung* (No. 4). *42*(4), Article 4.

Grammarly Inc. (2009). *Grammarly* [Software].

Grotlüschen, A., & Buddeberg, K. (Hrsg.). (2020). Literalität, digitale Praktiken und Grundkompetenzen. In *LEO 2018: Leben mit geringer Literalität*. wbv.

Grünke, M., Hammes-Schmitz, E., Nobel, K., Ramacher-Faasen, N., Stallmann, T., Apel, K., Faasen, J., & Faasen, R. (2023). *Digital Self-Help Groups for College Students with Dyslexia: What They Can Provide to Young People With Substantial Difficulties in Reading and Spelling on Their Path through Higher Education.*, *20*(1), 51–63.

Hans-Christoph Eichert, Schabmann, A., & Ramacher-Faasen, N. (2016). *Studieren mit LRS – Ergebnisse einer Lehrenden- und Studierendenbefragung*. *42*(4), 174–184.

ILIAS open source e-Learning e. V. (1998). *Ilias* [Software].

Kroher, M., Beuße, M., Isleib, S., Becker, K., Ehrhardt, M.-C., Gerdes, F., Koopmann, J., Schommer, T., Schwabe, U., Steinkühler, J., Völk, D., Peter, F., & Buchholz, S. (2023). *Die Studierendenbefragung in Deutschland: 22. Sozialerhebung (PDF, 6MB, Datei ist barrierefrei/barrierearm) – BMBF*. Bundesministerium für Bildung und Forschung. https://www.bmbf.de/SharedDocs/Publikationen/DE/4/31790_22_Sozialerhebung_2021.html

LanguageTooler GmbH. (2024). *LanguageTool* [Software].

Lauth, G. W., Brunstein, J. C., & Grünke, M. (Hrsg.). (2014). *Interventionen bei Lernstörungen: Förderung, Training und Therapie in der Praxis* (2., überarb. und erw. Aufl). Hogrefe.

MeisterLabs GmbH. (2007). *MindMeister* [Software].

Middendorff, E., Apolinarski, B., Becker, K., Bornkessel, P., Brandt, T., Heißenberg, S., & Poskowsky, J. (2017). *Die wirtschaftliche und soziale Lage der Studierenden in Deutschland 2016 – 21. Sozialerhebung des Deutschen Studentenwerks durchgeführt vom Deutschen Zentrum für Hochschul- und Wissenschaftsforschung*. Berlin: Bundesministerium für Bildung und Forschung (BMBF).

Moodle.org. (2002). *Moodle* [Software].

Ramacher-Faasen, Nicole. (2024). *Studi:Hub*. https://www.studi-hub.de

Pino, M., & Mortari, L. (2014). The Inclusion of Students with Dyslexia in Higher Education: A Systematic Review Using Narrative Synthesis. *Dyslexia, 20*(4), 346–369. https://doi.org/10.1002/dys.1484

Poskowsky, J., Heißenberg, S., Zaussinger, S., & Brenner, J. (2018). *Beeinträchtigt studieren – Best2. Datenerhebung zur Situation Studierender mit Behinderung und chronischer Krankheit 2016/17*. Deutsches Studierendenwerk.

Ramacher-Faasen, N., Apel, K., Grünke, M., & Faasen, J. M. (2025). Lrs:Hub – Ein Online-Projekt für Studierende mit Lese-Rechtschreib-Störung zur Verbesserung der digitalin und sozialen Teilhabe im Sinne der Chancengleichheit. In K. Sen, C. Nakao, & S. Preissing (Hrsg.), *Generationenübergreifende Ansätze in der Sozialen Arbeit: Perspektiven für digitale und soziale Teilhabe* (1. Aufl, S. 132–145). Beltz Verlagsgruppe.

Ramacher-Faasen, N., & Lauth, G. (2011). Selbstreguliertes Lernen in der integrativen Lerntherapie -Metakognitive Trainingsverfahren. *Sprachrohr Lerntherapie*.

REHADAT, I. der deutschen W. K. (2023). *Deutsches Studierendenwerk: Beeinträchtigt Studieren | REHADAT-Statistik*. https://www.rehadat-statistik.de/statistiken/bildung/studium/deutsches-studierendenwerk-beeintraechtigt-studieren/

Schulte-Körne, G. (2017). Lese- und/oder Rechtschreibstörung: Symptomatik, Diagnostik und Behandlung. *Monatsschrift Kinderheilkunde, 165*(6), 476–481. https://doi.org/10.1007/s00112-017-0290-4

Slack Technologies. (2009). *Slack* [Software].

Speechify Inc. (2016). *Speechify* [Software].

Stanat, P., Schipolowski, S., Schneider, R., Weirich, S., Henschel, S., Sachse, K. A., & Lohbeck, A. (Hrsg.). (2023). *IQB-Bildungstrend 2022: Sprachliche Kompetenzen am Ende der 9. Jahrgangsstufe im dritten Ländervergleich.* Waxmann.

Voß-Nakkour, S., Rustemeier, L., Möhring, M. M., Deitmer, A., & Grimminger, S. (Hrsg.). (2023). *Digitale Barrierefreiheit in der Bildung weiter denken: Innovative Impulse aus Praxis, Technik und Didaktik* (1.). Universitätsbibliothek Johann Christian Senckenberg, Frankfurt a. M. https://doi.org/10.21248/gups.62773

Wicht, A., Reder, S., & Lechner, C. (2019). Sources of Individual Differences in Adults' Digital Skills. *Weizenbaum Conference.* https://doi.org/10.34669/WI.CP/2.18

World Health Organization. (2019). *International Statistical Classification of Diseases and Related Health Problems* (11. Aufl.).

Prof. Dr. Nicole Ramacher-Faasen ist Professorin für Kindheitspädagogik an der IU Internationalen Hochschule, Campus Düsseldorf. Ihre Forschungsschwerpunkte umfassen den Theorie-Praxis-Transfer, die Digitalisierung und KI in Lehre und Praxis sowie komorbide Sprach-, Lern- und Verhaltensstörungen bei Kindern, Jugendlichen und Erwachsenen. Zudem beschäftigt sie sich intensiv mit multiprofessioneller Zusammenarbeit.

Josephine Marie Faasen (B. Eng. & B. Sc.) ist Masterstudierende der angewandten Kognitionswissenschaft mit Schwerpunkt Informatik an der Universität Duisburg-Essen. Sie forscht in den Bereichen Mensch-Computer-Interaktion und Digitalisierung mit KI in der Bildung und entwickelt interaktive Lernanwendungen. Damit verknüpft sie ihre technischen Kompetenzen mit pädagogischen Ansätzen, um innovative digitale Lernformen voranzutreiben

Virtual Reality (VR) – der Einsatz von VR-Brillen im Gesundheits- und Bildungswesen

Nico Schurig und Andrea Warnke

Zusammenfassung

Virtual Reality (VR) eröffnet vielfältige Anwendungsmöglichkeiten im Gesundheits- und Bildungswesen, etwa in Ausbildung, Therapie, Rehabilitation und Patienteninformation. VR-Brillen ermöglichen immersive, interaktive Lern- und Behandlungsszenarien. Dennoch ist ein flächendeckender Einsatz bisher nicht gelungen. Obwohl für Teilbereiche ein Nutzen von VR nachgewiesen wurde, sind neben hohen Kosten technische, ethische und juristische Hürden zu überwinden. Ergänzend sind gleichzeitig Strategien des (digitalen) Empowerments zu etablieren. Trotz dieser Hürden wird in den nächsten Jahren und Jahrzehnten VR eine zentrale Rolle spielen, sodass es sinnvoll erscheint, sich im Sinne eines digitalen Empowerments spätestens zum jetzigen Zeitpunkt mit der komplexen Materie auseinanderzusetzen.

Keywords

Virtual Reality (VR) · VR-Brille · Digitales Empowerment · Therapieunterstützung · Ausbildung

N. Schurig
Zentrale Notaufnahme, Sankt-Elisabeth-Hospital Gütersloh, Gütersloh, Deutschland
E-Mail: nico.schurig@sankt-elisabeth-hospital.de

A. Warnke (✉)
Duales Studium Soziale Arbeit, IU – Int. Hochschule Campus Bremen, Bremen, Deutschland
E-Mail: andrea.warnke@iu.org

© Der/die Autor(en), exklusiv lizenziert an Springer-Verlag GmbH, DE, ein Teil von Springer Nature 2026
H. Schwendemann et al. (Hrsg.), *Digitales Empowerment im Gesundheitswesen,*
https://doi.org/10.1007/978-3-662-72469-9_23

1 Hintergrund

Virtual Reality (VR) hat sich in den letzten Jahren als transformative Technologie in der Gesundheitsversorgung sowie in der Ausbildung etabliert (Dhar et al., 2023; Eijlers et al., 2019; Mergen et al., 2024; Rooney et al., 2024). Die aktuellen Initiativen und Forschungen lassen erwarten, dass diese Technologie zukünftig eine weiterhin wachsende Rolle spielen wird. Die Anwendungs- sowie Entwicklungs- und Forschungsfelder sind vielfältig; das Gesundheitswesen sowie Schulen und Hochschulen inkl. Anbieter von Fort- und Weiterbildungen gehören dazu (Kind et al., 2019, S. 12).

VR bezeichnet eine mithilfe von Computern inszenierte Wirklichkeit, die durch das Tragen von Virtual-Reality-Brillen (VR-Brillen) erlebbar wird. Diese softwaregenerierte Simulation bildet fiktive oder realitätsnahe Umwelten ab, in die sich die Nutzenden durch Verwendung einer entsprechenden Hardware begeben. Die Darstellung erfolgt mittels eines dreidimensionalen (3D) Bildes und Ton. Durch die VR werden unterschiedliche Sinne (Sehen und Hören, Gleichgewicht und Orientierung) angesprochen, Emotionen werden erzeugt und Erinnerungen hervorgerufen. VR-Brillen sollen durch ihre 360-Grad-Umgebungen, in denen in Echtzeit interagiert werden kann, immersive Erlebnisse schaffen – also ein „Eintauchen" und „Versinken" in eine virtuelle Welt (Kind et al., 2019, S. 9). Die Idee einer virtuellen Realität ist spätestens seit den 1970er-Jahren bekannt, aber erst mit zunehmender Rechenleistung von Computern auch für größere Nutzerkreise anwendbar (Tarr & Warrren, 2002).

2 Fragestellung und Zielsetzung

Durch immersive Simulationen, interaktive Trainingsumgebungen und patientenzentrierte Anwendungen sollte VR nicht nur die Qualität medizinischer respektive therapeutischer sowie pflegerischer Interventionen fördern, sondern auch das digitale Empowerment von Betroffenen und Fachkräften sowie Lernenden und Lehrenden. Ein digitales Empowerment umfasst in diesem Kontext die Befähigung von Individuen, durch den Zugang zu digitalen Tools selbstbestimmt(er) an Gesundheits- und Bildungsprozessen teilzunehmen bzw. diese durchzuführen. Dieser Beitrag fokussiert Einsatzmöglichkeiten von VR-Brillen, Wirksamkeitsnachweise sowie ethische und praktische Herausforderungen und Chancen.

3 Anwendungsfelder von VR-Technologie

VR kommt in Ausbildung/Training, Therapie und Rehabilitation zum Einsatz. Im Bildungsbereich kann z. B. durch eine Simulation professioneller Tätigkeiten eine Visualisierung von Lehr-Lern-Inhalten erfolgen (Kind et al., 2019, S. 35).

Anwendungsfelder im Kontext der Gesundheitsversorgung sind z. B. eine Therapieunterstützung bei Schmerzen und psychischen Erkrankungen sowie die Unterstützung im Rehabilitationsprozess. Patientinnen und Patienten können gezielt Alltagssituationen oder herausfordernde Szenarien trainieren und erhalten dabei ein unmittelbares Feedback, was das Erlernen neuer Strategien und Verhaltensweisen fördert (Parish-Morris et al., 2018; Rooney et al., 2025; Saudagar et al., 2024). Auch für Personen mit eingeschränkter Mobilität oder in ländlichen Regionen eröffnet VR den Zugang zu Therapieangeboten, unabhängig vom Standort (Kind et al., 2019; Regionalverband Ruhr, 2023).

3.1 Ausbildung und Fachkräftetraining

In der Aus- und Weiterbildung bzw. im Studium können Gesundheitsprofessionen z. B. im virtuellen Patientenzimmer klinische resp. pflegerische oder therapeutische Kompetenzen vermittelt werden. Problemsituationen können in der virtuellen Lernumgebung erfahrbar gemacht werden (Schlegel et al., 2020). VR-Simulationen ermöglichen in der medizinischen Aus- und Weiterbildung ein risikofreies Üben komplexer Prozeduren, von laparoskopischen Operationen bis zum Notfallmanagement. Insbesondere für das Notfallmanagement ist im Vergleich zu In-situ-Crew-Resource-Management-Trainings (Schurig & Warnke, 2021) durch geringe Organisationsstrukturen und zeitlich uneingeschränkte Verfügbarkeit eine flächendeckende Nutzung möglich, ohne den Aspekt des Teamtrainings aus den Augen zu verlieren. Metaanalysen zeigen, dass das VR-Training die Lernkurve verkürzt und die chirurgische Präzision steigert (Dhar et al., 2023; Mergen et al., 2024). Ein systematischer Review von Tene et al. (2024) belegt, dass VR in der medizinischen Ausbildung Verbesserungen in Leistung und Engagement bewirkt, insbesondere durch realitätsnahe Szenarien wie virtuelle Patientenvisiten oder Teamtrainings. So können z. B. bisherige Formate des *peer-assisted learning* (PAL), wie z. B. die Assistenz in Praktika oder *peer teaching* in Skillslabs, um Trainings mittels VR-Brille in den Berufen bzw. Ausbildungen der Gesundheitsprofessionen erweitert werden (Røe et al., 2025; Schlegel et al., 2020; Vogel et al., 2019). Die norwegische Studie von Røe et al. (2025) betont, dass VR-gestütztes PAL auch die professionelle Identitätsbildung fördert: Nicht nur die Lernenden, sondern auch Peertutoren integrieren z. B. technologische Expertise in ihr Rollenverständnis innerhalb ihrer Profession – sei es als Gesundheitsfachkraft oder als Lehrkraft.

Das Projekt „Virtual-Reality-basierte Digital Reusable Learning Objects in der Pflegeausbildung" (ViRDiPA) der Universität Bielefeld fokussiert die Integration digitaler Medien und VR-Technologien in die Pflegeausbildung. Ziel ist die Qualifizierung der Lehrkräfte für einen entsprechenden Einsatz und die systematische Verankerung eines didaktisch sinnvollen Einsatzes. Konstatiert wird u. a., dass bisher strukturelle Rahmenbedingungen, wie z. B. fehlende Zeit und Infrastruktur, die Wartung der Technik und eine mangelnde Flexibilität des Unterrichts eine systematische Implementation neuer Technologien verhindern resp. erschweren (Bartolles et al., 2023). Die Forschenden halten fest: „Zudem bedarf es erprobter und evaluierter digital gestützter Lehr-/Lernkonzepte, die digitale Medien nicht nur als Werkzeuge der Vermittlung von Inhalten miteinbeziehen, sondern eine interdisziplinäre Verschränkung von fachlichem, pädagogischem und technischem Wissen mitdenken. Auf diese Weise kann nicht nur das evidenzbasierte Handeln, sondern auch die Professionalisierung des Pflegeberufes gefördert werden" (Bartolles et al., 2023, S. 5).

Digitales Empowerment zeigt sich hier in der Demokratisierung des Zugangs zu Wissen. Auf professioneller Ebene können so (angehende) Fachkräfte VR zur kontinuierlichen Aus- und Fortbildung nutzen – dies auch ggf. unabhängig von örtlichen bzw. zeitlichen Beschränkungen.

3.2 Behandlung und Information von Patientinnen und Patienten

Der zunehmende Wunsch von Patientinnen und Patienten zum Erhalt von möglichst vielen Informationen einschließlich einer Diagnose (Warnke & Schurig, 2023) im Kontext einer *Informed-consent*-Entscheidung bedarf zum Teil erheblicher personeller Ressourcen, welche mittels VR teilweise adressiert werden könnten. Für konkrete therapeutische Anwendungen konnten bereits Effekte durch die VR-Technik nachgewiesen werden; zu beachten sind die Limitierungen der Ergebnisse.

3.2.1 Schmerzmanagement

Im Schmerzmanagement zeigen Studien, dass VR-Anwendungen Schmerzintensitäten senken können. Ein Effekt, der auf Ablenkungsmechanismen und neuroplastische Anpassungen zurückgeführt wird. Auch können diese Ablenkungsmechanismen während schmerzhafter Eingriffe, z. B. bei der Behandlung von Verbrennungen, genutzt werden (Dhar et al., 2023; Rooney et al., 2025). Patientinnen und Patienten mit chronischen Schmerzen profitieren von VR-Interventionen, insbesondere in Kombination mit einer Verhaltenstherapie (Rooney et al., 2025). Die Metaanalyse von Eijlers et al. (2023) zeigte Effekte bei der Behandlung von Kindern mit Schmerzen bzw. Angst (insbesondere, wenn diese mit einer kognitiven Verhaltenstherapie kombiniert wurde). In der Pilotstudie von Hoffmann et al. (2019) reduzierte VR akute Schmerzen bei Kindern mit Verbrennungen durch Ablenkung in immersiven Umgebungen, wie z. B. Schneelandschaften. Der Effekt wird dadurch erklärt, dass die VR die Aufmerksamkeit vom Schmerzreiz ablenkt und die endogenen Opioidsysteme aktiviert.

3.2.2 Autismus-Spektrum-Störung (ASS)

Im Bereich der Autismus-Spektrum-Störung (ASS) – oder noch genereller neurodiverser Lernender – konnten bereits mit niedrigen Fallzahlen in Interventionsstudien Verbesserungen der Kognition und des Sozialverhaltens nachgewiesen werden (u. a. McCleery et al., 2020; Parish-Morris et al., 2018; Zhao et al., 2022).

Trotz der vorhandenen Limitierungen ergeben sich deutliche Vorteile bei der Anwendung von VR: Die Teilnehmenden befinden sich in einer geschützten Umgebung und im Vergleich zur Aussetzung einer realen Situation kann eine notwendige Intervention deutlich einfacher vorgenommen werden.

3.3   Patienteninformation

Mit VR-Brillen können Patientinnen und Patienten interaktive 3D-Modelle ihres eigenen Körpers betrachten, medizinische Eingriffe simulieren und so ein tieferes Verständnis für Erkrankungen und Behandlungsoptionen entwickeln. Besonders in der Patientenaufklärung und -bildung bieten VR-Anwendungen immersive, anschauliche Lernumgebungen, die komplexe medizinische Sachverhalte verständlich vermitteln und Ängste vor Therapien reduzieren können (Albrecht et al., 2019; Kind et al., 2019; Rooney et al., 2025). Gamificationelemente in VR-Programmen steigern die Motivation und das aktive Mitwirken der Betroffenen, was zu einer besseren Informationsaufnahme und stärkeren Einbindung in den Behandlungsprozess führt (Hansa und Hansen, 2025; Pardo et al., 2025; Schlegel et al., 2020).

3.4   Therapeutische Interventionen der Ergo- und Physiotherapie sowie der Logopädie

Remotetherapien können mittels VR-Brillen erfolgen, indem Patientinnen und Patienten zwischen den Therapiesitzungen Übungen zu Hause unter virtueller Anleitung durchführen. In der Physio- bzw. Ergotherapie ist der Einsatz von VR-Brillen z. B. mittels gamifizierter Übungen möglich.

Für den Einsatz in der Logopädie evaluierten Hansa und Hansen (2025) in einer qualitativen Studie einen Anwendungsprototyp, der dazu beitragen soll, die Lücke zwischen Stimmtherapie und stimmlich belastenden Alltagssituationen zu schließen. Teilnehmende waren Personen mit einer logopädischen Erkrankung sowie Personen, die im beruflichen Kontext auf ihre Stimme angewiesen sind. Potenziale für den Einsatz der Anwendung in der Stimmtherapie wurden identifiziert:

a) Implementierung und Festigung stimmrelevanter Verhaltensweisen in einer kontrollierten und realistischen Umgebung,
b) Identifikation individueller Behandlungsziele durch Beobachtung der Person in realistischen Situationen und
c) vereinfachte Möglichkeit der therapieunterstützenden Nutzung von Biofeedback.

Ziel war es, einerseits das in den Therapiesitzungen Erlernte im Alltag zu üben und andererseits einen geschützten Raum für dieses Training anzubieten. Die Person erhielt dafür eine VR-Brille für den häuslichen Gebrauch sowie eine 1- bis

2-stündige Schulung. Technische Unterstützung wurde seitens des Anbieters gewährleistet. Die Studienteilnehmenden identifizierten weitere Entwicklungsanforderungen an die VR-Brille: so z. B. mehr aktive „Avatare" und weniger passive Zuhörende, eine bessere, eigene Anpassung der Hintergrundgeräusche im Szenario, Reduzierung des Gewichts der VR-Brille, der Wunsch, nur wenige Szenarien bzw. Anwendungsmöglichkeiten statt einer großen Range an Funktionen (Balance zwischen Einfachheit und Komplexität) sowie technische Probleme (Kopplung des Tablets mit der VR-Brille via WIFI).

3.5   Psychische Gesundheit und Rehabilitation

VR-Expositionstherapien (VRET) haben sich bei Phobien, posttraumatischen Belastungsstörungen (PTBS) und Angststörungen als gleichwertig zu traditionellen Methoden erwiesen (Dhar et al., 2023; Kind et al., 2019; Tene et al., 2024).

In der Neurorehabilitation verbessern VR-Programme motorische Funktionen nach Schlaganfällen durch ein repetitives, feedbackgestütztes Training (Dhar et al., 2023; Mergen et al., 2024). In Analogie zur Spiegeltherapie sollen Hirnregionen über Illusionen angeregt und eine Neuverschaltung von aktiven Neuronen induziert werden, mit dem Ziel, die Bewegungsfähigkeit, die Ausführung alltäglicher Aktivitäten sowie den „visuellen Neglect" zu verbessern (Thieme et al., 2018). Erste Kliniken und Behandlungszentren nutzen entsprechende VR-gestützte Verfahren und integrieren diese in die konventionelle Therapie resp. Rehabilitation. Erste Pilotstudien nutzen die VR-Technologie bei der Behandlung von Schlaganfallpatientinnen und -patienten. Im Fokus stehen Prototypen (Specht et al., 2023) sowie die Akzeptanz (Specht et al., 2021). Ziel ist die Schaffung neuer, ungewohnter Eindrücke, aber auch die Idee, dass sich die „Gamifizierung" positiv auf die Therapiemotivation der Betroffenen auswirkt.

3.6   Stationäre Pflegeeinrichtungen

Eine Möglichkeit ist die Aktivierung von Menschen mit eingeschränkter Mobilität. Kognitive Stimulation und Erinnerungsarbeit durch virtuelle Reisen für Bewohnerinnen und Bewohner von Pflegeheimen allgemein sowie spezifiziert für Demenzerkrankte sind mögliche Einsatzgebiete. Diese Personen können mittels 360-Grad-Videos z. B. eine Reise an den Gardasee machen, einen Zoo besuchen oder am Faschingsumzug in ihrer Heimatregion teilnehmen. Durch die VR werden die Sinne angesprochen, neue Erlebnisse geschaffen und ggf. Erinnerungen erzeugt. Subjektives Wohlbefinden & Lebensqualität können so erhöht werden (Kricheldorff und Zacker, 2023; Universität Hohenheim, 2018).

4   Chancen und Herausforderungen

Allerdings sind mit dem digitalen Empowerment durch VR auch Herausforderungen verbunden, etwa im Hinblick auf Datenschutz, Zugänglichkeit und die Notwendigkeit digitaler Kompetenzen.

Folgende **gesundheitliche Risiken** können ausgemacht werden:

- Cybersickness (Schwindel, Übelkeit).
- Langzeiteffekte intensiver VR-Nutzung sind bislang nicht geklärt (z. B. Auswirkungen bei Kindern).

Als **strukturelle Barrieren** lassen sich insbesondere folgende Faktoren festhalten:

- Hohe Anschaffungskosten und IT-Infrastrukturanforderungen limitieren den Zugang für kleinere Kliniken, ambulante Einrichtungen bzw. Bildungseinrichtungen.
- Fehlende standardisierte Evaluationskriterien erschweren die Vergleichbarkeit von VR-Interventionen.

Folgende **ethischen Implikationen** konnten identifiziert werden:

- Aktuell ist der Datenschutz bei der Erfassung sensibler Gesundheitsdaten in VR-Systemen noch nicht hinreichend geklärt.
- Es besteht das Risiko der Depersonalisierung, wenn virtuelle Interaktionen reale Behandlungsbeziehungen ersetzen, statt diese zu ergänzen.

Dennoch zeigt die Integration von VR-Brillen in die Gesundheitsversorgung, wie digitale Technologien die Eigenverantwortung und Teilhabe von Patientinnen und Patienten stärken und damit zu einer inklusiven, patientenzentrierten Gesundheitsversorgung beitragen können.

Neben den dargestellten Möglichkeiten im gesundheitsbezogenen Bildungsbereich könnten 360-Grad-Videos über Ausbildungsberufe im Gesundheitswesen informieren – und z. B. Schülerinnen und Schülern einen lebendigen Eindruck vom Pflegeberuf oder der Tätigkeit im Rettungsdienst vermitteln.

Es bleibt abzuwarten, ob eine Vereinheitlichung von Lehrinhalten flächendeckend etabliert werden kann, damit letztlich die initial hohen Anschaffungskosten durch die regelmäßige Anwendung des Materials für verschiedene Lehrinhalte ausgeglichen werden können. Wie auch in anderen Bereichen, zeigen sich in der medizinischen Aus- und Fortbildung verheißungsvolle Innovationen, die oftmals aber einem Projektcharakter entsprechen und nach Beendigung nur innerhalb der Projekteinrichtung genutzt werden können. Erst mit einer breiten Nutzung kann ein statistisch verwertbarer Nutzen sichtbar werden. Es kann davon ausgegangen werden, dass nicht jede VR-Intervention auch automatisch mit einer Performancesteigerung beziehungsweise einem erhöhten Lerneffekt einhergeht (Abbas et al., 2023).

Denkbar ist es auch eine digitale Visualisierung, um Sprachbarrieren zu überwinden und Situationen vorab einzuüben. In dem Projekt Virtual Reality Digital Integration Projekt (VRDIP) wurden z. B. Geflüchtete im Integrationsprozess unterstützt. Mittels virtueller Realität konnten die Teilnehmenden den Besuch einer Apotheke oder einer Arztpraxis vorab unter realen Bedingungen „durchspielen". Die Situationen wurden in sieben Sprachen erfahrbar. Die Studie zeigt ein Empowerment der Teilnehmenden – Personen, die bisher noch keine Apotheke in Deutschland aufgesucht hatten, war nach dem Einsatz klarer, wie dieser Besuch in Deutschland erfolgt; sie trauten sich diesen Prozess eher zu, auch da sie mittels VR direkt in den Ablauf involviert waren (Albrecht et al., 2019).

Für medizinische Anwendungen ist die Kostenübernahme bis dato nicht geklärt; die Krankenkassen sind (noch) bei der Finanzierung der VR-gestützten Therapie zurückhaltend. Die Finanzierung von VR-Technologie erfolgt z. T. über die jeweiligen Projekte oder über z. B. Stiftungsgelder. Auch werden – außerhalb dieser Regelungen – Therapieeinheiten gemäß dem Aufwand den Patientinnen und Patienten direkt in Rechnung gestellt. Gefordert wird seitens Fachgesellschaften eine Kostenübernahme seitens der Krankenkasse. Argumentiert wird u. a. auf Grundlage des seit Januar 2020 geltenden Digitalen Versorgungsgesetzes (DiGAV, 2020). Darin heißt es, dass in der Digitalisierung und in innovativen Versorgungsstrukturen große Chancen für eine bessere Gesundheitsversorgung in Deutschland liegen. Dies mag sein – jedoch kann eine regelhafte Kostenerstattung aus Sicht der Autoren erst dann erfolgen, wenn ein entsprechender Wirksamkeitsnachweis – im Vergleich zum Goldstandard resp. zur Standardbehandlung – vorliegt.

5   Implikationen für die Versorgung

Die Integration von VR in Gesundheitswesen und Bildung befindet sich an einem Wendepunkt. Während Metaanalysen die Wirksamkeit von VR-Trainings zumindest teilweise belegen (u. a. Abbas et al., 2023; Dhar et al., 2023; Eijlers et al., 2019; Rooney et al., 2025), bedarf es jedoch verstärkter Anstrengungen in folgenden Bereichen:

- **Interdisziplinäre Entwicklung:** Kollaborationen zwischen medizinischem und pädagogischem Personal sowie jenen Personen, die die Software entwickeln, um didaktisch sinnvolle und evidenzbasierte Anwendungen zu gestalten.
- **Politische Regulierung:** Einheitliche Standards für Datensicherheit und Qualitätssicherung von VR-Content.
- **Empowermentstrategien:** Systematische Einbindung vulnerabler Gruppen in die Technologieentwicklung, um partizipative Lösungen zu fördern.

VR-Brillen sind kein Allheilmittel, aber ein mögliches Werkzeug, um digitale Souveränität und gesundheitliche Chancengerechtigkeit voranzutreiben. Wie die aufgeführten Studien zeigen, gelingt dies bereits dort, wo Technologie auf menschzentrierte Didaktik trifft.

Die Integration von VR in die Gesundheitsversorgung zeigt transformative Potenziale, erfordert jedoch eine interdisziplinäre Zusammenarbeit zwischen Technologieentwicklerinnen und -entwicklern, Fachkräften des Gesundheits- und Bildungswesens (je nach Thema, aus Medizin, Therapie, Pflege, sozialer Arbeit bzw. Bildungswesen) sowie Sachverständigen aus dem Bereich Ethik. Eine weiterführende Forschung muss die Langzeitwirkungen (Nutzen versus Risiken) sowie die Skalierbarkeit der Lösungen adressieren. Nur so kann flächendeckend und damit auch dauerhaft kosteneffizient die VR-Technologie sinnhaft genutzt werden. Gute Ideen dürfen nicht nach einmaligen Pilotphasen „verschwinden" und sich hierdurch einer breiten wissenschaftlichen Beurteilung entziehen.

Im Bereich der therapeutischen Anwendungen muss darüber hinaus beachtet werden, dass bereits die konventionelle Intervention gegebenenfalls keinen Nutzen erbracht hat, sodass die Vergleichbarkeit einer VR-Intervention ad absurdum geführt wird.

6   Ausblick

Die VR-Technologie bietet sehr interessante Perspektiven und Möglichkeiten. Es ist jedoch davon auszugehen, dass der Weg bis zur flächendeckenden Implementierung mit erheblichen Herausforderungen und Hürden verbunden sein wird.

Aktuell können Vorteile in der Anwendung gesehen werden, allerdings drängt sich an manchen Stellen eine Art Selbstzweck auf, nämlich dann, wenn Projekte über die Pilotphase hinaus nicht weitergenutzt werden.

Alle Zweifel und Skepsis der neuen Technik dürfen sicherlich eine Berechtigung haben, sind aber in Zusammenschau nicht begründbar. Alle hier aufgezeigten Beispiele sind grundsätzlich eine Erweiterung von Optionen, niemals der Ersatz von Fachkräften. Die Systeme sollen in letzter Konsequenz entlasten und einen Nutzen generieren. Dies bedingt allerdings auch die richtige Anwendung und Unterstützung durch den Betreibenden, sodass Fachkräfte zunächst eben selbst auch in die Technik und die Hintergründe eingewiesen werden müssen.

Mit zunehmender Anwendungsmöglichkeit von VR werden auch die Anschaffungskosten günstiger, sodass perspektivisch in den nächsten ein bis zwei Jahrzehnten mit einer deutlichen Zunahme der Geräte im Gesundheits- und Bildungswesen zu rechnen ist.

Literatur

Abbas, J.R, Chu, M.H., Jeyarajah C., Isba, R., Payton, A., McGrath, B., Tolley, N., & Bruce, I. (2023). Virtual reality in simulation-based emergency skills training: A systematic review with a narrative synthesis. *Resuscitation Plus, 16*. Advance online Publication. https://doi.org/10.1016/j.resplu.2023.100484.

Albrecht, M., Kierdorf, J., & Wolff, A. (2019). Virtual Reality in der Flüchtlingshilfe. *DPSS Journal, 10,* 6–20. http://skip-institut.de/wp-content/uploads/2019/12/DPSS-Journal-Issue-1.pdf.

Bartolles, M., Kamin, A.-M., & Cohnen, C. (2023). *Virtual Reality basierte Digital Reusable Learning Objects in der Pflegeausbildung – Ausgewählte Ergebnisse aus der projektbegleitenden Evaluation. Innovative Lehr-/Lernszenarien in den Pflege- und Gesundheitsberufen.* Working Paper-Reihe der Projekte DiViFaG und ViRDiPA. Working Paper 8. Universität Bielefeld. https://doi.org/10.4119/unibi/2979733.

Dhar, E., Upadhyay, U., Huang, Y., Uddin, M., Manias, G., Kyriazis, D., Wajid, U., AlShawaf, H., & Syed Abdul, S. (2023). A scoping review to assess the effects of virtual reality in medical education and clinical care. *Digital Health, 9,* 1–18. https://doi.org/10.1177/20552076231158022.

DiGAV – *Digitale Gesundheitsanwendungen-Verordnung vom 8. April 2020* (BGBl. I S. 768), zuletzt durch Artikel 4 des Gesetzes vom 22. März 2024 (BGBl. 2024 I Nr. 101) geändert. https://www.gesetze-im-internet.de/digav/.

Eijlers, R., Utens, E. M., Staals, L. M., de Nijs, P. F., Berghmans, J. M., Wijnen, R. M., Hillegers, M. H., Dierckx, B., & Legerstee, J. S. (2019). Systematic Review and Meta-analysis of Virtual Reality in Pediatrics: Effects on Pain and Anxiety. *Anesthesia & Analgesia, 129*(5), 1344–1353. https://doi.org/10.1213/ANE.0000000000004165.

Hansa, J., & Hansen, H. (17 Mar 2025). User-centered qualitative evaluation of a fully immersive, head-mounted virtual reality application prototype to facilitate real-life transfer in voice therapy. *International Journal of Speech-Language Pathology.* Advance online Publication. https://doi.org/10.1080/17549507.2025.2473075.

Hoffman, H. G., Rodriguez, R. A., Gonzalez, M., Bernardy, R. P., Beck, W., Patterson, D. R., & Meyer, W. J. (2019). Immersive Virtual Reality as an Adjunctive Non-opioid Analgesic for Children with Large Severe Burn Wounds During Burn Wound Cleaning in the Intensive Care Unit: A Pilot Study. *Frontiers in Human Neuroscience, 13,* 262. https://doi.org/10.3389/fnhum.2019.00262.

Kind, S., Ferdinand, J.-P., Jetzke, T., Richter, S., & Weide, S. (2019). *Virtual und Augmented Reality. Status quo, Herausforderungen und zukünftige Entwicklungen.* Arbeitsbericht Nr. 180. Berlin: TAB (Büro für Technikfolgen-Abschätzung beim Deutschen Bundestag).

Kricheldorff, C., & Zacher, J. (2023). Digitale Technik im Sozialraum im Kontext von Alter(n) und Pflege. *Zeitschrift für Gerontologie und Geriatrie, 56*(8), 621–622.

McCleery, J., Zitter, A. N., Solorzano, R., Turnacioglu, S., Miller, J. S., Ravindran, V., & Parish-Morris, J. (2020). Safety and feasibility of an immersive virtual reality intervention program for teaching police interaction skills to adolescents and adults with autism. *Autism Research, 13*(8), 1418–1424.

Mergen, M., Graf, N., & Meyerheim, M. (2024). Reviewing the current state of virtual reality integration in medical education – a scoping review. *BMC Medical Education, 24,* 788. https://doi.org/10.1186/s12909-024-05777-5.

Pardo, L. A., Jr., Markovic, M., Michels, I., & Ernst, J. (2025). Cyberful – Virtual Reality in der Arm- und Handrehabilitation. *Unfallchirurgie, 128*(4), 278–282.

Parish-Morris, J., Solórzano, R., Ravindran, V., Sazawal, V., Turnacioglu, S., Zitter, A., Miller, J., & McCleery, J. (2018). *Immersive Virtual Reality to Improve Police Interaction Skills in Adolescents and Adults with Autism Spectrum Disorder: Preliminary Results of a Feasibility and Safety Trial.* Proc of the 23rd Annual CyberPsychology, CyberTherapy & Social Networking Conference, Gatineau, Canada.

Regionalverband Ruhr & RWI – Leibniz-Institut für Wirtschaftsforschung (2023). Digital Health. Digitalisierung der Gesundheitswirtschaft in der Metropole Ruhr. Regionalverband Ruhr (Hrsg.). https://www.rwi-essen.de/projekte-1/publikationen/detail/digital-health-6512.

Røe, Y., Johannsen, T. S., & Bruset, E. B. (2025). Empowering digital competence through peer-assisted learning and virtual reality in health professions education. *Frontiers Education, 10,* 1550396. https://doi.org/10.3389/feduc.2025.1550396.

Rooney, T., Sharpe, L., Winiarski, N., Todd, J., Colagiuri, B., Van Ryckeghem, D., Crombez, G., & Michalski, S. C. (2025). A synthesis of meta-analyses of immersive virtual reality interventions in pain. *Clinical Psychology Review, 117*, Article 102566. https://doi.org/10.1016/j.cpr.2025.102566.

Saudagar, A.K.J., Abhishek Kumar, A., & Khan, M.B. (2024). Mediverse Beyond Boundaries: A Comprehensive Analysis of AR and VR Integration in Medical Education for Diverse Abilities. *JDR, 3(1)*, https://doi.org/10.57197/JDR-2023-0066.

Schlegel, C., Geering, A., & Weber, U. (2020). Virtuelle Welt verbessert die Wirklichkeit. *Pflege, 73*(1–2), 57–60.

Schurig, N., & Warnke, A. (2021/22): Der Zeppelin als Beginn interprofessioneller Zusammenarbeit. *Therapie lernen, 10(10),* 80–87.

Specht, J., Schroeder, H., Krakow, K., Meinhardt, G., Stegmann, B., & Meinhardt-Injac, B. (2021). Acceptance of immersive head-mounted display virtual reality in stroke patients. *Computers in Human Behavior Reports, 4,*. https://doi.org/10.1016/j.chbr.2021.100141.

Specht, J., Stegmann, B., Gross, H., & Karkow, K. (2023). Cognitive Training With Head-Mounted Display Virtual Reality in Neurorehabilitation: Pilot Randomized Controlled Trail. *JMIR Serious Games, 11*, Articlee45816. https://doi.org/10.2196/45816

Tarr, M. J., & Warren, W. H. (2002). Virtual reality in behavioral neuroscience and beyond. *Nature Neuroscience, 5*, 1089–1092. https://doi.org/10.1038/nn948.

Tene, T., Vique López, D. F., Valverde Aguirre, P. E., Inrna Puente, L. M., & Vacaceia Gomez, C. (2024). Virtual reality and augmented reality in medical education: An umbrella review. *Frontiers in Digital Health, 6*, 1365345. https://doi.org/10.3389/fdgth.2024.1365345.

Thieme, H., Morkisch, N., Mehrholz, J., Pohl, M., Behrens, J., Borgetto, B., & Dohle, C. (2018). Mirror therapy for improving motor function after stroke. *Cochrane Database of Systematic Reviews*. https://doi.org/10.1002/14651858.CD008449.pub3.

Hohenheim, U. (2018). Neue Lebensqualität für kranke und alten Menschen: Virtual Reality. *Heilberufe, 70*(6), 46–47.

Vogel, B., McMillan, A., & Dethleffsen, K. (2019). Peer-Assisted-Learning – mehr als eine Methode. In J. Noller, C. Beitz-Radzio, D. Kugelmann, S. Sontheimer & S. Westerholz (Hrsg.). *Methoden der Hochschullehre: Interdisziplinäre Perspektiven aus der Praxis* (S. 45–62). Springer VS. https://doi.org/10.1007/978-3-658-26990-6_3.

Warnke, A., & Schurig, N. (2023): Wieviel Diagnostik braucht der Mensch, wieviel Diagnose braucht die Gesellschaft? In T. Schübel & B. Friele (Hrsg.). *Medikalisierung und Soziale Arbeit* (S. 13–28), Springer VS.

Zhao, J., Zhang, X., Lu, Y., Wu, X., Zhou, F., Yang, S., Wang, L., Wu, X., & Fei, F. (2022). Virtual reality technology enhances the cognitive and social communication of children with autism spectrum disorder. *Frontiers in Public Health, 10*, 1029392. https://doi.org/10.3389/fpubh.2022.1029392.

Nico Schurig,.LL.M., Dr. med., ist Anästhesist, Unfallchirurg und Notfallmediziner. Seit Juli 2025 Chefarzt der zentralen Notaufnahme des KHO Gütersloh. Bereits während des Studiums befasste er sich mit Lehr- und Lernmethoden in der Erwachsenenbildung und hatte diverse Dozenturen zu unterschiedlichen Themen. Interessenschwerpunkte: Medikalisierung, interprofessionelle Zusammenarbeit, Schockraum- und Schnittstellenmanagement, Katastrophen- und „taktische Medizin"

Prof. Dr. Andrea Warnke Dr. phil., ist seit 2020 Professorin für Soziale Arbeit an der IU – Internationale Hochschule, Campus Bremen. Sie ist Berufspädagogin (Staatsexamen Pädagogik, Soziologie, Gesundheit) und lehrt im dualen Studium. Davor lehrte sie an der Pädagogischen Hochschule Freiburg sowie an der Hamburger Fernhochschule (HFH). Sie ist eine der Sprecherinnen des Fachbereichs Gesundheitsberufe im Deutschen Netzwerk Gesundheitskompetenz (DNGK). Arbeitsschwerpunkte: Empowerment und Partizipation, informierte Entscheidungsfindung, interprofessionelle Zusammenarbeit.

E-Learning für Pflegeeltern: Digitales Empowerment in der Pflegekinderhilfe?

Theresa Becker, Bernd Stolte und Stefan Wißmach

Zusammenfassung

Beratung und Unterstützung bzw. Qualifizierung von Pflegeeltern gibt es mittlerweile in Form von E-Learning. Der Beitrag stellt beispielhaft das E-Learning „Pflegefamilien Akademie Online" vor und geht der Frage nach, inwieweit ein solches E-Learning (digitales) Empowerment ermöglicht, was eine Auseinandersetzung mit dem Konzept des (digitalen) Empowerments und eine Beschäftigung mit den vier Buchstabierungen nach Herriger (2024) erforderlich macht. Zum Schluss werden praktische Implikationen abgeleitet.

Keywords

Pflegeeltern · Qualifizierung · E-Learning · (digitales) Empowerment

T. Becker (✉)
Fachbereich Erziehungswissenschaften, Institut für Erziehungswissenschaft,
Philipps-Universität Marburg, Hessen, Deutschland
E-Mail: theresa.becker@uni-marburg.de

B. Stolte
Fachbereich Pflegefamilien, St. Elisabeth-Verein e. V. Marburg, Hessen, Deutschland
E-Mail: b.stolte@elisabeth-verein.de

S. Wißmach
IU Internationale Hochschule, DS SOZ, Hessen, Deutschland
E-Mail: stefan.wissmach@iu.org

H. Schwendemann et al. (Hrsg.), *Digitales Empowerment im Gesundheitswesen*,
https://doi.org/10.1007/978-3-662-72469-9_24

"

1   Einleitung

Vielleicht wundert es den ein oder anderen Leser bzw. die ein oder andere Leserin, dass sich in einem Sammelband, der zum Gesundheitswesen gehört, ein Beitrag findet, der zur Kinder- und Jugendhilfe zählt. Dabei sind Kooperationen zwischen den Bereichen Gesundheitswesen und Kinder- und Jugendhilfe vielfältig (Fischer & Geene, 2019) und Abgrenzungen der beiden Bereiche schwierig (Trede, 2013). Der Beitrag fokussiert auf die Pflegekinderhilfe und geht auch auf die Zusammenhänge zwischen der Kinder- und Jugendhilfe und gesundheitlichen Aspekten in diesem Kontext ein.

Im Jahr 2023 gab es in Deutschland fast 87.000 Pflegekinder (Statistisches Bundesamt, 2024). Wie sich nachfolgend zeigt, kann eine Qualifizierung der Pflegeeltern zur psychischen Gesundheit von Pflegekindern beitragen. Insofern lassen sich diese Angebote als Präventionsmaßnahmen verstehen, denn sie verhindern das Auftreten, das Fortschreiten oder die Verbreitung von Krankheiten bzw. Gesundheitsstörungen (Habermann-Horstmeier & Lippke, 2021), in diesem Fall psychischer Auffälligkeiten.

Mittlerweile gibt es Qualifizierungsmaßnahmen für Pflegeeltern in Form von E-Learning, so beispielsweise das E-Learning *„Pflegefamilien Akademie Online"* des St. Elisabeth Vereins Marburg e. V. Dieser Beitrag geht der Frage nach, inwieweit dieses E-Learning als Instrument des digitalen Empowerments von Pflegeeltern verstanden werden kann. Im Beitrag wird dazu zunächst die Qualifizierung von Pflegeeltern beleuchtet und E-Learning als spezifisches Format mit seinen Chancen und Risiken dargestellt. Danach wird auf das Projekt *„Pflegefamilien Akademie Online"* eingegangen. Anschließend wird das Konzept des (digitalen) Empowerments betrachtet und durch die vier *„Buchstabierungen"* nach Herriger (2024) ergänzt, um damit abschließend die *„Pflegefamilien Akademie Online"* als Instrument des digitalen Empowerments einzuordnen.

2   Von der Beratung und Unterstützung zur Qualifizierung von Pflegeeltern in Form von E-Learning

Pflegeeltern haben mit § 37a SGB VIII einen Anspruch auf Beratung und Unterstützung. Sowohl öffentliche als auch freie Träger machen Angebote, um Pflegeeltern zu beraten und zu unterstützen. Werden diese Maßnahmen untersucht, zeigt sich aber, dass sie oft in Qualifizierung modifiziert bzw. umgewandelt werden (Köhler et al., 2017). Zum Beispiel erhalten Pflegeeltern beim Jugendamt des Landkreises Marburg-Biedenkopf Schulung und Beratung (Landkreis Marburg-Biedenkopf, 2018), beim St. Elisabeth-Verein e. V. in Marburg Fortbildung und Supervision (St. Elisabeth-Verein e. V. Marburg, 2025). Im englischsprachigen Raum wird von *„training"* gesprochen. Es kann vor (pre-service) oder während (in-service) der Vollzeitpflege stattfinden. Weiterhin kann es aus einer Sitzung (single-session) oder mehreren Sitzungen (multi-session) bestehen. Die Dauer der Sitzungen und die Gesamtdauer der Angebote können sich unterscheiden. Zudem können sich die Maßnahmen an Einzelne oder Gruppen richten, online oder in Präsenz stattfinden und verschiedene Methoden umfassen, sowie Themen behandeln (Benesh & Cui, 2017). Themen können im Bereich Pflegekind, Herkunftsfamilie, Pflegefamilie oder Recht liegen (Niedersächsisches Ministerium für Soziales, Frauen, Familie und Gesundheit, 2008). Die Angebote bzw. das *„training"* sind somit sehr vielgestaltig.

Hildenbrand (2012) betont, dass Angebote weniger einem Instruktionsparadigma und mehr einem Problemlöseparadigma folgen, freiwillig und fallbasiert sein, an Konflikten, Leidensdruck und Erfahrungen anknüpfen, mehr eine Hilfe und weniger eine Kontrolle darstellen sollten. Bei den Angeboten sollten der Wissensaufbau im Hintergrund und die (Weiter-)Entwicklung von Haltungen und Können im Vordergrund stehen (Erzberger & Szylowicki, 2020). Angebote sollten nicht dazu führen, dass die Gestaltung der Pflegefamilie als Familie gestört wird (Helming et al., 2011). Die Maßnahmen sollten auch nicht dazu führen, dass die Familie als Produktionsstätte, Dienstleister und Organisation betrachtet und behandelt und das Familienleben durch z. B. strategisches, zweckrationales Denken kolonialisiert wird (Wolf, 2012), sondern die Familie möglichst in Ruhe Familie sein kann.

Gleichzeitig bedarf es solcher Angebote, weil Pflegeeltern mit Pflegekindern umgehen müssen *„Pflegekinder sind in vielfältiger Weise eine Hochrisiko-Gruppe für die Entwicklung von psychischen Störungen."* (Pérez et al., 2011, S. 73). Pérez et al. (2011) führen verschiedene Studien an, die zeigen, dass Pflegekinder oft biologischen und psychosozialen Risiken ausgesetzt sind, was häufig zu Bindungsstörungen und weiteren psychischen Störungen führt. Damit einhergehende, herausfordernde Erlebens- und Verhaltensweisen können verschiedenen Untersuchungen zufolge belastend für die Pflegeeltern sein (Murray et al., 2011). Sie können dazu führen, dass Pflegeverhältnisse abgebrochen werden (Konijn et al., 2019; Oosterman et al., 2007), was wiederum herausfordernde Erlebens- und Verhaltensweisen begünstigt (vgl. Rubin et al., 2007).

Daneben müssen Pflegeeltern in vielen Fällen mit Herkunftseltern umgehen. Diese befinden sich, wie verschiedene Studien zeigen, häufig in sozial und ökonomisch belastenden Lebenslagen und stehen dem Hilfesystem wegen schwieriger Erfahrungen oft mit Distanz und Misstrauen gegenüber (Ruchholz et al., 2021). Verschiedenen Untersuchungen zufolge kann der Umgang mit Herkunftseltern belastend für Pflegeeltern sein (Murray et al., 2011; Vanderfaeillie et al., 2020) und Konflikte zwischen Herkunfts- und Pflegeeltern können dazu führen, dass Pflegeverhältnisse abgebrochen werden (Vanderfaeillie et al., 2016).

Pflegeeltern müssen darüber hinaus mit verschiedenen Fachkräften umgehen. Der Umgang sollte partnerschaftlich, verlässlich, vertrauensvoll und wertschätzend sein (Hennig, 2016), damit das Pflegeverhältnis stabilisiert wird (Rock et al., 2015).

Der Umgang mit den verschiedenen an der Hilfe Beteiligten macht Kompetenzen erforderlich. Im englischsprachigen Raum werden insgesamt zwölf Kompetenzen beschrieben, über die Pflegeeltern verfügen sollen. Unter anderem sollen sie den Pflegekindern Schutz und Sicherheit bieten, deren Beziehung zu den Herkunftseltern unterstützen und mit den Fachkräften der öffentlichen bzw. freien Träger, Erziehern bzw. Erzieherinnen, Lehrkräften oder Therapeuten bzw. Therapeutinnen kooperieren. Die Kompetenzen sollen durch *„training"* (weiter-)entwickelt werden. Allerdings gibt es kaum Forschung darüber, inwieweit Pflegeeltern über diese verfügen, inwieweit sie sich in den Maßnahmen vermitteln lassen und wozu sie führen (Buehler et al., 2006). Forschungsergebnisse deuten darauf hin, dass *„training"* Kompetenzen von Pflegeeltern steigern, herausfordernde Erlebens- und Verhaltensweisen des Pflegekindes senken, die Stabilität des Pflegeverhältnisses erhöhen und die Beziehung zu den Herkunftseltern fördern kann (Dorsey et al., 2008; Kaasbøll et al., 2019). Somit können diese Maßnahmen präventiv zur psychischen Gesundheit von Pflegekindern beitragen.

Beratungs-, Unterstützungs- bzw. Qualifizierungsangebote und *„training"* für Pflegeeltern gibt es mittlerweile auch in Form von E-Learning. E-Learning meint das Lernen mithilfe elektronischer bzw. digitaler Medien (Arnold et al., 2018). Becker (2024) greift u. a. auf Evaluationsstudien zurück, um die Chancen und Risiken, die E-Learning für Pflegeeltern birgt, zu beleuchten. Die nachfolgende Auflistung dient als Grundlage für die spätere Einordnung der *„Pflegefamilien Akademie Online"* als Instrument des digitalen Empowerments. Chancen sind:

- Vereinheitlichung und Standardisierung (Delaney et al., 2012).
- Niedrigschwelliger Zugang durch Zeit- und Kostenersparnis (ebd., Pacifici et al., 2005; Pacifici et al., 2006; Buzhardt & Heitzman-Powell, 2006; White et al., 2014) sowie Orts- und Zeitflexibilität (Arnold et al., 2018; Breidenbach, 2022).
- Neue Kommunikations- und Kollaborationsmöglichkeiten (Arnold et al., 2018).
- Zugang zu offenen und vielfältigen Informationen im Internet ermöglicht ein individuelles, interaktives und multimediales Lernen (ebd.; Breidenbach, 2022).
- Pflegeeltern zeigen eine hohe Zufriedenheit, niedrige Abbruchquoten und eine (Weiter-)Entwicklung ihrer Kompetenzen bei E-Learning-Angeboten (Buzhardt & Heitzman-Powell, 2006; Pacifici et al., 2005; Pacifici et al., 2006; Delaney et al., 2012; White et al., 2014; White et al., 2019).
- Die Erfassung umfangreicher Daten auf Lernplattformen (Couldry & Meijas, 2019) vereinfacht die Regulation, Dokumentation und Nachverfolgung des Lernens (Delaney et al., 2012).
- Schnelle Aktualisierung von Lerninhalten und somit leichte Qualitätssicherung sind möglich (ebd., Pacifici et al., 2005).

Als Risiken sind zu nennen:

- Fehlende Anpassung an Bedarfe (Buzhard & Heitzman-Powell, 2006).
- Fehlendes Erlebnis vor Ort, fehlender direkter Kontakt und unmittelbarer Austausch (Breidenbach, 2022; Arnold et al., 2018).

- Lernen kann ohne feste Zeiten, Orte oder Ziele fragmentiert werden, was autodidaktische Kompetenzen, Eigenmotivation und Selbstdisziplin erforderlich macht (Arnold et al., 2018; Breidenbach, 2022).
- Umfangreiche Datenerfassung auf Lernplattformen kann eine verstärkte Überwachung und übermäßige Kontrolle (Couldry & Mejias, 2019), Betonung des Instruktionsparadigmas und Betrachtung der Familie als Produktionsstätte, Dienstleister und Organisation nach sich ziehen (Becker, 2024).
- Selbstbild der Pflegeeltern als *„parent"* oder *„carer"* und das Bild, das Pflegekinder von ihnen haben, können beeinflusst werden (ebd.).
- Digitale Medien und digitale Kompetenzen sind erforderlich (ebd.).
- Vielfalt und Offenheit der Informationen im Internet können überflutend sein und machen Kompetenzen zur Orientierung, Recherche und Bewertung erforderlich (Arnold et al., 2018).
- Kostenpflichtigkeit vieler E-Learning-Angebote (Buzhardt & Heitzman-Powell, 2006).

3 Pflegefamilien Akademie Online

Ein Beispiel für ein E-Learning ist die *„Pflegefamilien Akademie Online"*. Das Projekt wird vom St. Elisabeth-Verein e. V. in Marburg getragen und vom Hessischen Ministerium für Arbeit, Integration, Jugend und Soziales (HMSI) über einen vierjährigen Projektzeitraum gefördert. Es wird im Rahmen einer Promotion am Fachbereich Erziehungswissenschaften der Philipps-Universität Marburg evaluiert (Becker et al., 2023). Die Autorin und Autoren des Beitrags haben in dem Projekt verschiedene Funktionen inne.

Die inhaltliche Themensetzung des E-Learnings basiert dabei im Wesentlichen auf der 30-jährigen Erfahrung des Projektträgers in der Qualifizierung von Pflegefamilien und erfolgte in Abstimmung mit den öffentlichen Trägern der Jugendhilfe in Hessen (ebd.). Die zurzeit insgesamt sieben Lernmodule bilden ein breites Spektrum relevanter Themen wie allgemeine und rechtliche Grundlagen, Bindung, Zusammenarbeit mit den Herkunftseltern, Trauma, besondere Herausforderungen aufseiten des Pflegekindes, wie Fetal Alcohol Spectrum Disorder (FASD), Aufmerksamkeitsdefizit- und Hyperaktivitätsstörung (ADHS), Enuresis, Essstörungen, Integrationstheorie, Übergänge sowie Geschwisterbeziehungen ab und sind in einzelne Kapitel als Lernabschnitte untergliedert. Die Bearbeitungszeit eines Kapitels umfasst ca. 10–70 min.

Aufgrund der Förderung durch das HMSI erhalten hessische Pflegefamilien kostenfreien Zugang zur Lernplattform, der über von Jugendämtern an Pflegefamilien weitergegebene Codes hergestellt wird. Für Nutzerinnen und Nutzer außerhalb Hessens ist ein Kostenbeitrag von 18,50 € pro Modul zu entrichten (ebd.).

Um den übrigen Risiken zu begegnen, können Pflegeeltern im Rahmen der Evaluation in Fragebögen und Interviews Rückmeldung geben und ihre Bedarfe äußern. Weiterhin können die Teilnehmenden vor der Registrierung in der Datenschutzerklärung sehen, welche Daten erfasst und wie sie verarbeitet werden. Die

Daten werden selbstverständlich nicht an öffentliche oder freie Träger weitergeleitet. Den Teilnehmenden wird zudem empfohlen, die Kapitel dann zu bearbeiten, wenn sie ausreichend Zeit haben und sich an einem ruhigen Lernort befinden. In den Kapiteln wird ein storybasierter Ansatz verfolgt und von fiktiven Pflegefamilien erzählt. So soll Alltagsnähe sichergestellt und nicht nur ein Wissenserwerb, sondern auch eine (Weiter-)Entwicklung von Haltungen und Können ermöglicht werden. Bei Bearbeitungsschwierigkeiten können sie eine E-Mail an den Support schreiben oder die Hotline anrufen. Nach der Bearbeitung der Kapitel werden sie auf weiterführende wertvolle Informationen im Internet hingewiesen.

Um zu betrachten, inwieweit ein solches E-Learning-Angebot für Pflegeeltern ein digitales Empowerment in der Pflegekinderhilfe darstellt, wird im nächsten Abschnitt das Konzept des (digitalen) Empowerments als theoretischer Bezugsrahmen eingeführt.

4 (Digitales) Empowerment: Konzept und Bedeutung

Empowerment beschreibt laut Brandes und Stark (2021) *„Prozesse von Einzelnen, Gruppen und Strukturen, die zu größerer gemeinschaftlicher Stärke und Handlungsfähigkeit führen"* (Brandes & Stark, 2021; siehe auch das einleitende Kapitel in diesem Band). Die Definition betont die prozesshafte Natur des Empowerments und richtet den Blick auf die Entwicklung kollektiver wie individueller Handlungsfähigkeit. Im Kern zielt Empowerment darauf ab, *„dass Menschen die Fähigkeit entwickeln und verbessern, ihre soziale Lebenswelt und ihr Leben selbst zu gestalten und sich nicht von außen gestalten zu lassen"* (Brandes & Stark, 2021). Diese Grunddefinition lässt sich durch Herrigers (2024) vier *„Buchstabierungen"* (Herriger 2024, S. 13 ff.) des Empowermentkonzepts weiter differenzieren, welche er in seinem Buch *„Empowerment in der Sozialen Arbeit"* vornimmt.

Digitales Empowerment kann verstanden werden als Befähigung von Menschen, mithilfe digitaler Medien und Technologien selbst bestimmt, kritisch-reflexiv und sozial verantwortlich ihre individuellen und gemeinschaftlichen Handlungsspielräume zu erweitern (vgl. z. B. Arnold et al., 2018; Wahl et al. 2021; Neumaier et al., 2024; Kutscher et al. 2020). Im Folgenden werden die vier *„Buchstabierungen"* nach Herriger kurz erläutert und auf das digitale Empowerment übertragen.

In seiner politischen Buchstabierung thematisiert Empowerment nach Herriger (2024) die strukturell ungleiche Verteilung von Macht und beschreibt einen mitunter konflikthaften Prozess, in dem Menschen aus Positionen der Machtunterlegenheit austreten und sich demokratische Partizipationsmöglichkeiten aneignen (Herriger, 2024). Im politischen Empowermentverständnis geht es darum, Menschen zu befähigen, in sozialen und politischen Kontexten ihre Stimme zu erheben und an Entscheidungsprozessen teilzuhaben, die ihr Leben beeinflussen (ebd.). In politischer Hinsicht umfasst digitales Empowerment dementsprechend die Befähigung zur Teilhabe an demokratischen Prozessen im digitalen Raum, die Überwindung digitaler Ungleichheiten und die aktive Gestaltung digitaler Öffentlichkeiten. Es geht auch um die Demokratisierung des Zugangs zu digitalen Ressourcen und um die Befähigung zur kritischen Partizipation in digitalen Meinungsbildungsprozessen (Kutscher et al., 2020).

Die lebensweltliche Buchstabierung des Empowerments bezieht sich auf das Vermögen von Menschen, die Komplexitäten und Belastungen ihres Alltags eigenständig zu bewältigen. Diese Dimension richtet den Fokus auf eine gelingende Mikropolitik des Alltags und betont das Vermögen von Individuen, in ihren alltäglichen Beziehungen und Lebenszusammenhängen selbstorganisiert zu handeln. Hier steht die konkrete Lebenspraxis des Einzelnen im Mittelpunkt, nämlich die Fähigkeit, den eigenen Alltag nach eigenen Werten und Bedürfnissen zu gestalten (Herriger, 2024). In lebensweltlicher Perspektive bedeutet digitales Empowerment, die Fähigkeit zu entwickeln, digitale Technologien als Werkzeuge für die Bewältigung alltäglicher Herausforderungen einzusetzen. Medienkompetenz wird hier als grundlegende Fähigkeit verstanden, sich in einer durch Medien geprägten Lebenswelt zurechtzufinden und zu handeln. Ein weiterer Aspekt ist die Erweiterung der Handlungsmöglichkeiten im Alltag durch den kompetenten Umgang mit digitalen Medien, sei es für die Kommunikation, Information, Organisation oder kreative Selbstentfaltung (Wahl, 2021).

Empowerment im reflexiven Wortsinn betont die aktive Aneignung von Macht, Kraft und Gestaltungsvermögen durch Menschen, die selbst von Machtlosigkeit und Ohnmacht betroffen sind. Herriger (2024) kennzeichnet diese reflexive Dimension ausdrücklich als einen Prozess der Selbstbemächtigung und der Selbstaneignung. Im Gegensatz zu anderen Perspektiven des Empowerments, die stärker die Rolle von Unterstützungspersonen betonen, stehen hier die Eigeninitiative und Selbstaktivierung der Betroffenen im Vordergrund. *„Empowerment bedeutet in diesem Sinne einen selbstinitiierten und eigengesteuerten Prozess der (Wieder-) Herstellung von Lebenssouveränität"* (Herriger, 2024, S. 16). Die reflexive Dimension des digitalen Empowerments bezieht sich auf den selbstinitiierten Prozess der digital gestützten Aneignung von Kompetenzen und der eigenverantwortlichen Nutzung digitaler Werkzeuge.

Die transitive Buchstabierung betont schließlich die Aspekte des Ermöglichens und der Unterstützung von Selbstbestimmung durch andere (Herriger, 2024). In dieser Dimension sind professionelle Akteurinnen und Akteure gefragt, die Lernprozesse begleiten und digitale Ressourcen so zugänglich machen, dass Autonomie und Selbstbestimmung gefördert werden. Sie richtet den Blick auf Fachkräfte, die Menschen bei der Entdeckung eigener Stärken und bei der Erprobung von Selbstgestaltungskräften unterstützen. Diese Dimension beschreibt eine professionelle Praxis, die darauf abzielt, *„Menschen vielfältige Vorräte von Ressourcen für ein gelingendes Lebensmanagement zur Verfügung zu stellen"* (Herriger, 2024, S. 17). Einrichtungen und Träger stehen im Sinne dieser Dimension vor der Herausforderung, Qualifikationsangebote für Fachkräfte bereitzustellen, wobei sie professionelle Qualifizierungsbedarfe erkennen und ableiten müssen (Helbig & Roeske, 2020).

Die dargestellten Dimensionen des Empowerments zeigen, wie vielschichtig das Konzept ist und welche theoretischen Anknüpfungspunkte es für die Praxis bietet – auch und gerade im digitalen Raum. Damit stellt sich die Frage, inwieweit E-Learning-Angebote für Pflegeeltern diese Dimensionen adressieren und somit einen Beitrag zum digitalen Empowerment leisten können. Im folgenden Kapitel wird daher analysiert, inwieweit das Format E-Learning – exemplarisch anhand der *„Pflegefamilien Akademie Online"* – als Instrument des digitalen Empowerments betrachtet werden kann.

5   E-Learning für Pflegeeltern als Instrument des digitalen Empowerments?

E-Learning für Pflegeeltern kann je nach Dimension mehr oder weniger zum digitalen Empowerment beitragen. Die politische und die reflexive Dimension lassen sich als schwächer, die transitive und die lebensweltliche Dimension als stärker erfüllt ansehen.

E-Learning ermöglicht partizipative und demokratische Prozesse insofern, als dass Lernende nicht nur passiv Rezipierende sind, sondern Lernprozesse aktiv mitgestalten. Arnold et al. (2018) betonen, dass E-Learning *„Erfahrungen von Autonomie und Selbstwirksamkeit in den individuellen und kommunikativen Lernprozessen"* fördern und damit auch die *„demokratische Entwicklung der Gemeinschaft"* unterstützen kann (Arnold et al., 2018. S. 13). Die *„Pflegefamilien Akademie Online"* ist kostenlos für Pflegeeltern, die zu einem hessischen Jugendamt gehören. Die Kostenfreiheit für hessische Pflegeeltern und ein gewisser Grad an digitaler Medienkompetenz erleichtern den Zugang zur Qualifizierung, tragen zum Abbau von Bildungsbarrieren bei und fördern somit Bildungsgerechtigkeit. Die *„Pflegefamilien Akademie Online"* weist z. B. auf den PFAD Bundesverband oder den Bundesverband behinderter Pflegekinder hin; abgesehen davon trägt E-Learning für Pflegeeltern aber nicht zur politischen Teilhabe bei.

Der reflexiven Dimension entspricht, dass E-Learning ein selbst gesteuertes und selbst organisiertes Lernen ermöglicht, was erforderlich macht, dass Lernprozesse selbst reflektiert werden. Bestimmte Reflexionsinstrumente helfen, Lernergebnisse zu sammeln, Lernfortschritte zu protokollieren und Lernziele zu formulieren (Arnold et al., 2018). In der *„Pflegefamilien Akademie Online"* finden sich interaktive Übungen und Fragen zur Reflexion, um die Pflegeeltern zu einer vertieften Auseinandersetzung mit den Lerninhalten und ihrer eigenen Praxis anzuregen. Der reflexiven Dimension steht entgegen, dass die Entwicklung der *„Pflegefamilien Akademie Online"* nicht unter direkter Beteiligung von Pflegeeltern erfolgt, lediglich indirekt über die Evaluation, und ihre Nutzung teils verpflichtend ist – was der Idee eines selbstinitiierten Lernprozesses widerspricht. Zudem befinden sich Pflegeeltern zwar strukturell in einer privilegierten Position gegenüber Herkunftseltern (Ruchholz et al., 2021), können sich jedoch selbst als hilflos oder überfordert erleben – etwa in herausfordernden Alltagssituationen. In der *„Pflegefamilien Akademie Online"* können sie auf neue Handlungsansätze stoßen.

In der transitiven Dimension stellt sich die Frage, ob eine verpflichtende Nutzung digitaler Angebote der Selbstbestimmung von Pflegeeltern widerspricht. E-Learning bewegt sich hier im Spannungsfeld zwischen pädagogischer Unterstützung und institutioneller Kontrolle – eine Balance, die sensibel austariert werden muss, um Empowerment zu ermöglichen, statt Bevormundung zu fördern. Gleichzeitig können die didaktische Aufbereitung der Inhalte, die verschiedenen medialen Zugänge (Erklärfilme, Animationen, interaktive Übungen) der *„Pflegefamilien Akademie Online"* und die Möglichkeit, Support in Anspruch zu nehmen, die (Weiter-)Entwicklung von Kompetenzen und den Lernprozess unterstützen. So wird der Förderung von Stärken, Kräften und Ressourcen entsprochen. In einem Kapitel können Pflegeeltern Letztere sogar erforschen.

Die *„Pflegefamilien Akademie Online"* trägt zur lebensweltlichen Dimension des digitalen Empowerments bei, indem sie praxisbezogene Inhalte vermittelt und auf die spezifischen Herausforderungen des Pflegefamilienalltags eingeht. Der storybasierte Ansatz mit fiktiven Pflegefamilien soll Identifikationsmöglichkeiten schaffen und den Transfer in die eigene Praxis erleichtern, wie auch die interaktiven Übungen und Fragen zur Reflexion. Die zeitliche und örtliche Flexibilität beim E-Learning und die Möglichkeit des mobilen und ubiquitären Lernens, wie sie von Arnold et al. (2018) beschrieben wird, ermöglichen es Pflegeeltern, Lernprozesse in ihren oft komplexen Familienalltag zu integrieren. Sie können in ihren Lebenszusammenhängen selbst organisiert und selbst gesteuert lernen und weitere Informationen ihrem individuellen Lernbedarf entsprechend aufsuchen und rezipieren (ebd.).

Die Analyse zeigt, dass das E-Learning-Angebot für Pflegeeltern durchaus zur Stärkung einzelner Empowermentdimensionen beitragen kann. Zugleich werden jedoch auch Spannungsfelder sichtbar. Daraus ergeben sich konkrete Implikationen für die Gestaltung und Weiterentwicklung solcher Angebote, die im folgenden Abschnitt zusammengefasst werden.

6   Implikationen für die Praxis

Die vorangegangene Analyse zeigt, dass E-Learning-Angebote zum digitalen Empowerment von Pflegeeltern beitragen können – vorausgesetzt, sie sind sorgfältig konzipiert, niedrigschwellig zugänglich, datenschutzsensibel ausgestaltet und in professionelles Handeln eingebettet. Daraus ergeben sich folgende Implikationen für die Praxis:

E-Learning-Angebote müssen konsequent an den Lebensrealitäten von Pflegeeltern ausgerichtet werden. Dies gelingt nur durch eine systematische Einbindung der Nutzerinnen und Nutzer in Konzeption und Weiterentwicklung digitaler Bildungsformate. So entstehen Inhalte, die an alltäglichen Bedarfen anknüpfen und dem Problemlöseparadigma folgen, statt einem kontrollorientierten Instruktionsparadigma zu verfallen.

Reine E-Learning-Formate können den wertvollen direkten Austausch in Präsenzveranstaltungen nicht ersetzen. Wichtig sind hybride Modelle, die digitale Flexibilität mit sozialer Einbettung kombinieren und dadurch die lebensweltliche Dimension des Empowerments stärken. So können Pflegeeltern selbst entscheiden, welche Lernformen für ihre individuelle Situation passend sind.

Um digitale Spaltungen zu vermeiden, müssen Träger Zugangshürden aktiv durch die Bereitstellung technischer Infrastruktur, Priorisierung einfacher Bedienbarkeit und verlässlichen Support abbauen. Besonders wichtig ist zudem die kostenfreie und trägerübergreifende Nutzbarkeit von E-Learning-Angeboten, um Bildungsgerechtigkeit zu fördern. Gleichzeitig braucht es verbindliche Qualitätsstandards für die Inhalte, etwa durch Zertifizierungen oder wissenschaftliche Begleitung.

Die umfassende Datenerfassung in Lernplattformen birgt Risiken der verstärkten Überwachung und übermäßigen Kontrolle. Anbieter sollten daher transparente Datennutzungsrichtlinien etablieren, Pseudonymisierungsoptionen anbieten und die Kontrollrechte bei den Nutzerinnen und Nutzern belassen. So wird verhindert, dass digitale Lernumgebungen zur *„Kolonialisierung"* des Familienlebens durch zweckrationales, strategisches Denken beitragen.

Digitale Reflexionswerkzeuge wie Lerntagebücher oder moderierte Foren unterstützen Pflegeeltern dabei, ihre Selbstwirksamkeit zu entwickeln und eigene Erfahrungen kritisch zu reflektieren. E-Learning sollte Pflegeeltern nicht zu passiven Empfängerinnen und Empfängern von Expertenwissen degradieren, sondern sie als kompetente Akteurinnen und Akteure ihrer Lebenswelt anerkennen und stärken.

E-Learning darf nicht zur Entfremdung von der professionellen Begleitung führen. Vielmehr sollte es die Zusammenarbeit zwischen Pflegeeltern und Fachkräften bereichern, neue Kommunikationsräume öffnen und eine partnerschaftliche Kultur der Anerkennung fördern. Digitale Bildungsformate können so nicht nur zur individuellen Qualifizierung, sondern auch zur Stärkung kooperativer Praxis beitragen.

Literatur

Arnold, P., Kilian, L., Thillosen, A., & Zimmer, G. (2018). *Handbuch E-Learning. Lehren und Lernen mit digitalen Medien* (5. Aufl.). Bertelsmann.

Becker, T., Stolte, B., & Wißmach, S. (2023). Entwicklung, Erprobung und Implementierung eines Learning Management Systems im Bereich des Pflegekinderwesens in Hessen. *Rückblick und Ausblick. Evangelische Jugendhilfe, 100*(3), 156–164.

Becker, T. (2024). Bildung und Qualifizierung von Pflegeeltern in Form von E-Learning. In: M. Pieper & T. Neuhaus (Hrsg.), *Bildung und Digitalität. Verhältnisbestimmungen und (Re)Perspektivierungen* (S. 257–276). Springer Vieweg.

Benesh, A. S., & Cui, M. (2017). Foster parent training programmes for foster youth: A content review. *Child and Family Social Work, 22*(1), 548–559.

Brandes und Stark (2021). Empowerment/Befähigung. In: Bundeszentrale für gesundheitliche Aufklärung (BZgA) (Hrsg.). Leitbegriffe der Gesundheitsförderung und Prävention. Glossar zu Konzepten, Strategien und Methoden.

Breidenbach, P. (2022). Akzeptanz von E-Learning und E-Learning-Angeboten. In M. A. Pfannstiel & P.F.-J. Steinhoff (Hrsg.), *E-Learning im digitalen Zeitalter* (S. 159–177). Springer Gabler.

Buehler, C., Rhodes, K. W., Orme, J. G., & Cuddeback, G. (2006). The potential for successful family foster care: Conceptualizing competency domains for foster parents. *Child Welfare, 85*(3), 523–558.

Buzhardt, J., & Heitzman-Powell, L. (2006). Field evaluation of an online foster parent training system. *Journal of Educational Technology Systems, 34*(3), 297–316.

Couldry, N. & Mejias, U. A. (2019). *The Costs of Connection: How Data Is Colonizing Human Life and Appropriating It for Capitalism.* Stanford University Press.

Delaney, R., Nelson, C., Pacifici, C., White, L., & Keefer Smalley, B. (2012). Web-enhanced preservice training for prospective resource parents: A randomized trial of effectiveness and user satisfaction. *Journal of Social Service Research, 38*(4), 503–514.

Dorsey, S., Farmer, E. M. Z., Barth, R. P., Greene, K. M., Reid, J., & Landsverk, J. (2008). Current status and evidence base of training for foster and treatment foster parents. *Children and Youth Services Review, 30*(12), 1403–1416.

Erzberger, C., & Szylowicki, A. (2020). *Qualifizierung in der Pflegekinderhilfe.* https://www.dialogforum-pflegekinderhilfe.de/fileadmin/upLoads/Expertisen/Erzberger_Szylowicki_Qualifizierung_in_der_PKH__2020_.pdf. Zugegriffen am 20.Marz.2025.

Fischer, J. & Geene, R. (2019). *Gelingensbedingungen der Kooperation von Kinder- und Jugendhilfe und Gesundheitswesen. Handlungsansätze und Herausforderungen im Kontext Kommunaler Präventionsketten.* https://www.ssoar.info/ssoar/bitstream/handle/document/66316/ssoar-2019-fischer_et_al-Gelingensbedingungen_der_Kooperation_von_Kinder-.pdf?sequence=1&isAllowed=y&lnkname=ssoar-2019-fischer_et_al-Gelingensbedingungen_der_Kooperation_von_Kinder-.pdf. Zugegriffen am 20.Marz.2025.

Habermann-Horstmeier, L., & Lippke, S. (2021). Grundlagen, Strategien und Ansätze der Primär-, Sekundär- und Tertiärprävention. In M. Tiemann & M. Mohokum (Hrsg.), *Prävention und Gesundheitsförderung* (S. 47–63). Springer.

Helbig und Rooske (2020) Digitalisierung in Studium und Weiterbildung der Sozialen Arbeit. In: Kutscher et al. (2020) (Hrsg.). Handbuch Soziale Arbeit und Digitalisierung. Beltz Juventa.

Helming, E., Bovenschen, I., Spangler, G., Köckeritz, C., & Sandmeir, G. (2011). Begleitung und Beratung von Pflegefamilien. In H. Kindler, E. Helming, T. Meysen, & K. Jurczyk (Hrsg.), *Handbuch Pflegekinderhilfe* (S. 448–479). Deutsches Jugendinstitut e.V.

Helmig, M. (2016). Vollzeitpflege aus der Perspektive von Pflegeeltern. In M. Macsenaere, K. Esser & S. Hiller (Hrsg.), *Pflegekinderhilfe. Zwischen Profession und Familie* (S. 115–127). Lambertus-Verlag.

Herriger, N. (2024). *Empowerment in der Sozialen Arbeit.* Kohlhammer.

Hildenbrand, B. (2012). Die Sozialarbeit/Sozialpädagogik als selbstvergessene Profession am Beispiel der Beratung und Unterstützung von Pflegepersonen (§ 37 [2] SGB VIII: Kinder- und Jugendhilfe). *Zeitschrift für Sozialpädagogik, 10*(2), 115–139.

Kaasbøll, J., Lassemo, E., Paulsen, V., Melby, L., & Osborg, S. O. (2019). Foster parents' needs, perceptions and satisfaction with foster parent training: A systematic literature review. *Children and Youth Services Review, 101*, 33–41.

Köhler, A., Kröper, E., & Gehres, W. (2017). Die Gestaltung geteilter Elternschaft in Pflegefamilien, deren fachliche Begleitung und die Rückkehr von Pflegekindern. In P. Bergold, A. Buschner, B. Mayer-Lewis, & T. Mühling (Hrsg.), *Familien mit multipler Elternschaft. Entstehungszusammenhänge, Herausforderungen und Potenziale* (S. 57–84). Verlag Barbara Budrich.

Konijn, C., Admiraal, S., Baart, J., van Rooij, F., Stams, G.-J., Colonnesi, C., Lindauer, R., & Assink, M. (2019). Foster care placement instability: A meta-analytic review. *Children and Youth Services Review, 96*, 483–499.

Kutscher et al. (2020). Handbuch Soziale Arbeit und Digitalisierung. Beltz Juventa.

Landkreis Marburg Biedenkopf (2018). *Pflegekinderdienst. Kindern ein Zuhause geben. Informationen für Pflegefamilien.* https://www.marburg-biedenkopf.de/familie-und-kinder/Pflegekinderdienst_ASD_Flyer.pdf. Zugegriffen am 20.03.2025.

Murray, L., Tarren-Sweeney, M., & France, K. (2011). Foster carer perceptions of support and training in the context of high burden of care. *Child & Family Social Work, 16*(2), 149–158.

Neumaier S., Dörr M., Botzum E. (2024): Praxishandbuch Digitale Projekte in der Sozialen Arbeit. Beltz Juventa.

Niedersächsisches Ministerium für Soziales, Frauen, Familie und Gesundheit (2008): Weiterentwicklung der Vollzeitpflege: Anregungen und Empfehlungen für die Niedersächsischen Jugendämter. https://www.ssoar.info/ssoar/bitstream/handle/document/32155/ssoar-2008-Weiterentwicklung_der_Vollzeitpflege_Anregungen_und.pdf. Zugegriffen am 02.06.2025.

Oosterman, M., Schuengel, C., Slot, N. W., Bullens, R. A. R., & Doreleijers, T. A. H. (2007). Disruptions in foster care: A review and meta-analysis. *Children and Youth Services Review, 29*(1), 53–76.

Pacifici, C., Delaney, R., White, L., Cummings, K., & Nelson, C. (2005). Foster parent college: Interactive multimedia training for foster parents. *Social Work Research, 29*(4), 243–251.

Pacifici, C., Delaney, R., White, L., Nelson, C., & Cummings, K. (2006). Web-based training for foster, adoptive, and kinship parents. *Children and Youth Services Review, 28*(11), 1329–1343.

Pérez, T., Di Gallo, A., Schmeck, K., & Schmid, M. (2011). Zusammenhang zwischen interpersoneller Traumatisierung, auffälligem Bindungsverhalten und psychischer Belastung bei Pflegekindern. *Kindheit und Entwicklung, 20*(2), 72–82.

Rock, S., Michelson, D., Thomson, S., & Day, C. (2015). Understanding Foster Placement Instability for Looked After Children: A Systematic Review and Narrative Synthesis of Quantitative and Qualitative Evidence. *The British Journal of Social Work, 45*(1), 177–203.

Rubin, D. M., O'Reilly, A. L., Luan, X., & Localio, A. R. (2007). The impact of placement stability on behavioral well-being for children in foster care. *Pediatrics, 119*(2), 336–344.

Ruchholz, I., Petri, C. & Schäfer, D. (2021). Zusammenarbeit mit Eltern in der Pflegekinderhilfe. Praxiskonzepte aufbauen, etablieren, weiterentwickeln. Perspektive-Verlag.

Statistisches Bundesamt (2024). *Pressemitteilung Nr. 435 vom 19. November 2024.* https://www.destatis.de/DE/Presse/Pressemitteilungen/2024/11/PD24_435_225.html. Zugegriffen am 20.03.2025.

St. Elisabeth-Verein e.V. Marburg (2025). *Pflegefamilien im St. Elisabeth-Verein.* https://st-elisabeth-verein.de/jugendhilfe/wohnen-und-leben/pflegefamilien-im-st-elisabeth-verein/. Zugegriffen am 20.03.2025.

Trede, W. (2013). Hilfe statt Nothilfe. *DJI. Impulse, 1*(2013), 7–9.

Vanderfaeillie, J., Van Holen, F., De Maeyer, S., Gypen, L., & Belenger, L. (2016). Support Needs and Satisfaction in Foster Care: Differences Between Foster Mothers and Foster Fathers. *Journal of Child and Family Studies, 25*(5), 1515–1524.

Vanderfaeillie, J., Gypen, L., West, D., & Van Holen, F. (2020). Support needs and satisfaction of Flemish foster parents in long-term foster care: Associated characteristics of foster children, foster parents and foster placements. *Children and Youth Services Review, 113*, 1–9.

Wahl (2021) (Hrsg.). Pädagogik, Soziale Arbeit und Digitalität. Beltz Juventa.

White, L., Delaney, R., Pacifici, C., Nelson, C., Dickinson, S. L., & Golzarri-Arroyo, L. (2019). Understanding and parenting children's noncompliant behavior: The efficacy of an online training workshop for resource parents. *Children and Youth Services Review, 99*, 246–256.

White, L., Delaney, R., Pacifici, C., Nelson, C., Whitkin, J., Lovejoy, M., & Keefer Smalley, B. (2014). Efficacy of blended preservice training for resource parents. *Child Welfare, 93*(6), 45–72.

Wolf, K. (2012). Professionelles privates Leben? Zur Kolonialisierung des Familienlebens in den Hilfen zur Erziehung. *Zeitschrift für Sozialpädagogik, 10*(4), 395–420.

Theresa Becker, M.A. Erziehungs- und Bildungswissenschaft, ist wissenschaftliche Mitarbeiterin im Projekt „Entwicklung, Erprobung und Implementierung eines Learning Management Systems im Bereich des Pflegekinderwesens in Hessen" am Institut für Erziehungswissenschaft des Fachbereichs Erziehungswissenschaften der Philipps-Universität Marburg. Ihr Arbeitsschwerpunkt liegt auf den stationären Hilfen zur Erziehung, insbesondere der Vollzeitpflege. Darüber hinaus hat sie die Ausbildung in tiefenpsychologisch fundierter Kinder- und Jugendlichenpsychotherapie am Horst-Eberhard-Richter-Institut für Psychoanalyse und Psychotherapie Gießen e.V. absolviert.

Bernd Stolte ist Diplom-Soziologe und hat als wissenschaftlicher Mitarbeiter in verschiedenen Instituten im Bereich der Jugend- und Gesundheitsforschung gearbeitet. Als Projektkoordinator beim St. Elisabeth-Verein e.V. Marburg ist er für die Entwicklung, Durchführung und Abwicklung von innovativen Modelprojekten sowie die Kooperation mit Universitäten zuständig.

Dr. Stefan Wißmach ist Diplom Pädagoge, Erziehungs- und Familienberater und Professor für Soziale Arbeit an der IU Internationale Hochschule im Dualen Studium Soziale Arbeit am Standort Kassel. Er hat mit Familien in verschiedenen Beratungsstellen und Formaten gearbeitet. Außerdem hat er in unterschiedlichen Forschungskontexten mit dem St. Elisabeth Verein e.V. Marburg im Bereich der stationären Hilfen zur Erziehung zusammengearbeitet und diese wissenschaftlich begleitet.

Digital Affective Computing im Gesundheitswesen

Anne Schwerk, Ali Khan, Stephan de la Rosa,
Thomas Bolz und Armin Grasnick

Zusammenfassung

Psychologisches Wohlbefinden und emotionale Zustände gelten als wesentliche Einflussfaktoren in der Medizin. Sie beeinflussen nicht nur die Therapietreue, sondern auch den Heilungsverlauf und die langfristige Lebensqualität. Die objektive Echtzeiterfassung emotionaler Zustände bleibt jedoch eine große Herausforderung. Dieser Beitrag stellt aktuelle Entwicklungen im Digital **Affective Computing** vor und gibt einen Überblick über moderne Technologien und Methoden der Emotionsanalyse. Besonders hervorgehoben wird der Einsatz von Ambient- und tragbaren Technologien, die personenzentrierte Daten kontinuierlich und unauffällig erfassen. **Multimodale Modelle,** die verschiedene Datentypen kombinieren, sowie unimodale Modelle mit Fokus auf einzelne

A. Schwerk (✉) · A. Khan
IT & Engineering, IU International University of Applied Sciences, Berlin, Deutschland
E-Mail: anne.schwerk@iu.org

A. Khan
E-Mail: ali-mehmood.khan@iu.org

S. de la Rosa
Social sciences, IU International University of Applied Sciences, Tübingen, Deutschland
E-Mail: stephan.de-la-rosa@iu.org

T. Bolz
Medien, Marketing, HR und Tourismus, IU International University of Applied Sciences, Regensburg, Deutschland
E-Mail: thomas.bolz@iu.org

A. Grasnick
IT & Engineering, IU International University of Applied Sciences, Moos, Deutschland
E-Mail: armin.grasnick@iu.org

© Der/die Autor(en), exklusiv lizenziert an Springer-Verlag GmbH, DE, ein Teil von Springer Nature 2026

H. Schwendemann et al. (Hrsg.), *Digitales Empowerment im Gesundheitswesen,*
https://doi.org/10.1007/978-3-662-72469-9_25

Datenquellen werden beleuchtet. Zudem wird diskutiert, wie diese Modelle emotionale Muster erkennen und welche Herausforderungen sich hinsichtlich Datenqualität und Modellrobustheit in der Praxis ergeben. Abschließend wird das Potenzial des Digital Affective Computing zur Stärkung des Patientenempowerments und zur Verbesserung personalisierter Gesundheitsversorgung erörtert.

Keyword

Digital Affective Computing · Emotionsanalyse im Gesundheitswesen · Tragbare und Ambienttechnologien · Multimodale Modelle · Patientenempowerment durch Digitalisierung

1 Hintergrund und Implementierung von Affective Computing in die Praxis

Emotionen prägen das menschliche Erleben und Handeln und beeinflussen kognitive Prozesse, soziale Interaktionen und das körperliche Wohlbefinden. In der Gesundheitsversorgung sind sie entscheidend, da sie Heilungsprozesse fördern oder verzögern (Seeley et al., 2025; Hao et al., 2025) sowie die Lebensqualität und das Behandlungsergebnis beeinflussen können (Klysing et al., 2025).

Negative emotionale Zustände wie chronischer Stress, Angst oder Depressionen wirken sich messbar auf den Organismus aus (McEwen, 2007). Sie erhöhen das Risiko für Herz-Kreislauf-Erkrankungen, Immunschwäche und chronische Schmerzen (Steptoe & Kivimäki, 2013). Umgekehrt fördern positive Emotionen Resilienz, schnellere Genesung und bessere Gesundheitsergebnisse (Fredrickson et al., 2003). Die systematische Erfassung solcher Zustände bietet daher ein großes Potenzial für eine effektivere und individuellere Gesundheitsversorgung.

Affective Computing beschreibt technologische Systeme, die Emotionen erkennen, interpretieren und darauf reagieren können. In der Medizin ermöglicht dies, emotionale Belastungen frühzeitig zu erkennen, Therapien zu individualisieren und Patient:innen beim emotionalen Selbstmanagement zu unterstützen. **Sensorbasierte Systeme** und Algorithmen erlauben dabei eine kontinuierliche und objektive Erfassung – unabhängig von subjektiven Selbsteinschätzungen, die oft verzerrt sind.

Die Integration von Affective Computing in die Praxis kann die Versorgung grundlegend verändern: von präventiven Stressbewältigungsstrategien über personalisierte Therapien bis zu einer besseren Arzt-Patient-Kommunikation. Dies erfordert interdisziplinäre Forschung, die technische Entwicklungen mit psychologischen und medizinischen Erkenntnissen verbindet.

Dieser Beitrag zeigt auf, wie Affective Computing zur Erfassung und Nutzung emotionaler Zustände in der Gesundheitsversorgung beitragen kann. Er beleuchtet

grundlegende Konzepte, aktuelle technologische Entwicklungen, Anwendungsmöglichkeiten und zentrale Herausforderungen bei der objektiven Erkennung und
Interpretation von Emotionen.

2 Psychologischer Hintergrund

Emotionen sind ein ganz besonderes Phänomen. Obwohl jeder Mensch sie täglich
erlebt, fällt es schwer zu definieren, was sie genau sind. Auch die Wissenschaft
hat darauf bislang keine eindeutige Antwort gefunden. Trotz über hundert Jahre
andauernder Emotionsforschung sind zwar viele Eigenschaften von Emotionen bekannt, doch eine präzise, objektive Messung emotionaler Zustände bleibt bis heute
eine Herausforderung für die Wissenschaft. Daher geht es zunächst um einige wesentliche Eigenschaften von Emotionen.

Schon in den frühen Studien zu Emotionen wurden die grundlegenden Be-
standteile (oder auch Komponenten) beschrieben, die mit Emotionen in Verbindung stehen (James, 1884). Diese sind auch heute noch überwiegend anerkannt.
Emotionen bestehen aus einem psychischen Erleben (z. B. „Ich fühle mich glück-
lich."), einem physiologischen Signal (z. B. Ausschüttung des Hormons Dopamin;
Schultz et al., 1997) und einer Verhaltensänderung (z. B. Lächeln). Wie genau
diese Komponenten zusammenwirken, ist seit Beginn der Emotionsforschung ein
Diskussionsthema. Lange und James (Lange & James, 1922) argumentierten, dass
sich die physiologischen Signale zuerst verändern (z. B. eine Person beginnt zu
schwitzen) und die Emotion erst durch die Wahrnehmung dieser Veränderung entsteht. Die physiologische Reaktion gehe dem psychischen Erleben somit voraus.
Cannon (1927) und Bard (1934) hielten dagegen, dass psychologisches Erleben
und physiologische Veränderung gleichzeitig stattfinden. Schachter und Singer
(1962) ergänzten die Debatte um die These, dass das Denken und die Interpretation physiologischer Körperreaktionen das Emotionsempfinden beeinflussen. Beispielsweise wird eine Person, die viel Kaffee getrunken hat, weniger beunruhigt
über ihr wahrgenommenes Herzrasen sein als jemand, der nicht mehr daran denkt,
Kaffee getrunken zu haben. Ekman und Friesen (1971) argumentierten zudem für
eine genetische Komponente in der Emotionswahrnehmung. Ihre Studien zeigten,
dass bestimmte Gesichtsausdrücke weltweit als Ausdruck spezifischer Emotionen erkannt werden, was auf eine universelle, genetische Basis hinweist. Insgesamt zeigt dieser kurze Überblick, dass viele Faktoren am Emotionserleben beteiligt sind. Dennoch ist das genaue Zusammenspiel dieser Komponenten noch nicht
vollständig verstanden.

Ein weiterer Ansatz zur Erforschung von Emotionen besteht darin, zu untersuchen, wie sie im Gehirn repräsentiert sind. In diesem Bereich existieren wider-
sprüchliche Theorien, die bislang nicht in Einklang gebracht wurden (Hamann,
2012). Ekman beispielsweise schlägt vor, dass Emotionen als diskrete Kategorien gespeichert werden, wobei die sieben Basisemotionen die Grundstruktur bil-

den (Ekman, 1992). Andere Forschungen zeigen jedoch, dass Emotionen nicht in Kategorien organisiert sind, sondern in einem kontinuierlichen, zweidimensionalen Raum, der von den Hauptdimensionen – Valenz und Arousal – bestimmt wird (Russell, 1980). Dieses sogenannte Circumplexmodell der Emotionen erlaubt es, verschiedene Emotionen eindeutig zu verorten. Beispielsweise kann Freude positiv in Arousal und positiv in Valenz oder Angst als positiv in Arousal, aber negativ in Valenz verortet werden. Ebenso sind Zustände wie Zufriedenheit durch niedrigen Arousal und positive Valenz oder Traurigkeit durch niedrigen Arousal und negative Valenz gekennzeichnet. Die Valenz beschreibt, ob sich eine Emotion positiv oder negativ anfühlt, während Arousal angibt, wie aktivierend oder erregend sie ist. Dieses Modell ist einfach und anschaulich und hebt Aspekte hervor, die in Ekmans Ansatz weniger Beachtung finden. Allerdings erklärt es nicht hinreichend, wie sich verschiedene Emotionen konkret unterscheiden. Zudem kann es unübersichtlich werden, wenn weitere Dimensionen hinzugefügt werden, um die Vielfalt der Emotionen abzubilden.

Doch wie misst man etwas, dessen genaue Beschaffenheit und Funktionsweise nicht vollständig verstanden ist – insbesondere, wenn unklar ist, welche Komponenten genau involviert sind oder wie sie im Gehirn dargestellt werden? Hier sei daran erinnert, dass wissenschaftlich präzise Messungen einen klar definierten, gut operationalisierbaren Untersuchungsgegenstand erfordern. Dies scheint auf den ersten Blick bei Emotionen nicht gegeben zu sein. Daher werden typische Messmethoden und deren Eignung zur Erfassung einzelner Komponenten und Aspekte von Emotionen betrachtet. Zu den häufig verwendeten physiologischen Messmethoden zählen Hautleitfähigkeit, Herzfrequenz, Blutdruck, Blutgefäßverengung, Atemfrequenz, Muskelaktivitätsmessung, Augenschreckreflex, Hormonspiegelmessungen, Elektroenzephalografie (EEG) und funktionelle Magnetresonanztomografie (MRT). Diese Messmethoden können ungefähr den verschiedenen Komponenten zugeordnet werden (siehe Tab. 1 – vergleiche auch Kreibig, 2010).

Tab. 1 zeigt, dass sich mit den bisherigen Methoden zwar bestimmte emotionale Aspekte messen lassen, Emotionen jedoch nicht über einzelne Komponenten eindeutig erfasst werden können. So sind physiologische Reaktionen nicht zwangsläufig einer bestimmten Emotion zuordenbar (z. B. siehe Tab. 2 in Kreibig, 2010). Ein Beispiel aus dem Alltag verdeutlicht dies: Menschen können sowohl aus Freude als auch aus Traurigkeit weinen. Auch in der Forschung wurde gezeigt, dass eine erhöhte Hautleitfähigkeit mit positiven und negativen Emotionen assoziiert sein kann (Bradley et al., 2001). Bislang existiert daher keine objektive Messmethode für Emotionen. Die gängigste Methode bleibt nach wie vor die direkte Befragung der subjektiven Befindlichkeit. Allerdings sind solche Selbstberichte anfällig für bewusste und unbewusste Verzerrungen, weshalb ihre Verlässlichkeit nicht immer gewährleistet ist.

Tab. 1 Emotionsmessmethoden und die Messung von Emotionskomponenten

Messmethode	Emotionskomponente	Gemessener Aspekt
Hautleitfähigkeit (Skin Conductance Response, SCR/ GSR)	Physiologie	Arousal (hoch bei Angst, Wut, Aufregung; niedrig bei Ruhe, Traurigkeit)
Herzfrequenz (Heart Rate, HR)	Physiologie	Arousal (hoch bei Angst und Wut; niedrig bei Entspannung und Traurigkeit)
Blutdruck (Blood Pressure, BP)	Physiologie	Arousal (hoch bei Stress, Wut; niedrig bei Entspannung und Traurigkeit)
Blutgefäßverengung (Peripheral Vasoconstriction)	Physiologie	Arousal (hoch bei Angst und Stress)
Atemfrequenz (Respiration Rate, RR)	Physiologie	Arousal (hoch bei Stress und Angst; niedrig bei Entspannung und Traurigkeit)
Muskelaktivitätsmessung (Facial EMG)	Verhalten	Emotionsspezifische Aktivierungsmuster
Augenschreckreflex (Startle Eyeblink Response)	Physiologie und Verhalten	Arousal und Angstreaktion
Hormonspiegelmessungen (Cortisol, Oxytocin, Testosteron etc.)	Physiologie	Stress (Cortisol), Bonding (Oxytocin), Aggression und Dominanz (Testosteron)
Elektroenzephalografie (EEG)	Psychologisches Erleben und Physiologie	Valence und Arousal (Alpha-Waves bei Entspannung; Beta-Waves bei Stress und Angst)
Funktionelle Magnetresonanztomografie (fMRI)	Psychologisches Erleben und Physiologie	Spezifische emotionale Gehirnaktivitäten

3 Fragestellung und Zielsetzung

Dieser Beitrag untersucht die grundlegenden Potenziale und Herausforderungen der Erkennung emotionaler Zustände durch Digital Affective Computing. Im Zentrum steht die Frage, ob moderne Technologien Emotionen zuverlässig messen oder zumindest präzise approximieren können – und welche Hürden dabei zu überwinden sind. Im Fokus stehen aktuelle Methoden, die Emotionen indirekt anhand von Sprache, Gesichtsausdrücken und physiologischen Signalen erfassen. Dabei werden sowohl unimodale als auch multimodale Ansätze betrachtet, die zunehmend durch Verfahren des maschinellen Lernens unterstützt werden. Besonderes Augenmerk gilt der Analyse von Stärken und Schwächen dieser Ansätze sowie den Herausforderungen im Hinblick auf Datenqualität, Modellrobustheit und Echtzeitfähigkeit. Ziel des Beitrags ist es, die Bedeutung und Grenzen der automatisierten Emotionserkennung im Kontext der Mensch-Computer-Interaktion herauszuarbeiten und zu diskutieren, wie diese Technologien langfristig zu einer personalisierten, empathischen und ganzheitlichen Gesundheitsversorgung beitragen können.

4 Technologien zur indirekten Messung von Emotionen

In den letzten Jahren hat die Erkennung emotionaler Zustände durch automatisierte Systeme erheblich an Bedeutung gewonnen. Forschende haben eine Vielzahl von Verfahren zur Emotionserkennung entwickelt, die auf sprachlichen Merkmalen (Jerritta et al., 2012; Niu et al., 2014; Burkhardt & Sendlmeier, 2000), Gesichtsausdrücken (Dellaert et al., 1996; Dai et al., 2008; Adolphs, 2002), physiologischen Messwerten (Al-Saadawi et al., 2024; Atkinson, 2018; Rush et al., 1977; Takahashi, 2004; Busso et al., 2004; Perikos et al., 2014) sowie Gangmustern (Zhu et al., 2024) basieren.

Die Erfassung von Emotionen über Sprache und Gesichtsausdrücke kombiniert akustische Analyse mit computergestützter Mimikerkennung zur Quantifizierung affektiver Zustände. Sprachparameter wie Tonhöhe, Intonation und Sprechtempo liefern objektive Hinweise auf emotionale Zustände, während Deep-Learning-Algorithmen Gesichtsbewegungen und Mimik präzise analysieren.

Physiologische Messgeräte werden eingesetzt, um verschiedene Emotionen zu identifizieren. Forschende konnten beispielsweise Traurigkeit (Atkinson, 2018; Rush et al., 1977; Takahashi, 2004; Perikos et al., 2014), Freude (Atkinson, 2018; Rush et al., 1977; Takahashi, 2004; Perikos et al., 2014; Monajati et al., 2012), Neutralität (Atkinson, 2018; Perikos et al., 2014; Monajati et al., 2012) und negative Emotionen (Busso et al., 2004) durch den Einsatz spezifischer biometrischer Sensoren erkennen.

EEG-, GSR- und Pulssensoren wurden verwendet, um emotionale Zustände wie Freude, Wut, Traurigkeit, Angst und Entspannung zu identifizieren. Dabei kamen audiovisuelle Stimuli zum Einsatz (Atkinson, 2018). Weitere Studien nutzten das EKG zur Erkennung von Emotionen wie Freude, Traurigkeit, Angst, Überraschung, Ekel und Neutralität, ebenfalls unter audiovisueller Stimulation (Rush et al., 1977). Eine Kombination aus EKG, EMG, Hautleitwert- und Atemmessung wurde eingesetzt, um Emotionen wie Freude, Wut, Traurigkeit und Vergnügen zu erfassen, wobei Musikstücke als Stimuli dienten (Takahashi, 2004). In einer anderen Studie wurden Blutvolumenpuls, Elektromyogramm, Atmung und Hautleitwertsensoren über einen Zeitraum von 20 Tagen mit täglichen 25-minütigen Messungen pro Person analysiert. Auf Basis dieser Daten konnten emotionale Zustände wie Neutralität, Wut, Hass, Trauer, Liebe, Romantik, Freude und Ehrfurcht mit einer Klassifikationsgenauigkeit von 81 % bestimmt werden (Monajati et al., 2012).

Ein weiterer innovativer Ansatz ist die GAIT-Analyse, die sensorbasierte Technologien zur Erfassung von Gangmustern als Indikator für emotionale Zustände nutzt. Inertiale Messeinheiten (IMUs) in Wearables wie Smartwatches oder Schuhsensoren messen Parameter wie Schrittdynamik, Geschwindigkeit und Körperhaltung (Zhu et al., 2024). Kamerasysteme mit Motion-Capture-Technologien ermöglichen eine detaillierte Bewegungsanalyse durch eine KI-gestützte Mustererkennung. Zusätzlich ermöglichen LIDAR- und Radartechnologien die kontaktlose Erfassung subtiler Bewegungsabweichungen in der Umgebung.

Diese Ansätze verdeutlichen das Potenzial automatisierter Systeme zur präzisen Emotionserkennung und eröffnen weitreichende Anwendungsmöglichkeiten, insbesondere in den Bereichen Gesundheitswesen, Mensch-Computer-Interaktion und psychologische Diagnostik.

5 Maschinelles Lernen zur Klassifizierung von Emotionen

Bevor näher auf die Analyse von Emotionen eingegangen werden kann, muss zuerst die Definition berücksichtigt werden. In diesem Kontext ist die Emotionsklassifizierung, basierend auf den Dimensionen *Arousal* und *Valenz,* ein grundlegender Ansatz zur Beschreibung von Emotionen in der Psychologie und der affektiven Informatik. Dieses zweidimensionale Framework ermöglicht es, komplexe emotionale Zustände zu kategorisieren und interindividuelle Unterschiede in der emotionalen Wahrnehmung zu berücksichtigen. Das Circumplexmodell ist besonders wertvoll in der Human-Computer-Interaktion, da es eine Grundlage für die Analyse von Emotionen aus physiologischen Signalen, Gesichtsausdrücken, Sprache oder Text bietet. Insbesondere in der Sentimentanalyse und bei Emotionserkennungssystemen erlaubt das Modell eine differenzierte Interpretation der affektiven Zustände und deren Dynamik über die Zeit. Russells Ansatz bietet nicht nur eine theoretische Grundlage für die Untersuchung von Emotionen, sondern wird auch durch empirische Daten unterstützt, die die Robustheit der Dimensionen Arousal und Valenz in verschiedenen kulturellen und sozialen Kontexten belegen (Russell & Barrett, 1999). Durch seine Einfachheit und Flexibilität hat sich dieses Modell zu einem Standard in der Emotionsforschung und deren technologischen Anwendungen entwickelt.

5.1 Unimodale Klassifizierung von Emotionen

Unimodale Ansätze in der Emotionsklassifikation beruhen auf der Vereinbarung, dass sämtliche relevanten Informationen zur Identifikation eines emotionalen Zustands aus einer einzelnen Datenquelle stammen. Diese Quelle kann zum Beispiel aus einer geeigneten Aufzeichnung der Modi Sprache, Gesichtsausdruck, Physiologie oder Text kommen.

Der Vorteil unimodaler Systeme liegt in der geringeren Komplexität ihrer Datenerfassung und -auswertung. Da nur eine Signalart zu erfassen und zu verarbeiten ist, sinkt der technische Aufwand im Vergleich zu multimodalen Methoden und die Integration in bestehende Systeme vereinfacht sich. Darüber hinaus existieren für spezielle Signaltypen bereits spezialisierte Modelle. Traditionell hatte sich die Emotionserkennung mittels „Feature Engineering" auf die Extraktion manuell erstellter Merkmale fokussiert. Die Spracherkennung und Signalverarbeitung als frühe Anwendungen neuronaler Netze haben bereits vor mehr als einem Jahrzehnt einen hohen Grad an Erkennungssicherheit erreicht. Hinton et al. (2012) diskutieren in einer einflussreichen Arbeit den Einsatz tiefer neuronaler Netze (Deep Neural Networks) zur akustischen Modellierung in der Spracherkennung – einem Bereich, der traditionell von gemischten Gaussian-Hidden-Markov-Models dominiert wurde. Die Autoren, bestehend aus vier führenden Forschungsgruppen, heben die Möglichkeiten von DNNs hervor, insbesondere deren Fähigkeit, Muster in großen Datenmengen zu erlernen und zu generalisieren. Neben der sprachlichen Ebene spielt auch die Mimik eine wichtige Rolle in der menschlichen Kommunikation, insbesondere wenn es gleichzeitig um den Ausdruck von Emotionen geht. In der jüngeren Forschung hat sich die bildbasierte Gesichtsemotionserkennung unter Verwendung von Convolutional Neural Networks (CNNs) als hochwirksam erwiesen. Agung et al. (2024) demonstrieren eindrucksvoll, wie CNNs auf dem Emognitiondatensatz eingesetzt werden können, der von Saganowski et al. (2022) explizit entwickelt wurde, um Methoden zur Emotionserkennung zu verbessern und die Leistungsfähigkeit von Bilddatenmodellen zu testen.

Die Präzision der Klassifikation basiert auf der Verfügbarkeit geeigneter Trainingsdaten. Zur Sicherstellung einer ausreichenden Signalqualität ist eine robuste Vorverarbeitung notwendig, die Artefakte identifiziert und bereinigt. Gerade bei Signalen wie dem Elektroenzephalogramm (EEG) oder der Echokardiografie (EKG) können Bewegungen, äußere Störungen oder die Sensorplatzierung die Signalqualität beeinflussen und Fehlerquellen (Bias) in den Datensatz eintragen. Bei Bilddaten können wiederum eine geringe Auflösung oder eine ungeeignete Beleuchtung zu unbrauchbaren Daten führen.

Durch die geeignete Auswahl und Vorverarbeitung können in der extraktiven Phase charakteristische Merkmale (Features) aus dem jeweiligen Datensatz gewonnen werden. Das sind z. B. Frequenzbänder und spektrale Leistungsdichten bei EEG-Signalen (Katsigiannis & Ramzan, 2018), prosodische Merkmale (Tonhöhe, Lautstärke, Sprechgeschwindigkeit) bei Sprache (Latif et al., 2023) oder die Positionen markanter Punkte in Gesichtern (Kartynnik et al., 2019).

Mit den so extrahierten Merkmalen können nun spezifische Modelle trainiert werden, die darauf abzielen, emotionale Zustände wie Freude, Wut oder Angst möglichst präzise zu klassifizieren. Diese Modelle nutzen die erfassten Merkmalsmuster, um die komplexen emotionalen Reaktionen zu entschlüsseln und zu kategorisieren. Dabei sind Algorithmen des maschinellen Lernens, insbesondere Deep-Learning-Netzwerke, in der Lage, subtile Muster im Datenmaterial zu erkennen und zu generalisieren. Durch kontinuierliches Training und Anpassung können die Modelle ihre Genauigkeit weiter verbessern, vorausgesetzt, es stehen ausreichend repräsentative und ausgewogene Trainingsdaten zur Verfügung. So entsteht ein leistungsfähiges System, das in der Lage ist, die Dynamik menschlicher Emotionen aus einheitlichen Datenquellen erfassbar und interpretierbar zu machen.

5.2   Multimodale Klassifizierung von Emotionen

Da unimodale Systeme häufig nicht ausreichen, um die Komplexität und Feinheiten menschlicher Emotionen adäquat zu erfassen, gewinnen multimodale Ansätze im Bereich des affektiven Computings zunehmend an Bedeutung (Al-Saadawi et al., 2024). Die multimodale Emotionsanalyse kombiniert verschiedene Informationsquellen – beispielsweise Mimik, Tonfall und textuelle Hinweise – mit dem Ziel, die Genauigkeit der Emotionserkennung zu verbessern.

Multimodale Techniken lassen sich in drei Hauptkategorien unterteilen: physikbasierte, physiologische und physisch-physiologische Fusionsmethoden (Wang et al., 2022). Physikbasierte Ansätze nutzen Text-, Audio- und visuelle Daten zur Emotionsableitung, während physiologische Methoden auf bioelektrische Signale wie EEG und EKG zurückgreifen, um emotionale Zustände objektiver zu messen. Die Kombination physischer und physiologischer Signale stellt den umfassendsten Ansatz zur Emotionserkennung dar, da er sowohl explizite als auch implizite emotionale Hinweise berücksichtigt.

Eine der größten Herausforderungen in der multimodalen Affektdatenanalyse liegt in der effektiven Integration der verschiedenen Modalitäten (Al-Saadawi et al., 2024; Wang et al., 2022). Dies wird durch verschiedene Fusionsstrategien adressiert, darunter Merkmalsebenenfusion, Entscheidungsebenenfusion und hybride Fusion, die jeweils unterschiedliche Aspekte der Signalverarbeitung und Entscheidungsfindung optimieren.

5.2.1 Fusion auf Merkmalsebene – frühe Fusion

Die Fusion auf Merkmalsebene, auch als **frühe Fusion** bezeichnet, kombiniert extrahierte Merkmale aus mehreren Modalitäten vor der Klassifizierung, sodass Deep-Learning-Modelle modalitätsübergreifende Abhängigkeiten effizient verarbeiten können. Dieser Ansatz basiert auf der Annahme, dass eine frühzeitige Zusammenführung von Informationen es dem Modell ermöglicht, komplexe Korrelationen zwischen Modalitäten zu erlernen und dadurch die Qualität der Emotionserkennung zu verbessern.

Der Prozess beginnt mit der Merkmalsextraktion, bei der modalitätsspezifische Merkmale gewonnen werden – beispielsweise Mel-Frequency Cepstral Coefficients (MFCCs) für Sprachsignale, Worteinbettungen für Text oder Gesichtsaktionseinheiten (Facial Action Units, FAUs) für visuelle Daten. Anschließend werden diese Merkmale zu einem einzigen Merkmalsvektor zusammengeführt. Um die relevantesten Informationen zu extrahieren und die Datenverarbeitung zu optimieren, werden Dimensionalitätsreduktionstechniken angewendet (Wang et al., 2022). Der resultierende Merkmalsvektor wird dann einem Klassifikationsmodell zugeführt, etwa einer Support Vector Machine (SVM) oder einem neuronalen Netzwerk.

Ein wesentlicher Vorteil der Fusion auf Merkmalsebene besteht darin, dass sie Korrelationen zwischen verschiedenen Modalitäten bewahrt, wodurch Modelle komplexe wechselseitige Abhängigkeiten effektiver lernen können. Allerdings ergeben sich Herausforderungen, insbesondere in Bezug auf die Datensynchronisation, da unterschiedliche Modalitäten oft mit variierenden zeitlichen Auflösungen arbeiten. Zudem entstehen häufig hochdimensionale Merkmalsräume, die das Risiko einer Überanpassung (Overfitting) erhöhen. Daher erfordern früh fusionierte Modelle sorgfältige Regularisierungstechniken und optimierte Architekturentscheidungen, um ihre Generalisierungsfähigkeit sicherzustellen.

5.2.2 Fusion auf Entscheidungsebene – späte Fusion

Die Fusion auf Entscheidungsebene, auch als **späte Fusion** bezeichnet, unterscheidet sich von anderen Fusionsansätzen dadurch, dass sie die Vorhersagen separat trainierter Klassifikatoren für einzelne Modalitäten erst in einem späteren Schritt kombiniert, anstatt die Rohmerkmale frühzeitig zu integrieren.

Jede Modalität wird zunächst unabhängig von spezialisierten Modellen verarbeitet, die für die Emotionserkennung innerhalb ihres jeweiligen Datenbereichs optimiert sind. Sobald diese Klassifikatoren ihre individuellen Vorhersagen getroffen haben, erfolgt die finale Entscheidungsfindung durch Ensemblemethoden wie Mehrheitsabstimmung, gewichtete Mittelwertbildung oder Meta-Learning-Ansätze (Wang et al., 2022).

Ein wesentlicher Vorteil dieses Ansatzes liegt in seiner hohen Recheneffizienz, da unimodale Modelle separat optimiert werden können und die Gesamtarchitektur dadurch modular und flexibel bleibt. Zudem ist die späte Fusion gegenüber fehlenden Daten robuster, da eine fundierte Entscheidung selbst dann getroffen werden kann, wenn eine Modalität nicht verfügbar ist. Dadurch eignet sich dieser Ansatz besonders für Anwendungen, in denen unvollständige oder verrauschte Daten vorliegen.

Allerdings hat die späte Fusion auch Einschränkungen, insbesondere in der Erfassung modalitätsübergreifender Interaktionen. Da jede Modalität als eigenständige Informationsquelle behandelt wird, geht das Potenzial verloren, komplexe Abhängigkeiten zwischen Modalitäten direkt zu modellieren. Dies kann dazu führen, dass die Erkennungsgenauigkeit in bestimmten Szenarien hinter der Fusion auf Merkmalsebene zurückbleibt, die diese Abhängigkeiten explizit berücksichtigt. Während die späte Fusion also eine hohe Robustheit und Flexibilität bietet, bleibt sie in der Modellierung feingranularer, multimodaler Zusammenhänge begrenzt.

5.2.3 Hybride Fusion

Die **hybride Fusion** kombiniert Merkmals- und Entscheidungsebene, um die Verarbeitung multimodaler Daten zu optimieren. Dabei werden Merkmale zunächst modalitätsspezifisch verarbeitet und anschließend in einer Zwischenschicht integriert. Dies ermöglicht sowohl modalübergreifendes Lernen als auch kontextsensitive Analysen (Baltrušaitis et al., 2019).

Gegenüber der frühen Fusion, die unter hoher Dimensionalität und Synchronisationsproblemen leidet, und der späten Fusion, die Interaktionen zwischen Modalitäten oft vernachlässigt, vereint die hybride Fusion die Stärken beider Ansätze. Sie ermöglicht robuste Modellleistung auch bei unvollständigen oder verrauschten Daten (Ramachandram & Taylor, 2017).

Die Entwicklung solcher Architekturen bleibt jedoch komplex. Insbesondere die Balance zwischen getrennter und gemeinsamer Verarbeitung sowie die Synchronisation heterogener Datenquellen erfordern sorgfältige Modellierung und Optimierung (Zhang et al., 2020). Dennoch bildet die hybride Fusion eine vielversprechende Grundlage für leistungsfähige multimodale Systeme.

6 Implikationen für die Versorgung

Ein präzises und kontinuierliches Verständnis von Emotionen ist für die moderne Gesundheitsversorgung von zentraler Bedeutung, da emotionale Zustände direkt das Gesundheitsverhalten, die Therapietreue und Behandlungsergebnisse beeinflussen (Dolan, 2002; Gratz et al., 2015). Emotionen steuern die Motivation zu gesundheitsförderlichem Verhalten, etwa bei Präventionsmaßnahmen oder im Umgang mit riskantem Verhalten wie Substanzmissbrauch (Williams & Evans, 2014). Ebenso tragen sie wesentlich zur Resilienz und zum Behandlungserfolg bei und prägen die Qualität der Interaktion zwischen Patient:innen und medizinischem Personal. Studien zeigen, dass eine empathische Kommunikation durch Ärzt:innen signifikant bessere gesundheitliche Outcomes zur Folge hat (Hojat et al., 2011).

Digital Affective Computing eröffnet hier neue Perspektiven für eine wirklich patientenzentrierte Versorgung: Durch die objektive Erfassung emotionaler Zustände lassen sich Patient:innenbedürfnisse frühzeitig erkennen und personalisierte Therapieempfehlungen in Echtzeit anpassen. Dies stärkt nicht nur die Compliance, sondern auch das Vertrauen in den Behandlungsprozess. Darüber hinaus kann die kontinuierliche emotionale Rückmeldung Patient:innen zu einem aktiveren und bewussteren Selbstmanagement befähigen, was die Eigenverantwortung und Gesundheitskompetenz nachhaltig fördert.

Auch für das Gesundheitspersonal bietet Digital Affective Computing eine wichtige Unterstützung: Es kann emotionale Belastungsgrenzen frühzeitig sichtbar machen, um Burnoutrisiken zu minimieren (Franco et al., 2020). In der Summe trägt die Technologie dazu bei, Versorgungssicherheit, Effizienz und Qualität des Gesundheitssystems zu verbessern – und Patient:innen zu befähigen, zu informierten und aktiven Mitgestalter:innen ihrer eigenen Gesundheit zu werden.

7 Implikationen für die Forschung

Affektives multimodales Computing entwickelt sich zu einem Schlüsselfaktor in der Mensch-Maschine-Interaktion und bietet ein enormes Potenzial, Patient:innen individuell und kontextsensitiv zu begleiten. Die Forschung steht vor der Aufgabe, Systeme zu entwickeln, die emotionale Zustände nicht nur erkennen, sondern proaktiv auf sie reagieren und patientenspezifisch Handlungsempfehlungen ableiten.

Ein wesentlicher Forschungsschwerpunkt liegt in der Verbesserung der Modalitätensynchronisation, insbesondere bei Echtzeitinteraktionen in der medizinischen Versorgung. Fortschritte in **Cross-Modal-Attention,** Transformerarchitekturen und adaptiven Fusionsstrategien könnten es ermöglichen, Emotionserkennung und Intervention dynamisch in digitale Gesundheitsanwendungen zu integrieren (Deng et al., 2024). Darüber hinaus wird die Entwicklung erklärbarer KI (XAI) entscheidend, um Vertrauen und Nachvollziehbarkeit in sensiblen Anwendungen wie der mentalen Gesundheit oder der Patientenbetreuung durch virtuelle Assistenten zu gewährleisten.

Zukünftig werden zudem kulturell adaptive Modelle und individualisierte emotionale Profile eine größere Rolle spielen. Die Kombination aus **Deep Learning,** psychologischen Modellen und neurobiologischen Erkenntnissen könnte affektives Computing befähigen, personalisierte Vorschläge für Verhaltensänderungen, Stressmanagement und Therapiebegleitung zu liefern. Damit wird es möglich, digitale Systeme zu entwickeln, die nicht nur passiv messen, sondern aktiv zur Förderung von Patientenempowerment und zur Verbesserung der personalisierten Gesundheitsversorgung beitragen.

Literatur

Adolphs, R. (2002). Recognizing emotion from facial expressions: Psychological and neurological mechanisms. *Behavioral and Cognitive Neuroscience Reviews, 1*(1), 21–62.

Agung, E. S., Rifai, A. P., & Wijayanto, T. (2024). Image-based facial emotion recognition using convolutional neural network on Emognition dataset. *Scientific Reports, 14*(1), 14429.

Al-Saadawi, H. F. T., Das, B., & Das, R. (2024). A systematic review of emotion recognition using physiological signals and facial expressions. *Voice of the Publisher, 10*(4).

Atkinson, W. W. (2018). Thought vibration or, the law of attraction in the thought world - The classic original edition from 1906.

Bard, P. (1934). On emotional expression after decortication with some remarks on certain theoretical views: Part II. *Psychological Review, 41*(5), 424–449.

Baltrušaitis, T., Ahuja, C., & Morency, L.-P. (2019). Multimodal machine learning: A survey and taxonomy. *IEEE Transactions on Pattern Analysis and Machine Intelligence, 41*(2), 423–443. https://doi.org/10.1109/TPAMI.2018.2798607

Bradley, M. M., Codispoti, M., Cuthbert, B. N., & Lang, P. J. (2001). Emotion and motivation I: Defensive and appetitive reactions in picture processing. *Emotion, 1*(3), 276–298.

Burkhardt, F., & Sendlmeier, W. F. (2000). Verification of acoustical correlates of emotional speech using formant-synthesis. Proc. ITRW on Speech and Emotion, 151–156.

Busso, C., Deng, Z., Yildirim, S., Bulut, M., Lee, C. M., Kazemzadeh, A., Lee, S., Neumann, U., & Narayanan, S. (2004). Analysis of emotion recognition using facial expressions, speech, and multimodal information. Proceedings of the 6th International Conference on Multimodal Interfaces, 205–211. https://doi.org/10.1145/1027933.1027968

Cannon, W. B. (1927). The James-Lange theory of emotions: A critical examination and an alternative theory. *The American Journal of Psychology, 39*, 106–124.

Dai, K., Fell, H., & Macauslan, J. (2008). Recognizing emotion in speech using neural networks. Proceedings of the 6th International Conference on Speech Processing, 87–91.

Deng, Y., Li, Y., Xian, S., Li, L., & Qiu, H. (2024). MuAL: Enhancing multimodal sentiment analysis with cross-modal attention and difference loss. *International Journal of Multimedia Information Retrieval, 13*(3), 31.

Dellaert, F., Polzin, T., & Waibel, A. (1996). Recognizing emotion in speech. *International Conference on Spoken Language Processing, ICSLP, Proceedings, 3*, 159–162.

Dolan, R. J. (2002). Emotion, cognition, and behavior. *Science, 298*(5596), 1191–1194. https://doi.org/10.1126/science.1076358

Ekman, P. (1992). An argument for basic emotions. *Cognition and Emotion, 6*(3–4), 169–200.

Ekman, P., & Friesen, W. V. (1971). Constants across cultures in the face and emotion. *Journal of Personality and Social Psychology, 17*(2), 124–129. https://doi.org/10.1037/h0030377

Franco, P., Tesio, V., Bertholet, J., Gasnier, A., Gonzalez del Portillo, E., Spalek, M., Bibault, J.-E., Borst, G., Van Elmpt, W., Thorwarth, D., Mullaney, L., Røe Redalen, K., Dubois, L., Chargari, C., Perryck, S., Heukelom, J., Petit, S., Lybeer, M., & Castelli, L. (2020). The role of alexithymia and empathy on radiation therapists' professional quality of life. *Technical Innovations & Patient Support in Radiation Oncology, 15*, 29–36. https://doi.org/10.1016/j.tipsro.2020.07.001

Gratz, K. L., Weiss, N. H., & Tull, M. T. (2015). Examining emotion regulation as an outcome, mechanism, or target of psychological treatments. *Current Opinion in Psychology, 3*, 85–90. https://doi.org/10.1016/j.copsyc.2015.02.010

AQFredrickson, B. L., Tugade, M. M., Waugh, C. E., & Larkin, G. R. (2003). What good are positive emotions in crisis? A prospective study of resilience and emotions following the terrorist attacks on the United States on September 11th, 2001. Journal of Personality and Social Psychology, 84(2), 365–376. https://doi.org/10.1037/0022-3514.84.2.365[1] (https://psycnet.apa.org/record/2003-01140-011).

Hamann, S. (2012). Mapping discrete and dimensional emotions onto the brain: Controversies and consensus. *Trends in Cognitive Sciences, 16*(9), 458–466. https://doi.org/10.1016/j.tics.2012.07.006

Hao, X., Cui, Y., Zhao, M., Chen, Y., Ren, Z., & Zhang, L. (2025). How Power from the Network Is Associated with Post-Traumatic Growth During COVID-19: The Mediating Roles of Gratitude and Cognitive Reappraisal. *Behavioral Sciences, 15*(3), 335.

Hinton, G., Deng, L., Yu, D., Dahl, G., Mohamed, A., Jaitly, N., Senior, A., Vanhoucke, V., Nguyen, P., Sainath, T., & Kingsbury, B. (2012). Deep neural networks for acoustic modeling in speech recognition: The shared views of four research groups. *IEEE Signal Processing Magazine, 29*(6), 82–97. https://doi.org/10.1109/MSP.2012.2205597

Hojat, M., Louis, D. Z., Markham, F. W., Wender, R., Rabinowitz, C., & Gonnella, J. S. (2011). Physicians' empathy and clinical outcomes for diabetic patients. *Academic Medicine, 86*(3), 359. https://doi.org/10.1097/ACM.0b013e3182086fe1

James, D. W. (1884). What is an emotion? (Vol. 9). Simon and Schuster.

Jerritta, S., Murugappan, M., Wan, K., & Yaacob, S. (2012). Emotion recognition from electrocardiogram signals using Hilbert-Huang transform. *IEEE Conference on Sustainable Utilization and Development in Engineering and Technology (STUDENT), 2012*, 82–86. https://doi.org/10.1109/student.2012.6408370

Kartynnik, Y., Ablavatski, A., Grishchenko, I., & Grundmann, M. (2019). Real-time facial surface geometry from monocular video on mobile GPUs. arXiv https://doi.org/10.48550/arXiv.1907.06724

Katsigiannis, S., & Ramzan, N. (2018). DREAMER: A database for emotion recognition through EEG and ECG signals from wireless low-cost off-the-shelf devices. *IEEE Journal of Biomedical and Health Informatics, 22*(1), 98–107. https://doi.org/10.1109/JBHI.2017.2688239

Klysing, L., Larsson, I., & Westberg, K. H. (2025). Person-centred care during treatment with nasal esketamine—a qualitative study. *BMC nursing, 24*(1), 1–10.

Kreibig, S. D. (2010). Autonomic nervous system activity in emotion: A review. *Biological Psychology, 84*(3), 394–421. https://doi.org/10.1016/j.biopsycho.2010.03.010

Latif, S., Rana, R., Khalifa, S., Jurdak, R., Qadir, J., & Schuller, B. (2023). Survey of deep representation learning for speech emotion recognition. *IEEE Transactions on Affective Computing, 14*(2), 1634–1654. https://doi.org/10.1109/TAFFC.2021.3114365

Lange, C. G., & James, W. (Eds.). (1922). The emotions (S. 135). Williams & Wilkins Co. https://doi.org/10.1037/10735-000

McEwen, B. S. (2007). Physiology and neurobiology of stress and adaptation: Central role of the brain. *Physiological reviews, 87*(3), 873–904.

Monajati, M., Abbasi, S. H., Shabaninia, F., & Shamekhi, S. (2012). Emotions states recognition based on physiological parameters by employing fuzzy-adaptive resonance theory.

International Journal of Intelligence Science, 02(04), 166–175. https://doi.org/10.4236/ijis.2012.224022

Niu, X., Chen, L., Xie, H., Chen, Q., & Li, H. (2014). Emotion pattern recognition using physiological signals. *Sensors & Transducers, 172*, 147–156.

Perikos, I., Ziakopoulos, E., & Hatzilygeroudis, I. (2014). Recognizing emotions from facial expressions using neural network. *Lecture Notes in Computer Science, 236–245,*. https://doi.org/10.1007/978-3-662-44654-6_23

Ramachandram, D., & Taylor, G. W. (2017). Deep multimodal learning: A survey on recent advances and trends. *IEEE Signal Processing Magazine, 34*(6), 96–108. https://doi.org/10.1109/MSP.2017.2738401

Russell, J. A. (1980). A circumplex model of affect. *Journal of Personality and Social Psychology, 39*(6), 1161–1178. https://doi.org/10.1037/h0077714

Russell, J. A., & Barrett, L. F. (1999). Core affect, prototypical emotional episodes, and other things called emotion: Dissecting the elephant. *Journal of Personality and Social Psychology, 76*(5), 805–819. https://doi.org/10.1037/0022-3514.76.5.805

Rush, A. J., Beck, A. T., Kovacs, M., et al. (1977). Comparative efficacy of cognitive therapy and pharmacotherapy in the treatment of depressed outpatients. *Cognitive Therapy and Research, 1*, 17–37. https://doi.org/10.1007/BF01173502

Saganowski, S., Komoszyńska, J., Behnke, M., Perz, B., Kunc, D., Klich, B., Kaczmarek, ŁD., & Kazienko, P. (2022). Emognition dataset: Emotion recognition with self-reports, facial expressions, and physiology using wearables. *Scientific Data, 9*(1), 158. https://doi.org/10.1038/s41597-022-01262-0

Schachter, S., & Singer, J. (1962). Cognitive, social, and physiological determinants of emotional state. *Psychological Review, 69*, 379–399. https://doi.org/10.1037/h0046234

Schultz, W., Dayan, P., & Montague, P. R. (1997). A neural substrate of prediction and reward. *Science, 275*(5306), 1593–1599. https://doi.org/10.1126/science.275.5306.1593

Seeley, S. H., Schreiber, Z., Norbury, A., Morris, L. S., Monti, E., Cahn, L., ... & Feder, A. (2025). Differential Neural Responsivity in Highly Resilient Individuals during Reward Anticipation.

Steptoe, A., & Kivimäki, M. (2013). Stress and cardiovascular disease: An update on current knowledge. *Annual review of public health, 34*(1), 337–354.

Takahashi, K. (n.d.). Remarks on emotion recognition from multi-modal bio-potential signals. 2004 IEEE International Conference on Industrial Technology, 2004. IEEE ICIT '04, 3, 1138–1143. https://doi.org/10.1109/icit.2004.1490720

Williams, D. M., & Evans, D. R. (2014). Current emotion research in health behavior science. *Emotion Review, 6*(3), 277–287. https://doi.org/10.1177/1754073914523052

Wang, Y., Song, W., Tao, W., Liotta, A., Yang, D., Li, X., & Liu, H. (2022). Survey of emotion recognition based on electroencephalography. *Journal of Neural Engineering, 19*(6), Article 062002. https://doi.org/10.1088/1741-2552/ac8e6f

Zhang, X., Han, K., Wang, Y., Chen, Z., & Wang, C. (2020). Multimodal fusion in deep learning: A survey. *Information Fusion, 66*, 121–145. https://doi.org/10.1016/j.inffus.2020.09.013

Zhu, X., Huang, Y., Wang, X., & Wang, R. (2024). Emotion recognition using multimodal deep learning: Integrating gait, facial, and speech data. Cognitive Neurodynamics. https://doi.org/10.1007/s11571-025-10304-3

Prof. Dr. Anne Schwerk ist Professorin für künstliche Intelligenz (KI) an der IU Internationale Hochschule und Vorstandsmitglied der German Data Science Society (GDS). Am Berlin Institute of Health (BIH) der Charité leitet sie interdisziplinäre Forschungsprojekte an der Schnittstelle von KI und personalisierter Gesundheitsversorgung. Ihr Schwerpunkt liegt auf der Entwicklung vertrauenswürdiger KI-Systeme und der Förderung datengetriebener Innovationen im Gesundheitswesen.

Dr. Ali Mehmood Khan is an Academic Lecturer & Research Scientist at IU. He had been involved in publicly funded projects which were in the domain of e-Health, Industry 4.0 and IoT. He wrote more than 20 scientific articles (including journals, conference papers and book chapters) in the domain of Machine learning, HCI, e-Health, serious games etc.

Prof. Dr. Stephan de la Rosa ist Psychologe mit methodischen Forschungsschwerpunkten in Behavioural Neuroscience, Computational Psychology und Virtual Reality (VR). In seiner Professur für Wirtschaftspsychologie verbindet er Grundlagenforschung mit praktischer Anwendung in Arbeitskontexten – insbesondere im Bereich Emotionen. Neben seiner wissenschaftlichen Tätigkeit ist er Mitgründer der banto U.G., die Tools zur Organisation von Forschungprojekten und Rekrutierung von Proband:innen erstellen.

Prof. Dr. Thomas Bolz ist seit 2020 Professor für E-Commerce und Onlinemarketing an der IU Internationale Hochschule. Als Seriengründer im Tech-Bereich und Mitglied der Gesellschaft für Informatik (GI) bringt er umfassende praktische Erfahrung mit. Seine Forschungsschwerpunkte umfassen KI und Digital Health.

Prof. Dr.-Ing. Armin Grasnick ist Professor für Augmented (AR) und Virtual Reality (VR). Während der New Economy machte er sich mit einem Start-up zur Entwicklung von 3D-Displays selbständig und gründete in der Folge weitere Unternehmen mit 3D-/VR-Fokus im In- und Ausland. Im Laufe seines Berufslebens hat er einige Patente angemeldet und mehrere Fachbücher zum Thema VR geschrieben.

GPSR Compliance

The European Union's (EU) General Product Safety Regulation (GPSR) is a set of rules that requires consumer products to be safe and our obligations to ensure this.

If you have any concerns about our products, you can contact us on ProductSafety@springernature.com

In case Publisher is established outside the EU, the EU authorized representative is:

Springer Nature Customer Service Center GmbH
Europaplatz 3
69115 Heidelberg, Germany

Batch number: 10050017

Printed by Printforce, the Netherlands